TOTAL GUIDE TO
CANCER SYMPTOM MANAGEMENT

がん患者の症状まるわかりBOOK

【編著】
田村和夫
荒尾晴恵
菅野かおり

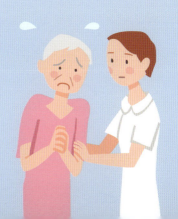

照林社

本書の構成

特徴1　症状を「部位別」に収載しました

- がん患者の症状は非常に多彩なため、本書では「臨床でよく出合う症状」「おさえておきたい症状」に絞りました。
- 症状は、主に起こりやすい「部位」「系統」別に収載しました。

特徴2　がんの症状を「原因別」に分類しました

- がんの症状を以下のように分類しました。1つの症状は、いくつかの原因が複雑に絡み合って発生します。そこで、症状ごとに原因別に分けて解説しました。
    - がん自体によるもの　　　　 がん
    - 手術療法によるもの　　　　 手術
    - 化学療法によるもの　　　　 化学
    - 放射線療法によるもの　　　 放射
    - 支持療法によるもの　　　　 支持
- がんやがん治療と直接関係しない原因のうち、特におさえておきたいものについては、 他 としてまとめています。

特徴3　「対応の優先順位」を示しました

- 症状に出合ったとき、何から対応すればよいか優先度の高い順に以下のように示しました。
    - 危険！・・・緊急対応が必要
    - 注意！・・・重点的に対応
    - 配慮！・・・慎重に対応
- 優先度は、臨床での実践経験に基づいたものです。

はじめに

　がん患者は、がんと診断された早期から痛みや出血、疲労、不安など、さまざまな症状を抱えている。これらの症状は苦痛をもたらすだけでなく、がん治療の継続や日常生活に大きな影響をもたらすため、早期に対応する必要がある。

　がん患者が体験する症状には、がん自体によるもの、がん治療によるもの、その他の要因によるものがあり、それぞれ特徴が異なる。症状のなかには、すぐに対応しなければ生命に危険を及ぼすオンコロジック・エマージェンシーなどもあり、医療者の高度な観察力やアセスメント力、瞬時の適切な対応が求められている。

　がん患者にかかわる医療者は、患者が体験するすべての症状を十分に理解し、対応する必要があるが、がん種の特徴や新規治療法による新たな副作用症状の出現、複数の要因が混在するといった場合もあり、困惑してしまうことも少なくない。

　そこで本書では、がん患者が体験する主な症状を取り上げ、症状の定義、要因、出現形態、観察ポイント、アセスメントポイント、症状への対応についてまとめた。特に、緊急性が高い症状であるか、症状の主な要因（がん自体、化学療法、放射線療法、支持療法、その他）は何かがすぐに判断できるように表示している。また、すぐに対応すべきかの判断の助けとなるよう、緊急度を「危険！緊急対応が必要」「注意！重点的に対応」「配慮！慎重に対応」の三段階で表示したので、ぜひ参考にしてほしい。

　そして、一般的に症状をとらえるだけでなく、患者の状況から症状を判断し、最適な治療・対応方法を見つけ出すことができるよう、各症状で考えられる要因（がん自体、化学療法、放射線療法、支持療法、その他）ごとに、症状出現のメカニズム、アセスメント、治療とケアについての特徴もまとめた。臨床で判断に迷ったときに役立つことと思う。

　本書は、がんと診断された早期から治療期、終末期に出現する主な症状を網羅している。病棟、緩和ケア病棟、化学療法センター、放射線治療室、がん相談支援室、訪問看護ステーションなどで活用してもらえることを願っている。

2018年7月

編者を代表して
菅野かおり

目次

早引き目次：原因からみる「症状」 ・・・・・・・・・・・・・・・・・・・・・・・・・・・・・ 6
がん患者の症状とは ・・・・・・・・・・・・・・・・・・・・・・・ 田村和夫 14
症状マネジメントのポイント ・・・・・・・・・・・・・・・・・ 荒尾晴惠 23

全身
がん患者にみられる「全身」の症状 28

症状	原因	執筆者	頁
発熱	がん 手術 化学 放射	笹本奈美	30
倦怠感	がん 手術 化学 放射 支持	山本瀬奈	36
寝汗	がん 手術 化学 放射 支持	山本瀬奈	44
体重減少	がん 手術 化学 放射	中島元美	48
悪液質	がん	中島元美	52
貧血	がん 手術 化学 放射	大上幸子	56
痛み	がん 手術 化学 放射	江藤美和子	64

頭頸部
がん患者にみられる「頭部・中枢神経」の症状 70

症状	原因	執筆者	頁
頭痛	がん 手術 化学 放射	菅野かおり	72
めまい	がん 化学 放射 支持	辰巳有紀子	76
見当識障害	がん 手術 放射 支持	辰巳有紀子	80
言語障害① 失語症	がん 手術	辰巳有紀子	84
言語障害② 構音障害	がん 手術 放射 支持	辰巳有紀子	88
けいれん	がん 手術 放射	井沢知子	94

頭頸部
がん患者にみられる「顔〜頸部」の症状 98

症状	原因	執筆者	頁
嗄声	がん 手術 放射	山本知美	100
鼻閉感	がん 放射	山本知美	104
味覚障害	がん 手術 化学 放射	國次葉月	108
口内炎	がん 化学 放射	國次葉月	114
口渇	がん 化学 放射	山本知美	120
咽頭痛	がん 化学 放射	藤本美生	124
嚥下障害	がん 放射	藤本美生	130

それぞれの症状が「どんな原因で起こるのか」を がん 手術 化学 放射 支持 のアイコンで示しています

胸部
がん患者にみられる「呼吸器」の症状　134

呼吸困難・息切れ	がん 手術 化学 放射 支持	髙尾鮎美	136
過呼吸	がん 化学 放射	髙尾鮎美	144
喘鳴	がん 手術 化学 放射	岸野　恵	148
咳嗽	がん 手術 化学 放射	岸野　恵	154
胸水	がん 手術 化学	藤川直美	160
喀血	がん 化学 放射	良田紀子	164

胸部
がん患者にみられる「循環器」の症状　170

胸痛	がん 手術 化学 放射	藤川直美	172
動悸	がん 化学 放射 支持	山下亮子	178
不整脈	化学 放射 支持	山下亮子	186
低血圧	がん 手術 化学 放射 支持	川南　健	192
高血圧	がん 手術 化学 放射 支持	川南　健	200

腹部
がん患者にみられる「消化器」の症状　204

食欲低下	がん 化学 放射 支持	良田紀子	206
悪心・嘔吐	がん 手術 化学 放射 支持	菅野かおり	214
吐血	がん 手術 化学 放射 支持	中内香菜	224
下血	がん 手術 化学 放射 支持	中内香菜	230
下痢	がん 手術 化学 放射 支持	宮本　拓	236
便秘	がん 手術 化学 放射 支持	宮本　拓	244
腹部膨満	がん 手術 化学 支持	根岸　恵	252
腹痛	がん 手術 化学 放射 支持	南口陽子	258
吃逆	がん 手術 化学	南口陽子	262
便意切迫	がん 手術 放射	北川善子	266

腹部
がん患者にみられる「生殖器」の症状　270

月経停止・閉経	がん 手術 化学 放射	林みずほ、荒尾晴惠	272
卵巣欠落症状	手術 化学 放射	師岡友紀	280
性欲低下	がん 手術 化学 放射 支持	佛願彰太郎	286

| 勃起障害 | がん 手術 化学 放射 支持 | 佛願彰太郎 | 294 |
| 射精痛 | 化学 放射 | 佛願彰太郎 | 300 |

腹部
がん患者にみられる「腎・泌尿器」の症状 304

頻尿	がん 手術 放射	井上佳代	306
排尿症状・尿閉	がん 手術 支持	吉岡さおり	310
排尿痛	がん 手術 化学 放射	浅野耕太	316
血尿・出血性膀胱炎	がん 手術 化学 放射	浅野耕太	322

背部・四肢
がん患者にみられる「背部・四肢」の症状 326

背部痛	がん	井上佳代	328
腰痛	がん	三澤貴代美	332
関節痛	がん 化学 支持	二嶋江利子	336
運動麻痺	がん 化学 放射	三澤貴代美	342
しびれ	がん 手術 化学 放射	柴田恭子	348
骨折	がん	三澤貴代美	354

皮膚・局所
がん患者にみられる「皮膚・局所」の症状 358

皮疹	がん 化学 支持	藤井友紀	360
色素沈着	化学 放射	城向富由子	364
脱毛	化学 放射	城向富由子	368
手足症候群	化学	柴田恭子	374
爪囲炎	化学	柴田恭子	378
皮膚炎	がん 化学 放射	藤井友紀	382
黄疸	がん 手術 化学	笹本奈美	386
リンパ浮腫	がん 手術 化学 放射	井沢知子	390
血管痛	化学	久保知之	394
血管外漏出	化学	久保知之	398
創部痛	手術	師岡友紀	402

精神

がん患者にみられる「精神」の症状　406

不安	がん 手術 化学 放射 支持	寺町芳子	408
抑うつ	がん 手術 化学 放射 支持	平井元子	418
せん妄	がん 手術 化学 放射 支持	青木美和	424
パニック	がん	青木美和	430
不眠	がん 手術 化学 放射 支持	升谷英子	434
眠気	がん 化学 放射 支持	寺町芳子	440
悲嘆	がん	小林珠実	448
自殺念慮	がん	小林珠実	452

がん救急

生命にかかわるがん救急（oncologic emergency）　456

頭蓋内圧亢進症状	がん 手術 放射	辰巳有紀子	458
上大静脈症候群	がん	大上幸子	462
イレウス	がん 手術 化学 放射 支持	根岸 恵	466
腹膜炎	がん 手術	北川善子	474
ショック	がん 手術 化学	渡邉枝穂美	478
腫瘍崩壊症候群	がん 化学 放射	新田理恵	482
高カルシウム血症	がん	新田理恵	488
低ナトリウム血症	がん 化学	新田理恵	492
過敏症	化学 支持	渡邉枝穂美	496
インフュージョンリアクション	化学 支持	菅野かおり	502

文献　506
略語一覧　514
索引　519

カバーデザイン：関原直子　カバーイラスト：飯山和哉
本文デザイン：鈴木洋史　本文イラスト：エダりつこ
本文DTP：広研印刷

早引き目次　原因からみる「症状」

- 本書で取り上げた症状を、原因別に一覧表にまとめました。
- 原因別に取り上げた「臨床で特に起こりやすい症状」「おさえておきたい要注意のもの」には、★をつけています。

がん自体 によるもの

- ★悪液質 P.52
- ★息切れ P.136
- ★痛み P.64
- ★イレウス P.466
- ★咽頭痛 P.124
- ★運動麻痺 P.342
- 嚥下障害 P.130
- ★黄疸 P.386
- 悪心 P.214
- 嘔吐 P.214
- ★咳嗽 P.154
- 過呼吸 P.144
- ★喀血 P.164
- 関節痛 P.336
- ★がん疼痛 P.64
- ★吃逆 P.262
- 胸水 P.160
- ★胸痛 P.172
- ★けいれん P.94
- ★下血 P.230
- 月経停止 P.272
- 血尿 P.322
- ★下痢 P.236
- ★倦怠感 P.36
- 見当識障害 P.80

- 構音障害 P.88
- ★口渇 P.120
- 口腔粘膜炎 P.114
- 高血圧 P.200
- ★高カルシウム血症 P.488
- 口内炎 P.114
- ★呼吸困難 P.136
- ★骨折 P.354
- 嗄声 P.100
- ★自殺念慮 P.452
- 失見当識 P.80
- ★失語症 P.84
- ★しびれ P.348
- ★しゃっくり P.262
- 出血性膀胱炎 P.322
- 腫瘍崩壊症候群 P.482
- 上大静脈症候群 P.462
- ★食欲低下 P.206
- ショック P.478
- ★頭痛 P.72
- 性欲低下 P.286
- ★喘鳴 P.148
- ★せん妄 P.424
- ★体重減少 P.48
- 直腸テネスムス P.266

- ★低血圧 P.192
- ★低ナトリウム血症 P.492
- 頭蓋内圧亢進 P.458
- ★動悸 P.178
- 吐血 P.224
- 尿閉 P.310
- 寝汗 P.44
- 眠気 P.440
- ★排尿症状 P.310
- 排尿痛 P.316
- 背部痛 P.328
- 発熱 P.30
- パニック P.430
- 悲嘆 P.448
- 皮疹 P.360
- 皮膚炎 P.382
- 鼻閉感 P.104
- 貧血 P.56
- 頻尿 P.306
- 不安 P.408
- 腹痛 P.258
- 腹部膨満 P.252
- 腹膜炎 P.474
- 不眠 P.434
- 閉経 P.272

6

★便意切迫 P.266	味覚障害 P.108	★腰痛 P.332
便秘 P.244	無月経 P.272	★抑うつ P.418
勃起障害 P.294	★めまい P.76	リンパ浮腫 P.390

手術療法 によるもの

息切れ P.136	呼吸困難 P.136	排尿症状 P.310
痛み P.64	★嗄声 P.100	★排尿痛 P.316
★イレウス P.466	★失見当識 P.80	発熱 P.30
黄疸 P.386	★失語症 P.84	★貧血 P.56
★悪心 P.214	しびれ P.348	頻尿 P.306
★嘔吐 P.214	しゃっくり P.262	★不安 P.408
咳嗽 P.154	出血性膀胱炎 P.322	腹痛 P.258
がん疼痛 P.64	ショック P.478	★腹部膨満 P.252
吃逆 P.262	頭痛 P.72	★腹膜炎 P.474
胸水 P.160	★性欲低下 P.286	不眠 P.434
★胸痛 P.172	★せん妄 P.424	★閉経 P.272
けいれん P.94	喘鳴 P.148	★便意切迫 P.266
下血 P.230	★創部痛 P.402	★便秘 P.244
★月経停止 P.272	体重減少 P.48	★勃起障害 P.294
血尿 P.322	直腸テネスムス P.266	味覚障害 P.108
★下痢 P.236	★低血圧 P.192	★無月経 P.272
★倦怠感 P.36	頭蓋内圧亢進 P.458	★卵巣欠落症状 P.280
★見当識障害 P.80	吐血 P.224	★抑うつ P.418
★構音障害 P.88	尿閉 P.310	★リンパ浮腫 P.390
高血圧 P.200	寝汗 P.44	

化学療法 によるもの

★アナフィラキシー P.496	★咽頭痛 P.124	黄疸 P.386
息切れ P.136	★インフュージョンリアクション P.502	悪心 P.214
痛み P.64		★嘔吐 P.214
★イレウス P.466	運動麻痺 P.342	咳嗽 P.154

- 過呼吸 P.144
- ★喀血 P.164
- ★過敏症 P.496
- ★関節痛 P.336
- がん疼痛 P.64
- ★吃逆 P.262
- 胸水 P.160
- ★胸痛 P.172
- ★下血 P.230
- ★血管外漏出 P.398
- ★血管痛 P.394
- ★月経停止 P.272
- 血尿 P.322
- ★下痢 P.236
- ★倦怠感 P.36
- 口渇 P.120
- 口腔粘膜炎 P.114
- ★高血圧 P.200
- ★口内炎 P.114
- 呼吸困難 P.136
- ★色素沈着 P.364

- ★しびれ P.348
- ★射精痛 P.300
- ★しゃっくり P.262
- ★出血性膀胱炎 P.322
- ★腫瘍崩壊症候群 P.482
- ★食欲低下 P.206
- ★ショック P.478
- 頭痛 P.72
- ★性欲低下 P.286
- ★喘鳴 P.148
- せん妄 P.424
- ★爪囲炎 P.378
- 体重減少 P.48
- ★脱毛 P.368
- ★手足症候群 P.374
- ★低血圧 P.192
- 低ナトリウム血症 P.492
- ★動悸 P.178
- ★吐血 P.224
- ★寝汗 P.44
- ★眠気 P.440

- ★排尿痛 P.316
- ★発熱 P.30
- ★皮疹 P.360
- 皮膚炎 P.382
- ★貧血 P.56
- ★不整脈 P.186
- ★不安 P.408
- 腹痛 P.258
- 腹部膨満 P.252
- ★不眠 P.434
- 閉経 P.272
- ★便秘 P.244
- ★勃起障害 P.294
- ★味覚障害 P.108
- 無月経 P.272
- めまい P.76
- ★抑うつ P.418
- ★卵巣欠落症状 P.280
- リンパ浮腫 P.390

放射線療法 によるもの

- ★息切れ P.136
- 痛み P.64
- イレウス P.466
- ★咽頭痛 P.124
- ★運動麻痺 P.342
- ★嚥下障害 P.130
- 悪心 P.214
- 嘔吐 P.214
- ★咳嗽 P.154

- 過呼吸 P.144
- ★喀血 P.164
- がん疼痛 P.64
- 胸痛 P.172
- けいれん P.94
- ★月経停止 P.272
- ★下血 P.230
- 血尿 P.322
- ★下痢 P.236

- ★倦怠感 P.36
- 見当識障害 P.80
- ★構音障害 P.88
- ★口渇 P.120
- 口腔粘膜炎 P.114
- 高血圧 P.200
- ★口内炎 P.114
- ★呼吸困難 P.136
- ★嗄声 P.100

- ★色素沈着 P.364
- 失見当識 P.80
- しびれ P.348
- 射精痛 P.300
- 出血性膀胱炎 P.322
- ★腫瘍崩壊症候群 P.482
- ★食欲低下 P.206
- 頭痛 P.72
- ★性欲低下 P.286
- せん妄 P.424
- ★喘鳴 P.148
- 体重減少 P.48
- ★脱毛 P.368
- 直腸テネスムス P.266
- 低血圧 P.192
- 頭蓋内圧亢進 P.458
- ★動悸 P.178
- ★吐血 P.224
- 寝汗 P.44
- ★眠気 P.440
- ★排尿痛 P.316
- 発熱 P.30
- ★皮膚炎 P.382
- ★鼻閉感 P.104
- 頻尿 P.306
- 貧血 P.56
- ★不安 P.408
- 腹痛 P.258
- ★不整脈 P.186
- 不眠 P.434
- ★閉経 P.272
- 便意切迫 P.266
- 便秘 P.244
- ★勃起障害 P.294
- ★味覚障害 P.108
- ★無月経 P.272
- めまい P.76
- 抑うつ P.418
- ★卵巣欠落症状 P.280
- リンパ浮腫 P.390

支持療法 によるもの

- ★アナフィラキシー P.496
- ★息切れ P.136
- ★イレウス P.466
- インフュージョンリアクション P.502
- ★悪心 P.214
- ★嘔吐 P.214
- ★過敏症 P.496
- 関節痛 P.336
- 下血 P.230
- 下痢 P.236
- ★倦怠感 P.36
- 見当識障害 P.80
- 構音障害 P.88
- 高血圧 P.200
- ★呼吸困難 P.136
- 失見当識 P.80
- ★食欲低下 P.206
- ★性欲低下 P.286
- せん妄 P.424
- ★低血圧 P.192
- ★動悸 P.178
- 吐血 P.224
- ★尿閉 P.310
- 寝汗 P.44
- ★眠気 P.440
- ★排尿症状 P.310
- 皮疹 P.360
- ★不安 P.408
- 腹痛 P.258
- ★腹部膨満 P.252
- ★不整脈 P.186
- ★不眠 P.434
- ★便秘 P.244
- 勃起障害 P.294
- めまい P.76
- ★抑うつ P.418

■ 編集

田村和夫	福岡大学医学部総合医学研究センター 教授
荒尾晴惠	大阪大学大学院医学系研究科保健学専攻 教授
菅野かおり	日本看護協会神戸研修センター教育研修部認定看護師教育課程課長

■ 執筆（五十音順）

青木美和	大阪大学大学院医学系研究科保健学専攻 特任助教
浅野耕太	京都第二赤十字病院 外来化学療法センター看護師長／がん看護専門看護師
荒尾晴惠	大阪大学大学院医学系研究科保健学専攻 教授
井沢知子	京都大学大学院医学研究科人間健康科学系専攻臨床看護学講座緩和ケア・老年看護学分野／がん看護専門看護師
井上佳代	鈴鹿医療科学大学看護学部看護学科 助教
江藤美和子	ベルランド総合病院 看護部看護科長／がん看護専門看護師
大上幸子	香川大学医学部附属病院 看護部／がん化学療法看護認定看護師
川南 健	大阪府済生会千里病院 がん相談支援センター兼務化学療法室主任／がん化学療法看護認定看護師
菅野かおり	日本看護協会神戸研修センター教育研修部認定看護師教育課程課長
岸野 恵	コミュニティヘルス研究機構／がん看護専門看護師
北川善子	高知大学医学部附属病院 看護部／がん看護専門看護師
國次葉月	徳山中央病院 看護部看護師長／がん化学療法看護認定看護師
久保知之	四国がんセンター 看護部／がん化学療法看護認定看護師
小林珠実	神奈川県立保健福祉大学保健福祉学部看護学科 准教授
笹本奈美	川崎医科大学総合医療センター 看護部／がん化学療法看護認定看護師
柴田恭子	神鋼記念病院 看護部／がん化学療法看護認定看護師
城向富由子	日本看護協会神戸研修センター認定看護師教育課程教員／がん化学療法看護認定看護師
髙尾鮎美	関西医科大学看護学部看護学研究科助教／がん看護専門看護師
辰巳有紀子	大阪大学大学院医学系研究科保健学専攻 助教

田村和夫	福岡大学医学部総合医学研究センター 教授
寺町芳子	大分大学医学部看護学科 教授
中内香菜	愛媛大学医学部附属病院 看護部/がん化学療法看護認定看護師
中島元美	徳島県立中央病院 看護局/がん看護専門看護師
二嶋江利子	岡山ろうさい病院 看護部/がん化学療法看護認定看護師
新田理恵	杏林大学医学部付属病院 看護部/がん化学療法看護認定看護師
根岸 恵	聖隷横浜病院 看護相談室/がん看護専門看護師
林みずほ	大阪大学大学院医学系研究科保健学専攻 博士前期課程
平井元子	JCHO 東京山手メディカルセンター看護部 副看護師長/精神看護専門看護師
藤井友紀	厚生連高岡病院 看護部主任/がん化学療法看護認定看護師
藤川直美	石川県立中央病院 看護部/がん看護専門看護師、がん化学療法看護認定看護師
藤本美生	兵庫県立粒子線医療センター 看護部/がん看護専門看護師
佛願彰太郎	大阪府済生会吹田病院 看護部/がん化学療法看護認定看護師
升谷英子	元・大阪大学大学院医学系研究科保健学専攻 特任講師
三澤貴代美	がん研有明病院 看護部/がん看護専門看護師
南口陽子	武庫川女子大学看護学部 講師/がん看護専門看護師
宮本 拓	奈良県立医科大学附属病院看護部/がん化学療法看護認定看護師
師岡友紀	武庫川女子大学看護学部 准教授
山下亮子	元・大阪大学医学部保健学科 招へい研究員
山本瀬奈	大阪大学大学院医学系研究科保健学専攻 講師
山本知美	山口県立総合医療センター 看護部/がん看護専門看護師
吉岡さおり	京都府立医科大学医学部看護学科 准教授
良田紀子	大阪はびきの医療センター 看護部/がん化学療法看護認定看護師
渡邉枝穂美	医療法人順天会 放射線第一病院 看護部/がん化学療法看護認定看護師

本書の特徴と活用法

- 本書は、がん患者にみられるさまざまな症状を部位別に分類し、臨床でのアセスメント・ケアで最低限必要な知識だけをまとめたハンドブックです。
- それぞれの症状ごとに、「症状の見かた・考えかた」と、おさえておきたい「機序別のアセスメント・ケアのポイント」を端的にまとめています。
- 巻頭には「早引き索引：原因からみる症状 P.6」、巻末には「本書で出てくる略語集 P.514」も掲載しましたので、お役立てください。

「どんな原因で起こるのか」が一目でわかるよう、がん 手術 化学 放射 支持 に分けて明記

oncologic emergency を示唆する症状は、oncologic emergencyの可能性 マークで明示

「診断期」「積極的治療期」「緩和治療中心期」の、どの段階で症状が出やすいかを明示

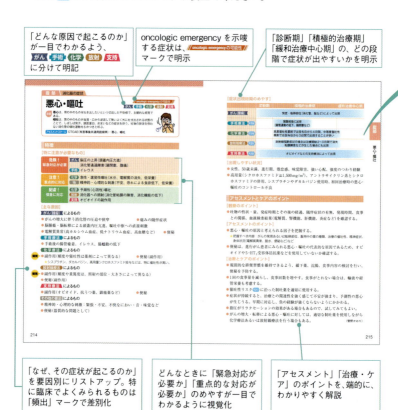

「なぜ、その症状が起こるのか」を要因別にリストアップ。特に臨床でよくみられるものは「頻出」マークで差別化

どんなときに「緊急対応が必要か」「重点的な対応が必要か」のめやすが一目でわかるように視覚化

「アセスメント」「治療・ケア」のポイントを、端的に、わかりやすく解説

化学療法による悪心・嘔吐

参考ガイドライン：制吐薬適正使用ガイドライン（日本癌治療学会）

おさえておきたい基礎知識

【発生機序】
- 抗がん薬による嘔吐は、さまざまな神経伝達物質（セロトニン、ヒスタミン、ドパミン、アセチルコリン、ムスカリン、ニューロキニンなど）が、以下に示す3つの経路を経て、嘔吐中枢を刺激するために起こる。

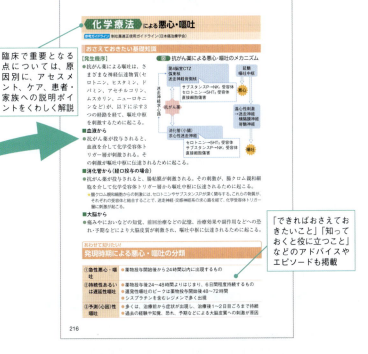

図 抗がん薬による悪心・嘔吐のメカニズム

■血液から
- 抗がん薬が投与されると、血液を介して化学受容体トリガー層が刺激される。その刺激が嘔吐中枢に伝達されるために起こる。

■消化管から（経口投与の場合）
- 抗がん薬が投与されると、腸粘膜が刺激される。その刺激が、腸クロム親和細胞を介して化学受容体トリガー層から嘔吐中枢に伝達されるために起こる。
  - 腸クロム親和細胞からの刺激には、セロトニンやサブスタンスPが深く関与する。これらの物質が、それぞれの受容体と結合することで、迷走神経・交感神経系求心路を経て、化学受容体トリガー層に刺激が起こる。

■大脳から
- 痛みやにおいなどの知覚、前回治療などの記憶、治療効果や副作用などへの恐れ・予期などにより大脳皮質が刺激され、嘔吐中枢に伝達されるために起こる。

あわせて知りたい！
発現時期による悪心・嘔吐の分類

①急性悪心・嘔吐	薬物投与開始後から24時間以内に出現するもの
②持続性あるいは遅延性嘔吐	・薬物投与後24～48時間よりはじまり、6日間程度持続するもの ・遅発性嘔吐のピークは薬物投与開始後48～72時間 ・シスプラチンを含むレジメンで多く出現
③予測(心因)性嘔吐	・多くは、治療開始から症状が出現し、治療を1～2日目ごろまで持続 ・過去の経験や知覚、恐れ、予期などによる大脳皮質への刺激が原因

がん患者の症状とは

　がん患者に限らず、患者は「自分がどういう病気だ」と言って受診はしない。種々の症状を訴え、なんとかその苦しみを解決したいために来院する。われわれ医療者は、その症状から情報を集め、病態生理を考え、診断・治療に導くことを日常診療としている。

　がん患者が訴える症状は、がんが存在する部位から生じる症状から、全身的な症状まで、さまざまである。また、その原因も1つであるとは限らない。

　がんの浸潤・転移によって生じる症状だけではなく、がんを標的とした治療(以下、がん治療：手術、放射線照射、がん薬物療法)の副作用による症状も出現する。さらにやっかいなことに、それをサポートする緩和・支持療法による副作用が、かえって患者を苦しめることもある。例えば、オピオイドは鎮痛薬としてはきわめて強力であるが、悪心・嘔吐、便秘、眠気によって憔悴しきった状態で受診する患者もいる。また、がん治療によりがんが急速に縮小し、"効きすぎた"ために起こる合併症もある。

　本項では、次章から記載される症状から病態生理を考える際の一助となるように、がん患者が訴える問題の原因となる病態を整理する。

悪性腫瘍(がん)に起因する症状

【全身症状】

■がん特有の「全身的な症状」はない

　がん自身あるいはがん周囲に浸潤してきた炎症性細胞が出すサイトカイン・ホルモン様物質が原因と考えられる全身的な症状がある。よくみられる症状は、疲労感、不快感、無気力感、衰弱感、体重減少、食欲不振、夜間盗汗(寝汗)、発熱だが、いずれも、がんに直接結びつく特徴的な症状ではない。

　つらい全身症状である発熱を例に考えてみよう。原因不明の発熱(不明熱)がきっかけで、がんと診断されることもまれではない。特徴的な熱型を示すものもある(弛張熱、間欠熱、ペル・エブスタイン型発熱)。しかし、発熱という全身的な症状からその原因を検討するには、図1 に示す疾患群を念頭に、熱型や他の症状も参考にして鑑別診断を進めることになる。

　まず、感染性と非感染性の発熱を分けて考える。

　感染症は、原則、診断がついて起因菌が特定できれば、適切な治療が選択でき、治癒が可能な疾患である。一方、非感染性のものは、がん性と非がん性にまず分けて検討していくと理解しやすく、患者に負担をかけずに、すみやかに確定診断まで進めることができる。

　表1 図2 の病態においても同様で、原発巣の局所症状に加えて、種々の全身的な症状・徴候がみられる。症候群に特有の症状・徴候はない。

図1 発熱を引き起こす疾患

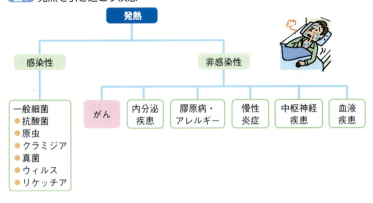

表1 がんに伴う全身症状

悪液質（カケキシー）	食欲低下、体重減少、脂肪・筋肉萎縮からなる多因子がかかわる症候群	
代謝性疾患、腫瘍随伴内分泌症候群	高カルシウム血症	口渇、多飲、食欲低下、便秘、意識障害
	抗利尿ホルモン分泌異常症候群（SIADH）	低ナトリウム血症の症状、食欲低下、倦怠感、けいれん
	異所性ホルモン産生腫瘍	各ホルモンの過剰による症状
	低血糖症	動悸、冷汗、ふるえ、けいれん、意識障害
	乳酸アシドーシス	クスマウル呼吸、意識障害、消化器症状
	副腎不全	易疲労感、脱力感、食欲低下、体重減少、低血圧
血液学的腫瘍随伴症候群	慢性貧血、細血管障害性溶血性貧血、多血症、血球貪食症候群、線溶・凝固異常（血栓・塞栓症）	
神経学的腫瘍随伴症候群（PND）	運動失調、末梢神経障害、ランバート・イートン症候群	
膠原病	多発性筋炎/皮膚筋炎が内臓悪性疾患を伴う頻度は高い	
易感染性	がんが進行すると免疫不全状態となり、局所の感染から全身性炎症反応症候群（SIRS）を伴う全身性感染症（敗血症）をきたす	

* SIADH（syndrome of inappropriate secretion of antidiuretic hormone secretion）
* PND（paraneoplastic neurologic disorder）
* SIRS（systemic inflammatory response syndrome）

■全身状態を知る重要な指標「パフォーマンスステータス(PS)」

がんを有する患者(担がん患者)の全身状態の指標として用いられるのは「小山、斉藤班/ECOGの基準」あるいは「Karnofsky Performance Scale」である 表2。

これらは、治療前に、治療方針ならびに予後予測の評価として使われる。また、治療経過中にPSの低下が著しい場合は、治療の延期あるいは中止を決断しなければならないこともある。特に高齢者では、がんの進行のみならず、治療の種々の副作用によりPSが著しく低下し、治療継続困難に陥ることはまれでない。

PSを評価するときに気をつけることは「局所の問題で動けない人は、その問題が解決したときの状態を予測して評価すること」である。

例えば、食欲があり、日常生活に支障のない元気いっぱいの術後乳がん患者が転倒して大腿骨を骨折した場合、しばらくは、1日中離床不能に近い状態になる。この患者の術後アジュバント化学療法開始前のPS評価は、4ではなく0と判断して治療を開始する。

裏をかえすと、がんの進行により身体がきつくて1日中臥床しているPS4の患者は、強力な化学療法の対象とはならない。

■精神的な症状

現在でも「あなたは、がんです」と告知を受けた後は、多くの患者が「不治の病」「痛みに苦しむ自分の姿」を思い浮かべる。

ショック、死・苦痛に対する恐怖、怒り、罪悪感、家族・社会との葛藤・別離感、あきらめ、現実(がんであること)の理解と納得といった一連の精神・社会的な反応は、程度の差はあれ、行きつ戻りつ起こる。

がんの診断から治療、その後の経過中にうつ状態になる患者はまれではない。がんの経過にもよるが、5人に1人はうつを患っているとの報告もある。

【局所症状】

がん患者の局所症状は、臓器浸潤、管腔臓器圧迫、血管浸潤・破綻の3つに分けられる。代表的なものを以下に挙げる。

■臓器浸潤

原発巣あるいは転移巣が、重要な臓器に浸潤することによって起こる症状である。起こりうる症状を以下にまとめる。

- ●脳神経:けいれん、神経脱落症状、頭蓋内圧亢進症状(頭痛、悪心・嘔吐)、意識障害
- ●肺:咳嗽、胸痛、呼吸困難、呼吸不全
- ●肝臓:肝腫大による右季肋部の圧迫感・疼痛、黄疸、肝不全
- ●腎臓:尿量減少、腎不全症状
- ●骨髄:汎血球減少による貧血、出血症状。しばしば、播種性血管内凝固症候群(DIC)を合併

■管腔臓器圧迫

狭窄部位で内容物がうっ滞するため、それより上流の管腔の拡張・伸展症状が

図2 がんに伴う症状

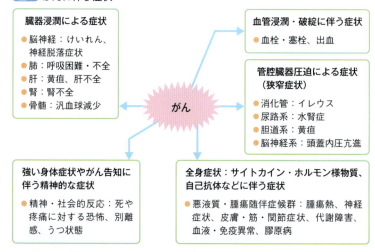

表2 全身状態の指標

状態	パフォーマンスステータス (小山、斉藤班/ECOG)	Karnofsky Performance Scale
無症状で日常生活に支障ないもの	0	100%
症状はあるが日常生活に支障ないもの	1	90・80%
就床を必要とするが、日中50%以上の日常生活が可能と考えられるもの	2	70・60%
日常生活は可能であるが、日中50%以上就床を必要とするもの	3	50・40・30%
1日中ほとんど離床不能なもの	4	20・10・0%

前面に出るものである。起こりうる症状を以下にまとめる。
- **消化管**：イレウス症状(腹痛、腹部膨満、腹鳴、嘔吐、便秘)
- **尿路系**：水腎症(病変側の上腹部から背部にかけての痛み、両側では尿量減少)
- **胆道系**：黄疸、全身瘙痒感
- **脳神経系**：水頭症(急性の場合は頭蓋内圧亢進症状、徐々に進行する正常圧水頭症の場合は歩行障害、物忘れ、失禁)

■血管浸潤、破綻
①血栓・塞栓症
　がん患者は過凝固状態であり、血栓・塞栓症はまれでない。大血管のがん浸潤

やがんによる圧迫は、血流障害をきたすとともに、血栓を伴う。

責任血管の領域の臓器・組織のうっ血・虚血による症状が出る。

もっとも多いのは下肢深部静脈血栓症で、下肢の腫脹・疼痛・皮膚の色調変化がみられる。血栓が肺動脈に飛び、肺塞栓を起こすので、特に臥床がちの患者の下肢を毎日観察する。また、肺がんや縦隔腫瘍による上大静脈症候群は、顔面腫脹と前胸部静脈怒張が特徴的である。

動脈系では、脳梗塞、心筋梗塞、腎梗塞によるそれぞれの症状が観察される。

② 出血

上記①で示した梗塞が生じると、それに伴って壊死組織からの出血が生じる。壊死組織からの出血は重要な合併症で、脳出血や心破裂を招き、致死的である。

また、大きな動脈において、がんによる血管への浸潤と破綻が生じると、出血死を招く。特に目に見えるところでは、頭頸部がんの頸動脈浸潤による動脈性の出血、縦隔腫瘍の胸部大動脈や肺動脈浸潤に伴う大量喀血、縦隔・胸腔内出血は即死に近い転帰をとる。

がんの治療に伴う症状

手術や放射線療法は、がんの存在する臓器や組織に対する局所療法で、全身への影響は限定的である。

一方、がん薬物療法(以下、化学療法)は、原則として、抗がん薬を経口あるいは血管内注入することで抗がん効果を得る全身的な治療である。すなわち、身体に対する影響の大小はあれ、薬物は基本的には全身に到達するため、身体のあらゆる部位に副作用が出現する 表3 。

ここでは、薬物療法や放射線療法によって惹起される病態に伴う主な症状(患者が多く訴えるつらい副作用)をまとめる。

【急性・亜急性期の症状(部位別)】

■アレルギー反応、インフュージョンリアクション、アルコール過敏症

すべての薬剤は、身体にとって異物である。そのため、抗がん薬も、当然、アレルギー反応(発熱、薬疹)を起こす。

パクリタキセルは、創薬時から、溶媒であるヒマシ油に対するショックの報告がある。そのため、ショック予防薬がレジメンのなかに組み込まれている。

白金製剤(カルボプラチン、オキサリプラチン)は、複数回使用後、ショックの出現がみられる。ただし、予測不能のため、緊急対応ができる体制で臨む。

高分子である抗体薬の静脈注射では、発熱・震えなどのインフュージョンリアクションがまれでない。ただし、治療を重ねるにつれて多くは改善する。

ドセタキセルは、溶解液に大量のアルコールを含むため、酒の弱い人は、治療中に動悸、顔面紅潮といった酩酊状態になる。また、アルコール不耐の患者は、ショックを含む急性の全身反応をきたすので、問診が重要である。

表3 がんの治療に伴って生じる主な症状

即時	≦24時間	
●アレルギー反応 ●アナフィラキシー ●インフュージョンリアクション	●血圧低下 ●不整脈 ●発熱 ●悪心・嘔吐(急性)	●頻脈 ●めまい ●血管痛 ●結膜炎

2〜7日	8〜14日	15〜28日	≧1か月	数年〜数十年
●全身倦怠感 ●食欲低下 ●悪心・嘔吐(遅延性) ●臓器障害 ●腫瘍崩壊症候群 ●皮膚障害 ●出血性膀胱炎	●消化管粘膜障害(口内炎、下痢) ●骨髄抑制(感染、貧血、出血症状) ●輸血反応 ●臓器障害	●G-CSF製剤の副作用(発熱、骨痛) ●肝炎再活性化 ●脱毛 ●皮膚障害	●色素沈着 ●神経障害	●二次発がん ●性腺不全
		高血圧・血栓症(月〜年単位)		

■**皮膚・爪・頭髪の症状**

脱毛、色素沈着、皮疹、出血、潰瘍形成、手足症候群、爪周囲炎、爪床剥離がある。

これらの症状は、患者、特に女性にとって、もっともつらいアピアランスに影響を与える副作用である。

■**消化器症状**

食欲不振、悪心・嘔吐、口内炎、下痢がある。

消化器症状は、もっとも直接、食物摂取量に関係し、体重減少や栄養障害の原因となり、治療継続の障害ともなる。

■**神経障害**

四肢のしびれ(感覚鈍麻と異常感覚:ビリビリ感)は、末梢神経の症状で、進行すると日常生活に支障をきたす。

化学療法単独でも、成人では記憶力・思考力の低下がみられることがある(いわゆるケモブレイン)。

大量シタラビン投与では、中枢神経に対する影響がみられるが、通常量の抗がん薬投与ではまれである。

■**心・血管系の症状**

多くの抗がん薬は、不整脈を惹起する。ただし、重篤な不整脈は少なく、動悸や息切れを自覚する例は、きわめてまれである。

アントラサイクリン系薬は、総投与量に応じて心機能が低下する。ドキソルビシンに換算して$550 mg/m^2$を超えると急速に心不全をきたす例が増加し、動悸・息切れ、浮腫といった心不全の症状が出てくる。

■**呼吸器**

以前より使用されている抗がん薬でも遭遇するが、最近開発されてきた分子標的治療薬では、間質性肺疾患が、高い頻度で発症する。乾性咳嗽、呼吸困難、さらに進行すると呼吸不全によって死に至る場合がある。

■**生殖器**

閉経前女性では、抗がん薬投与や骨盤照射によって、月経不順・停止がまれでなく生ずる。

がん治療中の避妊の勧めと同時に、この副作用に関する情報を提供する。

【慢性・晩期合併症】

■**二次性悪性腫瘍**

アルキル化薬は治療後5～10年、トポイソメラーゼⅡ阻害薬は治療後2～5年経ってから二次性の白血病を起こす。

骨髄異形成症候群から徐々に進行して急性白血病をきたす例が多く、貧血を中心とした症状が前面に出る。

放射線照射を併用した例ではさらに発症頻度が高い。また、放射線照射を受けた組織から肉腫の発現が報告されている。

■**心合併症**

治療中～治療後の急性期でアントラサイクリン系薬を使用したのち、5～10年経っても心室性の不整脈が持続する場合がある。

心臓が放射線の照射野に入っている場合では、心機能低下がみられる。

■**発達障害**

小児期に脳に照射を受けた場合では、下垂体前葉機能障害による成長ホルモン減少により、成長障害が起こる。さらに、メトトレキサートを中心とする化学療法との併用では、白質脳症の発症率が上昇する。

小児患者(がん治療で治癒した患者)には集中力・学力の低下、成人患者においても情報処理能力や記憶力低下などの認知機能障害がみられることがある(いわゆるケモブレイン)。

緩和・支持療法に伴う症状

輸液、抗微生物薬、輸血、サイトカイン治療、精神安定薬といった日常診療で頻用される支持療法には、それぞれに特有の副作用がある。

ここでは、副作用の強い、しかし、よく使用される支持療法の薬剤として重要な3つを挙げる。

■**副腎皮質ステロイドホルモン**

不眠、多幸感、食欲増進、高血糖・糖尿病が起こる。

長期使用では易感染性、骨粗鬆症が起こる。

■**オピオイド**

悪心・嘔吐、便秘、眠気、瘙痒感は多くの患者が経験する不快な副作用である。

図3 腫瘍崩壊症候群の発生機序

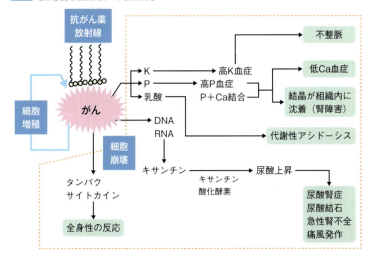

ただし、連続使用にて徐々に改善されることが知られている。
■制吐薬
5-HT$_3$受容体拮抗薬(グラニセトロン、パロノセトロン)、NK$_1$受容体拮抗薬(アプレピタント)では、自覚的な副作用は少ないが、便秘、頭痛、吃逆を経験する。
　むしろ、注目されているのは、アプレピタント投与に伴う副腎皮質ステロイドホルモン血中濃度の上昇、ワルファリンの抗凝固作用減弱をきたす薬物相互作用である。

がん治療効果による合併症

治療によりがんが急速に縮小し、"効きすぎた"ために起こる合併症もある。腫瘍崩壊症候群、消化管穿孔による腹膜炎、瘻形成、出血である。
■**腫瘍崩壊症候群** 図3
がん細胞が、治療によって急速に崩壊(壊死、アポトーシス)するために、細胞内容物が大量に放出されるために生じるものである。高カリウム血症による不整脈、高尿酸血症による腎不全、まれに痛風発作、リン酸カルシウム結晶産生に伴う低カルシウム血症によるテタニーがみられることがある。
　予防が重要で、発症すると予後が悪い。
■**消化管穿孔による腹膜炎**
胃や腸管壁全層にがんの浸潤がある場合、がん治療によってがんが縮小すると、上皮の再生が間に合わずに穿孔が生じる。その結果、胃や腸管の内容物が腹腔内

に出て、汎発性の腹膜炎を起こし、発熱・腹痛をきたす。
■瘻形成
　がんが隣接する2つの臓器に浸潤している場合、がんの壊死により、瘻孔が形成される。

　子宮がんにおける膀胱・腟瘻、直腸がんによる直腸・膀胱瘻、肺がんでは気管支・食道瘻を形成し、繰り返す感染症(膀胱炎、腟炎、肺炎)を発症し、それに伴う発熱、局所の疼痛、機能不全をきたす。
■出血
　がんが浸潤し、血管壁が脆弱になった部位が、抗がん効果によりがんが縮小し、血管壁破綻により出血するものである。

*

　最後に、がん患者を診療・ケアするにあたって注意すべきことを述べる。それは「患者が訴えている症状が、必ずしも、がんやがん治療に起因するものではない」ことである。

　患者・家族、医療者ともに、患者から訴えがあると、まっさきにがんの転移や浸潤を考える。多くの検査をオーダーし、治療方針変更を検討することさえある。

　しかし、患者を診療する際には、日常診療でよく遭遇する疾患の症状(比較的まれな症状であったとしても)のほうが、まれな疾患のよくみられる症状よりも、経験する機会が多いのである。

　実際、進行がんの患者が「頭痛」を訴えた場合、脳転移やがんの髄膜播種による頭痛より、肩こりや頭部の筋緊張に伴う頭痛や風邪による頭痛に遭遇する機会のほうが、圧倒的に多い。

　原因をがんにのみ求めず、がんに関する臨床経過や他の症状、身体所見を総合的に判断して、検査・治療方針を決定していく姿勢が重要であることを注記しておきたい。

(田村和夫)

症状マネジメントのポイント

　がん患者が体験する症状は、がん自体やがんの進行によるもの、薬物療法、放射線療法や手術療法などの副作用や後遺症によるものとさまざまであり、がん患者の生活に影響を及ぼす。患者の生活の質の維持、向上のためには適切な症状マネジメントが不可欠である。

　看護師は、症状の予防と軽減を図る重要な役割を果たす。そのためには、症状の原因（どうしてその症状が起こっているのか）、発生機序や出現時期・形態、症状に対して行われる標準的な治療を理解しなければならない。これらの知識をもとにして、症状をもつ人を包括的にアセスメントし、個別的なケアを提供することによって、その人らしい生活が継続できるような看護を提供できるのである。

　また、近年、がんの治療技術や支持療法の進歩により、入院期間の短縮が進み、治療の場が入院から在宅に変化してきた。外来での通院治療や在宅療養の場合、症状マネジメントは、患者や家族が主体となって行い、自らのケアの責任を担うことが要求されるようになった。そのため、看護師は患者やその家族の症状マネジメントに対するセルフケア能力をアセスメントし、患者と家族が適切な症状マネジメントが行えるのか判断し、行えない場合はどうしたらよいか考えて看護を行うことが求められている。

　本項では、がんの症状の特徴と症状マネジメントにおけるセルフケア、セルフケア能力のとらえかたを概説し、そのうえで、患者のセルフケア能力を引き出すための看護師のかかわりについて述べる。

看護のポイント

【症状の原因、発生機序、出現時期と出現形態を理解する】

　症状の原因や発生機序はすべてが解明されているわけではないが、原因によって治療や対処方法が異なる。原因を理解することで、すぐに対応しなければならないのか、あるいは様子を観察していてもよいのか、といった看護判断が可能となる。

　また、発生機序を理解することによって、いつその症状が出現するのかという出現時期とどのように症状が出現するのかという出現形態が理解できる 図1 。

【症状は多側面であることを前提にして包括的に理解する】

　がん患者がもつ症状は、身体的な苦痛だけでなく、生活そのものに影響を及ぼす。これまで自分で行えていたことが行えなくなれば、心理的な苦痛や社会的な苦痛も体験することになる。

　がんの痛みがトータルペイン（身体的苦痛、精神的苦痛、社会的苦痛、スピリチュアルな苦痛）としてとらえられ、包括的にアセスメントされているように、症状マネジメントにおいては、患者を「さまざまな症状をもつ人」としてとらえ、

図1 知識を看護実践に結びつけるヒント(例)

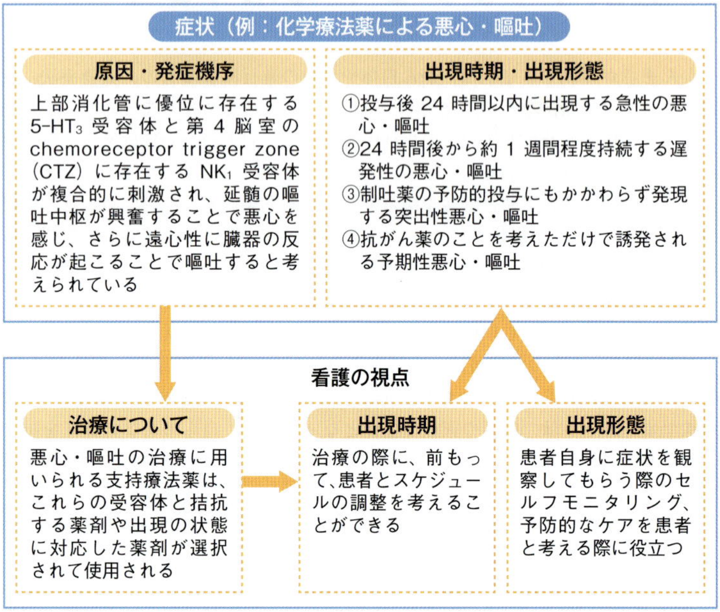

```
          症状(例:化学療法薬による悪心・嘔吐)
```

原因・発症機序	出現時期・出現形態
上部消化管に優位に存在する $5\text{-}HT_3$ 受容体と第4脳室の chemoreceptor trigger zone (CTZ) に存在する NK_1 受容体が複合的に刺激され、延髄の嘔吐中枢が興奮することで悪心を感じ、さらに遠心性に臓器の反応が起こることで嘔吐すると考えられている	①投与後24時間以内に出現する急性の悪心・嘔吐 ②24時間後から約1週間程度持続する遅発性の悪心・嘔吐 ③制吐薬の予防的投与にもかかわらず発現する突出性悪心・嘔吐 ④抗がん薬のことを考えただけで誘発される予期性悪心・嘔吐

看護の視点

治療について	出現時期	出現形態
悪心・嘔吐の治療に用いられる支持療法薬は、これらの受容体と拮抗する薬剤や出現の状態に対応した薬剤が選択されて使用される	治療の際に、前もって、患者とスケジュールの調整を考えることができる	患者自身に症状を観察してもらう際のセルフモニタリング、予防的なケアを患者と考える際に役立つ

身体的・心理的・社会的・スピリチュアルといった多側面から包括的に患者を理解することが必要である。

【症状を観察できる知識と技術をもつ】

■どんな知識が必要か

「観察すること」は、症状マネジメントにおける看護師の重要な役割の1つである。

観察においては、客観的に得られる「データ」と、患者が体験している「主観」をバランスよくとらえる必要がある。そのためには、症状に関する正しい知識をもつことが基本となる。そのうえで、患者の有する併存症が症状にどのような影響を及ぼすのか、症状のリスク因子は何か、などを知っておく必要がある。

■どんな技術が役立つか

患者の症状を知るためには、ヘルスアセスメントの技術を活用するとよい。

また、看護師が患者の体験している主観的な症状を知るために必要となるのは、患者との関係を構築し、患者の体験を引き出すコミュニケーション技術である。

がんの診断は、多くの患者にとって、日常のなかで突然起こる出来事である。がん患者の5年生存率は向上しているものの、「がん=死」という恐怖はぬぐいき

図2 セルフケアとセルフケア能力（例）

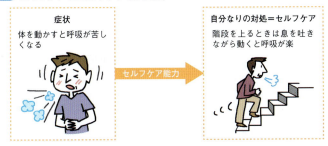

症状
体を動かすと呼吸が苦しくなる

セルフケア能力 →

自分なりの対処＝セルフケア
階段を上るときは息を吐きながら動くと呼吸が楽

れない。診断後すぐ治療がはじまったことにより、恐怖の状態が解消されないまま治療を受けている患者もいる。患者が置かれている状況を理解してコミュニケーションをとることで、より多く患者の語りが得られる。

【患者の解釈と独自の取り組みを理解する】

症状がある場合、多くの患者は「どうしたら、その症状がひどくならないのか」を、自分の体と調整しながら見いだしている 図2 。この「患者が自分で見いだしている行動」は、症状マネジメントに対するセルフケアといえる。そして、症状がひどくならないようにセルフケアするための患者の力をセルフケア能力という。

患者の身体の感覚を基にしたセルフケア能力に看護師が気付くことができると、症状マネジメントに取り組む患者の力として実感することができる。

また、患者は、自分の症状について、それぞれに解釈や意味づけをしている。例えば「痛みの悪化はがんの進行を意味し、自分の余命が長くないと解釈する」など、個々のとらえかたは異なる。

個々の患者の症状の解釈や意味づけをとらえることができれば、その患者にとってより適切な症状マネジメントを行うことができる。

【セルフケア能力のとらえ方を理解する】

患者の症状マネジメントにおけるセルフケア能力をアセスメントする際には、表1 に示すような視点をもつとよい。これは、化学療法を受ける患者のセルフケア能力を査定の視点として作成したものだが、化学療法の副作用による症状以外でも活用できる。

これらの視点で患者の状態を理解したら、「できる/できない」で判断するのではなく、「強みとなる点な何か」を明らかにしてアセスメントするのがポイントである。

セルフケア能力として強みが発揮できない場合は、その理由を明らかにする。「何が改善すれば、あるいは何を補えば強みを発揮できるのか」を理解することが重要である。

表1 患者の症状マネジメントにおけるセルフケア能力査定の視点

セルフケア能力 (強みになる点) を明らかにする	●症状マネジメントに対する動機づけはどうか 　・セルフケアしたいと思っているか ●自分の体に注意や関心が向けられるか 　・知識があるか、心のエネルギーはどうか、自分の体と対話できるか ●理解力があるか ●医療者とコミュニケーションをとる能力があるか 　・自分の体や治療に関することを表現して伝えられるか ●セルフケアを実行できるか 　・知識や技術をもっているか、それを使えるか ●セルフケアを日常生活に取り入れていけるか 　・継続できるか ●支援者がいるか
セルフケア能力 (強みになる点) が発揮できない のはなぜか明ら かにする	●バリアになっていることはなにか ●どのようになれば(何が改善すれば、あるいは、何を補えば)、強みが発揮できるのか) ●セルフケア要求は適切か 　・医療者が患者さんに要求しているセルフケアは妥当なものか

荒尾晴惠, 田墨惠子 編：スキルアップ がん化学療法看護. 日本看護協会出版会, 東京, 2010：45. より一部改変のうえ引用

【セルフケアを高める看護師のかかわりを理解する】
■まずは患者に関心をもつ

　看護師が症状に関する知識をもち、患者のセルフケア能力を明確に理解できれば、患者の個別性に応じた看護支援が可能となる。その際、患者-看護師関係が確立できれば、よりよい症状マネジメントが可能となる。

　そこでキーポイントになるのは、看護師の「患者への関心のもち方」である。看護師が患者に関心をもたないと、患者の症状の体験を理解できず、表面的な会話となる。患者も、自分に関心をもたない看護師に、困りごとや気がかりを話そうとは思わない。症状マネジメントを行う基本にあるのは、患者-看護師関係である。

■必ずフィードバックを行う

　患者の症状マネジメントにおけるセルフケアの実施に対して、保証・承認・評価のフィードバックを言語で行うことが重要である。

　看護師は、セルフケアに必要な「指導や教育をして終わり」にしてはいけない。どのようにできているのか、その実際を確認して「それでよい」あるいは、「もう少しこうするほうがよい」など、具体的なフィードバックを行う。そうすることで患者自身が自分のセルフケアを評価できる。

また、セルフケアが継続できている場合には、そのことを言葉で伝え、患者の努力や取り組みをねぎらうことも重要である。

【看護モデルで症状をとらえ、生活のゴールを共有する】

看護モデルでの「症状」は、原因となる疾患の有無にかかわらず、「患者が苦痛・不快に感じて、生活に影響を及ぼすもの」としてとらえ、看護を行うべきものである。

痛みが軽減したら、どのような生活をしたいのか、症状があっても症状と折り合いをつけてどのような生活がしたいのかなど、患者がめざす生活を共有するための話し合いをもち、ゴールを共有することが重要である。

【看護の視点から、医療チームに情報提供をする】

症状マネジメントには、医療チームのさまざまな職種がかかわっている。常に患者に関心を寄せ、ベッドサイドにいる看護師だからこそ、気づけること・理解できる情報がある。看護の視点でとらえた情報をチームに還元することで、患者へのよりよい症状マネジメントを行うことができる。

*

がん患者の症状マネジメントにおいて、患者のもっているセルフケア能力を理解することができれば、問題解決思考ではみえなかった患者の力がみえてきて、看護師のほうが患者から力をもらえることが多々ある。

症状マネジメントは、患者と看護師の共同作業である。しかし、がん治療や治療薬、支持療法薬の急速な発展に伴い、看護師は、これまで体験をしてこなかった症状に対しても看護をしていかなくてはならない。学習する姿勢をもち続けることが、専門職としての看護師に求められている。

（荒尾晴惠）

がん患者にみられる「全身」の症状

「痛み」による身体的・心理的な悪影響は大きい

■痛みによる悪影響

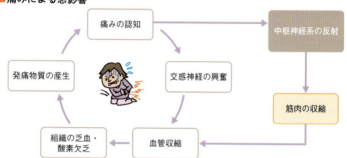

痛みは客観的スケールを用いてアセスメントする

■痛みのアセスメントスケール

NRS numerical rating scale	● 痛みを0〜10の11段階に分け、痛みが全くないのを0、考えられるなかで最悪の痛みを10として痛みの点数を尋ねる 0　1　2　3　4　5　6　7　8　9　10
VAS visual analogue scale	● 100mmの線の左端を「痛みなし」、右端を「最悪の痛み」とした場合、患者の痛みの程度を表すところに印を付けてもらうもの 全く痛みがない　　　　　　　　　　　　最悪の痛み
VRS verbal rating scale	● 3〜5段階の痛みの強さを表す言葉を数字の順に並べ(例:痛みなし、少し痛い、痛い、かなり痛い、耐えられないくらい痛い)、痛みを評価するもの 痛みなし　少し痛い　痛い　かなり痛い　耐えられないくらい痛い
FPS face pain scale	● 現在の痛みに一番合う顔を選んでもらうことで痛みを評価するもの

「発熱・体重減少・寝汗」は、悪性リンパ腫を示唆する

■悪性リンパ腫の病期分類（Ann Arbor分類）

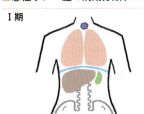

Ⅰ期
リンパ節腫脹が横隔膜のどちらか片側のみにとどまっているもの

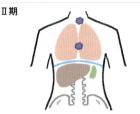

Ⅱ期
横隔膜のどちらか片側のみで、リンパ節腫脹が2領域以上あるもの

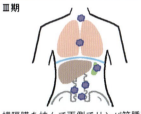

Ⅲ期
横隔膜を挟んで両側でリンパ節腫脹が2領域以上あるもの

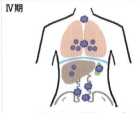

Ⅳ期
リンパ組織以外の臓器に、びまん性病変があるもの

- 発熱、体重減少、寝汗（盗汗）は、B症状と呼ばれる。
- B症状は、進行期にみられる。

倦怠感は、終末期の「耐えがたい苦痛」となりうる

■がん患者にみられる身体的苦痛

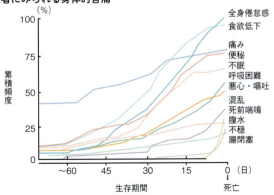

恒藤暁：最新緩和医療学. 最新医学社, 大阪, 1999：19. より引用

全身

発熱

oncologic emergency の可能性
がん　手術　化学　放射

定義 発熱は、一般に、成人の腋窩温で37.0℃以上に体温が上昇した状態。微熱（37.0〜37.9℃）、中等度発熱（38.0〜38.9℃）、高熱（39.0℃以上）に分類される。1日1℃以上の熱較差がなく、常に38.0℃以上のものを稽留熱、間欠的に発熱するものを間欠熱、38.0℃以上の発熱のみが3週間以上続き、その原因が明らかでないものを不明熱という。

アセスメントスケール CTCAE（有害事象共通用語規準）：発熱

特徴

【特に注意が必要なもの】

危険！ 緊急対応が必要	手術 術後合併症（縫合不全など） 化学 発熱性好中球減少症（FN）による敗血症性ショック
注意！ 重点的に対応	がん 症状による水分・電解質の消失、食欲低下 　　　がん自体による発熱 化学 発熱性好中球減少症 他　 感染症など
配慮！ 慎重に対応	放射 肺への照射（放射線肺臓炎）

【主な原因】

がん（腫瘍）によるもの
- がん自体が産生する発熱物質（サイトカイン）によるもの
- がんの壊死や虚血による炎症によって炎症細胞（単球、好中球、リンパ球）が産生する発熱物質によるもの
- 脳腫瘍などによる体温調節中枢の直接的な圧迫

手術療法によるもの
- 頻発 手術後の治癒過程で生じる発熱
- 手術後の合併症（創感染、縫合不全、カテーテル感染症など）

化学療法によるもの
- 頻発 薬剤の副作用（症状の発現頻度は、使用する薬剤によって異なる）

放射線療法によるもの
- 照射の副作用（放射線肺臓炎など）

その他の要因によるもの
- 感染症（日和見感染、菌血症など）
- 疾患に併発するもの（肺がんによる閉塞性肺炎、胆管がんによる胆管炎など）

【症状出現時期のめやす】

	診断期	積極的治療期	緩和治療中心期
がん(腫瘍) P.32		発症・部位(脳)によって出現	
手術療法		術後合併症として出現(感染、縫合不全など) / 治癒過程の症状は術後1～2日で消失	
化学療法 P.33		骨髄抑制に伴う症状は治療開始後7～14日に出現	
放射線療法			胸部への照射後、6か月以内に起こることが多い

【出現しやすい状況】
- 特別なものはなし

アセスメントとケアのポイント

【観察のポイント】
- 発症時期とその後の経過(熱型、持続時間)、前駆・随伴症状の有無、既往歴
- 血液検査(全血球計算、電解質、炎症など)、尿検査、画像検査(X線など)、感染が疑われる部位の培養検査

【アセスメントのポイント】
- がんの発現あるいは転移部位、治療(手術、化学療法、放射線療法)の影響、身体状況(電解質異常、脱水など)、感染症など発熱の原因と考えられる因子を把握する。
- 症状の観察、バイタルサインの測定結果から緊急性の有無を判断する。
- 特に、化学療法実施中の発熱は、発熱性好中球減少症(FN)を疑って対応する。
  ★好中球の減少が高度で、その期間が長いほど重症になる危険性(敗血症性ショックなど)がある。

【治療とケアのポイント】
- 発熱の原因疾患の治療と、発熱に対する解熱処置として薬物療法を確実に行う。
- 発熱時の状態に応じて、適切な保温、冷罨法を実施する。
- 発熱による体力の消耗に処置する。
  ★安静保持、水分や電解質・栄養の補充、感染予防がポイントとなる。
- 症状の持続に伴う治療(化学療法、放射線療法)の延期などによる患者の苦痛・不安への支援を行う。

(笹本奈美)

がん（腫瘍）による発熱

参考ガイドライン なし

おさえておきたい基礎知識

【発生機序】
- がん自体から産生される発熱物質（サイトカイン）が、プロスタグランジンE_2の産生を促進し、視床下部に作用して体温のセットポイントを上昇させる。
- 感染症による発熱と違い、悪寒・戦慄や頻脈を伴うことは少ない。
- がん自体による発熱（腫瘍熱）が起こる機序は、十分には明らかになっていない。

【リスク因子】
- 悪性リンパ腫、急性白血病、腎細胞がんに多い（それ以外のがんでも起こることはある）。

標準的ケア

> **Point** ●感染症や治療（手術、化学療法、放射線療法）に伴う発熱が混在していることがあるため、鑑別診断が重要である

【アセスメント】
- 発熱初期から腫瘍熱と診断することは難しい。症状の観察を十分に行いながら原因検索を進める（下表）。

腫瘍熱の判断基準	●1日のなかで38.0℃を超える発熱があること ●2週間以上の発熱があること ●感染症の徴候を認めないこと（身体所見、各種培養検査、X線・CTなどの画像検査） ●アレルギー反応ではないこと ●少なくとも7日間の抗菌薬治療で解熱しないこと ●ナプロキセンの服用により解熱が得られること

Zell JA, Chang JC. Neoplastic fever : a neglected paraneoplastic syndrome. *Support Care Cancer* 2005 ; 13(11) : 870-877.

【治療とケア】

■予防
- なし

■症状出現時の対応
- 感染症などが否定され、腫瘍熱の診断がついたら、解熱薬（ナプロキセンなど）の服用を行う。
- 原因が明らかになるまでの間、患者は「どうしてずっと熱が出ているのか」「この熱は、何が原因で生じているのか」と不安になることがある。患者が不安に思っていることに対して十分な説明を行う。

（笹本奈美）

化学療法 による発熱

参考ガイドライン 発熱性好中球減少症(FN)診療ガイドライン(日本臨床腫瘍学会)

おさえておきたい基礎知識

【発生機序】
- 化学療法で骨髄の造血能がダメージを受けることによって好中球が減り、病原菌が容易に体内に侵入し感染性の発熱(発熱性好中球減少症:FN)が生じる。

【リスク因子】

化学療法に伴うリスク	● 治癒や完全寛解をめざしている治療 ● 好中球減少(白血球減少)が起こりやすい抗がん薬の使用 ● 多剤併用療法(複数の抗がん薬を組み合わせて投与) ● 点滴投与時間が好中球減少に影響を与える抗がん薬(ゲムシタビン、フルオロウラシルなど)の使用
患者の状態に伴うリスク	● 年齢や病期 ● がんの骨髄への浸潤 ● 全身状態(胸水・腹水の貯留や肝・腎機能の低下など) ● 治療前の骨髄機能(白血球、好中球、ヘモグロビン、血小板など) ● 繰り返す治療(化学療法、放射線療法)による骨髄機能の低下 ● FNの既往 ● 感染症の潜在(う歯、副鼻腔炎、痔核など) ● 中心静脈カテーテルなどの存在 ● 患者のセルフケア能力

標準的ケア

 Point
- 好中球の減少が高度で、その期間が長いほど重症になる危険性(敗血症性ショックなど)があるため、確実な診断とすみやかな対応が必要である。
- 好中球減少は自覚症状がほとんどなく、血液データによってわかることが多いため、治療開始時から感染予防ケアを行うことが大切である。
- 患者自身が感染予防ケアを実践することが最も重要であるため、セルフケア能力を十分にアセスメントし支援する必要がある。

【アセスメント】
- FNは、発熱症状のみの場合も少なくない。感染部位がどこなのか、問診や診察を詳しく行う。
- 感染徴候がある場合、好中球減少の時期に症状が悪化する可能性があるため、あらかじめ口腔、鼻腔、副鼻腔、肛門周囲、カテーテル挿入部位などをしっかり観察する。
  ★ 局所の疼痛や腫脹、咳嗽、下痢、膀胱炎症状などの有無も確認する。

[治療とケア]
■予防
- FNが発症しやすい時期や症状、体温測定の重要性を指導し早期発見に努める。
  - ★薬剤の種類・投与量・投与スケジュール・組み合わせなどによって異なるが、治療開始後7～14日ごろの発現が多い。
- FN発症のリスクが高い化学療法を行っている場合は、初回治療の際、好中球減少の時期に合わせて血液検査を行い、好中球減少の程度を把握する。
  - ★好中球減少は、一部の抗がん薬や分子標的治療薬を除き、ほとんどの抗がん薬で生じうる。
- 患者には手洗い・うがいの励行、毎日の入浴(もしくはシャワー浴)、排泄後の肛門周囲の洗浄を指導する。
- 好中球が減少している時期は、よく加熱調理した食事を摂取するよう説明する。
- 好中球が減少している患者の部屋に、植物・生花・ドライフラワーは置かないこと、ペットと同じ部屋で生活することも望ましくないことを説明する。
- FNの発症リスクによっては、予防的にG-CSF(顆粒球コロニー刺激因子)製剤を使用し、好中球を増やす場合がある。
- 患者だけでなく医療者も確実な標準予防策を行う。

■症状出現時の対応
- 血液検査(全血球計算、炎症など)、血液培養検査を行う。感染が疑われる症状や徴候がある場合は、感染が疑われる部位の培養検査や画像検査も行う。
- FNと診断されたら、重症化をMASCC（マスク）スコアで評価し、抗菌薬による治療をすみやかに開始する P.35 。
- 自宅で37.5℃以上発熱した場合は、あらかじめ処方しておいた経口抗菌薬(レボフロキサシンなど)の服用を開始してもらうよう指導する。
- 医療者は感染症状を十分観察するとともに、患者が症状を医療者へきちんと伝えることができるよう指導する。
- 高齢患者や発熱により体力の消耗がある患者が自宅で過ごす場合は、協力できる家族や支援者の有無を確認し、ケアの方法を説明する。
  - ★説明内容：安静保持、水分や電解質・栄養の補充、清潔保持

臨床でのエピソード

ステロイドや解熱鎮痛薬(NSAIDs、アセトアミノフェン)を使用している場合、正確な体温の変化がわかりにくいため、発熱以外の症状(悪寒や全身倦怠感など)を注意深く観察する。
また、症状の変化を感じた場合、些細なことでも医療者へ伝えるよう患者に説明しておくことが大切である。

図　MASCCスコア

項目	スコア
臨床症状（下記の＊印3項目のうち1項を選択） ＊無症状 ＊軽度の症状 ＊中等度の症状	5 5 3
血圧低下なし	5
慢性閉塞性肺疾患なし	4
固形腫瘍である、または造血器腫瘍で真菌感染症がない	4
脱水症状なし	3
発熱時に外来管理	3
60歳未満（16歳未満には適用しない）	2

- スコアの合計は最大26点
- 21点以上：低リスク群／20点以下：高リスク群

Klastersky J, Paesmans M, Rubenstein EB, et al. The Multinational Association for Supportive Care in Cancer risk index：A multinational scoring system for identifying low-risk febrile neutropenic cancer patients. *J Clin Oncol* 2000；18(16)：3038-51.

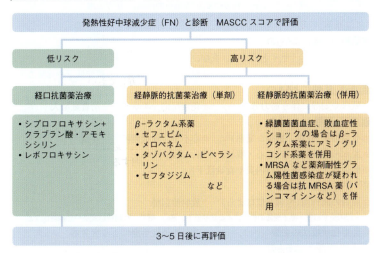

```
発熱性好中球減少症（FN）と診断　MASCCスコアで評価
        ├── 低リスク
        │    └── 経口抗菌薬治療
        │         ・シプロフロキサシン＋クラブラン酸・アモキシシリン
        │         ・レボフロキサシン
        └── 高リスク
             ├── 経静脈的抗菌薬治療（単剤）
             │    β-ラクタム系薬
             │    ・セフェピム
             │    ・メロペネム
             │    ・タゾバクタム・ピペラシリン
             │    ・セフタジジム
             │    　　　　　　　　　　など
             └── 経静脈的抗菌薬治療（併用）
                  ・緑膿菌菌血症、敗血症性ショックの場合はβ-ラクタム系薬にアミノグリコシド系薬を併用
                  ・MRSAなど薬剤耐性グラム陽性菌感染症が疑われる場合は抗MRSA薬（バンコマイシンなど）を併用

                  3〜5日後に再評価
```

エキスパートのアドバイス：血液培養検査

- 血液培養検査は、抗菌薬治療を開始する前に行う。
- 確実に起炎菌を同定するため血液培養検査は必ず2セット（好気性、嫌気性菌用ボトルを1本ずつ採取したものが1セット）採取する。
- 中心静脈カテーテルが留置されている場合は、カテーテルから1セット、末梢静脈から1セット採取する。ただし、血栓症や感染症が発生しないよう、ルート管理に十分留意する。

（笹本奈美）

全身

倦怠感

がん 手術 化学 放射 支持

定義 **倦怠感**とは、活動に合わない、日常生活の妨げとなるほどの、がんやがん治療に関連した身体的・精神的・認知的疲労感または消耗感。つらく持続する主観的感覚である。

アセスメントスケール NRS(数値的評価尺度)、簡易倦怠感調査票、倦怠感評価尺度

特徴

【特に注意が必要なもの】

危険! 緊急対応が必要	がん 肝不全(肝病変の増大による) 化学 心不全	
注意! 重点的に対応	がん 悪液質 がん 化学 電解質異常	手術 手術侵襲 放射 照射の副作用
配慮! 慎重に対応	支持 薬剤性 他 心理・社会的要因(非器質的原因)、併存疾患	

【主な原因】

がん(腫瘍)によるもの
- 腫瘍産生物質、サイトカイン、炎症、代謝・電解質異常
- 頻発 がん悪液質
- がんの進行(各臓器の機能低下や疼痛など)

手術療法によるもの
- 臥床や安静に伴う筋力低下
- 免疫反応、エネルギー消費量増大

化学療法によるもの
- 頻発 骨髄抑制(貧血、感染、発熱)
- 心不全、肝機能障害、浮腫
- 脱水・電解質異常(悪心・嘔吐、下痢、発熱)
- 低栄養・体重減少(口内炎や食欲低下)

放射線療法によるもの
- 頻発 照射の副作用(照射部位による)
- 放射線宿酔
  ★口内炎や口腔・嚥下機能の低下による食欲低下、悪心・嘔吐、放射線肺臓炎や肺線維症など
- 併用化学療法の影響
- 連日の通院治療による疲労感

支持療法によるもの
- 薬剤の副作用(オピオイド、抗不安薬・抗うつ薬、睡眠薬、抗ヒスタミン薬など)

その他の要因によるもの
- 骨髄移植、インターフェロン
- 頻発 心理・社会的要因(睡眠障害、不安、抑うつ、孤独感など)
- 併存疾患(肝疾患、呼吸器・循環器疾患、代謝・内分泌疾患、血液疾患、感染症、精神疾患)

【症状出現時期のめやす】

	診断期	積極的治療期	緩和治療中心期
がん(腫瘍) P.38		発症・転移部位・病状の進行によって出現	
手術療法 P.39		術後数日で出現	
化学療法 P.40		レジメンや関連する副作用に応じて一過性でパターンを有することが多い(原因により慢性的な症状に移行することも)	宿酔は数時間〜数日後
放射線療法 P.42		原因により、徐々に出現し治療が進むと増強。	
支持療法 P.43		薬剤の種類によっては支持療法により出現	

【出現しやすい状況】

- 治療中(化学療法や放射線療法)、終末期に特に多くみられる
  ★ただし、倦怠感は、さまざまな要因で出現するため、すべてのがん患者に出現する可能性がある。

アセスメントとケアのポイント

【観察のポイント】

- 倦怠感は多次元の症状であり、患者の訴えはさまざまである。
  ★例:「何もする気にならない」「話すのも面倒」「物事が頭に入らない」など
- 「倦怠感は仕方ない」と、医療者に訴えない患者(特に、治療中や進行がんの患者)もいる。日常的に医療者から倦怠感について尋ねることが重要である。

【アセスメントのポイント】

- 随伴症状、出現の経過や症状の変化、身体状況(病状、治療歴、血液検査など)、使用薬、既往歴(併存疾患)、心理社会的状況、生活状況(日中の活動性や生活の規則性など)を確認し、倦怠感の原因や全身状態の把握につなげる。
- 症状の程度、出現・増強パターン、持続期間、生活への影響、増強・軽減因子などを確認する。

【治療とケアのポイント】

- まずは治療可能な原因を評価し、除去・軽減することに努める。
- 進行がん患者では、対症療法として副腎皮質ステロイドが有効な場合がある。
  ★長期投与による副作用を避けるため、患者にとって大事なイベントなどに合わせ、短期間使用する。
- がん治療に関連した倦怠感では、有酸素運動も活用できる。
  ★病状や身体機能、従来の運動習慣、生活スタイルに応じた適切な運動量で行う。
- 活動の優先順位やエネルギー温存方法(エネルギーの配分、活動の方法や休息のとり方、生活環境の調整など)について患者と話し合う。
  ★患者が倦怠感の出現パターンを把握できるよう助ける。患者自身が活動をマネジメントすることに役立ち、コントロール感覚を高めることにもつながる。
- 快の感覚を高めるため、患者の好みに応じてリラクセーションやマッサージなどの補完療法を試してもよい。医学的な禁忌や注意事項は必ず事前に確認する。

(山本瀬奈)

がん（腫瘍）による倦怠感

参考ガイドライン 日本語版はなし

おさえておきたい基礎知識

【発生機序】
- がんそのものによる倦怠感は一次的倦怠感と呼ばれ、サイトカインの関与が大きいとされている。一次的倦怠感に、身体症状・精神症状・がん治療・薬剤などが関連する二次的倦怠感が絡み合い、倦怠感を構成している。
- がんの進行は、がん悪液質や各臓器の機能低下、疼痛などを引き起こし、二次的倦怠感の原因にもなる。なかでも、がん悪液質 は、サイトカインの活性化や筋肉量の減少、エネルギー消費量の増大などによって、倦怠感に大きな影響を与えると考えられている。

標準的ケア

> **Point**
> - 倦怠感の持続は、患者にとって重要な活動や役割を阻害する恐れがあり、QOLを脅かす。
> - 二次的倦怠感の原因にすみやかに対処することで、倦怠感の緩和が期待される。

【アセスメント】
- 倦怠感の原因は1つではないこと、がんの進行・治療によって原因が変化することを念頭に置く。
- 二次的倦怠感の原因となることについて確認する。
  - ★悪液質、感染症、貧血、発熱、脱水・電解質異常、栄養障害、代謝異常、各臓器の機能低下、その他の身体症状、精神症状、がん治療、薬剤などについて確認する。

【治療とケア】
- 二次的倦怠感の原因を除去・軽減することに努める。がんの進行に伴う不安や抑うつなどの心理的要因にも配慮する。
- がんの進行は倦怠感を増強させる可能性があるため、病状や今後の見通しを立てて、患者・家族と生活の過ごし方について話し合うことも必要である。
- 進行がんにおいては、患者が大切にしているイベントに合わせて副腎皮質ステロイドの使用を検討してもよい。
- 倦怠感が「耐えがたい苦痛」となっている場合には、鎮静の対象となりうる。

エキスパートのアドバイス：倦怠感の評価ツール

- **NRS（数値的評価尺度）**：倦怠感の程度を0（症状はない）～10（最悪の症状）のように数字で示し、数値で回答してもらう方法。簡便で使いやすい。
- **簡易倦怠感調査票**：10項目で構成されており、倦怠感の程度だけでなく生活への支障度に関する質問が含まれている。
- **倦怠感評価尺度**：15項目で構成され、身体的、精神的、認知的側面から倦怠感を評価できる特徴がある。

（山本瀬奈）

手術療法 による 倦怠感

参考ガイドライン なし

おさえておきたい基礎知識

【発生機序】
- 手術侵襲に対する生体防御反応として産生されるサイトカインの関与やタンパク異化亢進、糖新生などによるエネルギー消費量の増大が原因とされる。
- 臥床・安静に伴う筋力低下は倦怠感を増強させる可能性がある。

【リスク因子】
- 手術侵襲の程度(侵襲が大きいほど免疫能や代謝の変動が大きい)
- 術中・術後の合併症(特に感染症)によるサイトカインの再誘導
- 術後の疼痛や機能障害による活動能の低下や行動の制約
- ボディイメージの変化による悲嘆、術式変更に伴う衝撃・不安など

標準的ケア

 手術侵襲が最小限になるよう身体的・精神的状態を整えるとともに、手術に対する予備能を評価し、合併症の予防や早期発見に努めることが倦怠感の緩和につながる。

【アセスメント】
- 手術の目的、がんの部位と大きさ、隣接臓器への浸潤の有無、リンパ節転移の有無などを確認する。術前治療による副作用からの回復状況も評価する。
- 手術侵襲の程度に関して、手術部位、術式、手術時間、出血量、切開創の大きさ、術中の体位、麻酔の方法などの情報を得る。
- 身体的要因(年齢、併存疾患、全身状態、喫煙歴、肥満、使用薬)を把握する。
  ★手術や麻酔に影響する併存疾患は循環器系、呼吸器系、消化器系、免疫・代謝系、凝固系、脳神経系など多岐にわたる。栄養状態や貧血の影響も受ける。
- 心理的要因では、ボディイメージの変化に対する反応に注意を払う。
  ★術中迅速病理診断で切除範囲が拡大した場合、心理的反応が大きくなりやすい。

【治療とケア】

■予防
- 手術に対する予備能と合併症のリスクアセスメントに基づき、周術期合併症の予防・早期発見のための治療とケアを行う。

■症状出現時の対応
- 疼痛緩和、早期離床が重要である。機能障害に対するリハビリテーションを促し、活動拡大を図る。
- 疾患や治療の受け止め、機能障害や外見・ボディイメージ変化に関する心理的苦痛を緩和する。

(山本瀬奈)

化学療法 による 倦怠感

参考ガイドライン がん化学療法・バイオセラピー看護実践ガイドライン（日本がん看護学会）

おさえておきたい基礎知識

【発生機序】
- 詳細不明だが、治療によるサイトカイン産生、老廃物の蓄積、副作用による消耗などが考えられている。
  - ★倦怠感だけが出現することもあるが、副作用や他の原因と関連して倦怠感を体験することが一般的である。

【リスク因子】

	症状	原因
身体的要因	発熱	好中球減少、感染
	脱水（電解質異常）	嘔吐、下痢、発熱
	低栄養、低アルブミン血症	食欲低下、嘔吐、下痢、便秘、食事摂取量の減少
	貧血など	抗がん薬による血球減少
	肝機能障害	抗がん薬の肝毒性
	睡眠障害	心理的要因、コルチコステロイドの影響
	その他の症状	性腺機能低下、心肺機能の低下など
心理的要因	不安、恐怖、抑うつ	治療に対するストレス、精神的苦痛

日本がん看護学会：がん看護コアカリキュラム日本版. 医学書院, 東京, 2017：166. より一部改変のうえ転載

標準的ケア

- 患者自身が倦怠感のパターンを把握できるよう支援することが倦怠感マネジメントにつながる。
- 化学療法による副作用の多くが倦怠感に影響するため、副作用全体のマネジメントが重要である。

【アセスメント】
- 倦怠感は、他の副作用が原因となる場合を含めると、すべての抗がん薬でリスクがある。治療スケジュールや倦怠感に影響する副作用の出現時期などを考慮し、積極的に倦怠感をアセスメントする。
- がんの進行や加齢などによって身体の予備能が低下している場合や、治療が長期にわたる場合は、副作用の遷延や体力の回復遅延により、慢性的な症状に移行することがある。

【治療とケア】
■予防
- 脱水、貧血、電解質異常など倦怠感につながる原因を補正する。
- 不安や抑うつの緩和、良質な睡眠の確保を行って、エネルギーを温存する。気分転換も取り入れる。

■症状出現時の対応
- 症状出現後も、予防策を継続して実施する。
- 化学療法による倦怠感を緩和する目的での副腎皮質ステロイドの使用は推奨されない。
- 患者・家族に倦怠感の原因・誘因の情報を提供し、活動の優先順位や生活について話し合う。
- 倦怠感の出現パターンを早期に把握し、1日のエネルギー配分や優先度の高い活動を行う時期・方法などを検討する。
   ★活動と倦怠感に関する記録(症状日記など)をつけてもらうのもよい。
- 倦怠感が強いときは、優先度の低い活動は見送る、他者の援助を受けるなどエネルギーを温存する。
- 医学的禁忌がなければ、体調に応じて有酸素運動を行うよう勧める。

エキスパートのアドバイス：だるいのは「身体」だけではない

- 倦怠感は、痛みと同様に、日ごろからの観察が必要な症状といわれている。主観的な症状であるため、まずは、患者の体験によく耳を傾けることが基本となる。
- 倦怠感というと身体的倦怠感(「だるい」「疲れやすい」など)をイメージしがちである。しかし、精神的倦怠感(「活気が出ない」「何にも興味がもてない」など)や、認知的倦怠感(「集中できない」「考えるのがおっくう」など)も見逃さないようにしたい。
- 地域によって、倦怠感を表す言葉が異なることもある。それぞれの患者が表現する倦怠感をしっかりとキャッチすることが重要である。

臨床でのエピソード

　倦怠感に波がある場合、患者自身が倦怠感の出現パターンを把握することが必要となる。そのために役立つ1つの方法が「症状日記」である。以下に、症状日記の導入により、倦怠感のコントロールが可能になった化学療法中の患者の例を示す。
　その患者は、症状日記に、毎日決まった時間に倦怠感の強さや活動状況を記録することとした。それに伴って、倦怠感のパターンを予測できるようになり、日ごろの計画を立てられるようになった。また、治療日に、医療者と症状日記の内容を共有し、家庭での過ごし方や仕事の仕方について相談し、大切な予定は倦怠感がやわらぐ時期に計画するようになった。
　自分自身で倦怠感と付き合うことができるようになった患者は、エネルギー温存についても医療者と積極的に話し合うようになり、倦怠感が強いときには「今は体を休めるとき」と自ら話すほどである。

(山本瀬奈)

放射線療法による倦怠感

参考ガイドライン なし

おさえておきたい基礎知識

【発生機序】
- 詳細不明だが、治療によるサイトカイン産生、貧血の影響、連日の通院治療による疲労の蓄積などが原因と考えられている。

【リスク因子】
- 広範囲への照射、高線量での照射
- 化学放射線同時併用療法(放射線療法に加えて化学療法を同時に行う治療法)
- 広範囲の脊椎、骨盤骨への照射による骨髄抑制
- その他、悪心・嘔吐、食欲低下、呼吸器症状などの副作用

標準的ケア

> **Point**
> - 放射線療法による倦怠感は治療意欲に影響を与えることがある。
> - 活動量の低下や活動範囲の狭小化を生じると、特に通院治療では、QOL低下を招く。

【アセスメント】
- 治療の目的、照射の部位・方法・範囲、使用する線種・エネルギー、照射線量(1回線量と総線量)、分割回数、治療期間、放射線療法の治療歴を確認する。
  ★治療部位に関連する検査データを確認することも必要である。
- 化学放射線同時併用療法では、化学療法のレジメンや治療期間、投与時間、薬物療法による副作用について情報を収集する。
- 放射線療法の前に化学療法を受けている場合は治療のレジメン、治療期間、残存している副作用を確認する。術後の放射線療法では手術の時期、手術方法、創部の状態、術後の経過を確認する。
- 活動と休息の状況、栄養状態、通院にかかる時間や交通手段について情報を得る。

【治療とケア】

■予防
- 放射線療法による倦怠感は治療の後半にかけて増強することが多い。患者に症状の見通しを伝え、エネルギーの消耗を抑える生活の工夫について話し合う。

■症状出現時の対応
- 悪心・嘔吐、食欲低下、呼吸器症状など倦怠感以外の副作用が影響している場合、これらの副作用のマネジメントが倦怠感の緩和につながる。
- 栄養と睡眠・休養が十分にとれるよう支援する。休息により倦怠感がやわらぐこともある。
- 照射時間の調整や通院時の交通手段を相談し、治療に伴う負担を軽減する。

(山本瀬奈)

支持療法による倦怠感

参考ガイドライン なし

おさえておきたい基礎知識

【発生機序】
- オピオイド、ベンゾジアゼピン系抗不安薬、抗うつ薬、睡眠薬、抗ヒスタミン薬、抗精神病薬、利尿薬などの副作用として生じうる。

【リスク因子】
- 該当する薬剤の使用量、使用期間
- 全身状態
- 薬物動態(吸収・分布・代謝・排泄)に影響する身体状態

標準的ケア

> **Point**
> - 支持療法としての薬剤の治療効果と副作用について患者と十分に話し合う。

【アセスメント】
- 原因薬剤の使用目的、使用期間、使用量、薬剤の効果、倦怠感以外の副作用の有無を確認する。
- 倦怠感の出現時期、持続期間、経時的変化、他の原因の有無などについて情報を収集し、薬剤との関連を検討する。
- 倦怠感の程度と生活への影響度、倦怠感に伴う心理的苦痛の程度を把握する。

【治療とケア】

■予防
- 薬物動態の変化が生じている場合には、該当する薬剤の使用やその量・使用期間などについて、医療チームで慎重に判断を行う。

■症状出現時の対応
- 倦怠感の原因として疑われる薬剤の減量や中止・変更、非薬物療法の活用などについて医療チームで検討し、患者と相談する。
- 倦怠感が増強すると、患者・家族はがんの進行を疑い、不安に思うことがある。倦怠感の原因を患者・家族とも話し合うとよい。
- 倦怠感のパターンに応じたエネルギーの配分、活動にかかる負担を軽減するエネルギーの温存(こまめに休息をとる、優先度の低い活動は他者に任せる、負担の少ない方法で活動するなど)は原因によらず行うことができる。

(山本瀬奈)

全身

寝汗

がん 手術 化学 放射 支持

定義 寝汗は、寝具の交換が必要になるほどの大量の発汗のこと。ただし、常にこの定義が厳密に満たされるわけではなく、温度環境に関係しない夜間の発汗を示すこともある。

アセスメントスケール なし

特徴

【特に注意が必要なもの】

危険！ 緊急対応が必要	**がん** 悪性リンパ腫、白血病 **他** 内分泌疾患（低血糖発作）、感染症
注意！ 重点的に対応	**手術 化学 放射** 治療による性機能障害に起因する寝汗
配慮！ 慎重に対応	**支持** 薬剤性

【主な原因】

がん（腫瘍）によるもの
- 悪性リンパ腫、白血病など

手術療法によるもの
- 腔上部切除や付属器摘出術（女性）、精巣摘出術（男性）

化学療法によるもの
- 頻発 抗がん薬やホルモン療法（内分泌療法）薬による性ホルモンレベルの変動

放射線療法によるもの
- 照射による性機能障害（照射部位や照射線量による）

支持療法によるもの
- 薬剤の副作用（オピオイド、鎮痛薬、抗不安薬・抗うつ薬、抗ヒスタミン薬など）

その他の要因によるもの
- 感染症
- 膠原病（高安動脈炎、巨細胞性動脈炎）
- 内分泌疾患（低血糖、甲状腺機能亢進、性腺機能低下、神経内分泌腫瘍など）
- 併存疾患（閉塞性睡眠時無呼吸症候群、胃食道逆流性疾患、慢性疲労症候群、肉芽腫症、尿崩症、冠攣縮性狭心症など）
- 薬剤（降圧薬など）

【症状出現時期のめやす】

	診断期	積極的治療期	緩和治療中心期
がん(腫瘍) P.46	診断前から存在することが多い(病状の進行や感染の合併で増強する)		
手術療法		性機能障害を伴う手術後に出現	
化学療法 P.47		性ホルモンレベルの変動に応じて出現 (時間経過によって緩和することがある)	
放射線療法		照射部位によって出現 (照射線量に影響を受ける)	
支持療法		薬剤の種類によっては支持療法により出現	

【出現しやすい状況】
- 女性(ホットフラッシュに伴う発汗。ただし、男性にも生じうる)
- 腫瘍量が増加している進行・再発がん患者
- 易感染状態(がん治療に伴う骨髄抑制など)

アセスメントとケアのポイント

【観察のポイント】
- 出現時期、発汗の部位(全身性か特定の部位か)、随伴症状(発熱、体重減少、関節痛、倦怠感、易出血傾向、ほてり、動悸、四肢の振戦、皮膚の瘙痒感、口渇など)、意識状態・バイタルサイン、血液検査、既往歴などを把握する。
- 睡眠時間や睡眠の質、日中の眠気・活動性、発汗や睡眠障害に対する苦痛の程度などについて情報を得る。

【アセスメントのポイント】
- 発汗自体は生理的な反応の1つであるが、大量の発汗は異常の徴候を示していることがある。まずは緊急性の有無を確認する。
- 熱の産生と放出のバランス、水分出納、休息への影響を評価する。

【治療とケアのポイント】
- 治療可能な原因であれば、原因治療が寝汗の緩和につながる。
  ★ただし、医原性閉経に伴う寝汗では乳がん女性におけるホルモン補充療法は禁忌である。前立腺がんでも特定のホルモンはリスクになる。
- 寝汗によって喪失した水分量に見合う水分補給を促す。利尿作用のある飲料(お茶、コーヒーなど)は避ける。
- 吸水性や速乾性にすぐれた寝衣を選ぶ。覚醒後は更衣や清拭・シャワー・入浴などにより清潔の保持に努める。
- 生活リズムや夜間の生活習慣を整え不眠の解消を図るとともに、必要に応じて午睡など休息を確保する(不眠 P.434 も参照)。
- ホットフラッシュによる寝汗には、鍼治療やリラクセーション、ヨガ、運動などを、患者の希望や状況に応じて取り入れてもよい。

(山本瀬奈)

がん（腫瘍）による寝汗

参考ガイドライン なし

おさえておきたい基礎知識

【発生機序】
- 体温調節機能に由来する発熱への反応が中心と考えられる。
  - ★悪性リンパ腫ではサイトカインの産生などによる反応性の正常リンパ球の増殖や炎症細胞の活性化、白血病では感染症の合併や腫瘍熱（感染やその他の原因が同定されないがんによる発熱）などが関与していると考えられている。

【リスク因子】
- 悪性リンパ腫、白血病など
- がんの増大・進展

標準的ケア

> **Point**
> - がんに由来する寝汗は、治療によって改善が期待できるが、化学療法の副作用による骨髄抑制（特に感染症の合併）では、症状が悪化することが少なくない。
> - ステロイドを使用する治療では、副作用として不眠が生じ、寝汗の苦痛を増強させることがある。

【アセスメント】
- 血液検査データ、がんによる身体症状の出現状況とその程度、治療内容、使用薬、治療による副作用、日常生活への影響度、心理社会的側面について情報を収集する。
- 悪性リンパ腫では発熱や体重減少などによる疲労感、白血病では貧血症状（息切れや倦怠感など）や出血症状（皮膚の点状出血斑や鼻出血など）などが特徴的である。

【治療とケア】

■予防
- 患者とともに感染予防に取り組むことが重要である。
  - ★感染は発熱を生じ、寝汗の増強につながる。

■症状出現時の対応
- 【治療とケアのポイント】P.45 に準じる。加えて、以下に注意する。
  ① 腫瘍熱に伴う発汗の場合、ナプロキセンの定期使用によって解熱すれば、寝汗の緩和につながる。
  ② 悪性リンパ腫や白血病の場合、患者は、罹患に伴う衝撃を抱えたまま、診断後間もなく治療が開始されることが多い。治療と家庭や社会での役割の両立、長期間の治療は、ストレスや不安を生じさせるため、患者と家族がともに治療に向き合えるよう支援する。

(山本瀬奈)

化学療法による寝汗

参考ガイドライン なし

おさえておきたい基礎知識

【発生機序】
- 女性：抗がん薬による生殖細胞の直接障害や卵巣機能抑制からエストロゲンが不足し、自律神経が不安定になって寝汗を生じる。
  - ★ホルモン療法(内分泌療法)薬はエストロゲンの産生抑制・受容体との結合阻害による自律神経系の不安定化を招く。
- 男性：内分泌療法やアンドロゲン除去療法によってホットフラッシュと発汗を経験することがある。

【リスク因子】
- 女性、年齢(閉経前)
- 特にアルキル化薬を含むレジメンでの化学療法
- ホルモン補充療法の治療歴
- 内分泌療法におけるLH-RHアゴニストの併用

標準的ケア

> **Point**
> - 化学療法の治療・副作用により、患者はエネルギーを消耗しやすい。十分な休息が確保できるよう寝汗をマネジメントする。
> - 更年期症状を経験している女性は、患者自身がホットフラッシュや寝汗への対処方法を身につけていることがある。

【アセスメント】
- がん種、がんの治療歴、化学療法の内容や投与量・投与期間、年齢、閉経状況などから生殖機能への影響を評価する。
- 化学療法の副作用、支持療法薬の使用、心理状態などを包括的に評価する。
  - ★更年期症状の有無や経験も、重要な情報である。

【治療とケア】

■予防
- 就寝前は、熱い飲み物や香辛料、カフェインなどを控える。
- 寝衣や掛け物、寝室の環境(室温、風通しなど)を調整する。

■症状出現時の対応
- 予防に引き続き、就寝時の環境調整が重要である。
- 寝汗に影響する支持療法薬は、可能であれば、必要に応じて変更を検討する。
- 必要に応じて経口補水液や補液による水分摂取を考慮する。
  - ★寝汗以外の副作用(発熱、嘔吐、下痢、食欲低下など)で水分喪失している場合もある。
- エネルギー消耗時は、他者の協力を得て清潔を保つことを提案する。ぬるめの湯でシャワー浴・入浴をするとホットフラッシュや発汗が和らぐことがある。
- がんや治療に対するストレス、不安を緩和する。

(山本瀬奈)

全身

体重減少

oncologic emergency の可能性
がん / 手術 / 化学 / 放射

定義 体重減少は、体内の脂肪組織および除脂肪組織（筋肉、骨など）が減少し、体重が著明に低下した状態をいう。

アセスメントスケール 体重減少率度（％）、CTCAE（有害事象共通用語規準）：体重減少

特徴

【特に注意が必要なもの】

危険！ 緊急対応が必要	がん 消化管通過障害（イレウス、消化管の狭窄） 手術 消化管機能の変化
注意！ 重点的に対応	手術 術後合併症（絶食期間の延長） 化学 悪心・嘔吐、口内炎 他 精神的状況
配慮！ 慎重に対応	放射 消化管への照射 他 内分泌疾患の既往、感染症の有無

【主な原因】

がん（腫瘍）によるもの
- がんの増大や腹膜播種による消化管の圧迫や狭窄による食事摂取量減少
- がんによる代謝の亢進
- がんの進行や倦怠感などによる食欲低下

手術療法によるもの
- **頻発** 食道や胃の手術による消化管機能の変化（切除や再建、消化液の減少）
- 膵頭十二指腸や大腸の手術による消化不良（消化液の減少、短腸）
- 術後合併症による絶食期間の延長（縫合不全、イレウスなど）

化学療法によるもの
- **頻発** 副作用による食事摂取量減少（悪心・嘔吐、口内炎、倦怠感、便秘など）

放射線療法によるもの
- 消化管への照射に伴う食事摂取量減少（粘膜障害や唾液腺障害など）

その他の要因によるもの
- 診断や告知による精神的状態の変化やうつ症状による食欲低下
- 感染症や慢性消耗性疾患による代謝の亢進
- 抗うつ薬や抗菌薬、鎮痛薬など体重減少の副作用をもつ薬の常用

【出現しやすい状況】

- がん種やがんの進行度と密接に関係する。
  ★膵がん・大腸がん・前立腺がん・肺がんの患者では、診断時に半分程度でやせが起こっている。

【症状出現時期のめやす】

	診断期	積極的治療期	緩和治療中心期
がん（腫瘍） P.50		がん種・進行によって出現	
手術療法		術後合併症による絶食期間の延長により出現	
		切除や再建による消化管機能の変化により出現	
化学療法		悪心・嘔吐や下痢は投与日から3〜4日、粘膜障害は7日以降に出現	
放射線療法		粘膜障害は治療中に出現 唾液腺障害は長期化	

アセスメントとケアのポイント

【観察のポイント】

- さまざまな影響が重なり合って体重減少となる。がんによる代謝の影響を念頭に置き、食欲低下や食事摂取量減少に影響を及ぼす治療内容や副作用、疼痛などの苦痛症状、抑うつ状態を確認する。

【アセスメントのポイント】

- 体重の推移、水分補給状態の変化や浮腫・腹水の有無
  ★体重は水分の変化に影響される。体重（脂肪／除脂肪体重）の増減だけに注目してはいけない。
- 既往歴、現病歴（治療歴）と進行度、治療内容
  ★手術による臓器欠損、過去・現在の治療の副作用、糖尿病や肝・腎疾患などの合併症を確認する。
- 患者の食事への意欲・嗜好
- 患者・家族にとっての体重減少の意味
  ★高齢者では、認知症や味覚・嗅覚の異常、嚥下障害なども体重減少に影響する。

【治療とケアのポイント】

- 診断時から予防の視点でかかわり、症状出現時は早期に多職種（栄養士やNST：栄養サポートチーム）によりアプローチできるよう調整することが大切である。
- 病期によって、治療目標が異なる（食欲改善か、患者・家族の満足感か）。
- 術後の早期経腸栄養は、合併症減少のため術後2〜3日までの実施が推奨される。
  ★嘔吐や逆流による誤嚥性肺炎に注意して施行する。
  ★胃がん・食道がん術後は1回食事量が減る。生活スタイルに合わせた間食・栄養補助食品を勧める。
- 化学療法や放射線療法の副作用の予防や早期介入に努める。
- 精神的状態のアセスメントや口腔ケアを実施する。
- 患者・家族にとっての食事の意味を考え、食べられない苦痛を共有する。
- 症状が改善しないとき、ステロイド投与開始が適切か判断できないときは緩和ケアチームにコンサルトする。

(中島元美)

がん（腫瘍）による体重減少

参考ガイドライン 静脈経腸栄養ガイドライン（日本静脈経腸栄養学会）など

おさえておきたい基礎知識

【発生機序】
- がん種やがんの進行度と密接に関係する（下表）。

頭頸部がん	● 化学放射線療法では、約半数で10％以上の体重減少を呈する
食道がん	● がんの増大による食道の狭窄・閉塞から食物の通過障害が生じ、治療前から体重減少を認めることもある ● 手術は侵襲が大きく、再建臓器として胃を用いるため胃の欠落症状が生じる
胃がん	● 手術による影響が大きい（小胃症状、脂肪吸収障害や胃内容物停滞など、摂食状況や消化・吸収能が大きく変化するため）
胆道がん	● 閉塞性黄疸による胆汁の通過障害が起こると、腸管バリア機能が低下し食欲低下となる
肝がん	● 肝硬変を合併している場合、タンパク代謝異常や耐糖能異常など代謝障害を伴いやすい
膵がん	● 膵外分泌酵素の減少による消化吸収障害から体重減少となり、さらに集学的治療による栄養不良によって60～80％に体重減少を認める
大腸がん	● 進行すると内腔が狭くなって腸閉塞症状が出現し、食事摂取量が低下する ● 化学療法に伴う消化管毒性（下痢や悪心・嘔吐）の出現頻度が高い

【リスク因子】
- 手術療法
  - ★食道や胃の手術により消化管機能が変化し、摂食や栄養吸収が不十分となる。また、術後合併症（縫合不全やイレウス）により絶食期間が長引いた場合、栄養不良となる。
- 化学療法
  - ★悪心・嘔吐、口内炎、味覚障害、倦怠感などにより、摂取できる食物の種類が減り、食事摂取量が低下する。
- 放射線療法
  - ★急性期有害事象の悪心や粘膜炎（口腔、食道）、下痢（腹部や骨盤内への照射）、晩期有害事象の唾液腺障害や味覚障害により食事摂取量低下となる。
- 終末期
  - ★苦痛症状によって食事摂取量が低下する。また、代謝性の体重減少が著明となる。

標準的ケア

> **Point**
> - 体重減少は治療による副作用の発現率および重症度の増加や感染症のリスク増加などの有害な転帰と相関するといわれ、予後の指標にもなる。
> - 体重減少に影響を及ぼす症状をマネジメントして栄養管理を行い、体重減少を予防することが重要である。

【アセスメント】
- がん種(食道がん、膵がんなどでは、体重減少の自覚をきっかけに診断に至る)
- 体重減少率度(%):(普段の体重−現在の体重)÷普段の体重×100
  - ★1か月で5%以上、3か月で7.5%以上、6か月で10%以上体重が減っていると異常な体重減少と判断される。
- 体内の水分量の変化(浮腫、腹水、胸水など)
  - ★体重は水分の変化により影響を受ける。
- 患者の食事への意欲・嗜好、患者・家族にとっての体重減少の意味、併存疾患、精神状態など
  - ★精神状態と食欲は密接に関係している。

【治療とケア】

■予防
- 体重減少はがん患者の約半数に生じる。診断時から予防の視点でかかわる。

■症状出現時の対応
- 症状出現時は早期に多職種によるアプローチが行われるよう調整し、体重減少を最小に抑えることが大切である。
  - ★体重減少は、細胞性免疫の低下や副作用の回復の遅延をもたらし、患者のQOLを著しく低下させる。
- 口腔環境を整えるために、日ごろから口腔ケアを忘れずに実施する。
  - ★唾液腺障害や重度の口内炎がある場合は歯科医師と連携する。
- 患者・家族にとっての「食事の意味」に配慮する。食べられない苦痛を共有する。
  - ★体重減少により死を身近に感じることも多い。家族は「食事=生きること」と感じ、食べて体力をつけてほしいと強く願うことが多い。
- 栄養士やNST(栄養サポートチーム)と連携し、嗜好にできるだけ対応する。
- 症状が改善しないとき、ステロイドを開始する時期として適切か判断できないときは緩和ケアチームにコンサルトする。

(中島元美)

全身

悪液質

がん

定義 がん悪液質とは食物摂取量の低下と代謝異常の種々の組み合わせにより、負のタンパクとエネルギーバランスによって規定される複合的な症候群である。進行性の骨格筋量の喪失が重要な特徴であり、従来の栄養サポートで完全に改善させることはできず、進行性の機能障害をもたらす。

アセスメントスケール 悪液質のステージ

特徴

【特に注意が必要なもの】

危険！ 緊急対応が必要	なし
注意！ 重点的に対応	**がん** がんの進行、食欲低下、倦怠感
配慮！ 慎重に対応	なし

【主な原因】

がん（腫瘍）によるもの

- 中枢性の食欲調節：炎症性サイトカインの活性による食欲低下
- 末梢性の食欲調節：炎症性サイトカインのレプチン様シグナルが、十分な脂肪量があるという誤った応答となり、摂食量とエネルギー消費を制御する。
- 筋萎縮：炎症性サイトカインが炭水化物、脂質、タンパク質それぞれの代謝へ影響を及ぼし、筋肉の破壊や脂肪の減少、体重減少を引き起こす。

★炎症性サイトカインは、発熱、疲労、傾眠、抑うつなども引き起こす。

【出現しやすい状況】

- 肺がん、膵がん、胃がん、食道がん
- 進行性のがん
- 全身性炎症の存在
- 不十分な食事摂取
- 抗がん薬の反応が乏しい場合

【症状出現時期のめやす】

	診断期	積極的治療期	緩和治療中心期
がん（腫瘍） P.54		前悪液質の可能性	
		悪液質を認めはじめる	
			不可逆的悪液質が認められる

全身／悪液質

アセスメントとケアのポイント

【観察のポイント】

- 6か月間の体重の推移、食欲の有無、筋肉量減少の有無、倦怠感
  - ★悪液質の症候：体重減少、食欲低下・早期膨満感・経口摂取量の低下、「食べたいけれど食べられない」という状況、筋肉量の減少・体組成変化・筋力変化、倦怠感・脱力感

【アセスメントのポイント】

- 体重の推移や食欲の有無、原因（がん自体か、関連症状か、治療に関連する症状か）によって対応が異なるため、正しく判断することが大切である。
- 継続的にアセスメントを行って経過を把握しておくことが重要となる。

【治療とケアのポイント】

- 有用なアセスメントツールがないため、診断があいまいで、複雑な症状により集学的なアプローチが必要となる。
- 悪液質のステージ（可逆的か、不可逆的か）によって、対応が異なる。
  - ★特に、終末期がん患者では、食欲低下が自然であり、無理に食べることが負担になることを家族に説明する。同時に、食べられないことの患者・家族の苦悩に傾聴・共感し、ともに考えていく態度が必要とされる。

- 前悪液質：6か月以内に5%以下の不随意の体重減少や食欲不振、耐糖能異常が診断基準に挙げられる。次のステージへ進行するリスクは、「出現しやすい状況」によって異なる。
- 悪液質：指標が挙げられ、患者・家族が外見の変化を感じはじめる。
- 不可逆的悪液質：高度に進行した、あるいは抗がん薬治療に反応せず、急速に進行するがんによって、もはや体重減少が回復しないステージ。

図 悪液質のステージ

前悪液質 → 悪液質 → 不可逆的悪液質

正常 ────────────→ 死

- 前悪液質：体重減少≦5% 食欲低下 代謝異常を伴う
- 悪液質：①体重減少≧5% ②BMI<20、体重減少>2% ③サルコペニア 体重減少>2% ①②③のいずれか 経口摂取不良／全身炎症を伴う
- 不可逆的悪液質：がん悪液質のさまざまな状態 異化状態かつ治療抵抗性 PS（パフォーマンスステータス）の低下 生命予後<3カ月

Fearon K, Strasser F, Anker SD, et al. Definition and classification of cancer cachexia：an international consensus. *Lancet Oncol* 2011；12（5）：489-495.

（中島元美）

がん(腫瘍)による悪液質

参考ガイドライン 終末期がん患者の輸液療法に関するガイドライン(日本緩和医療学会)

おさえておきたい基礎知識

【発生機序】
- がん組織から分泌される炎症性サイトカインによる影響
  - ★炎症性サイトカインは、直接的に中枢性・末梢性に作用して食欲低下や食事摂取量の減少を引き起こすだけでなく、代謝に影響して筋萎縮を引き起こし、筋肉・脂肪を減少させる。

【リスク因子】
- がんの進行
- がんの増大・治療による食事摂取量の低下

標準的ケア

> **Point**
> - 体重減少がみられない時期から意識して予防的にかかわることが重要である。そのためには、治療による栄養のケアと並行して、がん悪液質に対する治療を組み込んでいく必要がある。
> - 悪液質のケアには、家族の理解や協力が不可欠で、家族も巻き込むことが大切である。

【アセスメント】
- 体重の推移や食欲の有無の原因が、がん自体によるものか、がん関連の症状によるものか、治療に関連する症状によるものかの判断が必要である。
- さまざまな指標を用いてアセスメントするが、検査値の基準は設けられていない。以前の患者の状態と比較するため、継続的にアセスメントを行って経過を把握しておくことが重要となる。

【治療とケア】

■予防
- 症状出現前から、個人の病状に合わせた栄養療法(経口摂取や経腸栄養など)を行う。

■症状出現時の対応
- 改善可能な「前悪液質」「悪液質」の場合は積極的な介入を行うが、改善不可能な「不可逆的悪液質」の場合は、患者の苦痛にならないように配慮し、苦痛症状のマネジメントを中心とした、安寧を最重要ポイントとした介入を行う。
- リハビリテーションは重要であるが、終末期患者の場合には、エネルギー消費が悪液質の進行を促進する可能性もあるため、負担にならない程度で行う。
- 終末期患者に対する過度な栄養摂取は避けるべきである。
  - ★活動量が低下している状態で過度に栄養を摂取すると、高血糖や全身倦怠感、水分過多による浮腫の原因となることがある。

●悪液質のステージに応じた対応のポイントを以下にまとめる(下表)。

前悪液質	●患者の体重減少は軽度で、改善が可能と考えられている。十分量のエネルギー・タンパク質を摂取したうえでリハビリテーションを行い、骨格筋減少を抑制する ●治療に伴う栄養障害や、がん告知などによる心因性の食欲低下にも注意が必要である
悪液質	●改善は困難となるが、十分なエネルギー・タンパク質を摂取し、リハビリテーションを継続する ●治療やがんの進行で臥床が続く場合は、廃用による骨格筋の減少も加わり、ADLが急激に悪化することがあるので、ベッドサイドでのリハビリテーションも重要となる ●不可逆的悪液質への移行を防ぐため、栄養カウンセリングや患者指導、運動療法、経口摂取量低下の二次的要因(痛み、便秘、呼吸困難など)の治療を行う ●抗がん治療が奏効すると、がん縮小による直接的な症状改善(狭窄・閉塞の解除、腹水減少など)が得られ、食欲の回復や栄養状態の改善が期待できる
不可逆的悪液質	●体重減少を戻すことではなく、全体的な安寧の向上や、がん悪液質が関連する症状の軽減を行う ●ガイドラインでは、栄養カウンセリング・教育、ステロイド投与、非薬物療法、リハビリテーション、精神療法の介入、経腸栄養療法が強く推奨されている ●活動量の評価と控えめの栄養摂取を心がける ●食事:少しでも楽しめる工夫と、患者に苦痛のない範囲での食事提供に配慮する ●薬物療法:食欲増進や抗炎症、身体的・精神的苦痛の緩和が基本戦略である(エビデンスはない) ●食欲は、身体的のみならず精神的な健康状態を表すため、食事の工夫や環境整備が重要となる ●終末期がん患者は、食欲低下が自然であり、無理に食べたり、食べさせたりすることが負担になる。家族に説明するとともに、食べられないことの患者・家族の苦悩に傾聴・共感し、ともに考えていく態度が必要となる ●体重減少や骨格筋減少は外見に現れることから、患者・家族が死を身近に感じることに影響するため、精神的・スピリチュアルなケアが必要となる

(中島元美)

全身

貧血

がん 手術 化学 放射

定義 **貧血**とは、末梢血中の赤血球数やヘモグロビン濃度が基準値以下に低下した状態。
WHOのヘモグロビン濃度基準値は、成人男性13g/dL未満、成人女性12g/dL未満、妊婦11g/dL未満。

アセスメントスケール　CTCAE（有害事象共通用語規準）：貧血

特徴

【特に注意が必要なもの】

危険！ 緊急対応が必要	がん 吐血、下血、喀血など（血圧低下、頻脈、意識レベルの低下） 手術 創部からの大量出血（血圧低下、頻脈）
注意！ 重点的に対応	がん 化学 造血器腫瘍、抗がん薬による赤血球減少：ヘモグロビン値8.0g/dL以下（頭痛、めまい、安静時の呼吸困難感、頻脈、集中力低下など） 血小板減少に伴う出血（消化管出血などの臓器出血）
配慮！ 慎重に対応	化学 放射 抗がん薬、放射線による赤血球減少：ヘモグロビン8.0〜12.0g/dL（蒼白、動悸、めまい、易疲労感、軽度の呼吸困難感） 血小板減少に伴う出血傾向（鼻出血、点状出血など）

【主な原因】

がん（腫瘍） によるもの
- 造血器腫瘍やがんの骨髄浸潤（がん細胞増殖に伴う正常赤血球の減少）
- 頻発 消化器がん、婦人科がん（赤血球の産生低下、赤血球の寿命短縮など）
- がんの血管内浸潤に伴う出血

手術療法 によるもの
- 手術に伴う創部からの出血
- 胃切除（吸収阻害による鉄・ビタミンB_{12}の欠乏）

化学療法 によるもの
- 頻発 骨髄抑制（正常赤血球の破壊による赤血球前駆細胞と成熟赤血球の減少）
- 腎機能障害（造血因子エリスロポエチンの産生減少）

放射線療法 によるもの
- 照射に伴う赤血球の前駆細胞の破壊

その他の要因 によるもの
- 造血器腫瘍以外の血液疾患（再生不良性貧血、溶血性貧血など）
- 外傷、消化管潰瘍、食道静脈瘤、子宮筋腫、月経過多など（緩慢／継続的な出血）
- 腎疾患（エリスロポエチンの産生・感受性低下）　● 膠原病、慢性感染症　など

【症状出現時期のめやす】

	診断期	積極的治療期	緩和治療中心期
がん(腫瘍) P.58		発症・転移部位(造血器腫瘍、消化器がん、骨髄浸潤など)によって出現	
手術療法 P.60		創出血によって出現	
化学療法 P.62		造血器腫瘍は1～2コース目以降、それ以外は3コース目以降より出現しやすい	
放射線療法		照射の副作用	

【出現しやすい状況】
- 造血器腫瘍、骨髄浸潤、化学療法、放射線療法、化学療法・放射線療法の治療歴、全身状態(PS：パフォーマンスステータス)、栄養状態(鉄・ビタミンK・ビタミンB_{12}・葉酸欠乏)、高齢など

アセスメントとケアのポイント

【観察のポイント】
- 血液データ(赤血球数、ヘモグロビン値、ヘマトクリット値、鉄、フェリチン、ビタミンK、ビタミンB_{12}、腎機能、肝機能、炎症など)を確認する。
- 出血の有無、既往歴、治療歴、随伴症状の有無、日常生活への影響を確認する。

【アセスメントのポイント】
- がんの発見部位、転移部位(特に骨髄、消化管)、骨髄機能(造血器腫瘍の場合)、治療内容(化学療法、放射線療法)、出血の有無など貧血を引き起こしうる因子を把握する。
- がんによるものだけでなく、化学療法や放射線療法による骨髄抑制や腎・肝障害、栄養状態の低下など複数の要因が関連している場合があるため総合的にアセスメントする。

【治療とケアのポイント】
- 貧血への治療は、赤血球輸血が唯一の対処法であるが、ヘモグロビン値が7.0g/dL以下が輸血のめやすとされている。
- 出血が原因の場合、止血薬投与や血小板減少に対して血小板輸血などを行う。
- ビタミンB_{12}欠乏や鉄欠乏、エリスロポエチン減少に対しては、鉄剤や葉酸、ビタミンB_{12}、エリスロポエチンの投与が行われる。
- 貧血の程度により、安静や転倒予防のため日常生活への影響をアセスメントし介入する。

(大上幸子)

がん（腫瘍）による貧血

参考ガイドライン 血液製剤の使用指針（厚生労働省）

おさえておきたい基礎知識

【発生機序】
- 造血器腫瘍による貧血は、血液細胞の遺伝子に異常が発生し、細胞が血球に分化する過程でがん化し無尽蔵に増殖することにより正常な赤血球の産生が低下することによって起こる。
- がんの骨髄浸潤による貧血は、がん細胞が骨髄内に浸潤すると造血を抑制するサイトカインが発生し、造血が抑制されることにより起こる。
- がんからの出血が持続することにより失血性の鉄欠乏性貧血となる。

【リスク因子】
- 造血器腫瘍（急性白血病、骨髄異形成症候群、多発性骨髄腫、ホジキンリンパ腫など）
- 骨転移しやすいがん（乳がん、肺がん、前立腺がんなど）
- 出血を伴いやすいがん（胃がん、大腸がん、子宮がん、膀胱がんなど）

標準的ケア

> **Point**
> - 貧血に伴う自覚症状は、患者個々により異なる。
> - がんによる貧血の場合、ゆるやかに進行するため、自覚症状が出現し、がんによる貧血と診断された時点では、かなり進行している場合がある。

【アセスメント】
- がんの病態より貧血の要因や状態をアセスメントする。
- がんによる貧血がある場合、化学療法や放射線療法などによりさらに進行する可能性がある。そのため、患者の自覚している貧血症状や血液データの推移をアセスメントする。
  - ★貧血症状：易疲労感、めまい、労作時の呼吸困難感など
  - ★血液データ：赤血球数やヘモグロビン値など
- 貧血症状による日常生活への影響や精神面をアセスメントする。

【治療とケア】

■予防
- 定期的に血液データ（赤血球数やヘモグロビン値、血小板数、止血機能など）のモニタリングを行う。
- 貧血のリスクが高く、化学療法や放射線療法を受ける場合は、治療開始前の説明が大切である。
  - ★患者への説明内容：貧血がさらに進行する可能性があること、症状出現時の対処法など

■症状出現時の対応

- 造血器腫瘍の場合は、原疾患の治療(主に化学療法)が行われる。
  - ★ただし、骨髄異形成症候群の場合は、輸血療法のみでの経過観察となる場合がある。
- 対症療法として、赤血球輸血が行われる。ヘモグロビン値7.0g/dL以下が輸血のめやすとなるが、貧血の進行度や日常生活への影響、輸血に伴うリスクなどを考慮して行う。
- 頻回な輸血は、鉄過剰症となる場合があるため注意が必要である。
  - ★造血器腫瘍など、輸血が頻回(赤血球濃厚液40単位以上がめやす)に行われ、慢性的鉄過剰症を合併した場合、鉄キレート剤が投与される。
- 輸血による副作用として、アレルギーや輸血後移植片対宿主病(GVHD)などにも注意する。
  - ★GVHD予防として、製剤への放射線照射が行われる。日本赤十字社から供給される赤血球濃厚液は、白血球除去製剤となっている。
- 血小板減少による出血傾向がある場合、血小板輸血や出血に対する対症療法が行われる。
- 輸血によるアレルギーが出現した場合は、抗ヒスタミン薬や副腎ステロイド薬などを投与する。
- 貧血により日常生活の活動低下など患者のQOLに影響を及ぼす。そのため、休息をとるなど体調に合わせた日常生活の過ごし方について説明する。
  - ★患者が貧血に対して効果的に対処できるように、治療開始時より血液データの推移と自覚症状を患者とともに確認しながら、症状マネジメントすることが大切である。
- 貧血症状により転倒のリスクが高まるため、転倒予防の必要性と対処方法について指導する。
- 貧血により新陳代謝が低下すると、四肢の冷感が出現しやすくなる。衣類の調節などを行い、保温する。

エキスパートのアドバイス:貧血によるADLへの影響

- 造血器腫瘍による貧血が認められる場合、造血幹細胞の分化の過程でがん細胞が増殖するため、赤血球だけではなく、好中球や血小板の減少も認められる場合が多い。また、DIC(播種性血管内凝固症候群)を併発している場合もある。
- そのため、ADLへの影響は、発熱性好中球減少や血小板減少・DICに伴う出血性の貧血などが関連している場合もある。総合的にアセスメントし、看護介入することが必要である。

臨床でのエピソード

3か月前ごろより易疲労感や立ちくらみなどを自覚していたが放置していた患者。健康診断で貧血と白血球増加を指摘され、精査の結果、急性骨髄性白血病と診断された。診断時、ヘモグロビン値は7.5g/dL、白血球55,000/μL、好中球1,650/μL、血小板18,000/μL。

すぐに化学療法が開始されて、1週間後の血液検査では、ヘモグロビン値5.5g/dL、血小板8,000/μL。消化管出血が疑われたが、好中球減少期であったため、定期的な赤血球輸血(1回/週)、血小板輸血(2〜3回/週)により保存的な対症療法が行われた。

(大上幸子)

手術療法による貧血

参考ガイドライン 血液製剤の使用指針（厚生労働省）

おさえておきたい基礎知識

【発生機序】
- 術中の止血困難、術後の縫合不全、創部感染、膵液漏などにより、手術部位あるいは手術部位以外から大量あるいは持続的な出血が起こる。そのため循環血液量が減少し、貧血の状態となる。
- 胃切除患者の場合、胃酸分泌の減少による鉄分の吸収低下や、胃粘膜で分泌されるビタミンB_{12}結合タンパク質内因子の減少に伴いビタミンB_{12}の吸収が低下し、赤血球の合成阻害が起こる。

【リスク因子】
- 術前からの貧血、抗凝固療法、凝固因子の異常、止血機能の異常（線溶系の亢進）、血小板減少、血管の形成・機能異常、肝硬変、糖尿病、低栄養状態など

標準的ケア

>
> - 術後出血は、早急な対応が必要となるため、術後注意して観察する必要がある。
> - がん患者は、血栓症予防のため抗凝固療法が行われている場合がある。術前からの休薬やヘパリン置換を行う必要があるため把握しておく。

【アセスメント】
- 術中の出血量や術後のヘモグロビン値の推移を把握する。
- 術後の創部ドレーンからの出血の有無と程度、創部周囲の異常の有無、疼痛や発熱の有無、バイタルサインなどに注意して観察を行う。

【治療とケア】

■予防
- 原則として、術前の慢性貧血に対し、赤血球輸血は行われない。
  ★輸血が行われるのは、がんからの出血が持続しており、コントロールできない場合（その恐れがある場合）のみ
- 抗凝固薬が投与されている場合は、術前に抗凝固・抗血小板療法の中断や一時的なヘパリン置換を検討する。
- 手術中の出血に対して、赤血球輸血が必要となる場合は術前に準備しておく。
- 胃切除後の貧血は、術後早期より鉄剤やビタミンB_{12}、葉酸の投与により予防することができる。鉄分やビタミンB_{12}を多く含むレバーなどを摂取するように指導する。

■症状出現時の対応
- 周術期の貧血は、ヘモグロビン値7〜8g/dLとすることが強く推奨されている。
  ★心疾患（冠動脈疾患など）や肺機能障害、脳循環障害がある場合は、ヘモグロビン値10g/dL程

度の維持が推奨される。
- 大量出血に伴う大量輸血（24時間以内に循環血液量の100％以上の輸血）や急速輸血（100mL/分以上）が行われた場合は、血液希釈に伴う出血傾向に注意し、新鮮凍結血漿や濃厚血小板液の投与が検討される。
- 出血量とともに、血圧や脈拍数などのバイタルサインや尿量、心電図、血液データ、血液ガスなどの所見に注意して観察する。
  - ★術後出血の場合、ドレーンが留置されている場合は出血が早期に発見できるが、ドレーンが留置されていない場合やドレーンが閉塞している場合などは胸腹部など創部周囲の状態からアセスメントする必要がある。
- 術後出血による急激な貧血の進行に対しては、早急な外科的止血処置とともに赤血球輸血が行われる。
- 術後出血の場合、患者や家族は術後の経過に対する不安が増強する場合もあるため、精神的サポートを行う。

（大上幸子）

エキスパートのアドバイス：貧血と血圧低下（低血圧）

- 血圧は「心拍出量×末梢血管抵抗」で算出される。
- 低血圧には、はっきりした原因がない本態性低血圧、急に立ち上がったことによる起立性低血圧、疾患の症状として起こる症候性低血圧がある。一過性のものでは問題となることは少ないが、何らかの原因で末梢血管抵抗が低下し、十分な血液供給ができない結果、十分な酸素・栄養供給がなされず組織に障害が出てくる。急激な血圧低下をきたす場合、ショック P.478 に陥ることがある。
- 血圧低下は生命の維持においてきわめて重大な問題であるため、生体内では少しでも血圧を上昇させようとする代償機能がはたらく P.194 。しかし、ショック状態においては、これらの代償作用で血圧を改善させることはできず、むしろ、末梢血管抵抗の上昇により臓器の還流障害が悪化するという悪循環に陥ってしまう。
- ショックには循環血液量減少性ショック、心原性ショック、敗血症性ショック、アナフィラキシーショック、神経原性ショックがある。

（川南 健）

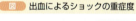
出血によるショックの重症度

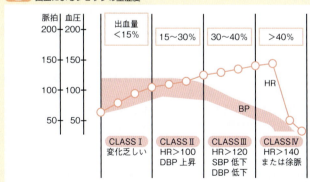

日本外傷学会：改訂 外傷初期診療ガイドライン．へるす出版，東京，2004：47．より引用

化学療法による貧血

参考ガイドライン：血液製剤の使用指針（厚生労働省）

おさえておきたい基礎知識

【発生機序】
- 抗がん薬により骨髄内の造血幹細胞の分化が抑制されたり、前駆細胞が破壊されたりすることで正常赤血球の産生が低下し、血液中へ赤血球が補給できなくなる。
- プラチナ系薬などによる腎機能障害により赤血球の造血因子であるエリスロポエチンの産生が減少し、赤血球の産生が低下する。

【リスク因子】
- プラチナ系薬・タキサン系薬・イリノテカンなど、多剤併用療法（シクロホスファミド・メトトレキサート・フルオロウラシルを含む）、高用量（メトトレキサート・イホスファミド）、投与期間など
- 放射線療法の併用、過去の化学療法・放射線療法の治療歴、全身状態（PS：パフォーマンスステータス）、栄養状態の低下（鉄欠乏、ビタミンB_{12}欠乏、葉酸欠乏）、高齢など

標準的ケア

 Point
- 血液中の赤血球は寿命期間が約90〜120日と長いため、抗がん薬により造血幹細胞の分化が抑制されても、貧血が出現する時期は好中球減少や血小板減少よりも遅い。
- 抗がん薬の治療を繰り返すことにより遷延しやすいため、治療終了後も長期的に観察していく必要がある。

【アセスメント】
- 治療開始前の赤血球数やヘモグロビン値、2コース目以降の場合は前治療からの血液データ（赤血球数やヘマトクリット値、ヘモグロビン値の推移）、血小板減少に関連した出血傾向の有無などを把握する。

★貧血はゆるやかに進行するため、血液データの推移をみていくことが大切である。

- 抗がん薬の副作用として、腎機能障害により腎性貧血が進行する場合がある。骨髄抑制とともにモニタリングする。
- 貧血症状（易疲労感、集中力低下、頭痛、めまい）やバイタルサインなど身体への影響や日常生活への影響をアセスメントする。

【治療とケア】
■予防
- 治療開始前に、抗がん薬による赤血球数減少の発症機序や貧血症状について説明し、貧血に伴う日常生活での注意点や観察点などについて説明を行う。
- 貧血のリスクを軽減するため、栄養状態の低下を予防する。

- ★悪心や食欲低下、味覚障害、口内炎などの副作用がある場合、悪心のコントロールや食事の形態・種類の工夫を行う。

■症状出現時の対応

- 貧血の対症療法として、ヘモグロビン値7.0g/dL以下をめやすとして赤血球輸血が行われる。
- 鉄欠乏性貧血の場合、鉄剤の内服などを行う。
  - ★わが国では、抗がん薬による貧血に対するエリスロポエチンの投与は認可されていない。
- 貧血症状が認められる場合、安静や休息をとることが必要である。外来で化学療法を受けている患者の場合、家族の協力が得られるようにサポートする。
- 鉄やビタミンB_{12}、葉酸などを多く含む食事について情報提供しサポートする。
  - ★栄養状態が低下すると、貧血はさらに進行しやすいため、十分なサポートが必要である。
- 患者が貧血症状をセルフモニタリングし、対処できるように支援する。

臨床でのエピソード

非小細胞肺がんに対してTC療法(カルボプラチン+ドセタキセル)を受けていた78歳の患者。
3コース目終了後、自宅療養中も倦怠感が持続していたが「食欲低下が遷延していたためだろう」と思い、特に気にせず、医療者に報告もしなかった。
4コース目の治療のため、再入院して血液検査を行ったところ、ヘモグロビンが7.2g/dLまで低下していた。労作時の動悸やPSの低下が認められたため、赤血球輸血を実施。ヘモグロビン値は8.8g/dLまで回復し、貧血症状は軽快した。

(大上幸子)

全身

痛み(がん疼痛)

oncologic emergency の可能性
がん 手術 化学 放射

定義 痛みとは、実際に何らかの組織障害が起こったとき、あるいは組織損傷が起こりそうなとき、あるいはそのような傷害の際に表現されるような不快な感覚体験および情動体験。

アセスメントスケール 強さ：VAS(視覚アナログスケール)、NRS(数値的評価尺度)、フェイススケールなど
日常生活への支障：STAS-Jなど

特徴

【特に注意が必要なもの】

危険！ 緊急対応が必要	がん 消化管穿孔、出血(バイタルサインの変動による)、脊髄圧迫症候群、硬膜外転移、体重支持骨の骨折または切迫骨折 化学 消化管穿孔、脳出血
注意！ 重点的に対応	がん 消化管閉塞、通過障害 手術 術後疼痛症候群 放射 放射線照射後疼痛症候群
配慮！ 慎重に対応	がん 骨転移 他 感染症

【主な原因】

がん(腫瘍) によるもの

- 体性痛
  ★体性組織(皮膚や骨、筋肉など)が、炎症や損傷などの傷害を受けて生じる。
- 内臓痛
  ★管腔臓器や被膜をもつ固形臓器の障害によって生じる。
- 神経障害性疼痛
  ★末梢神経や中枢神経が損傷や障害を受けることによって生じる。

手術療法 によるもの

- 術後疼痛症候群(開胸術後および乳房切除後に生じる疼痛)

化学療法 によるもの

- 化学療法後神経障害性疼痛(タキサン系、白金製剤、ビンカアルカロイドなど)
- VEGFシグナル伝達を阻害する分子標的治療薬(ベバシズマブ、ラムシルマブなど)投与中の腹痛は消化管穿孔、頭痛は脳出血などの可能性がある。

放射線療法 によるもの

- 放射線照射後疼痛症候群

その他の要因 によるもの

- 既往疾患(脊柱管狭窄症など)
- 新しい合併疾患(帯状疱疹など)
- 二次的に生じた痛み(廃用症候群による筋肉痛)

【症状出現時期のめやす】

	診断期	積極的治療期	緩和治療中心期
がん(腫瘍) P.66		診断時から痛みを有する患者が多い	
手術療法 / 化学療法 / 放射線療法		がん治療中患者の大半が がん疼痛を有する	

【出現しやすい状況】
- 痛みは、身体的な要因のみならず、心理的・社会的・スピリチュアルな要素に影響され、強く感じられることがある。
- 突出痛は、体動、ミオクローヌスや消化管の攣縮などによって生じる。
  ★突出痛とは、持続痛の有無や程度にかかわらず発生する一過性の痛みの増強のことである。

アセスメントとケアのポイント

【観察のポイント】
- 痛みの部位や患者の訴え、原因となる他症状がないか確認する。

【アセスメントのポイント】
- 原因の評価：全身状態の評価(皮膚色、体重減少の有無、全身衰弱、筋痙縮や筋萎縮、不安や抑うつの有無)を行った後、痛みの部位を観察する(視診・触診)。
  ★褥瘡・皮膚転移・帯状疱疹などの有無、関連痛の有無(デルマトーム)も併せてチェックする。
- 筋力低下の評価：脊髄や神経根の傷害を惹起している脊髄レベルを同定する。
  ★徒手筋力テストを観察するのが標準だが、「バンザイできるか」「しゃがんだ姿勢からの立ち上がり」などで簡易的にチェックすることもある。
- 痛みの評価：日常生活への影響、痛みの出現パターン・強さ・部位・経過・性状や、増悪因子・緩和因子を把握する。
  ★評価結果はボディチャートなどに記録する。
- 治療効果：鎮痛薬(定期投与)やレスキューの使用状況、効果、副作用の状況を把握する。

【治療とケアのポイント】
- 患者の希望と生活上の支障を傾聴し、現実的かつ段階的な目標を設定することが重要である。
- WHO方式がん疼痛治療法に則った薬物療法と、非薬物療法を組み合わせた治療が行われる。
  ★患者が自分の痛みを評価し、鎮痛薬について理解と自己管理ができるよう、パンフレットなどを用いて説明する。
  ★痛みの閾値を上げるケア、適切な服薬管理・効果の認識ができるような支援などが重要となる。
- オピオイド使用時は、副作用(悪心・嘔吐、便秘、眠気、せん妄など)対策をしっかり行う。
- 骨転移による体動時の突出痛がある場合は、体動前にレスキューを使用することを指導する。

(江藤美和子)

がん(腫瘍)による痛み(がん疼痛)

参考ガイドライン がん疼痛の薬物療法に関するガイドライン(日本緩和医療学会)

おさえておきたい基礎知識

【発生機序】

- 侵害受容性疼痛(体性痛、内臓痛):組織の侵害刺激が末梢神経に伝わることで生じる。
  - ★ Aδ線維は、伝導速度が速く、鋭い針で刺すような局在の明瞭な痛みを伝える。C線維は、伝導速度が遅く、局在の不明瞭な鈍い痛みを伝える。
  - ★ 内臓は、体性組織より線維の数が少なく、C線維の割合が多い。また、複数の脊髄レベルに分散して入力されるため、体性痛と違って広い範囲に漠然とした痛みが生じる。
- 神経障害性疼痛:異所性神経活動、感作、脱抑制が関与するとされる(下表)。

異所性神経活動	末梢の感覚神経が傷害されると、神経線維や後根神経節上にNa^+チャネルが発現し、自然発火を繰り返す。そして、痛み刺激がなくても持続的な痛みや発作性の痛みを発生させる
感作	痛み刺激が持続すると末梢神経が過敏になり、軽微な刺激でも痛みを伝えるようになる(末梢性感作)。末梢神経の感作に伴って、痛み伝達物質が放出されて中枢神経系の感作も発生し、より強い痛みが、広い範囲に発生するようになる(中枢性感作)
脱抑制	痛みの伝達系のなかには痛みの伝達を抑制する神経系があり、痛みによって放出されるノルアドレナリンやセロトニンによって活性化されている。しかし強い痛みが持続すると機能低下を起こし、抑制系が機能を果たさなくなってしまうことも神経障害性疼痛の機序と考えられる

【リスク因子】

- 痛みを増強させる因子としては、体動、不安・抑うつ、不眠、疲労などが挙げられる。

あわせて知りたい!
「日常生活への影響」のアセスメント

■ Support Team Assessment Schedule 日本語版(STAS-J)

0	なし
1	時折のまたは断続的な単一の痛みで、患者が今以上の治療を必要としない痛みである
2	中等度の痛み。ときに調子の悪い日もある。痛みのため、病状からみると可能なはずの日常生活動作に支障をきたす
3	しばしばひどい症状がある。痛みによって日常生活動作や物事への集中力に著しく支障をきたす
4	持続的な耐えられない激しい痛み。他のことを考えることができない

日本緩和医療学会:がん疼痛の薬物療法に関するガイドライン.金原出版,東京,2014:31より転載

標準的ケア

>
> - がん疼痛は主観的な症状である。身体面だけでなく包括的な視点で評価とケアを行う。
> - 痛みは、他のさまざまな症状の原因ともなるため、注意深いアセスメントと治療・ケアを行う。

【アセスメント】

痛みの原因の評価	視診	●皮膚転移や帯状疱疹、褥瘡など皮膚の所見がないか観察する ●デルマトーム(脊髄後根の皮膚に対する支配領域)を確認する P.321 ・内臓の関連痛：異常のある臓器が侵害刺激を入力する脊髄レベルの皮膚に、交感神経刺激症状(色調変化や発汗異常など)を認めることがある ・がんによって脊髄神経根が圧迫されると、神経支配領域に一致した知覚・運動障害とともに、神経障害性疼痛が発生する
	触診	●痛みのある部位の触診と画像所見から原因を評価する
筋力低下の評価		●簡便に筋力低下を診断する方法は以下がある ・上肢：近位筋は「バンザイ」ができるか、遠位筋は手の握力が十分か ・下肢(近位筋)：しゃがんで手を使わずに立ち上がることができるか
痛みの評価	日常生活への影響	●痛みによる日常生活への影響と治療・ケアへの希望、睡眠への影響を聴取する ・STAS-J(左表)を用いると、痛みの客観的評価、症状への対処の必要性について評価できる
	パターン	●持続痛(1日の大半を占める)か、突出痛(一過性の痛みの増強)か
	強さ(程度)	●初診時からVAS、NRS、フェイススケールなどで評価する ・一番強いとき／弱いとき／1日の平均に分けて評価する ●認知機能低下により自分で痛みを訴えられない患者の場合、表情、声や話し方、体の動き、様子や行動、他人とのかかわりや日常生活パターンの変化、精神状態の変化を観察する
	部位	●がんと関連しない痛み(帯状疱疹や蜂窩織炎など)を合併していることがあるので、身体所見などから痛みの原因を確認し、ボディチャートに記録する
	経過	●いつから痛みが出現しているのかを確認する ●骨折・消化管穿孔・感染症・出血などを示唆する突然の痛みでは、合併症の検索も行う
	性状	●原因(体性痛、内臓痛、神経障害性疼痛)判断の参考となる
	増悪・緩和因子	●痛みの増悪・緩和因子について尋ね、痛みが増悪する原因となる刺激を避け、痛みを緩和する方法を取り入れる
治療の効果		●定期鎮痛薬の内容と、服用できているかを確認する。副作用(悪心、便秘、眠気)の有無も確認する ●レスキュー(増悪時の使用薬剤)が処方されている場合は、使用回数・副作用を確認する ●効果は前述した評価尺度 P.28 を用いて評価する

【治療とケア】

■予防

- 突出痛は、以下の3つに分類される（下表）。これらのうち、予測できる痛みについては、予防的レスキューの使用などによって可能な限り除痛を図る。

		体性痛	内臓痛	神経障害性疼痛
予測できる突出痛		歩行、立位、座位保持などに伴う痛み（体動時痛）	排尿、排便、嚥下などに伴う痛み	姿勢の変化による神経圧迫、アロディニアなどの刺激に伴う痛み
予測できない突出痛	誘因あり	ミオクローヌス、咳など不随意な動きに伴う痛み	消化管や膀胱の攣縮などに伴う痛み	咳、くしゃみなどに伴う痛み（脳脊髄圧の上昇や、不随意な動きによる神経圧迫が誘因）
	誘因なし	特定できる誘因がなく生じる突出痛		
定時鎮痛薬の切れ目の痛み		定時鎮痛薬の血中濃度の低下によって、次の定時鎮痛薬の投与前に出現する痛み		

■症状出現時の対応

- 目標設定：病態から痛みの原因を評価し、また、患者の希望と生活上の支障を傾聴し、達成可能で段階的な目標設定を行う。継続的な評価と目標を再設定し、患者・家族とも共有して、目標とする状況と生活に近づけることをめざす。

★患者の希望をとらえ、個別性に応じた目標設定を行う。痛みについての患者の表現を引き出し、評価尺度を用いて包括的に評価する。

★例：「痛みに妨げられず夜間の睡眠時間が確保できること」→「日中の安静時に痛みがない状態で過ごせること」→「起立時や体動時の痛みが消失すること」

- 鎮痛薬の使用：治療にあたって守るべき「鎮痛薬使用の5原則」と、痛みの強さによる鎮痛薬の選択・使用法を示す「3段階除痛ラダー」に沿って実施する（下図）。

図 鎮痛薬使用の5原則

- **経口的に**：簡便で、用量調節が容易で、安定した血中濃度が得られる経口投与が最も望ましい
- **時刻を決めて規則正しく**：持続痛なら時刻を決めて一定の使用間隔で投与する
- **除痛ラダーに沿って効力の順に**：鎮痛薬は「WHO三段階除痛ラダー」に従って選択する
- **患者ごとの個別的な量で**：効果判定を繰り返しつつ調整していく
- **そのうえで細かい配慮を**：患者に鎮痛薬の使用と副作用について情報提供を行い、適切に鎮痛薬を使用できるように支援する。年齢、精神状態、病態、痛みの変化に応じて鎮痛薬の変更や追加を考慮する

図 3段階除痛ラダー

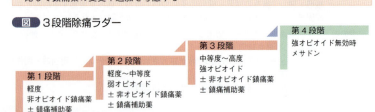

- オピオイドの副作用対策は、適切に実施する(下表)。

悪心・嘔吐	● オピオイド導入時、約30%に出現するが、1～2週間で耐性を生じる ● いったん出現すると継続投与が困難になるので、ドパミン受容体拮抗薬や消化管蠕動亢進薬など制吐薬をオピオイドと同時に開始する
便秘	● ほぼ必発であるため、オピオイド開始時にあらかじめ緩下薬を投与する ● 耐性が生じないため、オピオイド使用中は便の性状を確認し、適切な下剤を投与し、水分・食物繊維の摂取を促すなど、継続的な対策を行う
眠気	● オピオイド開始時や増量時にみられることが多い ● 眠気が「心地よい感じか、不快な感じか」を尋ね、不快であればオピオイドの減量や種類・投与経路の変更などを検討する
せん妄	● 原因を評価し、抗精神病薬の投与を検討する ● オピオイドの変更、投与経路の変更を検討する

- 痛みの増悪・緩和因子をとらえてケアを行う。
  - ★不安や緊張が強く、痛みの閾値が低下している場合、リラクセーション(タッチングやマッサージなど)を取り入れると痛みの閾値が上昇しうる。患者の好みや従来用いている方法を聞き、ケアに取り入れると安心につながる。
- 骨転移による体動時の突出痛があると生活に支障が生じる。体動前のレスキュー使用を指導する。
  - ★医師、リハビリテーション専門職などとも協働して、痛みの部位と程度、病態を評価し、痛みが最小限になるような動作の指導、装具・補助具の工夫、ポジショニングを行う。
- 患者が自己管理できるよう、パンフレットなどを用いて説明する。定時薬とレスキューの作用と効果、副作用予防のために制吐薬と緩下薬服用が必要であることも伝える。適切な服薬管理と効果認識ができるよう、「痛み日記」を活用し、患者とともに効果を評価し継続したケアを行う。

図 WHO方式がん疼痛治療法の鎮痛薬リスト

非オピオイド鎮痛薬	● 代表薬：アスピリン、アセトアミノフェン、イブプロフェン、インドメタシン ● 代替薬：ナプロキセン、ジクロフェナク、フルルビプロフェン
弱オピオイド (軽度から中等度の強さの痛みに用いる)	● 代表薬：コデイン ● 代替薬：ジヒドロコデイン、アヘン末、トラマドール
強オピオイド (中等度から高度の強さの痛みに用いる)	● 代表薬：モルヒネ ● 代替薬：メサドン、ヒドロモルフォン、オキシコドン、ブプレノルフィン、フェンタニル

(江藤美和子)

頭頸部 がん患者にみられる「頭部・中枢神経」の症状

■「頭部の症状」の多くは、脳腫瘍によって生じる

■脳腫瘍の主な種類

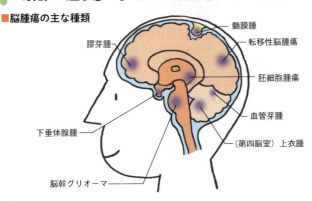

■「どこが障害されたか」によって、現れる症状が異なる

■症状と関連部位

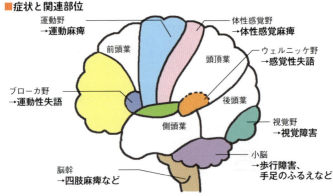

〈上記以外〉
● 前頭葉(前頭連合野)や大脳辺縁系(海馬)：記憶障害・高次脳機能障害

頭痛をみたら「頭蓋内圧亢進」を疑って対応する

■脳ヘルニアの種類

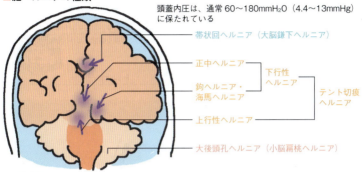

頭蓋内圧は、通常60〜180mmH₂O（4.4〜13mmHg）に保たれている

	テント切痕ヘルニア			大後頭孔ヘルニア	帯状回ヘルニア
	下行性ヘルニア		上行性ヘルニア		
	正中ヘルニア[*1]	鉤ヘルニア・海馬ヘルニア			
圧迫部位	間脳	中脳	橋	延髄	帯状回・脳梁
意識レベル（JCS）	Ⅰ〜Ⅱ桁	Ⅱ-30〜Ⅲ-100	Ⅱ-30〜Ⅲ-300	Ⅲ-300	多くは無症状[*2]
異常肢位	除皮質硬直	除脳硬直	除脳硬直	全身弛緩	
瞳孔径	両側収縮	病側の瞳孔散大	両側散大	両側散大	
対光反射	あり	病側の反射消失	両側消失	両側消失	
呼吸	チェーンストークス呼吸	中枢神経性過呼吸	持続性吸息呼吸	失調性呼吸	
血圧	やや高め	上昇	非常に高い	急激な下降	

*1：前大脳動脈を圧迫すると脳梗塞を生じ、対側の下肢の麻痺が出現
*2：脳ヘルニアが進行すると中脳が圧迫され、鉤ヘルニア・海馬ヘルニアの症状が出現

術後の「脳卒中」はどんながん患者でも起こりうる

■脳卒中の分類

虚血性

脳梗塞
（脳血栓症）

脳梗塞
（脳塞栓症）

出血性

脳出血

くも膜下出血
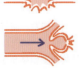

頭頸部 | 頭部・中枢神経の症状

頭痛

oncologic emergency の可能性
がん 手術 化学 放射

定義 **頭痛**は、頭部に感じる痛みや重さ(頭重感)として自覚される症状。慢性的で原因のはっきりしない**一次性頭痛**と、何らかの疾患によって引き起こされる**二次性頭痛**に大別される。二次性頭痛は、生命にかかわる危険な病態によって生じることが少なくない。

アセスメントスケール CTCAE(有害事象共通用語規準):頭痛

特徴

【特に注意が必要なもの】

危険! 緊急対応が必要	がん 手術 化学 放射 頭蓋内圧亢進 他 脳血管障害
注意! 重点的に対応	がん がんの髄膜への浸潤、発作性の高血圧 手術 化学 感染性髄膜炎
配慮! 慎重に対応	他 帯状疱疹、筋緊張

【主な原因】

がん(腫瘍) によるもの
- 脳転移、腫瘍内出血、脳腫瘍の増大、脳浮腫の増悪に伴う頭蓋内圧亢進
- 髄膜の炎症(がんの髄膜への浸潤)
- 副腎腫瘍に伴う発作性の高血圧

手術療法 によるもの
- 術後の出血、脳浮腫・脳腫脹に伴う頭蓋内圧亢進
- 感染(感染性髄膜炎)

化学療法 によるもの
- 骨髄抑制による免疫不全(感染性髄膜炎)
- 5-HT$_3$などの支持療法薬の副作用

放射線療法 によるもの
- 脳への照射に伴う頭蓋内圧亢進

その他の要因 によるもの
- 脳血管障害(くも膜下出血、脳出血、脳梗塞)
- 後頭神経に沿ってできた帯状疱疹
- **頻発** 肩こり、目の疲労による筋緊張
- 耳鼻科、眼科、歯科領域の疾患(副鼻腔炎、緑内障発作)、精神疾患 など

【出現しやすい状況】
- 脳腫瘍、脳転移をきたしやすいがん種
  ★肺がん、乳がん、大腸がん、悪性黒色腫(メラノーマ)、絨毛がんは、脳転移をきたしやすい。
- 易感染状態、脳梗塞や脳出血の既往がある場合 など

症状出現時期のめやす

	診断期	積極的治療期	緩和治療中心期
がん（腫瘍） P.74		がんによる脳の圧排、髄膜浸潤	
手術療法		術後の出血、脳浮腫・膿腫脹	
化学療法		骨髄抑制に伴う免疫不全による感染	
放射線療法		血管性脳浮腫	

アセスメントとケアのポイント

【観察のポイント】

- 発症時期、痛みの部位や特徴（拍動性、頭重感、締め付け感など）、発現時間（早朝など）、持続時間を確認する。
  - ★「今まで経験したことのない激しい頭痛」「ふだんの頭痛と違う」「頭痛がどんどん悪化している」などは、頭蓋内圧亢進や脳血管障害といった緊急対応が必要な疾患を疑って対応する。
  - ★脳転移に伴う頭蓋内圧亢進では、早朝のみの頭痛（昼ごろには消失）がみられることがある。
- 随伴症状の有無を確認する。
  - ★注意すべき随伴症状：意識障害、視力・眼球運動障害、けいれん、麻痺、悪心・嘔吐、項部硬直
  - ★髄膜刺激症状（頭痛、羞明感、悪心・嘔吐、項部硬直、ケルニッヒ徴候、ブルジンスキー徴候など）がある場合、くも膜下出血を疑って対応する。
- バイタルサイン、感染症状の有無、ADL状況を確認する。
  - ★注意すべき所見：体温上昇、血圧上昇、徐脈、瞳孔の異常所見（瞳孔不同）、異常呼吸

【アセスメントのポイント】

- 最も重要なのは、頭蓋内圧亢進 P.458 を早期に発見し、脳ヘルニアへの伸展を防ぐことである。
- がんの発生部位・大きさ、発症時期と経過、治療内容、検査画像（CT、MRI）、血液データ（血液凝固能）、既往歴などの情報を把握し、頭蓋内圧亢進のリスク・関連因子を予測する。

【治療とケアのポイント】

- 頭蓋内圧亢進の場合、原因に応じて薬剤投与や開頭減圧術、低体温療法が行われる。体位管理・水分出納の管理を行うとともに、できるだけ安静を保つことで、さらなる頭蓋内圧亢進を防ぐことも必要となる。
- 脳血管障害（特に、くも膜下出血）の場合、重症化すると生命にかかわるため、髄膜刺激症状がみられたら、すぐに緊急対応を実施できるように準備しておく。
- 脳腫瘍、脳転移が明らかな場合は、化学療法または放射線療法を行う。

（菅野かおり）

がん（腫瘍）による頭痛

参考ガイドライン JRC蘇生ガイドライン2015（日本蘇生協議会）

おさえておきたい基礎知識

【発生機序】
- 脳転移の発生・脳腫瘍の増大により、頭蓋内圧が代償の限界を超えて増加すると、頭蓋内圧亢進が生じ、頭痛が生じる P.458 。
  - ★脳実質由来の原発性脳腫瘍（グリオーマ、松果体腫瘍、頭蓋内原発悪性リンパ腫、血管芽腫、胚細胞腫、髄芽腫）は、悪性・浸潤性で、急速に増悪することが多い。
  - ★転移性脳腫瘍（特に、乳がん、肺がん、悪性黒色腫からの転移）は、髄膜に転移し、髄膜炎を引き起こすことが多い。
- 副腎腫瘍では、アドレナリン過剰分泌のため高血圧（二次性高血圧）となり、頭痛が生じる。
  - ★頭痛は、高血圧（拡張期血圧＞200mmHg）が原因で生じることもある。

【リスク因子】
- 脳腫瘍、脳転移をきたしやすいがん種
  - ★肺がん、乳がん、大腸がん、悪性黒色腫（メラノーマ）、絨毛がんなどは、脳転移をきたしやすい。
- 免疫低下による易感染状態、脳梗塞や脳出血の既往がある場合

標準的ケア

> **Point**
> - oncologic emergencyに分類される「頭蓋内圧亢進」を早期に発見し、脳ヘルニアに進展させないことが最も重要である。
> - 頭痛は、頭蓋内圧亢進以外の原因でも生じうることを念頭に置く。

【アセスメント】
- 随伴症状の有無を確認する（下図）。

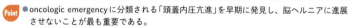

脳ヘルニアを示唆する症状	● 血圧上昇、徐脈、呼吸数低下（クッシング現象） ● 急激な意識障害 ● 瞳孔症状：瞳孔不同・散瞳・縮瞳、対光反射消失 ● 意識障害：注意力低下、傾眠 ● チェーンストークス呼吸
頭蓋内圧亢進を示唆する症状	● 悪心・嘔吐 ● 視力障害（うっ血乳頭や複視） ● めまい ● 外転神経麻痺（片側または両側） ● 見当識障害、記憶障害 ● 神経症状（四肢のしびれ・脱力）、歩行障害

【治療とケア】

■予防

- 腹腔・胸腔・頸部の圧を上昇させる体位を避け、疼痛管理や体温管理を行う。不要な吸引や浣腸などを避けることも重要である。
- 頭部挙上が禁忌でなければ、頭部を挙上（15〜30度程度）させて脳静脈からの自然還流を促進する。
- 水分出納の観察を行って、過剰な水分摂取を避ける（脳浮腫による頭蓋内圧上昇を避けるため）。
- できる限り安静を保つ。

■症状出現時の対応

- 血圧・脈拍・体温のモニタリングを行い、変化に注意して観察する。
- 意識状態に注意して観察を継続し、必要時にすぐに緊急対応が開始できるようにしておく。
  - ★呼吸状態悪化に備え、酸素投与、バッグバルブマスクによる補助換気、気管挿管が実施できるようにしておく。
- 治療がすみやかに開始できるよう、準備しておく。
  - ★グリセロール、D-マンニトール、副腎皮質ステロイド薬、利尿薬、バルビツレート療法に用いる薬剤などを準備する。
  - ★必要に応じて、低体温療法や脳室穿刺、脳室ドレナージ、シャント術、開頭減圧術も選択される。
  - ★緊急時には、減圧開頭術が行われることもある。
- 脳腫瘍、脳転移が明らかな場合は、症状緩和目的で化学療法または放射線療法を行う。治療開始後の症状の変化、副作用症状を観察し、必要な支持療法を行う。

エキスパートのアドバイス：頭痛の鑑別は「問診」がカギ

- 一次性頭痛（機能性）と二次性頭痛（症候性）の鑑別を行うことが重要である。
  - 一次性頭痛：片頭痛、緊張型頭痛、群発頭痛
  - 二次性頭痛：クモ膜下出血、脳腫瘍、髄膜炎、慢性硬膜下血腫、緑内障、副鼻腔炎
- 二次性頭痛の中には生命にかかわることがあるため、鑑別のための問診がカギとなる。
  - クモ膜下出血は突然に発症し、今までに経験したことがない頭痛が生じるため、「すごく突然に痛み出しましたか？」「こんなにひどい頭痛は初めてですか？」などと尋ねる。
  - 脳腫瘍で生じる頭痛は非拍動性で、早朝に頭痛が起こるのが特徴であるため、「頭痛は朝早くに起こりますか？」「吐き気が無いのに突然嘔吐することはありますか？」「手足のしびれや目の見えにくさなどがありますか？」などと尋ねる。
  - 髄膜炎の場合、髄膜刺激症状がみられるため、「頭を水平に振ると頭痛がひどくなりますか？」と尋ねたり、項部硬直や発熱がないかなどを確認する。

（菅野かおり）

頭頸部 | 頭部・中枢神経の症状

めまい

oncologic emergency の可能性
がん 化学 放射 支持

定義 めまいは、目が回ったり、目がくらんだりする感覚の総称。主に末梢性(内耳由来)で「周囲あるいは自分がグルグル回る」ように感じる**回転性めまい**と、主に中枢性で「身体がフワフワ浮く、ユラユラ揺れる」ように感じる**非回転性めまい**に分けられる。非回転性めまいは浮動性めまいや動揺性めまいともいう。

アセスメントスケール DHI(めまい問診票)、VSS-sf(めまい症状尺度短縮版)

特徴

【特に注意が必要なもの】

危険! 緊急対応が必要	がん 脳腫瘍の増大や出血に伴う頭蓋内圧亢進 P.458 と循環障害 ★手術療法によって軽減できる可能性がある
注意! 重点的に対応	化学 内耳に関連する末梢神経障害 放射 内耳への照射(内耳の障害)
配慮! 慎重に対応	支持 薬剤の副作用(オピオイド、中枢神経系にはたらきかける薬剤) 他 精神的・心理的ストレス

【主な原因】

がん(腫瘍)によるもの

- **頻発** 小脳腫瘍や脳幹腫瘍に伴う身体運動バランスの調節障害(主に回転性めまい)
- **頻発** 聴神経腫瘍(前庭神経鞘腫)に伴う前庭神経の障害(主に非回転性めまい)
- 慢性／急性骨髄性白血病による貧血に伴うめまい(主に非回転性めまい)

化学療法によるもの

- 薬剤の副作用(骨髄機能障害からの貧血症状、内耳に関連する末梢神経障害)
  ★貧血症状に伴うめまいは1か月以上、末梢神経障害によるめまいは長期間続くことが多い。

放射線療法によるもの

- **頻発** 放射線宿酔　　●内耳への照射
  ★放射線宿酔(二日酔いに似た症状)にめまいも含まれる。ほとんどの場合1〜2週間で消失する。

支持療法によるもの

- 薬剤の副作用(オピオイド、中枢神経系にはたらきかける薬剤)
  ★内耳(前庭)にはオピオイド受容体があり、副作用としてふらつき・めまいが生じることがある。
  ★中枢神経系にはたらきかける薬剤:抗てんかん薬、抗うつ薬、抗不安薬、NSAIDsなど。

その他の要因によるもの

- 精神的・心理的ストレス(がんや治療に対するストレスによる精神的動揺)
- 血圧の変動(起立性低血圧、一時的・急激な血圧上昇)
- 薬剤の副作用(脳・内耳循環に作用する薬剤、抗菌薬、抗アレルギー薬)
  ★脳・内耳循環に作用する薬剤:降圧薬、カルシウム拮抗薬、血管拡張薬、利尿薬など。
  ★抗菌薬(アミノグリコシド系抗菌薬)は内耳障害を引き起こすことがある。
  ★抗アレルギー薬による中枢神経のはたらきの抑圧によって、めまいが生じることもある。

【症状出現時期のめやす】

	診断期	積極的治療期	緩和治療中心期
がん(腫瘍) P.78		脳腫瘍、聴神経腫瘍により出現 (手術によって軽減できる可能性がある)	
化学療法		末梢神経障害により出現(1か月以上続く) 貧血により出現(1～2週間)	
放射線療法		放射線宿酔により出現 (1～2週間で消失)	
支持療法			オピオイドなどの副作用

【出現しやすい状況】

- 聴神経腫瘍、小脳腫瘍、貧血(進行)、脳への放射線照射(数時間～1か月)、降圧薬投与

アセスメントとケアのポイント

【観察のポイント】

- めまいは、頭蓋内圧亢進を示唆する症状の1つである。めまいに加えて、頭痛、悪心・嘔吐、視力障害、外転神経麻痺、見当識・記憶障害、神経障害などが出現していないか注意する。

【アセスメントのポイント】

- めまいの種類、発生のタイミング、持続時間を確認する。
  ★特に急性発症の場合は緊急性を判断する。
- 随伴症状の有無(精神症状、眼球運動異常、しびれ・脱力・麻痺など)を確認する。
- がんの原発部位あるいは転移部位を把握する。
  ★治療の状況(服用中の薬剤の種類、化学療法の有無と期間、放射線療法の有無や部位)も確認する。
- 画像検査(CT、MRIなど)、平衡機能検査(指鼻試験、眼振検査など)、内耳機能検査の結果も確認する。
- めまいの原因と考えられる因子を把握する。

【治療とケアのポイント】

- 必要時、原因に応じた投薬の適応の有無を医師に相談する。
- めまいが発生しやすい原因からの回避を検討する。
- めまいが発生しやすいタイミングでの転倒に留意する。
- めまいが持続・増悪すると悪心・嘔吐を誘発するため、早期に対応する。
- ストレスによる精神的動揺が原因と考えられる場合、ストレスマネジメントに努める。

(辰巳有紀子)

がん（腫瘍）によるめまい

参考ガイドライン なし

おさえておきたい基礎知識

【発生機序】
- 小脳腫瘍や脳幹腫瘍により、身体運動バランスの調節が障害され、主に回転性のめまいが生じる。
- 聴神経腫瘍（前庭神経鞘腫）により、前庭神経が障害されることで、主に非回転性のめまいが生じる。

【リスク因子】
- 聴神経腫瘍、小脳腫瘍、貧血（進行）、脳への放射線照射（数時間～1か月）、降圧薬投与

標準的ケア

- めまいが出現した場合には、oncologic emergency である頭蓋内圧亢進 P.458 を疑って対応する。

【アセスメント】
- 頭蓋内圧亢進が進行すると、脳ヘルニアに至る危険性があるため、早期発見に努める。
- めまい出現時、併せてみるべきポイントを下表に示す。

特に危険な徴候	● バイタルサイン異常（体温上昇、血圧上昇、徐脈、瞳孔不同） ● 眼症状（うっ血乳頭、眼球運動障害） ● 意識障害 ● 身体症状（頭痛、麻痺、けいれん）

【治療とケア】

■予防
- めまいの原因からの回避を検討する。

■症状出現時の対応
- 【治療とケアのポイント】P.77 に準じる。

エキスパートのアドバイス：抗めまい薬

- 抗めまい薬は、めまいの原因に応じて選択される。
- 臨床では、脳の循環や代謝を改善する薬剤や漢方薬、他に、内耳障害によるめまい・悪心に対して内耳の血流改善を図る薬剤が使用される。

（辰巳有紀子）

> あわせて知りたい!

がん患者に起こるめまいの位置づけ

■回転性めまい

蝸牛症状	一般神経学的症状	主な原因
あり	なし	●メニエール病(内リンパ水腫)　●突発性難聴 ●内耳炎(髄膜炎を除く) ●耳性帯状疱疹(ラムゼイハント症候群)
なし	あり	●中枢性めまい　●神経血管圧迫症候群 ●脳腫瘍(小脳、脳幹など)　●一過性脳虚血発作(TIA) ●椎骨・脳底動脈循環不全症　●脳幹出血　●小脳出血 ●脳幹梗塞　●脳幹循環不全　●頸椎外傷後のてんかん ●くも膜下出血　●多発性硬化症
なし	なし	●良性発作性頭位変換性めまい(BPPV) ●自律神経失調症(仰臥位時と起立時の血圧差がある場合) ●前庭神経炎

■非回転性めまい

蝸牛症状	一般神経学的症状	主な原因
あり	あり	●聴神経腫瘍(前庭神経鞘腫):回転性めまいもまれに出現。顔面神経麻痺症状なども出現
なし	なし	●甲状腺機能低下症(低体温、易疲労性、皮膚の乾燥など) ●鉄欠乏性貧血(蒼白瞼結膜)　●前庭神経炎　●不整脈 ●薬剤(アミノグリコシド系抗菌薬など)による内耳障害　など

■上記以外の原因によるめまい

心拍出量低下 脳血管障害	●脳虚血
高血圧症	●降圧薬・利尿薬などによる起立性低血圧症(自律神経障害) ●動脈硬化に伴う椎骨脳底動脈循環不全、動脈延長による前庭神経圧迫
低血圧症 (起立性低血圧)	●不整脈　●下肢の血管収縮反応の衰え ●パーキンソン病による血管収縮調整能力の衰え ●アルコール依存・糖尿病・腎臓病などによる多発神経炎(末梢神経障害)
脱水	●脱水から血流不全に至る

(辰巳有紀子)

※1 蝸牛症状:難聴、耳鳴り、耳閉塞感
※2 一般神経学的症状:意識消失、けいれん、ふるえ、麻痺、呂律が回らない、しびれ、複視、歩行不能、嚥下困難、嗄声など

頭頸部 | 頭部・中枢神経の症状

見当識障害(失見当識)

oncologic emergency の可能性
がん 手術 放射 支持

定義 見当識障害とは、時間・場所・人物など周囲の状況を正しく認識する能力が障害されること。脳活動が破綻した状態で急性に生じる意識障害を主体とした精神神経症状の総称。**高次脳機能障害**や**せん妄**の1つとして扱われる。

アセスメントスケール JCS(ジャパンコーマスケール)・GCS(グラスゴーコーマスケール)、HDS-R(改訂 長谷川式簡易知能評価スケール)、MMSE(ミニメンタルステート検査)

特徴

【特に注意が必要なもの】

危険! 緊急対応が必要	がん 手術 頭蓋内圧亢進 P.458
注意! 重点的に対応	がん 中枢神経系への浸潤(白血病、リンパ腫など) 肝性脳症、ウェルニッケ脳症
配慮! 慎重に対応	がん 甲状腺がんに伴う内分泌異常(甲状腺機能低下症) 骨転移後の高カルシウム血症、悪性腫瘍随伴性高カルシウム血症 放射 前頭葉や大脳辺縁系への照射(前頭連合野や海馬の障害) 支持 オピオイドやNMDA受容体拮抗薬の副作用

【主な原因】

がん(腫瘍) によるもの

- **頻発** 脳腫瘍(原発性・転移性)の局在機能の障害(特に前頭連合野)
- 脳腫瘍の増大や腫瘍内出血、脳浮腫に伴う頭蓋内圧亢進
- 白血病、リンパ腫などの中枢神経系への浸潤
- 甲状腺がんに伴う内分泌異常(甲状腺機能低下症)
- 悪性腫瘍随伴性高カルシウム血症(体液性高カルシウム血症、骨融解)
  ★体液性高カルシウム血症は、肺がん・腎がん・乳がん、骨融解は骨転移・多発性骨髄腫で多い。
- 肝がんや肝硬変の悪化に伴う肝性脳症
  ★肝性脳症は、アンモニアなどの有害物質の血中濃度が上昇し、中枢神経系に作用して起こる意識障害。睡眠リズムの逆転や周囲への無関心→見当識障害や羽ばたき振戦→傾眠→昏睡→深昏睡となる。

手術療法 によるもの

- **頻発** 手術による身体への侵襲
- **頻発** 脳の出血・腫脹・浮腫(脳腫瘍摘出術後)
- 胃全摘術後のビタミンB_1取り込み不足によるウェルニッケ脳症

放射線療法 によるもの

- 前頭葉や大脳辺縁系への照射による炎症(急性期)、脳壊死、組織の変性・線維化(晩期)

支持療法 によるもの

- 鎮痛薬(オピオイド、NMDA受容体拮抗薬など)の副作用

【症状出現時期のめやす】

	診断期	積極的治療期	緩和治療中心期
がん(腫瘍)		脳腫瘍の増大、血管性脳浮腫により出現	
手術療法 P.82		術後の出血と脳浮腫・脳腫脹により出現	
放射線療法		照射後、数日以降に出現	
支持療法		鎮痛薬内服後、数時間〜数日で出現(症状の日内変動が大きい)	

【出現しやすい状況】

- 高齢、手術による侵襲(特に脳腫瘍摘出術)、鎮痛薬の使用開始・増量

アセスメントとケアのポイント

【観察のポイント】

- 治療開始後の状況だけでなく、治療前の状況を必ず確認しておく(比較が重要)。

治療前	●認知機能、意識レベル、見当識、活動や意欲の日内変動、年齢相応の反応か ●会話や他者とのコミュニケーション(問いかけへの対応、家族などとの会話)
治療開始後	●意識レベル(JCS、GCS)、意識障害(注意力低下、傾眠)・記憶障害の有無 ●コミュニケーションの様子の変化、見当識の状態と日内変動 ●何度も同じことを尋ねないか、会話に集中できるか、質問への応答は適切か ●活動や意欲・表情などとその日内変動、睡眠リズム(昼夜逆転の有無、連続した睡眠がとれているか)、頭痛・麻痺の有無、疼痛の状況 ●ADLの状況、内服管理状況、バイタルサイン(特にSpO$_2$、異常呼吸の有無)

【アセスメントのポイント】

- がんの発現部位、大きさ、発症時期と経過、治療内容、検査データ、既往歴、見当識障害の発症歴、随伴症状の有無などから原因や関連因子を評価する。

治療内容	手術療法や放射線療法、投薬内容・量・タイミング
検査データ	画像(CT、MRIなど)、血液データ(Na、Ca、アンモニア、脱水、栄養など)
随伴症状	けいれん・神経症状・感染症状の有無

【治療とケアのポイント】

- 見当識低下への支援(環境整備、コミュニケーションなど)
  ★落ち着くように、静かな音楽を流したり、なじみのある物品を使用したりする。
  ★人・場所・時間がわかるよう、場所を明記したり、カレンダーや時計を利用したり、カーテンを開けたりする。
  ★落ち着いたトーンで明瞭に話す。丁寧語を使用し、責めたり頭ごなしに否定したりしない。
  ★不安や抑うつがみられる場合は脱却を図る。

- 身体症状への対応(感染、低酸素、脱水、疼痛などの苦痛・不快感の除去)
  ★症状コントロールと、電解質バランスや水分出納の異常を補正する。

(辰巳有紀子)

手術療法による見当識障害

参考ガイドライン なし

おさえておきたい基礎知識

【発生機序】
- 手術侵襲(循環血液量や電解質バランスの変化)、薬剤の使用、疼痛や不快な身体症状、チューブ類による抑制・拘束、環境の変化などにより、一過性のせん妄が起こりうる。
- 脳神経の一部を喪失すると、局在機能が失われる。特に前頭葉(前頭連合野)や大脳辺縁系(海馬)の喪失は記憶障害・高次脳機能障害を引き起こす。
- 胃全摘術後は、ビタミンB_1の取り込み不足によるウェルニッケ脳症が生じ得る。

ウェルニッケ脳症の3徴:意識障害(傾眠、せん妄、錯乱、昏睡など)、眼球運動障害(外転障害、眼振など)、運動失調(体幹失調)。見当識障害は、せん妄の症状の1つとして発症することがある。

【リスク因子】
- 高齢(手術による侵襲が大きく、脱水・電解質異常、術後せん妄が生じやすい)

標準的ケア

> **Point**
> - 見当識障害発症の原因を可能な限り除去する。
> - 人格を尊重しながら見当識障害への支援をする。

【アセスメント】
- 【アセスメントのポイント】P.81 に準じる。加えて、以下に注意する。
  ① 手術により切除された脳の部位、術後出血や脳浮腫・脳腫脹などの出現の有無
  ② 胃切除術後の栄養摂取状況　③ 術前後の水分出納、血液データの変化

【治療とケア】

■予防
- 術後せん妄を予防するケアを行う P.424 。

■症状出現時の対応
- 【治療とケアのポイント】P.81 に準じる。加えて、以下に注意する。
  ① 手術の侵襲からの早期回復を図る。
  ② 胃全摘術後患者には長期にわたってビタミンB_1の補充療法が必要である。

エキスパートのアドバイス:薬剤による「せん妄」

- がん患者の認知機能障害の原因の1つが「鎮痛薬の副作用」である。患者をがん疼痛から解放することは大切であり、適切な評価・目標設定、薬物療法・非薬物療法が必要である。
- WHO方式がん疼痛治療法の鎮痛薬リスト P.67 のうち、オピオイドの副作用に、投与開始初期や増量時のせん妄(記憶障害や見当識障害) P.418 がある。せん妄は、鎮痛補助薬(抗うつ薬、抗けいれん薬、抗不整脈薬、NMDA受容体拮抗薬など)の副作用としても起こりうる。

(辰巳有紀子)

> あわせて知りたい!
見当識障害と高次脳機能障害

■海馬の障害：見当識障害

- 大脳辺縁系の海馬には、脳内のあらゆる情報が集まり、記憶の形成に重要な役割を果たしている。海馬が何らかの原因で機能低下すると記憶力が低下する。

図 前頭連合野と海馬（大脳辺縁系）

- 記憶障害では記銘（入力）・保持（保存）・想起（出力）のいずれかが障害される。その結果、場所の記憶、人の記憶などが前向性・逆行性に障害され、見当識障害が生じる。

■前頭連合野の障害：高次脳機能障害

- 前頭連合野は、側頭や頭頂からの情報を統合し、人間らしい思考力・想像性・社会性（高次脳機能）を発揮する。脳の器質的病変によって前頭連合野が障害され、日常生活や社会生活に適応困難を起こすことを高次脳機能障害という。
- 高次脳機能障害の症状を以下に示す。
  - 記憶障害（近時記憶障害、逆行性健忘、作話、見当識障害）
  - 巣症状：失語、失行、失認
  - 遂行機能障害
  - 半側空間無視、注意障害
  - 情動・社会行動障害
- 高次脳機能障害には、先天性疾患や周産期における脳損傷、発達障害などは含まれない。

■海馬・前頭葉の器質的・機能的障害の原因

- がん患者に起こりうる海馬・前頭葉の障害の原因を以下に示す。
  - 脳腫瘍
  - 脳血管障害（脳梗塞、脳内出血）
  - 外傷（転倒など）
  - 脳炎・脳症
  - 内分泌異常（甲状腺機能低下や慢性甲状腺炎）
  - 加齢（想起＝出力が障害されやすい）
  - アルツハイマー病
  - 神経変性疾患（アルツハイマー型老年期認知症、レビー小体型認知症など）による脳萎縮（記銘＝入力が障害されやすい）
  - 感染（クロイツフェルトヤコブ病、脳炎・髄膜炎、神経梅毒など）
  - その他（正常圧水頭症、低酸素脳症、低血糖発作、強いストレス、解離性障害など）

(辰巳有紀子)

頭頸部 | 頭部・中枢神経の症状

言語障害① 失語症

oncologic emergency の可能性
がん｜手術

定義 **失語症**は、高次脳機能障害の1つ。大脳の言語中枢および運動・感覚の中枢の損傷により、知的障害や感覚機能の障害がないのに、言葉の入力と出力（言語や文字での表現、理解）が障害されている状態。障害された部位により、出現する症状が異なる。

アセスメントスケール SLTA（標準失語症検査）、CADL（実用コミュニケーション能力検査）、老研版 失語症鑑別診断検査

特徴

【特に注意が必要なもの】

危険！ 緊急対応が必要	がん｜手術 頭蓋内圧亢進 ●急性の出現・増悪は特に危険 ●強い頭痛、悪心・嘔吐、うっ血乳頭、けいれん発作、意識障害に注意
注意！ 重点的に対応	がん｜手術 脳浮腫 ●頭痛・片麻痺を伴う場合は危険
配慮！ 慎重に対応	なし

【主な原因】

がん（腫瘍）によるもの

頻発 ●言語野や運動野とその近傍に発現したがんの浸潤・増大
　★頭蓋内の言語野以外に発現したがんが増大し、言語野を圧迫して症状が出現することがある。
●髄膜腫（特に大脳円蓋部）による前頭葉の圧迫
●がんの周辺部に生じた浮腫の増大
　★浮腫が進行すると、神経症状が発現するだけでなく、生命予後に直接影響する。
●髄膜性がん種　　●がんからの出血

手術療法によるもの

頻発 ●言語野や運動野とその近傍に発現したがんの摘出（部位によっては不可避）
　★がん摘出により症状が悪化する可能性が高い場合は、摘出より診断を目的として手術を行う。
　★現在、術前機能マッピングや術中機能モニタリング、覚醒下脳腫瘍摘出術、色素を用いたがんの検出などを行い、可能な限り失語症などを悪化させない取り組みがなされている。
●術後の脳浮腫・脳腫脹　　●全身麻酔
●感染（細菌性髄膜炎、硬膜外膿瘍、感染性脳炎、脳症、脳膿瘍）

その他の要因によるもの

●ストレス

【出現しやすい状況】

●転移性脳腫瘍（原発性より出血しやすい）、言語野のがん、膠芽腫（速く増大する）
●高血圧

【症状出現時期のめやす】

	診断期	積極的治療期	緩和治療中心期
がん(腫瘍) P.86		言語野やその近傍のがんによって出現	
手術療法 P.87		開頭術後 言語中枢にかかわる変化によって出現	

アセスメントとケアのポイント

【観察のポイント】

- 以下に示す項目を確認する(下表)。

自発言語 言語理解	●挨拶・会話での反応 ●精神機能・状態	●復唱の可否 ●流暢性	●自分の名前の認識 ●身の回りの物や事柄の理解
バイタル サイン	●血圧 ●意識レベル(見当識障害)	●呼吸	●脈拍 ●体温
瞳孔	●瞳孔径	●対光反射	●うっ血乳頭
身体症状	●頭痛	●悪心・嘔吐	
神経症状	●眼球運動の異常 ●四肢のしびれ・脱力・歩行障害など	●めまい	●失禁

【アセスメントのポイント】

- 各症状の原因と考えられる因子を把握する。
- 検査画像(CT、MRIなど)も確認し、関連を考慮する。

【治療とケアのポイント】

- 脳浮腫などの回復を図る。脳の血流の維持を図る。
- ST(言語聴覚士)によるリハビリテーションを取り入れる。
  ★日常的に取り入れられるリハビリテーション(話す、聞く、読む、書く)を考慮する。
- 家族や友人などから、理解と手助けが得られるようはたらきかける。
- コミュニケーションがとりづらく、患者のストレスが強いことを理解する。
  ★失語症は、回復の見込みが低く、リハビリテーションに長い時間がかかる。
- 患者が意思表示しやすいコミュニケーションツールの工夫や、患者のストレスマネジメント(リラクセーションなど)に努める。
- 家族のストレスも理解し支援する。

> **エキスパートのアドバイス：コミュニケーション方法の工夫**
>
> - 短い文章、わかりやすい言葉、具体的な表現を用いる。理解が得られなければ表現を変える。
> - 簡単・短い言葉で返事できるように質問を工夫する。
> - 発語がうまくできなくてもさえぎらず待ち、話題をころころ変えない。
> - 絵・図・写真、実物、ジェスチャーなどを活用する。平仮名より漢字を使う。
> - コミュニケーションが成立しなくても責めず、人格・人権を尊重してかかわる。
> - ST(言語聴覚士)と協力し合う。

(辰巳有紀子)

がん(腫瘍)による失語症

参考ガイドライン なし

おさえておきたい基礎知識

【発生機序】
- 浸潤・増大したがんや、がん周辺部の浮腫により、言語野が圧迫されることで出現する。
  - ★がんの発現部位や圧迫部位によって種類が異なる(下表)。

種類	復唱	言語理解	自発言語
伝導失語➡弓状束を含む部位の障害 ● 発話・聴覚的理解は良好だが、復唱は不良	障害	可能	流暢
超皮質性感覚失語➡中心溝・シルビウス領域より後方 ● 流暢に発話・復唱できるが、聞いた言葉を理解できない ● 錯語が多く、意味や意図の伝わらない空虚な発話となる	可能	障害	可能
ウェルニッケ(感覚性)失語➡ウェルニッケ野の障害 ● 流暢に発話できるが、復唱はできず、聞いた言葉を理解できない ● 錯語やジャーゴン(支離滅裂で意味不明な文章)が多い	障害	障害	可能
超皮質性運動失語➡中心溝・シルビウス領域より前方 ● 復唱や聞いた言葉の意味は理解できるが、短い文章しか話せない	可能	可能	非流暢
ブローカ(運動性)失語➡ブローカ野の障害 ● 聞いた言葉は理解できるが、言いたいことをまとめられない	障害	可能	障害
全失語➡ブローカ野、ウェルニッケ野の障害 ● 話す、聞く、復唱などすべてに最重度の障害	障害	障害	障害

【リスク因子】
- グレードⅢ〜Ⅳの脳腫瘍、言語野(前頭、側頭葉)

標準的ケア

- がんの発現部位によっては、失語症を回避することができない。
- 正確な言語の使用より、結果として意思疎通できることが大切である。患者に合わせたコミュニケーション方法を選択する。

【アセスメント】
- 頭蓋内圧亢進を示唆する症状が出現していないか、注意深く観察する。

【治療とケア】
■予防
- なし(脳腫瘍の早期発見・治療がカギとなる)
■症状出現時の対応
- 【治療とケアのポイント】P.85 に準じる。

(辰巳有紀子)

手術療法による失語症

参考ガイドライン なし

おさえておきたい基礎知識

【発生機序】
- 脳腫瘍の摘出術後の失語症は、手術部位(がんの発生部位、術中操作部位)と脳の機能局在(言語野・運動野)、術後の脳浮腫の程度によって発症しうる。
- 全身麻酔により脳血管障害や脳損傷を生じると、失語症を発症することがある。
  - ★全身麻酔による血管拡張は、血圧低下による脳の血流不全(脳虚血)をもたらし、術中・術後の脳梗塞を引き起こす。術中・術後の脳梗塞は、フリーラジカルによるさらなる脳損傷の原因となる。
  - ★手術によるストレスは、交感神経を活性化させ、血圧を上昇させ、脳内出血・くも膜下出血のリスクとなる。

【リスク因子】
- 高齢者、高血圧・動脈硬化・不整脈・脳血管障害の既往がある場合の全身麻酔手術

標準的ケア

> Point
> - 全身麻酔の影響で失語症を発症することがある。
> - 脳浮腫や一時的な脳塞栓などによる失語症は治療可能だが、その他の失語症はリハビリテーションで対応する。
> - がんの部位や手術部位(術中操作)によっては、失語症の発症を予防できない。

【アセスメント】
- がんの部位・手術部位を確認する。手術前後のCT・MRIなども確認し、関連を考慮する。
- 年齢、既往歴、術前・術中・術後のバイタルサイン、見当識障害の有無、瞳孔所見、身体症状、神経症状を観察する。

【治療とケア】

■予防
- 脳浮腫の抑制のため、利尿薬やステロイド薬などを使用する。
- 脳虚血・脳梗塞・脳出血の発症予防がポイントとなる。
  - ★血圧、血中の血小板・凝固因子や水分出納・電解質バランスのコントロールや心機能の確認が行われる。
- 術中・術後の脳梗塞発症時はフリーラジカルの抑制のため脳保護薬を使用する。

■症状出現時の対応
- 【治療とケアのポイント】P.85 に準じる。

(辰巳有紀子)

頭頸部 | 頭部・中枢神経の症状

言語障害② 構音障害

oncologic emergency の可能性
がん 手術 放射 支持

定義 構音障害は、言語中枢に異常はないが、発音・発声器官の運動障害により意図した言葉が正しく発音・発声できない障害。器質性・運動障害性・機能性・聴覚障害性の4つに分類され、障害部位によっては嚥下障害などを伴うこともある。

アセスメントスケール AMSD(標準ディサースリア検査)、GRBAS(聴覚心理的評価法)、Voice Handicap Index日本語版

特徴

【特に注意が必要なもの】

危険！ 緊急対応が必要	**がん** 頭蓋内圧亢進 ★急性の出現、バイタルサイン変化や頭痛、悪心・嘔吐を伴うときは特に危険 ★意識障害、運動障害(麻痺)、感覚・知覚障害、嚥下障害、視覚障害に注意
注意！ 重点的に対応	**手術** 構音器官に関連するがん摘出術後
配慮！ 慎重に対応	**がん** 疼痛に伴う話しにくさ **放射** 構音器官への照射 **支持** 向精神薬の副作用 **他** 心因性

【主な原因】

がん(腫瘍) によるもの

頻発
- がんの増大による発話器官の変形とその疼痛
  ★上顎がん、口腔がん、喉頭がん、咽頭がん、鼻腔がんなど
- 小脳(特に大脳小脳=小脳半球)腫瘍による運動の計画や円滑化の障害
  ★断綴性言語(とぎれとぎれで不明瞭)、緩徐言語(ゆっくりした話し方)、爆発性言語(突然大声になる)
- 顔面神経麻痺
  ★中枢性では脳腫瘍(特に脳幹部)、末梢性では耳下腺腫瘍、小脳橋角部腫瘍

手術療法 によるもの

頻発
- 手術による発音・発語器官の変形、術後の疼痛

放射線療法 によるもの
- 放射線療法の副作用

支持療法 によるもの
- 向精神薬の副作用(急性ジストニアによる舌のこわばり、不随意の筋収縮など)

その他の要因 によるもの
- 造血幹細胞移植後の口腔乾燥や口内炎
- 心因性(ストレスによる過剰な筋緊張)

【出現しやすい状況】
- 中高年男性、頭頸部がんの外科手術後、放射線療法後、化学療法後

【症状出現時期のめやす】

	診断期	積極的治療期	緩和治療中心期
がん（腫瘍）		発症・転移部位によって出現	
手術療法 P.90		発音・発語器官の欠損・変形・運動麻痺・筋力低下・可動域制限などに伴い出現	
放射線療法 P.92		照射による脳神経や発音・発語器官の変性に伴い出現	
支持療法		向精神薬の副作用として出現	

アセスメントとケアのポイント

【観察のポイント】

- 治療による変化（欠損、運動・知覚障害、可動域制限、疼痛など）
- 発語の状況、共鳴の有無、韻律、明瞭度、表情・筋の動きや発話内容
  ★姿勢、声の大きさや質・強さ、抑揚、リズムなどの状況を確認する。
- 関連する要因（疼痛、唾液分泌、嚥下状態、食欲の有無、精神状態など）

【アセスメントのポイント】

- 疾患と治療内容を把握し、構音障害に関連しうる因子をアセスメントする。
  ★がんの部位・大きさ・進行、摘出腫瘍の大きさ、疼痛の部位・強さ・動きとの関連、薬剤、放射線照射部位など
- 認知力の低下、精神疾患と鑑別する。

【治療とケアのポイント】

- 確実に意思疎通できる方法を検討し、話すことへの自信や意欲を喪失させない。
  ★残存機能の範囲で、意思表示しやすいコミュニケーションツールを工夫する。焦らせず、ゆっくり話を聞く。
  ★家庭内・社会での会話やコミュニケーションの状況で生じる困難を予測してかかわる。
- ST（言語聴覚士）と協力し、リハビリテーションを取り入れる。
- 患者に強いストレスがかかることを理解し、ストレスマネジメントに努める。
- 家族や友人などの理解と手助けが得られるようはたらきかける。
- 家族のストレスも理解し支援する。

エキスパートのアドバイス：化学療法による「話しにくさ」

- 使用薬剤によっては、口内炎や口腔乾燥、末梢神経障害による口唇・舌の知覚異常から「話しにくさ」が生じうる。ST（言語聴覚士）と連携し、リハビリテーションを行うとともに、患者を焦らせず、ゆっくり話を聴き、話しやすい環境づくりやツールの使用を図る。
- 口内炎や口腔乾燥は、パクリタキセル、オキサリプラチン、デノスマブなどで生じやすい。予防が重要なので、ブラッシングなどをとおして患者のセルフケアを高める必要がある。
- 末梢神経障害は、シクロホスファミド、メトトレキサート、エトポシド、ドキソルビシン、エピルビシンなどで生じやすい。症状の有無と構音への影響を確認することが大切である。
- 薬剤の副作用（口腔乾燥、口内炎 P.114）によっても「話しにくさ」が生じる。

（辰巳有紀子）

手術療法による構音障害

参考ガイドライン なし

おさえておきたい基礎知識

【発生機序】
- 発音・発語器官の筋・骨やその神経、神経支配領域の摘出・手術操作により構音障害が発生することがある（右表）。

【リスク因子】
- 構音障害は、切除範囲が大きいほど生じやすい。
- 中咽頭がんなどの切除術では、術後の気道確保のために気管切開を行う（術後1週間程度で閉鎖する）ため、言語的コミュニケーションがとれない。

標準的ケア

> Point 患者は術後、咀嚼・嚥下障害と食事形態・摂取方法の変化、構音障害、顔面形態の変化などに適応しなければならず、大きなストレスや負荷がかかることを理解する。
> - リハビリテーション（構音、会話の練習）を行う。

【アセスメント】
- 術前に、構音機能、摂食・嚥下機能、口腔衛生の状態を評価しておく。
- 気管切開と閉鎖の状況を確認する。
  ★手術による呼吸器への影響の有無・程度も併せて確認する。
- 術後の発音・発語器官の変形や麻痺、疼痛に伴う発話のしにくさの有無・程度を確認する。
- 術後の嚥下状況や口腔衛生の評価を行う。
- 発話に伴うストレスの程度、会話や他者とのコミュニケーションの様子を観察する。
- リハビリテーション（開口や発音、会話の練習）の様子を確認する。
- 上顎・下顎がんなどでは、摘出術後の再建術や、義歯・義顎の作製の有無とその管理・装着状況を把握する。

【治療とケア】

■予防
- なし

■症状出現時の対応
- 嚥下状況を確認し、嚥下障害 に対応する。
  ★術直後は、創部の安静と清潔のため、一定期間は経管栄養（多くは経鼻）となる。その後、経口摂取を再開し、徐々に形態をアップしていく。
- リハビリテーション（発声訓練、構音訓練）を行う。
  ★鏡（視覚）で補助しながら訓練を行うことも有効である。

表 がん種別の特徴

分類	特徴	後遺症の例
舌がん	●広範囲の切除の場合に構音障害が起こる	咀嚼障害 嚥下障害 構音障害
口腔底がん 下歯肉がん 上歯肉がん	●がんの大きさや部位によっては、下顎骨の切除を行う場合がある	
頬粘膜がん 硬口蓋がん 口唇がん	●部位の欠損により、咀嚼や嚥下、構音に影響が生じる	
声門上がん 声門がん 声門下がん	●声帯の切除による失声、永久気管孔の形成、嚥下障害、においを嗅げなくなるなど、生活にさまざまな影響が及ぶ	嚥下障害 失声
上咽頭がん	●欠損により咀嚼や嚥下、構音に影響が生じるが、手術が行われることは少ない	嚥下障害 失声
中咽頭がん	●切除範囲が小さければ合併症は少ない	
下咽頭がん	●部分切除でも嗄声や嚥下障害は起こる	嚥下障害 嗄声
上顎がん	●がんが大きい場合や進行がんで、眼球や顔面の一部を摘出した場合、嚥下障害、構音障害、知覚麻痺、流涎、味覚障害などが生じる ●部分切除でも瘢痕により開口制限が生じ、咀嚼障害や話しにくさが生じる	咀嚼障害 嚥下障害 構音障害
鼻腔がん 副鼻腔がん (上顎洞がん)	●鼻腔や副鼻腔の欠損により、発声時に呼気が鼻腔に抜けず、鼻腔共鳴が起こりにくくなるため、発声に影響が生じる	鼻声
耳下腺がん	●顔面神経ごと切除した場合、顔面神経麻痺が生じる	顔面神経麻痺
顎下腺がん 舌下腺がん	●複数の唾液腺切除によって唾液分泌減少が起こると、それに伴う話しにくさが生じる	唾液分泌減少
甲状腺がん	●反回神経の合併切除を行った場合、反回神経麻痺による嗄声が起こる	嗄声
脳幹部のがん	●球麻痺(延髄と橋にある脳神経の運動神経核の障害)による	嚥下障害 構音障害 咀嚼障害
聴神経腫瘍 (良性腫瘍)	●小脳橋角部が障害されると、内耳神経症状だけでなく、小脳症状、顔面神経麻痺、三叉神経麻痺が発生し、発音・発話に影響が出る	顔面麻痺 嚥下困難 嗄声 小脳症状
小脳(特に大脳小脳)のがん	●運動の計画や円滑化が障害され、構音障害が生じる	構音障害

(辰巳有紀子)

放射線療法による構音障害

参考ガイドライン なし

おさえておきたい基礎知識

【発生機序】
- 発音・発語器官の筋・骨やその神経、神経支配領域への放射線照射により、構音障害が生じうる。
  - ★早期症状は炎症などによるものが多く可逆的。晩期症状は組織変性(線維化)を伴い不可逆的。
- 放射線療法後には、明確な構音障害は生じにくいが、照射部位によっては話しにくさ、嚥下障害や味覚障害も生じうる(下表)。

部位	特徴
口腔がん	● 口腔領域が照射野に入る頭頸部がんでは、口腔有害事象が必発といわれる ● 照射開始数日後から唾液の流出量が減少し、口腔乾燥や口内炎、それによる疼痛を生じ、発音に影響することがある ● 味覚障害、舌運動障害に伴う嚥下反射の遅延が生じることもある
喉頭がん	● 声帯の分泌作用の低下や粘膜の炎症(声帯炎、慢性喉頭炎)により、声帯振動が低下し、嗄声が生じることがある
咽頭がん	● 咽喉頭粘膜の炎症や口腔咽頭の乾燥などにより、音声障害が生じる ● 咽頭の収縮能力や喉頭挙上量の低下により、梨状陥凹への食塊の貯留・残留、嚥下障害が生じる

標準的ケア

> Point
> - 口腔有害事象の予防が必須である。
> - 「話しにくさ」の原因が嚥下障害である可能性をふまえてアセスメント・ケアする。

【アセスメント】
- 出現している症状と、放射線照射との関連をアセスメントする。
  - ★口腔粘膜の状況、疼痛などの影響や味覚障害の有無、舌運動の状況、食塊貯留の有無や嚥下反射、嗄声、音声障害、口腔保清状況と口内炎への対応、リハビリテーション状況と意欲などをみる。

【治療とケア】

■予防
- 口内炎の予防のため、口腔の湿潤を維持する。
- 線維化予防のため、頸部のストレッチ、口腔器官の運動(舌・舌根部、口唇、咽頭喉頭の可動域訓練)を行う。
- 誤嚥予防のかかわりも重要である 。

■症状出現時の対応
- ST(言語療法士)によるリハビリテーションが重要。STや医師と連携する。
- 治療の展開に伴ってあらかじめ予想して準備を進める。

(辰巳有紀子)

あわせて知りたい!
がん患者に起こる言語障害の位置づけ

■言語障害の分類
- 失語症は、認知症や、構音器官の運動機能や聴覚などの感覚機能の障害がないにもかかわらず、言語や文字での表現、理解が障害されている状態である。高次脳機能障害の1つであり、大脳の言語中枢および運動・感覚中枢の損傷により起こる。
- 構音障害は、構音に関する器官の機能が失われ、「発音が不明瞭」「呂律が回らない」「言葉がもつれる」など、スムーズに発話できない状態である。がん患者に起こる構音障害は、器質性構音障害であることが多い。

表 言語障害の種類

失語症	● 音や文字などを意味ある言葉としてとらえる段階の障害 ● 概念と対応させて理解し出力すべき言葉を作成する段階の障害 ● 正しく音を並べ、発声や書字の仕方を運動中枢に伝える段階の障害
構音障害	● 構音器官の欠損・変形・筋力低下(器質性) ● 構音、発話動作にかかわる筋肉や神経の障害(運動障害性) ● 聴覚障害により言語獲得ができず正しく発声できない(聴覚障害性) ● 原因不明(機能性)
言語発達遅延	● 幼少期において、言語機能が大幅に遅れること

図 言語障害にかかわる部位

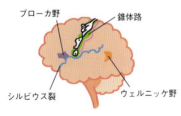

図 構音器官

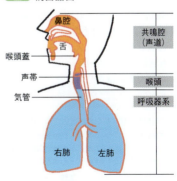

(辰巳有紀子)

頭頸部 | 頭部・中枢神経の症状

けいれん

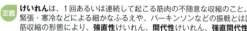

定義　けいれんは、1回あるいは連続して起こる筋肉の不随意な収縮のこと。
緊張・寒冷などによる細かなふるえや、パーキンソンなどの振戦とは区別する。
筋収縮の形態により、**強直性**けいれん、**間代性**けいれん、**強直間代性**けいれん、**ミオクローヌス発作**に分類される。

アセスメントスケール　CTCAE（有害事象共通用語規準）：痙攣発作

特徴

【特に注意が必要なもの】

危険！ 緊急対応が必要	がん　がんによる頭蓋内圧亢進
注意！ 重点的に対応	手術　術中の脳実質の操作 放射　定位放射線照射（運動野付近への照射）
配慮！ 慎重に対応	他　ヒステリー発作によるもの

【主な原因】

がん（腫瘍）によるもの

- 脳腫瘍

手術療法によるもの
- 開頭術（脳実質操作）

放射線療法によるもの
- 運動野付近への照射（定位放射線照射）

その他の要因によるもの
- 全身状態悪化、ヒステリー発作

【出現しやすい状況】
- 特別なものはなし

エキスパートのアドバイス：けいれんの分類

- けいれんは、脳以外に原因がある場合と、脳そのものにある場合に分けられる（下表）。

脳外性 (脳以外の原因が脳に機能異常をもたらすもの)		・代謝異常（低血糖・電解質異常・子癇） ・中毒（尿毒症・肝不全など） ・心因反応（ヒステリー発作）	・低酸素脳症・失神 ・熱性けいれん
脳性 (脳そのものに機能異常があるもの)	急性	・感染症（脳炎・髄膜炎） ・脳腫瘍	・脳血管障害 ・頭部外傷
	慢性	・てんかん（特発性・症候性）	

- 失神の1つで、不整脈で脳の血液が一時的に途絶える「心原性失神」では、硬直性発作やミオクローヌス発作が起こることがある。

【症状出現時期のめやす】

	診断期	積極的治療期	緩和治療中心期
がん(腫瘍) P.96		発症・転移部位(脳)によって出現	
手術療法		開頭術後(脳実質操作による)に出現	
放射線療法		定位放射線照射(運動野付近)に出現	

アセスメントとケアのポイント

【観察のポイント：どのような発作か】

- けいれんはどこからはじまったのか(右か左か)、発作時に声を出していたか、眼球の位置や頭位、手足の動きなどを観察する。
- けいれん終了後の意識障害・麻痺の経過を観察する(その後の検査に重要)。
  - ★意識障害や麻痺の遷延(トッド麻痺)が、すみやかに回復すればけいれんの影響といえる。
  - ★トッド麻痺が持続する場合、脳出血や脳梗塞などを疑い、CT・MRIや採血などが必要となる。
- けいれん発作の開始時間と終了時間は記録しておく。

【アセスメントのポイント：バイタルサインの確認】

- けいれん発作の最中には、血圧・心拍数・SaO_2を正確に確認できない。
- けいれんのような急変時の基本は「ABCの確認」である(下表)。

A 気道確保 (airway)	●最も重要なポイント ●けいれん発作時は、しばしば呼吸状態が悪くなり、誤嚥なども起こりやすい
B 呼吸 (breathing)	●けいれん発作時だけでなく、発作後、特にジアゼパム(セルシン®)投与時には呼吸抑制がしばしばみられる ●発作終了後もSaO_2を測定し、必要に応じて経鼻エアウェイ挿入やバッグバルブマスク換気、気管挿管・人工呼吸管理を行う
C 循環 (circulation)	●血圧測定は発作が落ち着いてから行う ●発作後しばらく心電図モニターを装着しておくと、2回目の発作に対応することができる

【治療とケアのポイント】

- けいれん発作では、しばしば二次的な事故へとつながることがある。そのため1人で無理に対処せず、応援を呼ぶことが重要である。
  - ★発見者は決してその場を離れず、患者から目を離さないようにする。
- けいれんが自然に止まらない場合、ジアゼパム(セルシン®)の投与が行われる。この際は、モニターを装着したうえで呼吸抑制によく注意する。呼吸の減弱や停止が経験されるため、酸素投与、気管挿管の準備をしておく。
  - ★すぐにバッグバルブマスク換気ができるようにしておき、薬剤投与に備えておく。

(井沢知子)

がん(腫瘍)によるけいれん

参考ガイドライン なし

おさえておきたい基礎知識

【発生機序】
- 脳腫瘍(下表)に伴う頭蓋内圧亢進

原発性脳腫瘍	● 頭蓋内を構成している組織より発生するがん ● グリオーマ(神経膠腫)、髄芽腫、頭蓋咽頭腫、脊索腫などがある
転移性脳腫瘍	● 他臓器のがんが頭蓋内の脳組織に転移したもの ● 原発としては肺がんが最も多く(半数以上)、その他では乳がん、消化器がんがある ● 治療は、原発部位のコントロールが比較的良好で、生存期間が3か月以上見込める場合に行われる ★全身状態が良好で、かつ、がんが単発で大きな場合には開頭手術を行う ★がんが深部にあり多発性の場合は、ガンマナイフ(病巣だけを照射する定位的放射線療法)を行う

【リスク因子】
- がん摘出術後(脳実質操作に伴う合併症)

標準的ケア

> **Point**
> - けいれんが自然に止まらず、さらに続いてしまう状態のことをけいれん重積と呼ぶ。
> - けいれん発作が5分以上持続した場合には、けいれん重積として治療を開始する。

【アセスメント】
- 【観察のポイント】【アセスメントのポイント】P.95 に準じる。

エキスパートのアドバイス：放射線療法によるけいれん

- 放射線療法によるけいれんは、頭部への定位放射線療法(コバルト線源によるガンマナイフ、リニアックによるサイバーナイフやノバリス)によって生じる。
- 特に、病巣が運動野の近くにある場合、治療後にけいれん発作(意識があり、1・2肢に限ったけいれん)が生じやすい。ただし、発作が全身に広がり、意識消失する場合もあるため、注意が必要である。
- 急変時に備え、酸素や救急カートを準備しておき、神経症状やバイタルサイン変化の有無を観察する。
- 患者に、悪心・嘔吐、めまい、ふらつきなどが出現したら、すぐに医療者に報告するよう伝えておく。
- 治療前後の血圧変動による脳出血にも注意する。

【治療とケア】
■予防
- けいれんが生じるリスクが高い場合には、予防的に抗てんかん薬を使用する。

■症状出現時の対応
- 二次的な事故を予防する（下表）。

転倒・転落による事故予防	● 転倒事故につながらないように寝かせる ● 周囲に危険物がないかも確認し、あれば遠ざける
嘔吐に伴う誤嚥予防	● けいれん発作は、嘔吐を伴うことがある。吐物などの誤嚥は二次的な肺炎につながるため、顔を横に向けるなどの対応をする ● 必要に応じて吸引の準備も行う ● 発作の最中に、強く歯を食いしばる場合は、無理な吸引は控える
舌の咬傷予防	● 舌を咬む動作がみられる場合は、損傷につながらないように注意する ● 口腔に物を詰めるなどの処置は、窒息の原因となり危険であるため、行わない

- けいれん重積が長時間持続すると、脳の機能が回復しにくくなるため、早くけいれんを止める必要がある（下図）。

- モニターを装着して静脈を確保し、まずはジアゼパム（セルシン®）を投与する。この際、呼吸抑制がしばしばみられるため、気道確保、酸素投与が必要になる
- ジアゼパムは効果的だが短時間しか効果が持続しないため、何らかの抗てんかん薬、フェニトイン（アレビアチン®）やホスフェニトイン（ホストイン®）、フェノバルビタール（ノーベルバール®）などが必要になる。これらは急激に抗てんかん薬の血中濃度を上昇させることができる。この際、心機能や腎機能によく留意して、モニターを見ながら投与する

- 上記を行ってもコントロールが不十分な場合には、全身麻酔を行い、チオペンタール（ラボナール®）やミダゾラム（ドルミカム®）、プロポフォール（ディプリバン®）などの持続投与が行われる。この場合、気管挿管したうえで人工呼吸管理が行われる
- けいれん重積になった場合には、SaO$_2$モニター、心電図モニターなどすべてを装着したうえで、気管挿管の準備までを行って、薬剤を投与することが必要になる

（井沢知子）

頭頸部 がん患者にみられる「顔〜頸部」の症状

「顔〜頸部の症状」の多くには頭頸部がんが関連している

■ 頭頸部の構造

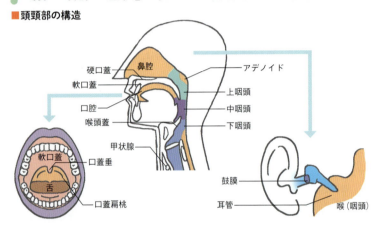

「どこが障害されたか」で現れる症状が異なる

■ 症状と関連部位

解剖学的位置	機能	がんによる症状	がん治療による症状
上咽頭			
●鼻の奥、喉の上方 ●アデノイドや耳管開口部から耳に通じる	●呼吸 ●耳圧の調節	●鼻閉 ●鼻出血 ●耳閉感 ●難聴	●口腔・咽頭粘膜炎 ●口腔・咽頭乾燥感
中咽頭			
●開口したときに見える軟口蓋・口蓋扁桃・後壁・舌根部を含む	●食物や空気の通り道 ●呼吸 ●嚥下 ●構音	●嚥下時の違和感 ●嚥下時痛 ●咽頭痛 ●のどの出血	●口腔・咽頭粘膜炎 ●嚥下時痛 ●味覚障害 ●口腔乾燥
下咽頭			
●喉のいちばん奥で、食道とつながる部分 ●前面には喉頭がある	●嚥下 ●空気は喉頭から気管へ、食物は下咽頭から食道へ	●嚥下時の違和感 ●耳への放散痛 ●嗄声（半回神経麻痺）	●嚥下時のつかえ感・違和感 ●誤嚥 ●嚥下時痛

顔〜頸部の症状をみたら「嚥下障害」を疑って対応する

■嚥下障害の分類

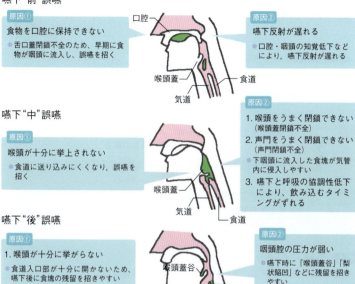

嚥下"前"誤嚥

原因①
食物を口腔に保持できない
- 舌口蓋閉鎖不全のため、早期に食物が咽頭に流入し、誤嚥を招く

原因②
嚥下反射が遅れる
- 口腔・咽頭の知覚低下などにより、嚥下反射が遅れる

嚥下"中"誤嚥

原因①
喉頭が十分に挙上されない
- 食道に送り込みにくくなり、誤嚥を招く

原因②
1. 喉頭をうまく閉鎖できない（喉頭蓋閉鎖不全）
2. 声門をうまく閉鎖できない（声門閉鎖不全）
- 下咽頭に流入した食塊が気管内に侵入しやすい
3. 嚥下と呼吸の協調性低下により、飲み込むタイミングがずれる

嚥下"後"誤嚥

原因①
1. 喉頭が十分に挙がらない
- 食道入口部が十分に開かないため、嚥下後に食塊の残留を招きやすい
2. 食道入口部の開大不全

原因②
咽頭腔の圧力が弱い
- 嚥下時に「喉頭蓋谷」「梨状陥凹」などに残留を招きやすい

- 「食物を食べる」という行為は、食物を口に運び、味わい、咀嚼して飲み込むという一連の動作で、障害が起こると「食事を楽しむ」ことができなくなり、栄養維持が困難となり、栄養障害を引き起こす。
  ★粘膜炎による痛みを伴う場合、さらに苦痛を伴う。
  ★食事時の「むせ」を引き起こすこともあり、誤嚥性肺炎を誘発する。
- 嚥下のメカニズムは、以下の3相に分かれる。
  ①食物を舌の動きにより咽頭に運ぶ「口腔期」
  ②食物が咽頭を通過し、器官に入るのを防ぎながら食道に運ぶ「咽頭期」
  ③食物が食道に入ると上食道括約筋が収縮し、食道を閉鎖して喉頭への逆流を防ぎつつ、食物を胃に運ぶ「食道期」
- 嚥下にかかわる神経は、舌を動かす「舌下神経」、舌根と咽頭の運動と感覚をつかさどる「舌咽神経」、声帯や食道をつかさどる「迷走神経」の3つである。

頭頸部 　顔～頸部の症状

嗄声（させい）

　がん　手術　放射

定義　**嗄声**は、声帯の振動や適度な閉鎖が妨げられ、声の音質が変化した状態のこと。粗造性、気息性、無力性、努力性の4種類に分類される。

アセスメントスケール　CTCAE（有害事象共通用語規準）：嗄声

特徴

【特に注意が必要なもの】

危険！ 緊急対応が必要	がん　手術　反回神経麻痺による声門閉鎖不全 呼吸困難を伴う声帯運動の障害
注意！ 重点的に対応	がん　手術　呼吸機能の低下（声門を通過する呼気流が不十分）
配慮！ 慎重に対応	手術　放射　声帯の炎症 手術　声帯の損傷や浮腫 放射　唾液腺障害

【主な原因】

がん（腫瘍）によるもの

- 頻発　頸部のがん、食道がん、胸腔のがんによる反回神経麻痺
  ★頸部のがんには喉頭がん・甲状腺がんなど、胸腔のがんには肺がん・縦郭腫瘍などがある。
- 頻発　がんによる声門の器質的な障害

手術療法によるもの

- 気管挿管による声帯の損傷や反回神経の圧迫
- 甲状腺がんや食道がんの手術による反回神経の障害

放射線療法によるもの

- 頻発　照射による声帯の炎症
- 頻発　唾液腺障害による声帯粘膜の湿潤の低下

その他の要因によるもの

- 精神的・心理的な刺激：不安や生活上のストレス

エキスパートのアドバイス：反回神経麻痺によるリスク

- 反回神経の障害によって声帯が麻痺すると、誤嚥性肺炎のリスクが高まる。
- 経口摂取を開始する際は、嚥下機能に応じて食事形態を選択する必要がある。
- 場合によっては、絶飲食も考慮する。

【症状出現時期のめやす】

	診断期	積極的治療期	緩和治療中心期
がん(腫瘍)		発症・転移部位(脳・食道・胸腔)によって出現	
手術療法 P.102		気管挿管や甲状腺がん・食道がんの手術によって出現	
放射線療法 P.103		声帯の炎症は治療開始後2〜3週目ごろから、唾液腺障害は治療開始後3〜4週目ごろから出現	

【出現しやすい状況】
- 声帯へのがんの浸潤(喉頭がんなど)、反回神経へのがんの浸潤(甲状腺がん、食道がん、肺がんなど)
- 甲状腺がんや食道がんの手術後
- 前頸部や大唾液腺への放射線照射

アセスメントとケアのポイント

【観察のポイント】
- 声の聞こえ方、嗄声の程度、発症時期とその後の経過を確認する。
  - ★粗造性嗄声:ガラガラした耳障りな声。声帯の振動が不規則になることで生じる。
  - ★気息性嗄声:息が漏れるようなかすれた声。声門に隙間ができてしっかり閉まらなくなると生じる。
  - ★無力性嗄声:か細く声量が著しく乏しい声。声帯のやせなどによって生じる。
  - ★努力性嗄声:力んで息が詰まったような声。生体の腫れなどによって生じる。
- 咽頭痛、誤嚥、喘鳴、呼吸困難感の有無を確認する。

【アセスメントのポイント】
- がんの発現あるいは転移部位、嗄声の出現時期などから、嗄声の原因を把握する。
- 誤嚥や呼吸困難を伴わないか確認する。

【治療とケアのポイント】
- 手術後の反回神経麻痺に対しては、リハビリテーションを行う。
- 嚥下障害を伴う場合は、リハビリテーションの実施とともに、嚥下機能に応じた食事内容の調整が必要となる。
- 気管挿管による反回神経麻痺が疑われる場合は、ステロイドやビタミン薬、末梢循環改善薬などが投与されることがある。
- 唾液腺障害に伴う嗄声に対しては、発声前にのどを潤せるよう、水分の携帯を勧める。

(山本知美)

手術療法 による嗄声

参考ガイドライン なし

おさえておきたい基礎知識

【発生機序】
- 気管挿管による声帯の損傷や反回神経の圧迫によって生じる。
- 気管挿管が刺激となり、胃液が逆流し、声帯に炎症が生じることもある。
- 手術による反回神経の障害・損傷によって生じる。

【リスク因子】
- 反回神経の走行経路に発生しているがん（甲状腺がん、食道がん、肺がんなど）を摘出する手術

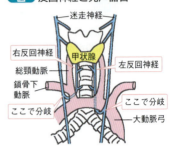

図 反回神経と発声器官

標準的ケア

> Point
> - 反回神経麻痺が起きると、嚥下時に声帯がきちんと閉じなくなるため、誤嚥してしまう。
> - 誤嚥性肺炎のリスクを考えながら、注意深く観察する必要がある。

【アセスメント】
- 麻酔から覚醒した後、嗄声や唾液の誤嚥の有無、発声時間の短縮がないか観察する。喘鳴の有無、呼吸困難感の有無も確認する。
- 手術時に反回神経を温存できているかを確認して嗄声の原因をアセスメントするとともに、麻痺の発生や回復の可能性を予測する。

【治療とケア】

■予防
- なし

■症状出現時の対応
- 気管挿管による麻痺が疑われる場合、ステロイド薬やビタミン製剤、末梢循環改善薬などを投与する場合がある。
- 反回神経麻痺が起きた場合、液体摂取が難しくなるため、トロミ剤を使用する。
  ★気息性嗄声がある場合、誤嚥時に有効な咳き込みが難しいことが多い。的確な評価を受けるまでは経口摂取を控える。
- 反回神経麻痺が両側に生じると、嚥下障害 P.130 が重症化することが多い。嚥下リハビリテーションを開始し、ST（言語聴覚士）など専門家と相談しながら食事形態を工夫する。

（山本知美）

放射線療法 による嗄声

参考ガイドライン なし

おさえておきたい基礎知識

【発生機序】
- 放射線照射による声門の炎症によって生じる。
- 唾液腺障害に伴う唾液分泌量の低下によって、声帯粘膜の湿潤が低下することで生じる。

【リスク因子】
- 前頸部への放射線照射
- 大唾液腺への放射線照射

標準的ケア

> **Point**
> - 声門の炎症は、治療終了後に消失する。
> - 唾液腺障害は、治療前の状態にまで改善することは難しい。口腔乾燥への対応方法を患者に説明することが必要である。

【アセスメント】
- 声門の炎症の程度が強くなると、疼痛が出現する。特に、嚥下時の疼痛が増強するため、鎮痛薬の使用や食事内容の調整が求められる。
- 発声による苦痛の程度を確認し、コミュニケーション方法の工夫を検討する。
  - ★発声に対する苦痛が強い場合は、短い言葉で返答できるよう質問方法を工夫したり、筆談を利用したりする。

【治療とケア】

■予防
- 治療の特性上、声門の炎症を予防することはできない。
- ただし、口腔衛生環境を良好に保つことで、重症化を防ぐことができる。

■症状出現時の対応
- 咽頭痛の程度に応じて、鎮痛薬（アセトアミノフェン、NSAIDs、オピオイドなど）を使用する。
- 摂取しやすい食事内容の調整を行う。やわらかく水分の多い食事が摂取しやすい。酸味や香辛料を含む食事は咽頭痛の原因となるので避ける。
- 発声前にのどを潤せるよう、水分の携帯を勧める。

（山本知美）

頭頸部 顔～頸部の症状

鼻閉感

がん 放射

定義 **鼻閉**は、鼻腔の物理的な狭窄や通気度の低下、吸気の温度や流速によって生じる感覚である。

アセスメントスケール CTCAE（有害事象共通用語規準 日本語訳JCOG版）：鼻閉

特徴

【特に注意が必要なもの】

危険！ 緊急対応が必要	なし
注意！ 重点的に対応	がん がんの圧迫・浸潤による鼻腔の閉塞
配慮！ 慎重に対応	放射 鼻腔への照射（粘膜や血管の腫脹）

【主な原因】

がん(腫瘍) によるもの

- 頻発 ●がんの圧迫・浸潤による鼻腔の閉塞

放射線療法 によるもの

- 頻発 ●照射の副作用
  - ★出現時期や程度は、照射範囲や照射総線量によって異なる。

その他の要因 によるもの

- ●鼻炎や副鼻腔炎の悪化

エキスパートのアドバイス：鼻閉に伴う聴覚障害

- ●鼻と耳はつながっているため、鼻閉感とともに耳閉感や難聴などの聴覚症状が出現することが多い。聴覚症状の原因は、耳管の狭窄・閉塞であり、チュービングや鼓膜切開などの治療によって症状が改善する場合がある。
- ●したがって、患者が鼻閉感を訴えた際は、聴覚症状の有無も確認し、耳鼻科医に報告する必要がある。

【症状出現時期のめやす】

	診断期	積極的治療期	緩和治療中心期
がん(腫瘍) P.106		がんによる鼻腔の狭窄・圧迫によって出現	
放射線療法 P.107		鼻腔が照射範囲に含まれる場合、治療開始後2～3週目ごろに出現	

【出現しやすい状況】
- がんによる鼻腔閉塞、放射線療法による粘膜肥厚

アセスメントとケアのポイント

【観察のポイント】
- 発現時期、一側性か両側性か、一過性か持続性かを確認する。
  ★放射線療法による鼻閉は、治療開始後2～3週目ごろに出現し、両側性に症状を認めることが多い。
- 鼻汁の有無と性状を確認する。
  ★鼻汁の性状は、漿液性(水様性)、粘液性、膿性、血性、悪臭性などに分けられる。
- 嗅覚障害の有無・程度、鼻出血の有無、疼痛の有無を確認する。

【アセスメントのポイント】
- 症状の出現時期によって原因を検討する。
- 嗅覚障害や疼痛など鼻閉に伴う症状はQOLを低下させるため、食事や睡眠など生活への影響の程度を確認する。
- 鼻汁が膿性で悪臭を伴う場合、体温や血液データなどを参考に、感染が原因となっていないか検討する。

【治療とケアのポイント】
- がんや放射線療法による鼻閉は、アレルギー性鼻炎や副鼻腔炎などと違い、鼻をかむと出血する場合がある。そのため、鼻を強くかまないよう説明し、鼻汁を伴う場合は綿球やティッシュなどで受け止めるよう伝える。
- 症状を和らげようとして鼻を刺激するような行動をとらないように説明する。
  ★鼻への刺激は、粘膜の炎症を悪化させる原因になる。
- 鼻閉による口呼吸は、口腔乾燥を生じさせるだけでなく、感染症発生のリスクを高めてしまう。マスクの着用や加湿器の使用を検討する。
- 嗅覚障害は味の感じ方にも影響を与えるため、食事の楽しみが低減してしまう。食事の温度や内容による「味の感じ方の差」がないか確認し、栄養士とともに食事内容を調整する。
  ★食事の「おいしさ」を感じるためには、嗅覚や味覚だけでなく、視覚や触覚など他の感覚も重要となる。食器、歯ごたえ、のどごしで楽しめる方法を検討する。

(山本知美)

がん（腫瘍）による**鼻閉感**

参考ガイドライン なし

おさえておきたい基礎知識

【発生機序】
- がんの圧迫・浸潤による鼻腔の閉塞によって生じる。

【リスク因子】
- 鼻腔がんや副鼻腔がんで認める。
  - ★副鼻腔がんのうち、主に上顎洞がん、篩骨洞がんでみられる。

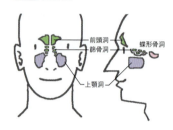

図 副鼻腔

前頭洞／篩骨洞／蝶形骨洞／上顎洞

標準的ケア

> **Point**
> - がんが縮小しない限り、症状が軽快することはない。
> - 鼻閉による生活への影響を観察し、対処することが大切である。

【アセスメント】
- 鼻閉による食事摂取量の減少や睡眠障害の有無を確認する。
  - ★鼻閉によって嗅覚障害が生じると、味の感じ方に影響が生じる。
- 鼻周囲の疼痛や頭痛の有無を確認する。
  - ★鼻腔や副鼻腔のがんでは、歯痛、目が出っ張る、鼻汁に血が混じる、片側の鼻閉などが生じることもある。

【治療とケア】

■予防
- なし

■症状出現時の対応
- 【治療とケアのポイント】P.105 に準じる。加えて、以下に注意する。
  ① 体位を工夫する。
  - ★がんがある部位を下にした側臥位をとると、圧迫感が軽減する場合がある。
  ② 睡眠障害や疼痛を伴う場合は、薬剤による症状緩和を行う。

（山本知美）

による鼻閉感

参考ガイドライン なし

おさえておきたい基礎知識

【発生機序】
● 放射線照射により、鼻腔の粘膜に炎症が生じて肥厚することで生じる。

【リスク因子】
● 上咽頭がん、鼻腔がん、副鼻腔がんに対する放射線療法

標準的ケア

> **Point**
> ● 鼻を強くかむことや、むやみに鼻に触れるなど、鼻への刺激となることは極力避ける。
> ● 患者に、放射線療法による鼻閉は一過性の症状であることを伝えておくことが大切である。

【アセスメント】
● 放射線療法による鼻閉は、治療開始後2〜3週目ごろに出現する。
● 鼻閉が一側性か両側性かについても確認する。
　★放射線療法による鼻閉は、両側性に症状を認めることが多い。

【治療とケア】

■予防
● なし

■症状出現時の対応
● 【治療とケアのポイント】 P.105 に準じる。加えて、以下に注意する。
　①放射線療法に伴う鼻閉感は、治療終了後、粘膜の炎症が改善すると消失することを患者に説明する。

エキスパートのアドバイス:「鼻閉=痛みあり」ととらえる

● 鼻閉による痛みがあっても、患者は「詰まった感じがする」「圧迫感がある」としか表現しない場合がある。
● 患者が明確に「痛い」と訴えなくても、鼻閉が疑われた場合には、鎮痛薬を使用してみて、症状の程度に変化がないか確認する必要がある。

(山本知美)

頭頸部 顔～頸部の症状

味覚障害

がん 手術 化学 放射

定義 **味覚障害**とは、味覚の消失あるいは味覚の変化により、食事に対して苦痛を生じている状態を指す。

アセスメントスケール CTCAE（有害事象共通用語規準）：味覚異常

特徴

【特に注意が必要なもの】

危険！ 緊急対応が必要	なし
注意！ 重点的に対応	化学 放射 低栄養状態 他 原因不明で持続する味覚障害
配慮！ 慎重に対応	がん がんの発現・浸潤 手術 化学 放射 治療意欲の減退 他 うつ状態

【主な原因】

がん（腫瘍）によるもの
- 頭頸部がんや口腔がん、唾液腺や舌神経・舌咽神経へのがんの浸潤
- 亜鉛、ビタミンB_2、ビタミンA欠乏（食事摂取量の低下による）
- がん悪液質 P.52

手術療法によるもの
- 口腔・唾液腺に関与する部位の手術
- 中耳手術、扁桃腺摘出術による末梢神経障害
- 胃・十二指腸切除による亜鉛吸収障害

化学療法によるもの
- **頻発** 抗がん薬の副作用（症状の発現頻度は、使用する抗がん薬により異なる）
- 亜鉛欠乏、唾液分泌低下（薬剤の副作用として）

放射線療法によるもの
- 照射の副作用（頻度は照射部位・照射野の大きさによって異なる）
- 唾液分泌低下（照射の副作用として）

その他の要因によるもの
- 精神的・心理的な刺激（ストレス、不安、うつ状態）
- 口腔感染症、真菌感染、舌炎、舌苔の付着など
- 抗がん薬以外の薬剤の副作用
- 老化

【症状出現時期のめやす】

	診断期	積極的治療期	緩和治療中心期
がん(腫瘍)		発現・転移部位(口腔、頭頸部など)によって出現 終末期に出現することが多い	
手術療法		一時的な場合と、永続的な場合がある	
化学療法 P.110		治療後すぐに出現する場合と、数か月以上経って出現する場合がある	
放射線療法 P.112		約30Gy以上で出現 治療後1年程度で消失・改善	

【出現しやすい状況】
- 糖尿病、高齢

アセスメントとケアのポイント

【観察のポイント】
- 患者の主観的な症状(どの味覚が変化しているか、敏感になっているか、など)
- 食事量や食事内容の変化、全身状態の評価(栄養状態の低下の有無やその程度)
- 口腔の観察(口腔乾燥、口内炎・舌炎、舌苔、カンジダ症などの有無)

【アセスメントのポイント】
- 過去の治療歴や現在受けている治療、患者の全身状態から味覚異常の要因をアセスメントする。
  - ★抗がん薬だけでなく、抗生物質、抗てんかん薬、抗うつ薬、抗ヒスタミン薬、降圧薬、心血管系に作用する薬物、抗炎症薬、抗躁薬、抗パーキンソン薬、甲状腺治療薬、高脂血症薬、筋弛緩薬などは、味覚障害を引き起こす。これらの薬剤の種類、開始の時期、服用期間を確認する。
- 表情・行動・会話から、うつ状態や極度のストレスを受けていないか判断する。
  - ★がんと診断されたことや、がん治療によって、患者が大きなストレスを受けている場合がある。

【治療とケアのポイント】
- 口腔ケアを行って口腔環境を良好に保ち、味蕾の感受性を高める。
- 唾液分泌を促進し、亜鉛摂取を促す。
- 食事メニューを工夫するとともに、食事を楽しめる環境を整える。
  - ★栄養士の協力を得て、外来なら家庭でできる食事の指導、入院中なら症状に応じた食事への変更を行う。
- 家族には、患者の負担にならないよう、見守りを主体とした援助を勧める。
  - ★心配した家族が、患者にバランスのよい食事や以前の患者の好みの食事を強制しないようにする。
- 服用している薬物を確認し、原因となる薬物があれば、できるだけ中止する。
  - ★原因がわからない場合や原因除去が難しい場合は「おいしく食べる方法」を患者と一緒に考える。
- 化学療法や放射線療法が終了しても3か月以上味覚異常が続くようであれば、耳鼻科受診を促し、味覚外来や味覚異常の専門家を紹介する。

(國次葉月)

化学療法 による味覚障害

参考ガイドライン なし

おさえておきたい基礎知識

【発生機序】
- 味蕾細胞の障害
  - ★味蕾細胞が抗がん薬のダメージを受け、細胞の再生サイクルが遅くなる。
- 味蕾細胞の再生障害
  - ★体内の亜鉛が薬剤と結合して排出され、亜鉛が欠乏することで生じる。
- 味覚の伝達障害
  - ★唾液が減少して口腔乾燥が起こり、味の成分が味蕾に入らなくなる。
- 化学療法に伴う末梢神経障害
- 抗がん薬の作用
  - ★体内で代謝され、唾液に分泌された薬剤やその代謝物が含まれて排泄される薬剤がある。苦みや金属味を感じ、味覚変化が起こる。

【リスク因子】

ビンカアルカロイド系	ビンクリスチン、ビンブラスチン、ビンデシン
白金製剤	シスプラチン、カルボプラチン、オキサリプラチン
アントラサイクリン系	ドキソルビシン、ピラルビシン
タキサン系	パクリタキセル、ドセタキセル
代謝拮抗薬	フルオロウラシル、テガフール・ギメラシル・オテラシルカリウム(S-1)、メトトレキサート
アルキル化薬	シクロホスファミド
トポイソメラーゼ阻害薬	イリノテカン

標準的ケア

- 患者が比較的訴えない症状ではあるが、味覚障害が続くと食欲が低下し、治療意欲が低下する。医療者から声をかけて症状を確認し、対応方法を具体的に伝える。
- 味覚障害に伴って悪心・嘔吐、口内炎などの消化器症状を伴うことがある。他の症状にも注意しながらケアを同時に行うことが重要である。
- 化学療法が終了しても3か月以上味覚異常が続く場合は、専門家へコンサルトする。

【アセスメント】
- 代謝拮抗薬は亜鉛の吸収を阻害し、味蕾の感受性を変化させる。治療を重ねるにつれて徐々に味覚変化が出現・悪化した場合は亜鉛不足を疑う。
  - ★薬剤投与後数日以内に症状が改善する例では、亜鉛不足は考えにくい。
  - ★血清亜鉛の基準値は80〜160μg/dLだが、血清亜鉛値は体内の亜鉛不足を十分反映できない。
- 白金製剤やタキサン系などは、神経を介した味覚障害を起こしやすい。

- 抗がん薬治療を受ける患者のうち60％に何らかの味覚変化が起こる。
- 抗がん薬の副作用によって唾液分泌が減少し、口腔乾燥が生じると味を感じにくくなる。
- 治療が長期間になると、さまざまな要因で味覚障害が現れることが多いので、他の要因も考える。

【治療とケア】
■予防
- 治療開始前に、味覚障害が出現する可能性があることを説明しておく。
    - ★治療開始時の患者は、治療への不安が大きく、他の副作用が気になっている。そのため、味覚障害出現の可能性だけを伝える。

■症状出現時の対応
- 【治療とケアのポイント】P.109 に準じる。加えて、以下に注意する。
    ①悪心・嘔吐などの症状を伴う場合、食品からの亜鉛摂取が難しい。亜鉛欠乏があれば、積極的に亜鉛サプリメントの使用や、抗潰瘍薬をポラプレジンク（プロマック®）やラフチジン（プロテカジン®）に変更し、亜鉛を補充する。
    ②食欲低下や食べ物への嫌悪が同時に出現しやすいので、「食べたいときに、食べたいものを食べる」ように指導する。
        ★外食する際は、治療スケジュールに合わせて食事を楽しむようにするとよい。
    ③抗がん薬が原因の場合は、抗がん薬投与終了後数週間で味覚が戻ることが多く、不可逆的な症状ではないことを説明する。

エキスパートのアドバイス：治療意欲と「味覚」の関係
- 味覚障害が長引くと治療意欲の減退につながる。患者に味覚変化が起きるメカニズムを説明し、患者が納得して症状を受け入れられるようにする。
- 味覚障害は、他人からはわからない自覚的な症状である。そのため、味覚変化に関する患者の訴えをよく聴くことが必要である。

臨床でのエピソード
外来化学療法中の男性患者が、「何を食べてもおいしく感じない」と訴えた。外来化学療法室の看護師は、味覚障害時の一般的食事の工夫について、患者と妻に説明したが、妻は「いろいろ考えて料理をつくっているけれど、食べてもらえない」、患者は「妻に悪いと思うけれど、食べられない」と言う。

そこで、外来化学療法室の看護師は栄養士に相談し、外来治療時に栄養士が患者と妻に具体的な調理方法案や食品に含まれる栄養素量などについて説明できるように調整した。

栄養士から専門的なアドバイスを受け、妻は「いろいろ試してみようと思います」と話した。

(國次葉月)

放射線療法による味覚障害

参考ガイドライン なし

おさえておきたい基礎知識

【発生機序】
- 口腔がんや頭頸部がんなどの放射線療法で照射野に口腔や唾液腺が含まれる場合、治療に伴う味蕾細胞の破壊、口腔粘膜の炎症反応、唾液腺の分泌低下で味覚障害が生じる。
  - ★放射線によって決定的なダメージを受けた唾液腺は再生しない。
  - ★口腔や咽頭への放射線量が増えれば増えるほど、味蕾の数が減少し、味覚障害が現れる。

【リスク因子】
- 3大唾液腺(耳下腺、顎下腺、舌下腺)が照射野に含まれるとき
  - ★頭頸部がん(口腔底がん、歯肉がん、咽頭がん)などでは、唾液腺が照射野に含まれることが多い。
- 化学療法との併用

標準的ケア

> **Point** 放射線療法による味覚障害は、治療後半年から徐々に回復することが多い。食事の工夫をしながら、気長にかまえるように説明する。

【アセスメント】
- 放射線の照射範囲を把握する。
- 味覚障害は、通常約30Gy以上で生じるため、治療計画、放射線量を把握する。
- 多くは半年〜1年で徐々に回復するが、微妙な味が感じにくくなることもある。

【治療とケア】

■予防
- 口腔の清潔保持、保湿、唾液分泌の促進が重要となる。

■症状出現時の対応
- 【治療とケアのポイント】P.109 に準じる。加えて、以下に注意する。
  ①照射量によっては唾液分泌量が減少したまま回復しないことがある。その場合は、味覚障害も回復が難しいので、唾液分泌に対するケアを行う。
  ②放射線療法の終了後、3か月以上味覚異常が続く場合は、専門家を紹介する。

エキスパートのアドバイス:がん悪液質と味覚障害

- がん悪液質が進み、食事摂取量が低下すると、亜鉛欠乏症になり味覚障害を引き起こす。悪液質症候群の場合は、副腎皮質ステロイドやメドロキシプロゲステロンなどが奏効することがある。
- 終末期患者の口腔環境は悪化しやすい。カンジダ症や舌苔により味孔がふさがれると、味覚感受性が低下する。

(國次葉月)

あわせて知りたい！
味覚障害への対処の工夫

■具体的ケア

口腔ケア	●食後の歯磨き、舌のブラッシング ●舌苔除去　　●含嗽（口腔乾燥対策）	
唾液分泌の促進	●頻回に水やフレッシュジュースを口に含む ●ミントやレモン味のガムやキャンディの頻回使用 ●食事前にレモン水や梅干しを口に含む ●食べる順序の工夫（酢の物を最初に食べるなど） ●口腔乾燥が強いときは、人工唾液を投与	
食事メニューの工夫	味がしない、味が薄い	●濃いめの出汁を使ってコクを出す ●濃い味・はっきりした味（マヨネーズ味、トマト味、カレー味など）にする ●薬味・香辛料・酸味を利用する（ポン酢、レモン汁、ケチャップなど） ●熱いものは室温に冷ましてから食べる
	苦い、味が濃い、嫌な味がする	●塩や醤油を控える ●出汁や酸味、ゴマの香り、香辛料を使う
	実際と異なる味がする	●実際とは異なる味がする食品は避ける ●金属製の食器（スプーン、フォークなど）を苦く感じる場合は、使用を避ける
	常に苦味や渋みを感じる	●レモン水で口をゆすぐ
食事を楽しめる環境	●食器や盛りつけを工夫する ●外食などで食事摂取環境を変える	
家族への支援	●家族が、心配から患者にバランスのよい食事・以前の患者の好みの食事を強制し、患者に負担をかけないようにする ●患者が料理をする場合は、家族の理解と協力を得る（味を家族にみてもらう、レシピどおりにつくる、料理の勘や経験を生かすなど）	
亜鉛摂取の促進	●亜鉛含有量の多い食品の摂取を勧める ●食事では補いきれない場合は、栄養補助食品（亜鉛強化型のジュースやゼリーなど）を利用する ●場合によっては、亜鉛入りの胃薬（プロマック®）を投与する	

■亜鉛含有量の多い食品（例）

魚介類	かき（むき身）、うなぎ蒲焼、ずわいがに（缶詰）、するめ、生たらこ、煮干し、あわび
肉類	豚レバー、牛肩ロース、牛もも（赤身）、コンビーフ（缶詰）、鶏もも（皮なし）
卵類	卵黄
豆類	納豆、凍り豆腐（乾燥）
乳製品	チーズ（パルメザンチーズ、プロセスチーズ）
種実類	カシューナッツ、アーモンド、ゴマ
野菜類	そら豆、ゆでたけのこ、とうもろこし
穀類	マカロニ・スパゲティ（乾燥）、もち

（國次葉月）

頭頸部 | 顔～頸部の症状

口内炎（口腔粘膜炎）

がん　化学　放射

定義 **口内炎**とは、口腔や咽頭の粘膜（舌、歯肉、唇や頬の内側など）に起こる炎症性疾患の総称。口腔粘膜にある細胞が物理的、化学的損傷を受け、炎症や潰瘍形成をきたしている状態のこと。がん治療の影響で生じる口内炎は**口腔粘膜炎**と呼ばれる。

アセスメントスケール CTCAE（有害事象共通用語規準）：口腔粘膜炎

特徴

【特に注意が必要なもの】

危険！ 緊急対応が必要	なし
注意！ 重点的に対応	がん　経口摂取困難、低栄養、脱水
配慮！ 慎重に対応	がん　化学　放射　二次感染

【主な原因】

がん（腫瘍）によるもの
- 全身状態の低下（低栄養、脱水）
- 食事摂取不良に伴う亜鉛欠乏、ビタミン（特にビタミンB_2）欠乏、貧血

化学療法によるもの

- 薬剤の副作用（症状の発現頻度は、使用する抗がん薬によって異なる）
- ウイルス、細菌感染（骨髄抑制、副腎皮質ステロイド薬などによる免疫低下）

放射線療法によるもの
- 照射による副作用（頻度や重篤度は、照射部位、照射線量によって異なる）

その他の要因によるもの
- 精神的・心理的な刺激：緊張・不安による唾液分泌不足、口腔乾燥
- 口腔衛生不良（歯みがきや含嗽などができない、歯周病、う歯など）
- 物理的刺激（義歯が合わない、熱いもので熱傷、口腔乾燥）
- 化学的刺激（喫煙、香辛料など）

エキスパートのアドバイス：終末期患者の口内炎

- 終末期患者の口内炎は、全身状態悪化（低栄養、悪液質など）、脱水症状や口呼吸・酸素投与による口腔乾燥、副腎皮質ステロイド（長期、多量）による免疫機能低下から生じるうう歯・歯肉炎・歯周炎、ウィルス感染や細菌感染が原因となる。口腔保湿・保清が重要である。
- 口腔乾燥がある場合は、口腔ケア実施後、口腔用保湿薬を塗布する。
- 終末期には、口腔カンジダ症を合併することが多い。カンジダ症では抗真菌薬（イトラコナゾールやミコナゾール、アムホテリシンBなど）が必要となるため、見きわめが重要となる。

【症状出現時期のめやす】

	診断期	積極的治療期	緩和治療中心期
がん(腫瘍)			免疫力が低下する終末期に出現
化学療法 P.116		薬剤により異なるが、治療後数日で出現し、終了後2週間で改善する	ステロイドも原因となる
放射線療法 P.118		照射範囲・線量などで異なるが、照射量10Gyを超えると出現	

【出現しやすい状況】

- 頭頸部がんの放射線療法(ほぼ100％)、骨髄移植(約80％)、化学放射線療法
- 高齢、糖尿病、副腎皮質ステロイド・抗血小板薬投与による免疫機能低下、口腔乾燥・口腔衛生不良

アセスメントとケアのポイント

【観察のポイント】

- 症状出現時期とその経過
- 口腔・咽頭粘膜の性状、口内炎に伴う症状
  - ★他覚的な症状：発赤、乾燥、腫脹、出血、アフタ、びらんなど
  - ★自覚的な症状：痛み、開口障害、嚥下障害、味覚障害、食事摂取量の低下など
- 口腔の清掃状況、口腔粘膜の刺激になる義歯の状況

【アセスメントのポイント】

- 治療の影響(口内炎を発症しやすい薬剤、放射線の照射範囲など)、身体状況(栄養状態、脱水)、精神症状など、原因と考えられる因子を把握する。
- 口腔の状態(歯周病、義歯の不適合、歯石の付着、口腔乾燥など)と、歯みがきなどの実施状況を把握し、口内炎を増悪する因子を把握する。
- 抗がん薬や放射線以外の原因で口内炎が生じる場合もある。口内炎の種類により対処法が異なるため、的確な診断が重要である。

【治療とケアのポイント】

- 口内炎リスクに注意し、治療前から予防と早期発見・適切なケア・介入をする。
- 治療前に歯科医や歯科衛生士などによる口腔アセスメントの受診を勧める。
- 口内炎予防には口腔の清潔保持が重要であり、口腔ケア(保湿、保清)を行う。
- 症状出現時は、保湿・保清に加え、保護・疼痛緩和を行う。
  - ★口内炎は、重症化すると患者にとって苦痛が強い副作用の1つである。しかし、化学療法による口内炎は、適切なケアと治療を行えば、早期に症状の軽減・消失を期待できる。

臨床でのエピソード

2012年(平成24年)の診療報酬改定で、歯科と医科が連携し、全身麻酔を伴うがん手術の前後や、がん化学療法・放射線療法を受ける患者の口腔ケア・口腔管理を行って合併症を予防・軽減することを目的に「周術期口腔機能管理後手術加算」が新設された。2016年(平成28年)の診療報酬改定で、緩和ケアを受ける患者もこの加算対象になり、がん治療を受ける患者の口腔ケア実施体制が整いつつある。

(國次葉月)

化学療法による口内炎

参考ガイドライン がん治療に伴う粘膜障害に対するエビデンスに基づいた臨床診療ガイドライン(MASCC/ISOO)

おさえておきたい基礎知識

【発生機序】
- 抗がん薬により生じた活性酸素により、細胞内のDNA障害・転写因子の活性化やサイトカインなどの産生によりアポトーシスが誘導され、口腔粘膜が直接的に障害されることで生じる。
- 抗がん薬は、さかんに細胞分裂を繰り返すがん細胞と同時に、分裂速度の速い正常細胞も攻撃する。骨髄抑制が起こり、免疫機能が低下すると易感染状態となり、口腔の常在菌やウイルスなどに感染することで生じる。

【リスク因子】

代謝拮抗薬	メトトレキサート、フルオロウラシル、テガフール・ギメラシル・オテラシルカリウム(S-1)、テガフール・ウラシル、カペシタビン、シタラビン、フルダラビン
タキサン系	ドセタキセル、パクリタキセル
白金製剤	シスプラチン、カルボプラチン
植物アルカロイド	イリノテカン、エトポシド、エリブリン、ビンクリスチン
アルキル化薬	シクロホスファミド、イホスファミド、メルファラン
抗がん性抗生物質	ダウノルビシン、ドキソルビシン、エピルビシン、ブレオマイシン、ペプロマイシン、アクチノマイシンD
分子標的治療薬	スニチニブ、ソラフェニブ、テムシロリムス、エルロチニブ、セツキシマブ、パニツムマブ、レゴラフェニブ、ラパチニブ、エベロリムス、テムシロリムス、アキシチニブ

標準的ケア

> **Point**
> - 発症リスクをアセスメントし、高リスクと判断した場合には、ケアを徹底して行う。
> - 口内炎だけでなく口腔乾燥・味覚障害・栄養状態をアセスメント・ケアする。
> - フルオロウラシルやメトトレキサートでは、予防のためのケアを行う。

【アセスメント】
- 抗がん薬による口内炎は、可動粘膜で機械的刺激を受けやすい部分に発症する。
- 抗がん薬投与開始から数日~10日目ごろに発赤・疼痛などで発症し、悪化すると粘膜炎増強・潰瘍を認め、治療終了から2週間目ごろに軽減・回復する。
  抗がん薬投与のたびに、この経過を繰り返すケースが多い。
- 分子標的治療薬の場合は投与開始後1~2週間に出現後、軽減する。
- 骨転移治療に用いるビスホスホネート製剤やヒト型モノクローナル抗体製剤などで生じる顎骨壊死との見きわめが必要である。

- 骨髄抑制期、口腔乾燥の増悪、抗菌薬やステロイドの使用によるカンジダ症との見きわめも必要である。

【治療とケア】

■予防

- う歯は、口内炎の発症・増悪につながる。可能な限り、抗がん薬治療開始前に歯科治療を済ませるように指導する。
- フルオロウラシルのボーラス投与では、クライオセラピーを検討する。
  - ★クライオセラピー：冷却による血管収縮を利用して、口腔粘膜への薬物移行を減少させる治療法。氷片を点滴投与5分前、点滴投与中に分けて口腔に含む。
- メトトレキサート投与時は、ロイコボリンレスキューを行う。
  - ★ロイコボリンレスキュー：メトトレキサートの血中濃度をモニターし、ある値以下になるまでロイコボリンを6時間ごとに投与することで副作用を予防する方法。

■症状出現時の対応

- 【治療とケアのポイント】P.114 に準じる。加えて、以下に注意する。
  ① ナイロン製でヘッドが小さい歯ブラシを使用し、歯を1本ずつ丁寧にみがく。
    - ★歯ブラシだと痛みが増すときや、血小板減少により出血するときは、スポンジブラシを用いる。
  ② 口腔乾燥を予防するため、アルコールフリーの含嗽液を選択する。
    - ★市販の含嗽液の多くにはアルコール成分が含まれているため注意する。
  ③ 高度の疼痛で経口摂取に支障がある(CTCAE v4.0 Grade3)場合は、原因と考えられる抗がん薬を減量または一時休薬する。
  ④ 分子標的治療薬による口内炎には、ステロイド軟膏が有効と考えられている。
    - ★ステロイド軟膏は、口腔清掃後、指や綿棒を使って炎症部位に直接塗布する。

表 がん患者にみられる口腔粘膜の変化

口腔がん	紅斑性カンジダ症	偽膜性口腔カンジダ症
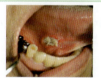		
● 潰瘍、ステロイド、抗菌薬でも改善しない腫脹	● 口腔粘膜の発赤 ● 義歯使用者に生じやすい	● こするとはがれる小白斑 ● 終末期に合併しやすい
抗がん薬の口内炎	分子標的薬の口内炎	薬剤関連顎骨壊死
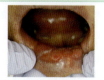		
● やわらかく動く部分、口唇、舌側縁、頬粘膜で好発	● アフタ様の小潰瘍 ● 舌背部や軟口蓋など、機械的刺激が少ない部分に多発	● 歯槽部に、持続的な骨露出や、排膿などが出現

(國次葉月)

放射線療法 による 口内炎

参考ガイドライン　がん治療に伴う粘膜障害に対するエビデンスに基づいた臨床診療ガイドライン(MASCC/ISOO)

おさえておきたい基礎知識

【発生機序】
- 放射線が口腔粘膜に直接作用し、細胞内に発生した活性酸素が、口腔粘膜細胞のDNAを傷つけて障害が起こる。
- 口腔乾燥は、粘膜保護機能・自浄作用を低下させ、感染を引き起こす。
    - ★頭頸部への照射は唾液腺障害を合併し、口腔乾燥を引き起こす。

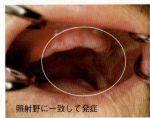

図　放射線療法による口内炎

照射野に一致して発症

【リスク因子】
- 頭頸部がんや食道がんに対する放射線照射(40%以上が重度)、化学療法の併用(相乗的に症状が増強)

標準的ケア

> Point　重度の口内炎は、治療中断の原因となる。治療計画が予定通り完遂できるように支援する。

【アセスメント】
- 多くの場合、照射開始後2～3週目に痛みが発生し、約4～6週で症状がピークとなる。照射終了後約2週間で症状が軽減し、1か月～6週程度で回復する。
- 1回線量・照射回数・総照射量により症状の出方が異なるため情報収集を行う。
    - ★10Gyを超えると口腔乾燥、30Gyを超えると発赤、紅斑、浮腫などが出現し、疼痛を訴える。
- 唾液分泌低下からくる口腔乾燥・自浄作用低下による感染にも注意する。
    - ★治癒が遅れる場合がある。

【治療とケア】

■予防
- 治療開始前に歯科・口腔外科を受診し、可能なら、金属歯冠の除去やマウスピース作製などを行う。
    - ★金属歯冠があると、散乱線(照射した放射線が体内に当たったとき、いろいろな方向に飛び散っていくこと)により口内炎が増強する。

■症状出現時の対応
- 【治療とケアのポイント】P.114に準じる。加えて、以下に注意する。
    ① 口内炎に対するケアは、放射線療法終了後2～4週間は続ける。
        - ★口腔乾燥は長引くので症状改善後も含嗽などは続ける。
    ② 高度の疼痛で経口摂取に支障がある(CTCAE v4.0 Grade 3に該当する)場合は、照射を一時中止する。

(國次葉月)

あわせて知りたい!
口内炎への対処の工夫

■具体的ケア

保湿	●含嗽、加湿器の使用を勧める ●口腔乾燥が強い場合は、保湿薬(保湿ジェルなど)を使用する ●禁煙を指導する
保清	●歯ブラシで物理的に歯垢やよごれを擦り落とすように指導する ●症状に応じた口腔ケア用品を活用する(低刺激の歯みがき粉、スポンジブラシ、舌ブラシ、やわらかい歯ブラシなど) ●義歯は、流水下でブラシを使って洗浄する。なるべく義歯は外し、水につけて保管する
保護	●症状の程度や原因に応じた治療薬を使用する(下表) ●症状がある間は、刺激のある食べ物を避ける。食事形態の工夫、チューブタイプの栄養補助食品の利用により、なるべく経口摂取を続ける →経口摂取すると唾液が分泌され、食物による摩擦で口腔の自浄作用がはたらく。また、栄養状態の維持は、粘膜細胞の回復を促す ●痛みがある場合は、痛みの程度に応じて鎮痛薬を使用し、食事を摂取できるようにする ●食事がどうしてもとれない場合には、輸液も考慮する
疼痛緩和	内服可能な場合	①毎食前にアセトアミノフェンまたはNSAIDsを使用 ②モルヒネ細粒を12時間ごとに服用 ③モルヒネ(オプソ®)15mg1日3回毎食前に服用
	内服困難な場合	①オキシコドンの持続静脈点滴または持続皮下注射 ②モルヒネの持続静脈点滴または持続皮下注射 ③フェンタニル貼付薬の使用

■口内炎治療で使用する主な薬剤とその特徴

形態	薬剤名	特徴
含嗽剤	生理食塩液	水道水500mLに4.5gの食塩を入れて溶解することで刺激の少ない含嗽液ができる
	ハチアズレ®	口腔乾燥が強い場合はグリセリンを追加する
	アズノール®	痛みが増強した場合は、キシロカインを追加する
噴霧剤	キシロカイン®ポンプスプレー	
軟膏	デキサメタゾン軟膏口腔用	真菌の場合は悪化の原因となる
	アズノール®軟膏	口唇などの粘膜炎に使用する
	白色ワセリン	口唇の乾燥に使用する

★ポビドンヨード含嗽薬(イソジン®ガーグル)は、口内炎があるとしみること、口内を乾燥させて組織の回復を阻害することから、使用を避けたほうがよい。

(國次葉月)

頭頸部 / 顔〜頸部の症状

口渇

oncologic emergency の可能性
がん　化学　放射

定義 **口渇**は、口腔・咽頭粘膜の乾燥や、全身組織の水分欠乏によって生じる口・のどの渇きを感じる主観的な感覚。水分摂取を欲する状態である。

アセスメントスケール CTCAE（有害事象共通用語規準）：口内乾燥、OAG（口腔アセスメントガイド）

特徴

【特に注意が必要なもの】

危険！ 緊急対応が必要	がん 高カルシウム血症 P.488 がん 化学 放射 脱水（水分摂取量減少、電解質バランス異常）
注意！ 重点的に対応	がん 化学 耐糖能異常（高カロリー輸液やステロイド投与による高血糖） 放射 唾液腺障害
配慮！ 慎重に対応	他 不安や緊張の増大 薬剤による唾液分泌障害（抗うつ薬、睡眠薬、降圧薬など）

【主な原因】

がん（腫瘍）によるもの
- 消化管閉塞や悪液質などによる水分摂取量の低下
- 頻発 電解質の異常（高カルシウム血症 P.488、高血糖など）

化学療法によるもの
- 悪心・嘔吐 P.214 による水分摂取量の低下
- 腎機能障害による水分の喪失

放射線療法によるもの
- 唾液腺障害による唾液分泌量の低下

その他の要因によるもの
- 精神的・心理的な刺激：不安や緊張の増大
- 唾液分泌障害が副作用として出現する薬剤の使用

【症状出現時期のめやす】

	診断期	積極的治療期	緩和治療中心期
がん(腫瘍) P.122		発症・転移部位(脳、消化管、骨など)によって出現	
化学療法		使用する薬剤の種類によって出現	
放射線療法 P.123		治療開始2〜3週目に出現、治療経過とともに増強、治療終了後も症状が持続	

【出現しやすい状況】
- 水分摂取量の低下(消化管閉塞、嘔吐など)、血清カルシウム高値(骨転移)、終末期、大唾液腺を含む部位への放射線照射

アセスメントとケアのポイント

【観察のポイント】
- 発症時期とその後の経過、口渇による苦痛の程度
- 唾液の性状、皮膚・粘膜の乾燥の有無、消化器症状の有無
- 水分出納バランス、血液検査結果(腎機能、電解質など)
- 使用している薬剤の内容
  ★抗うつ薬、睡眠薬、降圧薬など、唾液分泌障害を引き起こす薬剤を用いていないか確認する。

【アセスメントのポイント】
- 症状の出現時期や血液検査結果などから、局所的(口腔・咽頭粘膜の乾燥)なものか、全身性のものか判別する。

【治療とケアのポイント】
- 全身組織の水分欠乏による口渇の場合は、輸液療法を行う。
- 唾液分泌量の低下が原因の場合は、少量ずつ水分を摂取して苦痛の時間を減らす。唾液による自浄作用が低下しているため、口腔衛生管理にも留意する。

(山本知美)

がん（腫瘍）による口渇

参考ガイドライン：終末期がん患者の輸液療法に関するガイドライン（日本緩和医療学会）

おさえておきたい基礎知識

【発生機序】
- 消化管閉塞や悪液質などによって水分摂取量が減少することで生じる。
- 破骨細胞による骨吸収の亢進によって、骨から多量のカルシウムが血液中に溶け出すことで生じる（高カルシウム血症）。
- がんによる耐糖能異常によって高血糖となることで生じる。

【リスク因子】
- 消化器症状（悪心・嘔吐、下痢など）による脱水
- 骨転移（高カルシウム血症を生じやすい）
- 終末期がん患者

標準的ケア

> Point
> - 脱水と高カルシウム血症は、緊急対応が必要な病態である。
> - 終末期の口渇には、輸液よりも口腔ケアが有効な場合がある。

【アセスメント】
- 口渇による苦痛の程度を確認する。
- 口渇の原因を、症状の出現時期や消化器症状の有無、血液検査結果から分析する。

骨転移が指摘されている患者や終末期がん患者の場合：血清カルシウム値を確認する。消化器症状出現後に口渇が現れた場合は、脱水になっていないか、血液検査結果（ヘマトクリット値の上昇、BUN・Creの上昇など）を確認する。

【治療とケア】

■予防
- 悪心・嘔吐や下痢を認めた場合、脱水予防のために、必要に応じて輸液による水分補給を検討する。
- 骨転移を認める場合、定期的に血清カルシウム値を確認する。

■症状出現時の対応
- 脱水が生じている場合は、必要に応じて輸液を行う。
- 高カルシウム血症 P.488 による口渇では、尿中へのカルシウム排泄を促進させる対応を行う。
- 口腔ケアや氷片を口に含むなど、口渇の緩和につながる看護ケアを行う。

（山本知美）

放射線療法 による 口渇

参考ガイドライン なし

おさえておきたい基礎知識

【発生機序】
- 放射線療法によって唾液腺が障害され、唾液分泌量が減少することで生じる。

【リスク因子】
- 大唾液腺や口腔への照射

標準的ケア

> Point
> - 唾液分泌量の低下によって、口腔衛生環境が悪化しやすくなる。
> - 口内炎やう歯、肺炎予防のために、口腔の衛生状態を確認することが大切である。

【アセスメント】
- 大唾液腺や口腔が照射範囲に含まれる場合、放射線療法開始後2～3週目ごろから口渇を自覚し始め、治療経過とともに症状が悪化する。
  ★食事摂取や睡眠への影響を確認する。
- 放射線療法による口渇は、口内炎や味覚障害といった副作用も同時に引き起こし、それらの症状を悪化させる要因にもなる。

【治療とケア】

■予防
- なし
  ★大唾液腺や口腔を照射する場合、口渇は必発するため、予防は難しい。

■症状出現時の対応
- 口腔保湿薬(バイオティーン®マウスウォッシュなど)を紹介し、食事前や口渇を感じた際に使用するよう勧める。
- 唾液による自浄作用が低下していることを説明し、口腔衛生管理に注意するよう促す。

エキスパートのアドバイス：唾液の性状変化が示すこと

- 放射線療法開始後2～3週ごろから、奥歯のあたりに泡状の唾液を認めるようになる。これは、唾液の性状が変わり、唾液分泌量が減少しているサインであり、唾液が十分に分泌されていることを示すわけではない。
- 「口渇を訴えていても、唾液は出ている」と誤ったアセスメントをしないよう、注意が必要である。

(山本知美)

頭頸部 / 顔〜頸部の症状

咽頭痛

がん 化学 放射

定義 咽頭痛は何らかの原因によって生じる「のどの痛み」。がんそのものの影響、または治療に伴う咽頭粘膜の炎症(手術による疼痛、抗がん薬治療の副作用による粘膜障害、咽頭部が照射野に入る放射線療法による粘膜障害)が原因となる。

アセスメントスケール CTCAE(有害事象共通用語規準):咽頭粘膜炎

特徴

【特に注意が必要なもの】

危険! 緊急対応が必要	なし
注意! 重点的に対応	化学 放射 粘膜障害、感染
配慮! 慎重に対応	がん 嚥下困難 化学 放射 誤嚥性肺炎、栄養障害 放射 晩期有害事象

【主な原因】

がん(腫瘍)によるもの
- がんによる圧迫や嚥下困難

化学療法によるもの
- 抗がん薬による粘膜への作用で生じる障害
- 骨髄抑制により感染などから二次的に生じる粘膜障害

放射線療法によるもの
- 頻発 照射による直接的な粘膜障害
- 急性有害事象
- 難治性の晩期有害事象(咽頭部への高線量照射時に多い)

【出現しやすい状況】
- 化学放射線療法(症状が強まる)

エキスパートのアドバイス:咽頭痛による悪影響

- 頭頸部の集学的治療は、咀嚼嚥下、発声、呼吸に障害をもたらし、QOLを低下させる。
- 特に咽頭部を含む治療では食物を「ごっくん」と嚥下する機能が障害されるため、患者の苦痛も強く、食物の飲み込みの障害をもたらし、誤嚥性肺炎や栄養障害を引き起こす。

【症状出現時期のめやす】

	診断期	積極的治療期	緩和治療中心期
がん(腫瘍) P.126		咽頭・喉頭がんの場合には、必発	
化学療法 P.127		投与後4日～1週間程度で出現、約2週間でピークとなり、その後改善(レジメンによって異なる)	
放射線療法 P.128		急性有害事象:照射後2週間～1か月　晩期有害事象:照射終了後3か月以降 症状は照射線量によって異なる	

アセスメントとケアのポイント

【観察のポイント】

- 直接観察・内視鏡上の状況:発赤、白斑、癒合性粘膜炎、潰瘍、出血、偽膜など
  - ★偽膜:正常の組織構造をもたず、線維組織とからみ合った膜様のもの
- 嗄声の程度、会話時の痛みなど生活への支障の程度
- 嚥下時痛の程度
- むせ・誤嚥の有無

【アセスメントのポイント】

治療前	● 治療前の口腔や咽頭部の粘膜状態 ● 治療前の食事摂取状況、嚥下状態 ● 過去の治療経過と患者のセルフケア状況 ● 栄養状態の評価 ● 喫煙やアルコールの嗜好 ● がんの部位(咽頭にがんが存在するか) ● コミュニケーションの状況
治療中	● 疼痛の程度 ● 食事摂取時の状況(疼痛や咳き込みなど)、食事摂取量

【治療とケアのポイント】

- 咽頭にがんがある場合は、治療経過と疼痛の変化の有無に注意して観察する。
- 治療初期からの疼痛緩和、嚥下時の接触痛の軽減が重要となる。
- 嚥下に関連する機能が障害されるため、食事摂取・栄養管理への支援は必須となる。
- 咽頭痛の悪化要因(乾燥や感染など)を除去し、コミュニケーションや睡眠の維持を図る。
- 症状を持続させないよう、治療終了後も禁酒・禁煙の継続を促す。

(藤本美生)

がん(腫瘍)による咽頭痛

参考ガイドライン なし

おさえておきたい基礎知識

【発生機序】
- がんの圧迫・浸潤による咽頭の狭窄や閉塞、炎症などによって粘膜が障害されることで生じる。
  - ★がんの場所により自覚症状は異なる。のどの異物感や嗄声 を伴うこともある。

【リスク因子】
- がんへの罹患

標準的ケア

> **Point**
> - 積極的に疼痛緩和を図る。
> - 嚥下時痛は、コミュニケーション障害や不眠などを引き起こす。食形態の工夫など、早期からの対応を心がける。

【アセスメント】
- がんの場所、患者の自覚症状を把握する。
  - ★上咽頭がんでは鼻閉・鼻出血・耳閉感・難聴、中咽頭がんでは嚥下時の違和感や痛み・咽頭痛・のどの出血、下咽頭がんでは嚥下時の違和感・耳への放散痛・嗄声(半回神経麻痺)が生じうる。
- 咽頭部の状況(発赤、白斑、瘢合性粘膜炎、潰瘍、出血、偽膜など)を観察する。
- 生活への支障の程度(会話時の痛み、嗄声や嚥下時痛、むせ・誤嚥の有無や程度)を把握する。

【治療とケア】

■予防
- 特別なものはなし

■症状出現時の対応
- 【治療とケアのポイント】P.125【具体的ケア】P.129 に準じる。加えて、以下に注意する。
  ① 咽頭にがんが存在する場合、治療経過とともに疼痛が変化するか注視する。
  ② 初期には、患者は「咽頭へのつかえ感」程度しか感じていないが、悪化を予防するために、粘膜保護薬や鎮痛薬の使用を検討する。
    - ★アルギン酸ナトリウム(アルロイドG)、アセトアミノフェン、NSAIDs、オピオイド(必要時)を検討する。
  ③ 食事の飲み込み時の接触痛の軽減を図る。
    - ★食事時間の30分前に鎮痛薬を使用しておくのもよい。
  ④ 薬剤の内服時、カプセルや錠剤は咽頭の通過に支障が出る場合もあるため、剤形の変更を検討する。
    - ★服薬ゼリーなどを用いて服用できる形態(散剤など)に変更する。

(藤本美生)

化学療法による咽頭痛

参考ガイドライン なし

おさえておきたい基礎知識

【発生機序】
- 抗がん薬そのものによる粘膜への作用で生じる障害と、骨髄抑制による感染などから二次的に生じる粘膜障害がある。
  - ★一般的に、投与後4日〜1週間程度で出現し、2週間前後でピークとなり、以降改善する。

【リスク因子】
- 放射線療法との併用(症状が強まる)、全身状態の不良、低栄養状態

標準的ケア

> Point
> - 食事(食物通過)が症状を悪化させる可能性があるため、食形態に注意を払う。
> - 咽頭部の乾燥は症状を悪化させ、コミュニケーション障害や不眠につながるため、保湿を心がける。

【アセスメント】
- がんの部位、患者の自覚症状、咽頭部の状態、生活への支障の程度を把握する。
  - ★出現時期や程度は、抗がん薬治療のレジメンによって異なる。メトトレキサート、フルオロウラシル、エトポシド、シタラビン、シスプラチンなどを用いたレジメンで生じやすいとされる。
  - ★免疫能の低下により口腔に発症したカンジダが咽頭部に広がって痛みが出現していることもある。
- 食事摂取時の状況(疼痛や咳き込みなど)と摂取量、コミュニケーションの状況を把握する。
  - ★咽頭は、食物の機械的刺激が加わる部位である。食事摂取時の苦痛の原因となっていることもある。

【治療とケア】

■予防
- 化学放射線療法の場合、咽頭痛の重症化が予想されるため、あらかじめ胃瘻造設を行った場合、経口摂取再開時には、慎重に嚥下評価を行う。
  - ★特に高齢者の場合、誤嚥性肺炎の引き金となる場合があるため、慎重に観察する。

■症状出現時の対応
- 【治療とケアのポイント】P.125【具体的ケア】P.129 に準じる。加えて、以下に注意する。
  - ①食事摂取(食物通過)が咽頭粘膜の症状を悪化させることを念頭に置き、食形態に注意を払う。
  - ②普段から含嗽(ガラガラうがい)を励行する。

(藤本美生)

放射線療法による咽頭痛

参考ガイドライン なし

おさえておきたい基礎知識

【発生機序】
- 放射線による直接的な粘膜障害、炎症や細菌感染などが原因とされている。
- 症状の出現する時期は照射線量によるが、適切なケアを続ければ照射後2週間〜1か月で改善する。
  - ★10〜20Gyで咽頭部の乾燥感や粘膜の浮腫・違和感が出現し、20〜40Gyで咽頭粘膜炎（発赤など）が出現し疼痛を伴う。40Gyを過ぎると治療終了まで疼痛は増強し、出血や潰瘍に至りうる。
- 照射後3か月以降に出現する難治性の晩期有害事象がある。
  - ★粘膜の萎縮や潰瘍・壊死が生じ、持続的な疼痛が起こる。咽頭部に高線量照射されるほど発症率が高まる。

【リスク因子】
- 化学療法との併用（症状が強まる）、全身状態不良、低栄養状態

標準的ケア

>
> - 食事摂取（食物通過）が症状を悪化させる可能性があるため、食形態に注意を払う。
> - 咽頭部の乾燥は症状を悪化させ、コミュニケーション障害や不眠につながるため、保湿を心がける。

【アセスメント】
- がんの部位、患者の自覚症状、咽頭部の状態、生活への支障の程度を把握する。
  - ★咽頭部のがんだけでなく、咽頭部が照射範囲に入る鼻腔がんや上顎がんでも咽頭痛が生じうる。
  - ★照射範囲に唾液腺が含まれる場合や喫煙歴のある場合、口腔乾燥が細菌感染を助長させ、咽頭炎を悪化させる。
- 食事摂取時の状況（疼痛や咳き込みなど）と摂取量、コミュニケーションの状況を把握する。

【治療とケア】

■予防
- 化学放射線療法の場合、咽頭痛の重症化が予想されるため、あらかじめ胃瘻造設を行った場合、経口摂取再開時には、慎重に嚥下評価を行う。
  - ★特に高齢者の場合、誤嚥性肺炎の引き金となる場合があるため、慎重に観察する。

■症状出現時の対応
- 【治療とケアのポイント】P.125【具体的ケア】P.129 に準じる。加えて、以下に注意する。
  ① 食事摂取時の食物通過が咽頭粘膜の症状を悪化させることを念頭に置き、食形態に注意を払う。
  ② 普段から含嗽（ガラガラうがい）を励行する。

(藤本美生)

あわせて知りたい！
咽頭痛への対処の工夫

■具体的ケア

疼痛緩和	●咽頭にがんが存在する場合は、治療経過とともに疼痛が変化するか注視しておく ●治療初期から、悪化予防のために、粘膜保護薬（アルギン酸ナトリウム［アルロイドG］）や鎮痛薬（アセトアミノフェン、NSAIDs、必要時はオピオイド）の使用を検討する →患者が「咽頭へのつかえ感」しか感じていない初期から悪化予防を図る ●食事時間の30分前に鎮痛薬を使用するなど、食事を飲み込むときの接触痛の軽減を図る ●剤形の変更を検討する →カプセルや錠剤は咽頭の通過に支障が出る場合もある →服薬ゼリーなどを用いて服用できる散剤に変更するなど
食事摂取、栄養管理への支援	●化学放射線療法で、咽頭痛の重症化に備えて胃瘻を造設した場合には、経口摂取再開時には慎重に嚥下状態を評価する ●嚥下に関連する機能が障害されるため、食事再開の際には嚥下訓練についての言語聴覚士（ST）の介入依頼も検討する ●食事摂取時の食物通過によって咽頭粘膜の症状が悪化する可能性があることを念頭に置き、食形態に注意を払う →治療開始時から水分を多く含む食形態を選択し、よく噛み少量ずつ飲み込む →香辛料などの刺激物や、極端に熱いもの、冷たいものなどを控える →症状が出現したら、粥、ゼリー類、豆腐類、ペースト状の食品など摂取できるものを選択する
コミュニケーションの維持、感染防止への支援	●乾燥は、咽頭の不快感や疼痛を増強させ、コミュニケーションの障害、不眠を助長するため、含嗽の励行をはじめ、保湿を徹底する →咽頭の保湿を図るには「ブクブクうがい」では不十分なので、「ガラガラうがい」を行うように指導する →アズレンや市販の保湿ジェルを用いるのもよい
禁酒・禁煙の継続	●治療後早期に飲酒・喫煙を再開すると、粘膜の再生が妨げられ、症状が持続する場合があることを指導しておく

エキスパートのアドバイス：咽頭痛の訴え

●食道粘膜炎による痛みを、すべての患者が「咽頭痛」として訴えるとは限らない。
●患者によっては「胸痛」として訴える場合もあることを認識しておく必要がある。

(藤本美生)

頭頸部 | 顔～頸部の症状

嚥下障害

がん 放射

定義 **嚥下障害**は食物を飲み込むことが困難となる症状で、多くの頭頸部がん患者が、腫瘍またはがん治療による粘膜炎症状に起因して体験している。「食事を楽しむ」ことができず、栄養維持が困難となって栄養障害を引き起こすだけでなく、「むせ」が生じると誤嚥性肺炎を誘発する。

アセスメントスケール CTCAE（有害事象共通用語規準）：嚥下障害

特徴

【特に注意が必要なもの】

危険！ 緊急対応が必要	なし
注意！ 重点的に対応	がん 食事摂取量低下 放射 粘膜障害
配慮！ 慎重に対応	がん 通過障害 放射 晩期有害事象（食道狭窄など）

【主な原因】

がん（腫瘍）によるもの

- 食道がんや咽頭部のがん
  ★がんが、食物通過の際につかえ感や通過障害を引き起こす。

放射線療法によるもの

- 咽頭粘膜の障害（咽頭がん、上顎・下顎がん、口腔がん、鼻腔がんなど頭頸部がんの放射線療法で咽頭が照射範囲に入る場合に疼痛を伴い、食物の嚥下困難を引き起こす）

- 食道粘膜の障害（食道がんおよび肺がんや脊椎腫瘍、縦隔のがんの治療で食道が照射範囲に入る場合）
  ★放射線療法により、粘膜表面の浮腫・炎症・潰瘍が生じて、つかえ感・通過障害を自覚する。食道の機械的刺激によって粘膜表面に傷がつき、痛みを伴うようになる。

- 食道狭窄
  ★治療後3か月～数年経過し、食道が狭くなったために引き起こされる。

【出現しやすい状況】

- 咽頭・食道への放射線照射

【症状出現時期のめやす】

	診断期	積極的治療期	緩和治療中心期
がん(腫瘍)			
放射線療法 P.132		急性有害事象 治療後半に出現	晩期有害事象 照射終了後3か月以降に出現

アセスメントとケアのポイント

【観察のポイント】
- CTCAE v4.0のGrade評価に準じて症状を把握する。
  - ★普通食が食べられる程度ならGrade1、摂食嚥下に何らかの影響がある場合はGrade2、経管栄養や静脈栄養が必要なほど重大な影響がある場合はGrade3ととらえる。

【アセスメントのポイント】
- 食事摂取時のつかえ感、痛み、むせなど
- 栄養状態、感染の有無
- 舌の動きや食物の飲み込みの状態
- 頸部の皮膚炎や、筋肉の状態
- 開口障害の程度

【治療とケアのポイント】
- 水分を多く含む低刺激の食物を、少量ずつ、よく噛んで飲み込むように指導する。
  - ★誤嚥防止のため、水分を多く含む食物にトロミをつけるなどの工夫も必要となる。
  - ★口腔乾燥がある場合、食事摂取時にも水分を含んだ食物を摂取できるよう工夫する。
- 痛みがある場合でも可能な限り経口摂取を促すが、症状が長期にわたる場合は経管栄養も考慮する。
  - ★経管栄養を利用した場合、症状改善後に食事を再開する際は、嚥下訓練を経てから行う。
- 疼痛緩和:アセトアミノフェン、NSAIDs、オピオイドを適切に使用し症状緩和を図る。
- 治療後数年経過しても粘膜は傷つきやすいものと認識し、引き続き硬い食物やアルコール、熱いものなどの刺激を避け、いたわりながら食事摂取するように指導する。
  - ★交互嚥下(食物とゼリーや水分を交互に摂取し、食道内に残っている食物を胃の中に送り込む)、嚥下リハビリテーション、咳嗽訓練を取り入れる。
  - ★放射線療法の晩期有害事象に対しては、狭窄した食道の拡張を目的として食道ブジー(右図)などが実施されることもある。

図 **食道ブジー**

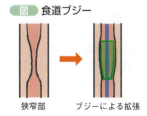

狭窄部　　ブジーによる拡張

(藤本美生)

放射線療法 による 嚥下障害

参考ガイドライン なし

おさえておきたい基礎知識

【発生機序】
- 放射線による直接的な粘膜障害(浮腫、炎症、潰瘍)が原因とされている。
  - ★照射中は、20Gyくらいより咽頭粘膜・食道粘膜の炎症が起こり、つかえ感や嚥下時痛が出現する。
  - ★治療後半になるにつれて症状が強くなり、鎮痛薬を必要とする場合もある。
- 照射後3か月以降に出現する難治性の晩期有害事象がある。
  - ★唾液腺障害などで唾液が減少すると、口腔での食物の噛み砕きが困難となり、食塊の送り込みの低下が生じる。
  - ★咽頭粘膜の萎縮、食道の狭窄、嚥下機能に関連する筋肉や皮膚の拘縮や、舌根部の動きの低下なども通過障害や誤嚥を引き起こす原因となる。

【リスク因子】
- 咽頭・食道を含む範囲への放射線照射

標準的ケア

> Point
> - 嚥下の「どの段階(咽頭か食道か)」が障害されているのかを把握して対応する。
> - 積極的に疼痛緩和を図ること、誤嚥防止のための食形態の工夫が必須となる。

【アセスメント】
- 摂食時の状況(つかえ感、痛み、むせの有無など)、栄養状態、感染の有無を確認する。
- 舌の動きや食物の飲み込みの状態、開口障害の程度をアセスメントする。
- 頸部の皮膚炎や筋肉の状態も確認する(皮膚の痛みによりしっかり嚥下できない)。

【治療とケア】

■予防
- 照射前から食物はしっかり噛んでから飲み込む習慣をつけておく。

■症状出現時の対応
- 【治療とケアのポイント】P.131【具体的ケア】P.133 に準じる。

(藤本美生)

あわせて知りたい！
嚥下障害への対処の工夫

■ 具体的ケア

食事の工夫 栄養管理へ の支援	●水分を多く含み、かつ刺激の少ない食品を選択する ●食品はよく噛んでから嚥下する ●唾液分泌減少による口腔乾燥がある場合：常時口腔中を湿らせておき、食事摂取時にも水分を多く含む食物（粥など）を摂取できるよう工夫する ●粘膜の痛みがある場合：嚥下機能を維持するためにゼリーやプリンなどのどごしのよいものを数回に分けて摂取する。 ●食物のとおりをよくするために、食前にアルギン酸ナトリウム（アルロイドG）を使用する ●嚥下障害が長期間持続する場合には、経管栄養について検討する（機会を逃さないようタイミングに配慮する） ●薬の内服時、カプセルや錠剤は咽頭や食道の通過に支障がある場合もあるため、服薬ゼリーなどを用いて服用できる形態（散剤など）に変更する
疼痛緩和	●アセトアミノフェン、NSAIDs、オピオイドを適切に使用し、症状緩和を図る ●食事摂取時、食物が通過する際の刺激による痛みを緩和するため、食前にレスキューとして鎮痛薬を使用することも検討する
誤嚥防止	●水分を含んだ食物にトロミをつけるなど工夫する ●咽頭痛が改善し、食事再開する際には嚥下訓練を経て行う ●1回の摂取量が多いと誤嚥を起こしやすいので、少量ずつ口に含む
晩期有害事象	●食事について上記のように工夫する ●特に、治療後数年経過しても粘膜は傷つきやすいものとして認識し、硬い食物やアルコール、熱いものなどの刺激を避け、いたわりながら食事摂取するよう努める ●食物とゼリーや水分を交互に摂取し、食道内に残っている食物を胃の中に送り込むよう交互嚥下（下図）を取り入れる ●嚥下リハビリテーション、咳嗽訓練を取り入れる ●食道狭窄がある場合には拡張を目的として食道ブジーなどが実施されることもある

図　交互嚥下

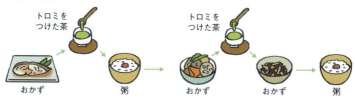

食物と水分を交互に摂取することで、食物の送りこみを補助する

（藤本美生）

胸部 がん患者にみられる「呼吸器」の症状

「呼吸器の症状」は、さまざまながん種によって生じる

■ 呼吸にかかわる部位

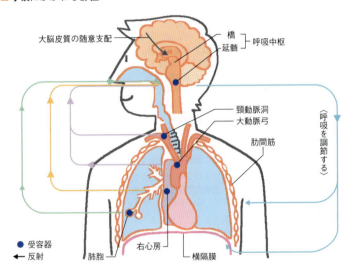

- 呼吸の調整は、延髄を中心とする脳幹部の呼吸中枢で行われる。
  ★外的刺激が、感覚受容器（化学受容器や機械受容器）から求心性神経路を通り、呼吸中枢に入力され、肺や呼吸筋への運動指令が出力され、不随意的に呼吸が調整される（自律的調節系）。
- 呼吸調節がうまく行えず、強い呼吸困難が生じると、代償的にさらに「吸う努力」を行って過呼吸を生じる。しかし、この状態では、有効な換気を保てない。
- 自律神経の過活動に伴い、交感神経優位になると、呼吸数の増加と同時に、脈拍増加、発汗、食欲の変化、不眠、緊張などの生理的反応が出現する。

呼吸器症状のなかで最も危険なのは「気道閉塞」である

■上気道と下気道

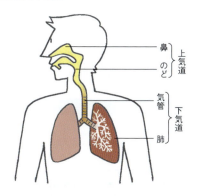

- 上気道閉塞：喘鳴に加えて呼吸促迫を伴う場合は上気道や気管の閉塞による窒息の可能性があるため、迅速な評価と治療的介入が必要である。
- 下気道閉塞：亜急性の経過をたどる。気管支喘息や慢性閉塞性肺疾（COPD）と誤診され、適切な治療が遅れることがある。

「努力呼吸のサイン」を見落とさないように注意する

■努力呼吸のサイン

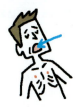

陥没呼吸
- 吸気時に鎖骨上窩・胸骨上窩・肋間が陥没

咽頭隆起の下方牽引
- 甲状軟骨が過剰に牽引される
- 痰による気道の閉塞や狭窄で気道抵抗が高くなり、十分な呼吸運動が行えないため、呼吸補助筋を動員して呼吸運動を行うようになる

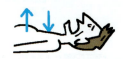

シーソー呼吸
- 上気道閉塞や吸気時の横隔膜運動が激しいときに発生
- 吸気時に胸郭の前後径が小さいときに、腹部が膨隆する
- 呼気時はこの逆になる

呼吸器症状をみたら「緊急対応の必要性」を考慮する

■呼吸器症状が出現しうる oncologic emergency の病態

心血管系	ショック、心タンポナーデ
呼吸器系	気道狭窄、大量喀血、大量胸水
神経系	頭蓋内圧亢進
治療関連	発熱性好中球減少、インフュージョンリアクション、血栓症、アナフィラキシー

胸部 / 呼吸器の症状

呼吸困難・息切れ

oncologic emergency の可能性
がん 手術 化学 放射 支持

定義 **呼吸困難**は「呼吸が不快」という主観的な感覚。複数の感覚からなり、強度は問わない。呼吸不全は PaO₂≦60Torr の低酸素状態を指し、呼吸困難と相関しないケースもある。**息切れ**は、身体の呼吸への要求と呼吸機能の乖離によって感じる不快感。

アセスメントスケール 強度の評価：NRS（数値的評価尺度）、VAS（視覚アナログ尺度）、修正ボルグスケールなど／質の評価：CDS（がん患者の呼吸困難調査票）など
息切れの評価：フレッチャー・ヒュー・ジョーンズ分類、日本版MRC息切れスケール

特徴

【特に注意が必要なもの】

危険！緊急対応が必要	がん 気道閉塞・狭窄 大量悪性胸水、心嚢水貯留による心タンポナーデ 緊張性気胸（がんによる続発性の気胸） 意識障害、喉頭浮腫などを伴う重度の上大静脈症候群 がん 手術 肺塞栓症（血栓やがんによる肺動脈の閉塞）
注意！重点的に対応	がん がん性リンパ管症 がん 手術 化学 放射 肺炎、間質性肺炎 他 精神的・心理的な刺激
配慮！慎重に対応	がん 貧血、発熱、倦怠感（がんの進行） がん 支持 呼吸回数の減少（高位脊髄麻痺、脳転移、オピオイド過量） 化学 放射 他 心筋障害・慢性心不全

【主な原因】

がん（腫瘍）によるもの

- 頻発 ●原発性・転移性肺がんの増大　●腹水や便秘などによる横隔膜の挙上
- 頻発 ●がん性リンパ管症（リンパ管経由の肺への播種）
- 頻発 ●肺炎　●気胸（がんによる続発性の気胸）
- 頻発 ●上大静脈症候群（上大静脈の閉塞・狭窄に伴う上半身のうっ血）P.462
- 頻発 ●がんの進行に伴う悪液質、発熱、貧血、倦怠感、痛みの随伴症状
- 頻発 ●悪性胸水・心嚢水（心膜浸潤）　●気道閉塞・狭窄
- ●高位脊髄麻痺や脳転移による呼吸筋麻痺

手術療法によるもの

- ●手術による肺容積の減少

化学療法によるもの

- ●心毒性（心筋障害・心不全・肺線維症）　●骨髄抑制（貧血・感染）

放射線療法によるもの

- ●放射線肺臓炎（放射線療法後、間質に起きる肺炎）

支持療法によるもの

- ●薬剤の副作用

その他の要因によるもの

- 頻発 精神的・心理的な刺激：パニック発作、不安、恐怖

【症状出現時期のめやす】

	診断期	積極的治療期	緩和治療中心期
がん（腫瘍） P.138	呼吸器系のがん、肺転移、気管周辺の転移がある場合は早期から出現しやすい 一般にがんの進行に伴い、不可逆的・難治性となりやすい		
手術療法		術式、術後肺機能、気道感染の有無などの影響で出現	
化学療法		投薬中のいつでも出現しうる	
放射線療法 P.141		多くは治療終了後1〜6か月に出現	
支持療法 P.142		薬剤の副作用として出現	

【出現しやすい状況】

- 急速に病状が進行する時期、終末期の全身状態が悪いとき、複数の症状出現時
- より侵襲的な治療を行う場合
- 他者（家族・医療者）とのコミュニケーション不全、バッドニュースの後

アセスメントとケアのポイント

【観察のポイント】

- 安静時だけでなく、労作時・労作後の呼吸状態の観察を行う。
- 経過は急性か、慢性かを確認する（急性の場合は要注意）。
- 呼吸不全（低酸素血症）を伴うかを確認する。
- 呼吸困難の質（どんな）、量（どれくらい）、心理的・社会的な側面、生活への影響を確認する。原因となる画像診断（肺炎や胸水など）、血液検査（貧血、感染徴候など）を併せて確認する。

【アセスメントのポイント】

- 呼吸不全を伴う呼吸困難であれば、原因となる病態をできる限り明らかにする。
- 呼吸困難と他の症状の相関関係をアセスメントし、優先的に取り組む課題を明確にする。

  ★不安、不眠、疼痛は呼吸困難を増強させる強い因子となる。

- 終末期では、安静時の呼吸困難出現後、週単位で状態が悪化することが多い。

【治療とケアのポイント】

- 呼吸困難改善の目標設定を明確にする。

  ★呼吸困難は、介入による劇的な改善がみられにくい症状である。小さな変化を感じられるように、多段階的に目標を設定する。

- 治療可能な原因による呼吸困難に対しては、まず治療を優先する。
- 低酸素血症を伴う場合には、酸素投与を実施する。
- 看護ケアや患者指導は、常に重要な役割を果たす。

（髙尾鮎美）

がん（腫瘍）による呼吸困難・息切れ

参考ガイドライン がん患者の呼吸器症状の緩和に関するガイドライン（日本緩和医療学会）

おさえておきたい基礎知識

【発生機序】
- がん病変により、呼吸の調整をつかさどる機能のどこかに支障が出ると生じる。
  - ★呼吸の調整は、延髄を中心とする脳幹部の呼吸中枢で行われる。
  - ★外的刺激が、感覚受容器（化学受容器や機械受容器）から求心性神経路をとおって呼吸中枢に入力され、肺や呼吸筋への運動指令が出力されると、不随意的に呼吸が調整される。

【リスク因子】
- 高悪性度で進行が速いがん（小細胞肺がんなど）、多発肺病変・気道付近の病変
- 気道分泌物が多い、喫煙歴がある、もともとの呼吸機能が悪い

標準的ケア

> **Point**
> - アセスメントを行う際は、呼吸困難は主観的な症状であることを忘れてはならない。
> - 可能であれば原因病態の改善を試み、薬物療法・非薬物療法を並行して実施する。

【アセスメント】
- 身体的変化があることが多いため、まず呼吸不全の有無を評価する。
- 呼吸困難の強さや現れ方には個人差が大きく、身体・心理・社会・スピリチュアルな反応に結びつくため、多面的な視点で呼吸困難をとらえる 。
- 呼吸困難を増強・軽減する因子を把握する。
  - ★増強因子となりうるもの：疼痛による体位制限、不眠、不安、孤独、排便困難など
  - ★軽減因子となりうるもの：親しい人の存在、安心、気分転換、リラクセーションなど

【治療とケア】

■予防
- 呼吸困難出現の早期に、効果的な呼吸法を習得しておくと、重篤化を防ぎやすい。
- 薬物療法の効果を高めるための情報提供を行う。

■症状出現時の対応
- 原因病態が治療可能な場合は、最優先で実施する（下表）。

- 気道狭窄：放射線療法、レーザー治療、ステント留置、コルチコステロイド
- がん性リンパ管症：化学療法、ホルモン療法、コルチコステロイド
- 胸水・心囊水：ドレナージ、胸膜癒着術
- 放射線肺臓炎：コルチコステロイド
- 感染症：抗菌薬、理学療法
- 心不全：利尿薬、強心薬
- 気管支攣縮：気管支拡張薬、コルチコステロイド
- 肺内多発転移：予後や全身状態により集学的治療を検討

- 病態に応じて、オピオイドやコルチコステロイドなどによる薬物療法を行う(下表)。

オピオイド		
モルヒネ	処方	モルヒネがすでに鎮痛目的で処方されている場合 ● 呼吸困難時、レスキューを使用。効果があればレスキューぶんの上乗せ、もしくは10～20%増量を検討 モルヒネが使用されていない場合 ● 頓服でモルヒネ速放剤を使用。効果があれば1日量もしくは少量からモルヒネ徐放剤開始
	特徴	● モルヒネが、呼吸不全そのものを改善するわけではない ● 疼痛に対して使用するときより少量で効果がある ● 呼吸抑制のモニタリングを行う ● 便秘・悪心への対策を十分にとる
オキシコドン	処方	オキシコドンがすでに処方されている場合 ● 呼吸困難時、レスキューを使用。効果があればレスキューぶんの上乗せ、効果がない場合はモルヒネのレスキューを検討 ★呼吸困難時のレスキューのみモルヒネに変更する方法と、ベースラインもモルヒネに変更する方法がある
	特徴	● モルヒネ使用が困難な場合などに使用する ● 副作用のモニタリングはモルヒネ同様に重要 ★呼吸困難が理由でのモルヒネとオキシコドンのスイッチングに適切な換算比は示されていないため、個別に調節
コルチコステロイド		
ベタメタゾン デキサメタゾン	処方	● 漸減法(一般的):比較的大量使用して効果を評価した後、徐々に維持量に減量 ● 漸増法:少量から開始し徐々に増量
	特徴	● 抗炎症作用・がん周囲の浮腫軽減目的での使用が多い ● がん性リンパ管症、上大静脈症候群などに有効
抗不安薬		
ジアゼパム アルプラゾラム など	処方	● モルヒネとの併用で上乗せ効果あり ● 頓服、定期処方どちらも選択できる
	特徴	● 不安を緩和することで呼吸困難の閾値を上げ、呼吸筋をリラックスさせる ● 眠気、呼吸抑制(モルヒネとの併用時)に注意が必要

- 低酸素血症のある場合には酸素療法が推奨される。

  ★低酸素血症がない場合でも、酸素吸入によって呼吸困難が改善する場合は、慎重に実施を検討する。その際には、CO_2ナルコーシスに注意する。

  ★全例に適応になる訳ではないが、酸素濃度を保ちながら鼻カニュラで高流量(最大60L/分)酸素を投与でき、会話や食事が可能な高流量鼻カニュラ酸素療法(ハイフローセラピー)は、忍容性が高い。

- 終末期の呼吸困難への対応では、状況に応じて鎮静の検討が必要な場合もある。

  ★治療抵抗性の耐えがたい苦痛があり、予後の見とおしが2〜3週間以内で、患者・家族の意思が確認された場合には、症状緩和のための間欠的・持続的鎮静を行う。

- 呼吸法、心地よさへの援助など、非薬物療法も並行して実施する(下表)。

呼吸法の習得	● 口すぼめ呼吸:気道内圧を上昇させ、呼吸回数を減少させることを目的に行う ● 腹式呼吸:1回換気量を増加させることを目的に行う ● パニック時は「吸う」ことを一生懸命に行いがちだが、「吐く」ことを意識して練習しておくと効果的である
心地よさへの援助	● 扇風機を用いた顔面への送風は、簡便かつ非侵襲的で、爽快感につながり、呼吸困難の改善が期待できる。室温も比較的低めに設定し、空気の流れを意識する ● 足浴、マッサージなど心地よさの提供は不安の軽減、呼吸筋の緊張緩和、不眠の解消などが期待される ● 枕やクッションを用い、体を預けられるような工夫、安楽な体位を検討する
生活における注意点	● 呼吸に合わせて動作をゆっくり行うように指導する ● 息を止める動作(ペットボトルの開封や下の物を拾うなど)を避ける ● 入浴や労作時には酸素投与・増量を検討する ● 生活で使用するものは手元に置くなど、環境を整える ● やわらかく飲み込みやすい食事を少量ずつ分割して摂取し、食動作の負担を避ける ● 緩下薬を使用し、便秘による怒責を避ける ●「呼吸困難があっても、これだけは譲れない」という価値や信念、優先的に行いたいことを患者に確認する
不安・無価値感などへの介入	● 患者の呼吸困難についての思いを傾聴する ● 苦しいときは、背中をさする。孤独にしない。ゆっくりと声をかける ● 家族や親しい人はそばにいられるように調整する ● 不安に感じるときこそ、ゆっくりとした深い呼吸を心がける

エキスパートのアドバイス:患者指導のポイント

- 呼吸困難に対する「認知」にはたらきかけることが重要である。
- 患者は、苦しくなる前に全てを終わらせようとして、入浴・食事を続けて短時間に済ませるなど、効果的でない対処法を取っていることも多い。
- 症状が非常に強い時期にこれらの認知を修正することは困難となるため、症状出現の早期からかかわることが重要である。

(髙尾鮎美)

放射線療法 による呼吸困難・息切れ

参考ガイドライン がん患者の呼吸器症状の緩和に関するガイドライン(日本緩和医療学会)

おさえておきたい基礎知識

【発生機序】
- 肺・食道・乳腺などへの照射による放射線肺臓炎が原因となる。
  - ★肺は放射線感受性が高い。気管支の支配区域とは無関係の、照射野に一致したすりガラス陰影が特徴である。
- 放射線宿酔・倦怠感や消化管への照射による栄養障害も原因となりうる。

【リスク因子】
- 胸部照射(肺、食道、乳腺、胸骨など)、広範囲照射、化学療法との併用
- 喫煙歴がある、もともとの呼吸状態が悪い、糖尿病・膠原病の既往

標準的ケア

> **Point**
> - 放射線肺臓炎の発症を予測することは困難であり、早期発見、早期治療が重要である。
> - 胸部X線所見を含め、注意深くアセスメントすることが重要である。

【アセスメント】
- 放射線療法終了後、労作時の呼吸困難・息切れが進行し、乾性咳嗽・微熱を伴う場合は放射線肺臓炎を疑う。
- 放射線宿酔による呼吸困難・息切れの場合、日内変動(照射後が強く、休息により改善する)や週内変動(連日の照射で週末にかけて強くなる)が認められることが多い。

【治療とケア】

■予防
- 禁煙指導を行う。
- 治療スケジュール調整を行い、連日の照射による疲労を最小限にする。
  - ★放射線療法を生活の一部として組み込んだスケジュールへと調整する。

■症状出現時の対応
- 根治療法はなく、対症療法としてコルチコステロイドが用いられる。
- 低酸素血症がある場合には酸素投与を行う。
- 急性増悪を予防するために、生活指導、感染予防が重要となる。
- 食べやすく栄養価の高いものを可能なタイミングで食べられるように支援する。
  - ★嚥下痛があるときは、食前の鎮痛薬の使用を検討し、刺激物や硬いもの、熱いものは避ける。
  - ★放射線宿酔や嚥下痛に対して水分摂取を励行する。

(髙尾鮎美)

支持療法 による呼吸困難・息切れ

参考ガイドライン　がん患者の呼吸器症状の緩和に関するガイドライン（日本緩和医療学会）

おさえておきたい基礎知識

【発生機序】

- オピオイド過量となると、二酸化炭素に対する呼吸中枢の反応が低下し、呼吸回数の減少から換気不十分となることで、呼吸困難が生じうる。
  - ★通常、呼吸抑制時には意識も低下するため、オピオイド過量によって呼吸困難を感じることは少ない。
  - ★オピオイドは血中に移行した後、中枢神経に存在するオピオイド受容体に作用する。

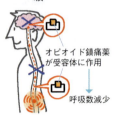

図　オピオイドと呼吸

オピオイド鎮痛薬が受容体に作用

呼吸数減少

- モルヒネの場合は、腎機能低下によるM6Gの蓄積が原因となることがある。
- 便秘（薬剤の副作用）による横隔膜挙上や、排便時の怒責でも呼吸困難が生じる。

【リスク因子】

- 全身状態不良。特に、腎機能・肝機能の悪化（蓄積毒性が出現する）
- 短期間でのオピオイド用量変更、オピオイドと抗不安薬の併用
- 喫煙歴がある、もともとの呼吸状態が悪い

標準的ケア

> Point
> - 「呼吸困難はオピオイドのせい」と決めつけてはいけない。
> - 抗がん治療（手術療法、放射線療法、化学療法など）が劇的に奏効すると、痛みが急速に緩和され、相対的なオピオイド過量状態となることがある。
> - 便秘が原因にもなるので、患者の全身状態をしっかりアセスメントする必要がある。

【アセスメント】

- 呼吸抑制の前駆症状として眠気がある。オピオイド開始、増量の直後に強い眠気が出現し、縮瞳を伴う場合にはオピオイド過量を疑う。
- 患者自身が呼吸数減少を自覚することは難しいため、日ごろから呼吸数をこまめに観察する。
- 治療によってがんが縮小すると、急激に痛みが緩和され、相対的にオピオイド過量状態となることがある。
  - ★原疾患の治療状況と全身状態をしっかり把握することが重要である。
  - ★抗がん治療を行っているときは、副作用だけでなく、治療効果による影響もあることを知っておく。
- すべての原因がオピオイドとは限らないため、安易な減量ではなく、原因を探索する。

【治療とケア】

■予防
- オピオイド開始時には緩下薬を使用し、排便状況をモニタリングする。
  - ★オピオイドによる便秘は、耐性がつかない。
- オピオイドの用量は、できるだけ急激な変更を避け、患者状態に応じてこまめに調整する。

■症状出現時の対応
- 酸素投与、患者の覚醒と呼吸を促す。
- 呼吸数が減少しているにもかかわらず、疼痛や呼吸困難が改善されない場合は、オピオイドの効果がない可能性がある。オピオイド減量・中止、重篤な場合には、オピオイド拮抗薬であるナロキソンを使用し、他の苦痛緩和の方法を検討する。
  - ★呼吸抑制が生じても、あわてずに対応できるよう、対策を検討しておく。
- オピオイド使用中は、便の性状を常にやわらかい状態に保つ。

エキスパートのアドバイス:「呼吸困難」と「息切れ」の関係

- 息切れは複数の感覚からなる主観的な感覚で、強度もさまざまである。
- 英語では、SOB(shortness of breath)、breathlessnessと表現され、dyspnea(呼吸困難)と同義で扱われる。
- 呼吸困難・息切れは、多面的にとらえることが大切である。

身体的側面
心拍数や呼吸数の上昇
食欲、睡眠、活動性の変化
筋緊張など

心理的側面
このまま死んでしまうのではないか
誰にもわかってもらえない
怒り、不安、パニックなど

社会的側面
コミュニケーションの減少
家族関係の変化
役割の変更など

スピリチュアルな側面
無力感
自分には何もできない
自分らしさの喪失など

※健康な人が運動によって息が切れても、怒り、不安、パニックの原因にはならないが、がん患者の場合には、身体・心理・社会・スピリチュアルな反応に結びつく

(髙尾鮎美)

胸部　呼吸器の症状

過呼吸

oncologic emergency の可能性
がん　化学　放射

定義 過呼吸とは換気量の増加をきたす異常呼吸の一種である。呼吸性アルカローシスを生じ、循環器系、消化器系、筋・神経系の症状および精神症状など、心身両面にわたる多彩な症状を呈する。

アセスメントスケール なし

特徴

【特に注意が必要なもの】

危険！ 緊急対応が必要	がん　他　心肺疾患の合併 ★気道狭窄、間質性肺炎、肺塞栓、敗血症による ARDS、気管支喘息、糖尿病性ケトアシドーシス、不整脈、心筋梗塞、ギランバレー症候群など
注意！ 重点的に対応	がん　他　緊張を伴う精神的・心理的な刺激によるパニック発作、不安、恐怖 化学　放射　治療に伴う苦痛
配慮！ 慎重に対応	化学　過去の治療による苦痛体験への不安 放射　特殊な治療環境、呼吸同調の練習

【主な原因】

がん(腫瘍)によるもの

頻発
- 強い苦痛(疼痛、呼吸困難など)の体験
- がんの浸潤による気道狭窄・頸部閉塞感
- 脳腫瘍、脳転移による中枢神経障害

化学療法によるもの
- 化学療法薬による悪心・嘔吐のエピソード、治療に対する不安や恐怖

放射線療法によるもの
- 治療中の疼痛(アプリケーターや小線源挿入や照射台への移動)
- 特殊な治療環境
- 呼吸制御が必要な治療

その他の要因によるもの

頻発
- 精神的・心理的な刺激(パニック発作、不安、恐怖など)
- 脳神経疾患、中枢神経系病変(感染など)
- 心疾患(不整脈・心筋梗塞など)
- 内分泌異常(糖尿病、尿毒症など)
  ★内分泌異常による異常呼吸としての過呼吸は、代謝性アシドーシスに対する呼吸性代償で生じる。
- 敗血症、気管支喘息、肺塞栓など

【出現しやすい状況】
- 侵襲的治療の前後、強い苦痛(疼痛、呼吸困難など)体験後
- 他者(家族や医療者)とのコミュニケーション不全、バッドニュースの後

【症状出現時期のめやす】

> がんの直接浸潤に限らず、何らかの心肺疾患を併発し、強い呼吸困難から頻呼吸・過呼吸となっているときは、oncologic emergencyとして対応

	診断期	積極的治療期	緩和治療中心期
がん(腫瘍) P.140		終末期に近づき、治療抵抗性の苦痛(疼痛、呼吸困難など)が増大した場合に生じやすい	
化学療法		高度・中等度催吐性薬剤の投与後数日以内の悪心・嘔吐、治療への強い不安があるときに出現	
放射線療法		初回治療開始前、治療による強い苦痛を体験した後に生じやすい	

アセスメントとケアのポイント

【観察のポイント】

- フィジカルアセスメント:器質的要因による呼吸異常でないか確認する。
  - ★確認事項:低酸素血症・浮腫の有無、呼吸数、意識レベル、チアノーゼ、呼吸パターン、呼吸補助筋(胸鎖乳突筋、斜角筋、大胸筋、腹直筋など)使用・頸静脈怒張の有無、体位、気道分泌物の性状
- 過換気症候群(情緒的不安による過呼吸)でないか確認する。
  - ★自覚症状:息苦しい、呼吸が速い、胸が痛い、めまいや動悸、頭痛や意識の混濁など
- テタニー症状(呼吸性アルカローシスの徴候)が出ていないか確認する。
  - ★症状:筋けいれん、硬直症状、トルソー徴候(前腕をマンシェットで阻血するといわゆる"助産師の手"肢位になるもの)、クボステック徴候(耳の前や顎の関節を叩くと唇が上方に上がるもの)など

【アセスメントのポイント】

- 過換気症候群は基本的に器質的要因(主に循環器・呼吸器疾患)を除外した鑑別診断となる。がん患者のパニック発作に伴う過呼吸は、情緒不安だけが原因ではなく、器質的要因も伴うことが多い。
  - ★過換気症候群は「低酸素血症を伴わない」のが特徴だが、がん患者の場合は典型的ではない。

図　がん患者の過呼吸

器質的要因による過呼吸　　情緒不安による過換気症候群

精神的・身体的要因から生じるパニック発作で過呼吸を伴うもの

★急速進行例はoncologic emergencyを疑う

- 過換気症候群の既往歴の有無、家族・医療者との関係が良好かを確認する。
  - ★不安が高まりやすい性格傾向の場合、他者の発言・態度がパニック発作を誘発する可能性がある。

【治療とケアのポイント】

- 過呼吸の原因、重症度や患者へもたらす影響を、総合的に評価する。
- 器質的要因がある場合は、原因となる病態の治療を優先する。
- パニック発作による過呼吸であれば、身体症状の緩和、安心感をもてるかかわり、呼吸法の指導が重要となる。
- 治療環境や侵襲的治療による苦痛が強い場合は、環境調整、十分な説明と症状緩和の保証が必要になる。

(髙尾鮎美)

がん（腫瘍）による過呼吸

参考ガイドライン なし

おさえておきたい基礎知識

【発生機序】
- 呼吸の調節は、延髄を中心とする脳幹部の呼吸中枢で行われる。呼吸調節がうまく行えず、強い呼吸困難が生じると、代償的にさらに吸う努力を行って過呼吸となる（しかし有効な換気を保てない）。
  - ★呼吸の調節（自律的調節系）：外的刺激が、感覚受容器（化学受容器や機械受容器）→求心性神経路→呼吸中枢と入力され、肺や呼吸筋への運動指令が出力されると、不随意的に呼吸が調節される。
  - ★自律神経の過活動（交感神経優位）となると、脈拍増加、発汗、食欲変化、不眠、緊張なども生じる。

【リスク因子】
- がんの浸潤による気道狭窄や頸部閉塞感があるとき
- パニック障害、うつ病、不安障害の既往

標準的ケア

- 過呼吸をみたら常にoncologic emergencyを疑って観察することが重要である。
- パニック障害であれば、死に至る症状ではないことを伝え、発作時の対処法を指導する。

【アセスメント】
- まず、呼吸不全とoncologic emergencyをフィジカルアセスメントで鑑別する。
  - ★がん患者の場合、過呼吸が精神的要因だけではなく、何らかの身体的変化が生じていることがある。
- パニック発作を誘発する身体症状、緊張を伴う状況がないか確認する。
  - ★身体症状：がんに伴う疼痛、呼吸困難など
  - ★状況：バッドニュースを聞いた後、入院環境の変化、侵襲的治療への恐怖、死の恐怖など
- パニック発作による過呼吸であれば、強度、程度、持続時間（反復回数）、誘発因子、生活全般への影響を把握する。

【治療とケア】

■予防
- できるだけ緊張を伴う状況を避ける。
  - ★バッドニュースの伝達時は重要他者が同席する、侵襲的治療前には十分な説明を行うなど配慮する。
- 身体症状の緩和を十分に行う。

■症状出現時の対応
- 低酸素血症を伴う場合には酸素療法が推奨される。
  - ★低酸素血症がない場合でも、酸素吸入により呼吸困難が改善する場合は適応を検討する。その際は、効果と有害事象を評価し、漫然と投与を継続しない。

- 器質的要因による過呼吸の場合、原因病態への治療が優先される。
  - ★特に、がんの浸潤による気道狭窄や上大静脈症候群、気管支けいれんなどによる頸部閉塞感や喉がつまる感覚は、過呼吸を引き起こしやすく、緊急対応を要する(下表)。

がんによる気道狭窄	放射線療法、レーザー治療、ステント留置、コルチコステロイド
分泌物による気道狭窄	吸引、ネブライザー、体位ドレナージ
上大静脈症候群	化学療法、放射線療法、コルチコステロイド、ステント留置
気管支攣縮	気管支拡張薬、コルチコステロイド

- パニック発作による過呼吸の場合、セロトニン選択的再取り込み阻害薬(SSRI)、三環系抗うつ薬(TCA)、ベンゾジアゼピン系薬などによる薬物療法が行われる。
  - ★SSRIやTCAは、効果発現までに数週間を要するが、副作用は早期から出現する。そのため、苦痛が強い場合やすみやかな症状緩和が必要な場合は、即効性のあるベンゾジアゼピンが用いられる。
  - ★疼痛や呼吸困難による過呼吸であれば、レスキューをすみやかに使用し、苦痛緩和を図る。
- 薬物療法と並行して非薬物療法も実施する(下表)。

症状発現時の対応	●過呼吸が生じている原因を正しく伝え、パニック発作が起きている場合には死に至る状態とは異なることを伝える ●患者が安心できるよう静かな環境を保ち、混乱するような刺激(騒音や照明など)を減らす ●話しかけるときは、ゆっくりとした落ち着いた口調で、一文を短く、簡潔にする ●ゆっくりと呼吸するように指示する
状態が落ち着いてからの対応	●胸が圧迫される感覚、不安が押し寄せる、ふるえが生じる、息苦しい、冷汗などは、過呼吸発作の前兆である。 ●過呼吸発作の前兆を感じたら、意識的に呼吸を調節し、発作を生じないために呼吸法トレーニングを行う。その際は、患者の肩や大腿に手を置き、「ゆっくり息を吐くこと」を意識してもらう ●少し状態が落ち着いた時点で足浴、マッサージなど心地よさを提供し、不安の軽減、呼吸筋の緊張緩和を図る ●認知行動療法(認知にはたらきかけて情緒や行動の変化を促す方法)が有効なことがある。自分の感情に注意を向け、不安や恐怖を言葉で表現したり、建設的に対処できたりするようにかかわる

エキスパートのアドバイス：放射線療法による過呼吸

- きわめてまれではあるが、過呼吸は、放射線療法によっても起こりうる。
- 放射線療法に対する不安(特殊な環境に隔離されること、被曝など)や疼痛(治療台への移動時、治療中など)によるパニック発作、定位放射線療法時の呼吸制御(病変の呼吸性移動による有害事象増強を防ぐために行う腹部圧迫や意図的な呼吸停止)などが、過呼吸の原因となる。
- 治療への不安が強い患者には抗不安薬投与(即効性で半減期の短いものを選択)、疼痛が強い患者には移動前・痛みを伴う処置(腔内照射のアプリケーター挿入、小線源の組織内挿入など)実施前の鎮痛薬投与などを行う。
- 呼吸機能悪化や呼吸制御に伴う低酸素血症の場合は、治療中の酸素投与を検討してもよい。
- 事前のオリエンテーションをていねいに行うなど治療前からの不安軽減に努め、治療中は安楽な体位保持・羞恥心への配慮・過緊張緩和(リラクセーション、声かけ)などを行う。

(髙尾鮎美)

胸部　呼吸器の症状

喘鳴

///oncologic emergency の可能性
がん　手術　化学　放射

定義 喘鳴とは気道のいずれかの部分に不完全閉塞があることによって起こる、呼吸時の「ゼイゼイ」または「ヒューヒュー」という雑音のことをいう。
閉塞場所により、上気道閉塞と下気道閉塞、機序により、気道そのものの狭窄と分泌物の貯留に分けられる。上気道閉塞では窒息のリスク、下気道閉塞では喘息・COPDと誤診されるリスクがある。

アセスメントスケール Backらの4段階評価

特徴

【特に注意が必要なもの】

危険！ 緊急対応が必要	がん　手術　化学　放射　重度の気道狭窄 ★がんによる気道の圧迫、上大静脈症候群、アナフィラキシーショック、喉頭浮腫 化学　うっ血性心不全
注意！ 重点的に対応	がん　放射　軽〜中等度の気道狭窄 がん　がん性リンパ管症 他　併存疾患の増悪（COPD）
配慮！ 慎重に対応	がん　死前喘鳴

【主な原因】

がん（腫瘍）によるもの
- 上大静脈症候群による気道のうっ血に伴う狭窄
- **頻発** 衰弱による気道分泌物の嚥下・喀出困難（死前喘鳴）
- 気道の圧排　●がん性リンパ管症

手術療法によるもの
- 手術侵襲（麻酔による意識低下、気管挿管など）による分泌物の貯留・増加

化学療法によるもの
- うっ血性心不全（心毒性、腎不全回避目的の大量輸液による）
- アナフィラキシーショック

放射線療法によるもの
- 喉頭浮腫
- 放射線肺臓炎の重篤化

その他の要因によるもの
- **頻発** 併存疾患（COPD、心不全）の増悪や呼吸器・循環器症状を伴う病態の合併

【症状出現時期のめやす】

	診断期	積極的治療期	緩和治療中心期
がん（腫瘍） P.150		発症・転移部位（肺・気管支など）によって出現	
手術療法		手術侵襲による分泌物の貯留・増加により出現	
化学療法 P.151		抗がん薬の心毒性、大量輸液などにより出現	
放射線療法 P.152		放射線肺臓炎は、治療後1〜2か月に多いが、半年以上後に発症することもある	

【出現しやすい状況】
- 化学放射線療法、終末期

アセスメントとケアのポイント

【観察のポイント】
- まず、酸素飽和度が十分か、気道が確保されているかを評価する。
- 主要気道閉塞（MAO）を疑ったら、喘鳴に加え、頻脈・頻呼吸・奇異呼吸などから緊急度と重症度を評価する。

【アセスメントのポイント】
- まずは「主要気道閉塞かどうか」を迅速に評価する。
  - ★可逆的な原因（喀痰貯留、気道ステントの閉塞など）も考えられるため、迅速な評価が必要である。
  - ★間違えられやすい病態（気管支喘息、COPD、肺炎など）の可能性を除外する。
  - ★喘鳴に対して気管支拡張薬の反応が乏しい場合、MAOの可能性が高い。
- 気道分泌過多による死前喘鳴では、考えられる病態への原因治療とケアを行いながら、その効果を注意深く観察し評価することが大切である。
  - ★死前喘鳴は以下の2タイプに分けられるが、臨床で明確に区別することは困難である。

1型（真性）	●死期が迫り、意識レベル低下に伴う嚥下反射の抑制によって唾液が咽頭部に蓄積するもの ●狭義の死前喘鳴（不可逆的）
2型（偽性）	●感染症・がん・体液貯留・誤嚥などによって産生された気道分泌物が、衰弱によって有効に喀出されず、気道内に蓄積するもの ●意識が清明〜軽度低下にとどまることも多く、必ずしも死期が迫っていることを意味しない

【治療とケアのポイント】
- 緊急性が高い場合はすみやかに医師に報告し、指示を確認する。
- 呼吸困難感を伴う場合は特に、患者・家族の不安が増強する。安心感を得られるよう、実施している処置やケアの説明・声かけを行う。
- 喘鳴や呼吸困難の増強・緩和要因を、患者の訴えや観察から同定し、環境や食事、睡眠などの生活の工夫点を考える P.153 。

（岸野 恵）

がん（腫瘍）による喘鳴

参考ガイドライン がん患者の呼吸器症状の緩和に関するガイドライン（日本緩和医療学会）

おさえておきたい基礎知識

【発生機序】
- 主要気道閉塞（MAO）
  - ★進行がんでは気道のがんによる狭窄・がんによる外部からの圧排、原疾患としては肺がんが多い。
- 気道分泌物過多
  - ★感染症やがん、体液貯留、誤嚥などによって気道分泌物が過剰に産生される。
  - ★気管支漏の発生機序は不明だが、気管支上皮におけるイオントランスポート機能の異常、気管支上皮における透過性の亢進、気道内陰圧による移動、気道分泌腺の過分泌などが考えられている。

【リスク因子】
- 肺・気管・気管支・胸膜の病変、体液貯留傾向

標準的ケア

- 緊急対応が必要な「気道閉塞」でないかを鑑別することが重要である。

【アセスメント】
- まず、酸素飽和度が十分か、気道が確保されているかを評価する。
  - ★身体所見：呼吸数、SpO_2、呼吸音、呼吸困難感、吸気時と呼気時の違い、チアノーゼ、発現時間などを確認する。
  - ★上記に加え、胸部単純X線、胸部CT、気管支鏡検査、血液検査などの結果を確認する。
- MAOでは、喘鳴に加えて、頻脈・頻呼吸・奇異呼吸などから緊急度と重症度を評価する。

【治療とケア】

■予防
- 補液による体液過剰に注意する。

■症状出現時の対応
- 【治療とケアのポイント】P.149 に準じる。

エキスパートのアドバイス：死前喘鳴

- 死期が迫った患者が発する「呼吸に伴う不快な音」を死前喘鳴という。この音は、衰弱し、気道分泌物の喀出や嚥下が困難となった患者の上気道部に蓄積した気道分泌物が、呼吸に応じて振動することによって生じる。肺がんや脳腫瘍の患者に生じることが多く、また、終末期の輸液量とも関連しているとされる。
- 死前喘鳴は、患者の死亡16〜58時間前から出現し、意識混濁や下顎呼吸、四肢チアノーゼ、橈骨動脈触知不可能と並んで、死期が迫っていることを示す5徴候の1つとされている。
- 患者本人が苦痛を感じるものではないと考えられているが、付き添いの家族が「本人が苦しがっているのでは」と不安になることも多い。

（岸野　恵）

化学療法による喘鳴

参考ガイドライン：急性心不全治療ガイドライン（日本循環器学会）、アナフィラキシーガイドライン（日本アレルギー学会）

おさえておきたい基礎知識

【発生機序】
- 心毒性や、大量輸液に伴う心負荷によるうっ血性心不全
  - ★心毒性：鉄-アントラサイクリン複合体により活性酸素が生じ、心筋細胞死・心臓線維化・心筋収縮障害を招く。
  - ★大量輸液による心負荷：心機能低下があると大量輸液に伴う心負荷により、うっ血性心不全となる。
- アナフィラキシーショック P.496

【リスク因子】

心毒性	関連する主な薬剤	アントラサイクリン系薬剤（総投与量による）、アルキル化薬、パクリタキセル、トラスツズマブ、インターフェロンα、薬剤の急速投与や大量投与、心毒性のある薬剤の多剤併用
	患者側の要因	高血圧・心疾患の既往、胸部・縦隔への放射線照射、小児・若年者と高齢者、喫煙
アナフィラキシーショック	関連する主な薬剤	パクリタキセル、ドセタキセル、オキサリプラチン、カルボプラチン、シスプラチン、ブレオマイシン、シタラビン、L-アスパラギナーゼなど
	患者側の要因	喘息、アトピー性疾患、アレルギー（花粉・魚介類・薬物など）の既往など

標準的ケア

Point
- 治療計画、患者の既往や全身状態から治療前のリスク査定を行い、医療者間で共有する。
- 患者や家族が異常に気づき、自己申告できるように指導する。

【アセスメント】
- 治療開始前のリスク査定が重要である。
  - ★投与薬剤の種類や量、心機能、心不全のリスク要因に該当する患者背景の有無などを確認する。

【治療とケア】
- 患者と家族に、治療によって心不全が起こりやすいことを説明しておく。
  - ★心毒性が起こりやすい薬剤であることや、大量輸液による心不全の可能性を事前に説明する。心不全の徴候と症状を説明し、症状出現時はすみやかに医療者に伝えるよう指導する。
- 心不全症状を観察し、症状出現時はすみやかに医師へ報告し、抗がん薬や輸液中断について指示を確認する。
- 緊急対応時には、患者・家族の不安軽減のため状況説明・声かけを行う。

■予防
- アレルギー予防の前投薬は、規定に従い、確実に実施する。

■症状出現時の対応
- 【治療とケアのポイント】 P.149 に準じる。

（岸野　恵）

放射線療法 による喘鳴

参考ガイドライン：放射線治療計画ガイドライン（日本放射線腫瘍学会）

おさえておきたい基礎知識

【発生機序】
- 喉頭浮腫（数cGyの照射を行った数時間後に生じる血管透過性亢進による）
  ★血管透過性亢進により、咽頭がんや喉頭がんなどでは、照射野に含まれる気道に浮腫が生じる。
- 放射線肺臓炎（まれに、照射野を超えて全肺野に拡大し重篤化することがある）

【リスク因子】

喉頭浮腫	●頭頸部は、解剖学的に外界からの刺激を受けやすい。食事、喫煙、飲酒、口腔衛生などの環境因子は、有害事象を強める因子となりうる
放射線肺臓炎	●照射体積の大きさ、総線量、V20（20Gy以上照射される肺体積の割合）高値、VS5（5Gy以上照射されない正常肺の実容積）低値などがある ●化学療法併用の有無（同時併用はリスクが高い） ●喫煙歴、肺疾患（肺気腫、間質性肺炎）の既往、PS（パフォーマンスステータス）、肺機能低下

標準的ケア

- 喘鳴が出現するのは、状態が進行している場合である。軽度のうちに対応し、重症化を予防することが重要である。
- 外来通院の場合は、患者のセルフケア能力をアセスメントし、患者自身で実施できるケアと医療者の介入を考える。

【アセスメント】
- 放射線療法の治療計画を把握する。
  ★咽頭や喉頭への照射では、総線量20Gyになるころから発赤などがみられ始める。
  ★放射線肺臓炎は総線量40Gy以上ではほぼ必発（多くは、治療終了後1～3か月で出現）。
- 喫煙、飲酒など有害事象の出現・増強に関与する生活習慣を確認する。

【治療とケア】

■予防
- 禁煙、禁酒、口腔衛生など有害事象を予防する生活習慣の継続を促す。
  ★咽頭・喉頭照射の場合、咽頭・喉頭の安静を保つ（大声を出さない、強く咳き込まない、マスクを着用して乾燥・埃の吸入を防ぐ、適宜吸入・飲水し口腔咽頭部を潤す）ことを指導する。
- 発熱、咳、息切れなどの症状出現時は、すぐに医療者に伝えるように指導する。
- 服薬が正確にできているかを確認する。
  ★放射線肺臓炎はステロイド減量時に再燃しやすい。受診すべき状況の理解を患者に確認する。

■症状出現時の対応
- すみやかに医師に報告する。
- 緊急気管切開を要することもあるため、呼吸状態の観察と物品準備をしておく。

（岸野　恵）

あわせて知りたい!
喘鳴への対処の工夫

■ 具体的ケア

主要気道閉塞	●気管および主気管支レベルのMAOに対する治療としては、気道ステント留置が行われる場合がある ●上大静脈症候群においては、血管の閉塞・狭窄の原因に応じてステント留置や血栓溶解療法などが行われる場合がある ●原因(がん)に対する化学療法や放射線療法の適応を検討する ●対症療法の薬物療法としては、コルチコステロイドが投与される場合がある
気道分泌過多	●気道分泌産生を抑制するために、標準的な薬物療法としては、アセチルコリンと拮抗して分泌物を減少させる抗コリン薬が用いられる。しかし、十分なエビデンスはないため、治療効果を評価し、投与の継続を検討することが重要である ●2型死前喘鳴では、感染症への抗菌薬、がんからの分泌を減らすためのコルチコステロイド投与、肺水腫への利尿薬投与、誤嚥への理学療法や食事形態の工夫など、原因の治療を行うことも検討する ●原因に対する治療とともに、気道分泌液のマネジメントを行うために去痰薬を用いる ●死前喘鳴のマネジメントにおいては、補液が体液過剰の原因となることを避けるため、可能な限り少なくすることが望ましい(例:500mL以下) ●体位変換(セミファーラー位や側臥位など)により喘鳴が軽減することがある ●1型死前喘鳴では、吸引は無効である場合が多く、かえって気道分泌物を気管末梢から移動させ喘鳴を増強させることがあるため、頻回には行わないほうがよい ●付き添いの家族の苦痛や不安が強いときは、家族に対して死前喘鳴の原因(気道への分泌物の貯留が原因で、空気が通るたびに音が出ているものであること、窒息するようなものではないこと)、死前喘鳴の意味(亡くなる前にみられる現象で、患者は苦痛を感じていないと推測されること)を十分に説明するとともに、死前喘鳴に対する心配などについて共感的態度で対応する

■ Backらの4段階評価

0	音が聞こえない
1	患者に近づくと聞こえる
2	静かな部屋でベッドサイドに立つ状態で聞こえる
3	静かな部屋で患者から20フィート(およそ部屋のドアあたりの距離で聞こえる)

Back IN, Jenkins K, Blower A, et al. A study comparing hyoscine hydrobromide and glycopyrrolate in the treatment of death rattle. *Palliat Med* 2001;15(4):329-336.

(岸野 恵)

胸部 / 呼吸器の症状

咳嗽

oncologic emergency の可能性
がん 手術 化学 放射

定義 **咳嗽**は、短い吸気に続いて声門が部分的に閉鎖し、胸腔内圧が上昇して、強制的な呼気とともに気道内容物が押し出される状態。気道の痰・異物を喀出するための重要な生体防御機能である。
湿性咳嗽（気道分泌物を排出する生理的な咳嗽）と**乾性咳嗽**（痰を伴わず、気道内や胸膜の刺激による病的な咳嗽）に分類される。

アセスメントスケール LCQ（レスター咳問診票）日本語版など

特徴

【特に注意が必要なもの】

危険! 緊急対応が必要	がん 気道のうっ血に伴う狭窄（上大静脈症候群） 　　　がん性リンパ管症
注意! 重点的に対応	化学 放射 化学療法や放射線療法による肺線維化
配慮! 慎重に対応	がん がんの増大で引き起こされる誤嚥 手術 頭頸部がん手術後の嚥下機能低下による誤嚥 他 併存疾患

【主な原因】

がん（腫瘍）によるもの

頻発 ● 気管・気管支のがん、肺実質への浸潤、胸膜病変
● がん性リンパ管症
● 上大静脈症候群による気道のうっ血に伴う狭窄
● がんの増大で生じる誤嚥

手術療法によるもの

● 手術侵襲（麻酔による意識低下、気管挿管など）による分泌物の貯留・増加
● 感染

化学療法によるもの

● 化学療法による肺線維化、肺毒性

放射線療法によるもの

● 放射線療法後の肺線維化

その他の要因によるもの

頻発 ● 併存疾患（心不全、気管支喘息・咳喘息、慢性気管支炎、気管支拡張症、後鼻漏症候群、胃食道逆流症、感染後咳嗽、好酸球性肺炎）
● 薬剤性（アンジオテンシン変換酵素［ACE］阻害薬など）
● 頭頸部がん手術後の嚥下機能低下による誤嚥

【出現しやすい状況】

● 化学放射線療法、終末期

【症状出現時期のめやす】

	診断期	積極的治療期	緩和治療中心期
がん(腫瘍) P.156		発症・転移部位(肺・気管支など)によって出現	
手術療法		手術侵襲による分泌物の貯留・増加によって出現	
化学療法		肺毒性・心毒性によって出現	
放射線療法 P.158		放射線肺臓炎は治療後1～2か月に多い 半年以上経過して発症することもある	

アセスメントとケアのポイント

【観察のポイント】
- 乾性か湿性かを確認する。
- 咳嗽の頻度・強さ・増悪要因、喀痰の有無・性状、画像所見(胸部X線・CT)、日常生活への影響などを継続的に評価する。

【アセスメントのポイント】
- 咳嗽の原因となりうる併存疾患や薬剤の有無を確認する。
- 持続的な咳嗽が、患者に及ぼす影響を考慮する。

【治療とケアのポイント】
- がん治療によって気道症状が改善することもあるが、場合によっては内視鏡治療を行う。
- 痰・気道分泌物の排出や鎮咳を目的とした薬物療法を検討する。
  - ★咳嗽に対する薬物療法では、鎮咳薬、去痰薬、気管支拡張薬などを使用する。
- 原因薬剤(ACE阻害薬)の中止、または他の薬剤への変更を考慮する。
- 増悪因子を避ける。
- 喫煙者には禁煙を指導する。
- 日常生活への支障を確認し、それらが最小限になるようなケアを考える。
- 心理・社会的な影響を継続的にアセスメントしケアを考える。

エキスパートのアドバイス：がん以外の原因による咳嗽

- 咳嗽には、がんに関連するものと関連しないものの複数の原因が関与していることがある。がんだけではなく、総合的に患者の身体をみることが重要である。
- がんと関連した咳嗽の原因には、気管・気管支の腫瘍病変、肺実質への浸潤、がん性胸膜炎や悪性胸膜中皮腫などの胸膜病変、がん性心膜炎、縦隔病変、がん性リンパ管症などがある。また、がんと関連する炎症や機械的刺激(気道閉塞、誤嚥、気管食道瘻、肺炎など)や、薬剤性肺障害・放射線肺臓炎により呼吸困難を伴う咳嗽が出現することもある。
- がん患者においても、がんと直接関連しない咳嗽を合併する場合がある。慢性咳嗽の主な原因としては、背景にある既往の肺疾患(慢性気管支炎、気管支拡張症など)、アンジオテンシン変換酵素阻害薬、咳喘息、後鼻漏症候群、胃食道逆流症などが挙げられる。

(岸野 恵)

がん(腫瘍)による咳嗽

参考ガイドライン　がん患者の呼吸器症状の緩和に関するガイドライン(日本緩和医療学会)

おさえておきたい基礎知識

【発生機序】
- 求心性刺激が迷走神経を経て咳中枢に達すると、遠心性に作用して咳嗽が発生する。
- 咳嗽は、吸気相、圧縮相、呼気相の3相に分けられる(右図)。

図　咳嗽の3相

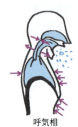

吸気相　　　圧縮相　　　呼気相

【リスク因子】
- 肺・気管・気管支・胸膜の病変

標準的ケア

> Point
> - 湿性咳嗽(生理的)か、乾性咳嗽(病的)かを見きわめ、随伴症状と日常生活への影響を継続的に評価する。
> - 薬物療法と生活指導(増悪因子の除去)がポイントとなる。

【アセスメント】
- 乾性か湿性かを確認する。
- 咳嗽の頻度、強さ、増悪要因、喀痰の有無・性状、日常生活への影響などを継続的に評価する。
  - ★病歴や身体所見の他、胸部X線、喀痰培養、胸部CT、気管支鏡などの検査結果があれば確認する。
- がん以外の原因も想定し、咳嗽の原因となりうる併存疾患や薬剤の有無を確認する(下表)。

がんと直接関連する原因	気管・気管支のがん がん性心膜炎 放射線療法後の肺線維化 胸膜病変(がん性胸膜炎、悪性胸膜中皮腫) 誤嚥(頭頸部がん、気管食道瘻、声帯麻痺)	肺実質への浸潤 がん性リンパ管症 化学療法による肺線維化	縦隔病変 肺炎 微小血栓
がんとは直接関連しない原因	心不全 気管支拡張症 感染後咳嗽	気管支喘息・咳喘息 後鼻漏症候群 薬剤性(ACE阻害薬など)	慢性気管支炎 胃食道逆流症 好酸球性肺炎

- 持続的な咳嗽は、食欲低下、頭痛、嘔吐、失神、めまい、発汗、疲労、肋骨骨折、尿失禁、不眠などを起こし、患者の生活の質(QOL)を低下させる。
  - ★夜間の咳嗽は、患者の不眠のみならず、同居する家族にも耐えがたい苦痛をもたらす。
- 会話困難、周囲への申し訳なさ、社会的孤立などを生じ、心理・社会的な影響も及ぼす。

【治療とケア】

■予防

- 乾性咳嗽の増悪因子を避ける。
  - ★室温は低めに設定し、加湿器やネブライザーを用いて加湿する。
  - ★室外へ出るなど温度差のある場所に移動するときは、マスクを用いるとよい。
  - ★口腔乾燥も咳嗽の誘発につながるので、口腔を清潔に保ち、保湿する。

■症状出現時の対応

- 気道症状改善のため、内視鏡治療を行うことがある。
  - ★内視鏡治療(レーザー治療、高周波治療、アルゴンプラズマ凝固療法、凍結療法、ステント留置など)は、がんによる気管や主気管支など中枢気道の閉塞の解除や喀血のコントロールを目的に行われる。
  - ★抗がん治療(手術療法、化学療法、放射線療法)により、咳嗽などの症状が改善することがある。
- 痰・気道分泌物の排出や鎮咳を目的とした薬物療法を検討する P.159。
- 原因薬剤(ACE阻害薬)の中止、または他の薬剤への変更を考慮する。
- 喫煙者には禁煙を指導する。
- 湿性咳嗽では、効率よく咳嗽を行えるように支援することが重要となる。
  - ★大きく咳払いして一度で痰を喀出するより、小さく咳き込んで痰を移動させてから喀出するほうが喀出しやすいことがある。
- 心理・社会的な影響を継続的にアセスメントしケアを考える。
- 日常生活への支障を確認し、それらが最小限になるようなケアを考える。
  - ★会話が咳嗽を誘発しないよう、クローズドクエスチョンや筆談など、患者に負担の少ない意思表示方法を確認する。
  - ★咳嗽により円滑に話すことが難しい場合があるため、ゆっくり話せるような雰囲気を心がける。
  - ★心理・社会的な影響を継続的にアセスメントしケアを考える。

> **エキスパートのアドバイス:LCQ(レスター咳問診票)とは**
>
> - LCQ(レスター咳質問票)は、咳嗽に関する評価尺度の1つである。
> - LCQは、19の質問項目と、3つのドメイン(身体面、精神面、社会面)で構成されており、2週間の状態を7段階で評価するものである。
> - 簡便で、日本語版もあるため、使用しやすいと考えられる。

(岸野 恵)

放射線療法 による 咳嗽

参考ガイドライン 放射線治療計画ガイドライン（日本放射線腫瘍学会）

おさえておきたい基礎知識

【発生機序】
- 放射線肺臓炎（急性期有害事象）、放射線肺線維症（放射線肺臓炎の遷延による晩期有害事象）によって咳嗽が生じうる。
  - ★放射線肺臓炎：肺に放射線が当たることによる炎症。照射終了後～数か月後、照射野に一致して生じることが多い。

【リスク因子】
- 照射体積の大きさ、総線量、V 20（20 Gy以上照射される肺体積の全体体積に対する割合）高値、VS 5（5 Gy以上照射されない正常肺の実容積）低値など
- 化学療法併用の有無（同時併用はリスクが高い）
- 喫煙歴、肺疾患（肺気腫、間質性肺炎）の既往、PS（パフォーマンスステータス）、肺機能低下

標準的ケア

> **Point** 外来通院の場合は、患者のセルフケア能力をアセスメントし、患者自身で実施できるケアと医療者の介入を考える。

【アセスメント】
- 放射線療法の治療計画、リスク要因となる患者背景がないかなどを確認し、リスクを査定する。
  - ★咳嗽は、40 Gy以上の照射では必発だが、顕在化しない場合もある（5～30％程度に症状出現）。
  - ★治療終了後1～3か月で出現し、3～4か月で著明となることが多い。
- 画像検査や血液検査の結果を確認する。
  - ★胸部単純X線写真：照射野に一致して陰影がみられることが多い。
  - ★血液データ：放射線肺臓炎に特化したものではないが、KL-6、WBC、CRP、LDHの高値などが参考となる。
- 化学療法との併用例では、耐容線量が低下し重症化することが多いため注意が必要である。

【治療とケア】
■予防
- 発熱、咳・息切れなどの症状出現時はすぐに医療者に連絡するように伝える。
- 禁煙を継続するように指導する。

■症状出現時の対応
- 酸素吸入やステロイド投与による治療を行う。
  - ★ステロイド減量時に症状が再燃しやすいため、受診を要する状況について患者の理解を再確認する。
- 服薬が正確にできているかを確認する。

（岸野 恵）

あわせて知りたい!
咳嗽への対処の工夫

■咳嗽に対する代表的な治療薬

分類		薬剤
中枢性鎮咳薬	オピオイド	コデイン、モルヒネ
	非オピオイド	デキストロメトルファン、チペピジン、ペントキシベリン、エプラジノン、クロペラスチン
末梢性鎮咳薬		クロモグリク酸ナトリウム
去痰薬		ブロムヘキシン、L-カルボシステイン、アンブロキソール、フドステイン
気管支拡張薬	テオフィリン薬	テオフィリン
	β_2刺激薬	プロカテロール、クレンブテロール、サルブタモール、ツロブテロール、サルメテロール
	抗コリン薬	イプラトロピウム、フルトロピウム、オキシトロピウム
コルチコステロイド		プレドニゾロン、ベタメタゾン、フルチカゾン、ブデソニド、ベクロメタゾン(吸入)
消化性潰瘍治療薬	H_2受容体拮抗薬	ファモチジン、ラニチジン、シメチジン
	プロトンポンプ阻害薬(PPI)	ランソプラゾール、オメプラゾール、ラベプラゾール

> 臨床でのエピソード
>
> 肺転移の増大による咳嗽があった60歳代の女性患者。
> デキストロメトルファンの定期内服を開始したところ、咳嗽は軽度改善したものの、時に咳嗽が持続しておさまらず、夜間の睡眠に支障をきたすことがあると訴えがあった。
> モルヒネの速放製剤(頓用)を開始したところ、日に1〜2回の使用で、睡眠障害を含む日常生活への支障は軽減した。モルヒネを頓用で使用した際は軽度の眠気を伴うこと、1日の使用頻度が少ないことから、効果と副作用のバランスを考慮してモルヒネの定期内服は見送り、頓用使用を継続することとした。
> 咳嗽のあるがん患者への対応のポイント「症状だけではなく、日常生活への支障の程度も確認すること」「効果と副作用のバランスを考慮すること」を実感するケースであった。

(岸野 恵)

胸部 / 呼吸器の症状

胸水

oncologic emergency の可能性
がん｜手術｜化学

定義 胸水は、壁側胸膜と臓側胸膜の間(いわゆる胸膜腔)に存在する液体の過剰な貯留。

アセスメントスケール CTCAE(有害事象共通用語規準)：胸水

特徴

【特に注意が必要なもの】

危険！ 緊急対応が必要	がん 上大静脈症候群 手術 肺塞栓症 化学 うっ血性心不全 他 細菌性胸膜炎
注意！ 重点的に対応	がん がん性胸膜炎、がんによる胸管の圧迫、Meigs症候群 手術 胸部の手術による胸管の損傷など 他 ネフローゼ症候群、結核
配慮！ 慎重に対応	他 肝硬変

【主な原因】

がん(腫瘍)によるもの

- 頻発 がん性胸膜炎(がんの再発・進行の場合など)
- 上大静脈症候群
- がんによる胸管の圧迫
- Meigs(メーグス)症候群(胸水・腹水を伴う卵巣の線維筋腫)

手術療法によるもの

- 胸部の手術による胸管の損傷など

化学療法によるもの

- うっ血性心不全

その他の要因によるもの

- ネフローゼ症候群
- 肝硬変
- 頻発 肺炎随伴性胸水
- 細菌性胸膜炎

> **エキスパートのアドバイス：胸水の生成と吸収**
>
> - 胸水の過剰な貯留は、何らかの原因により、胸水の産生と吸収のバランスが崩れると生じる。
> - 胸水は、毛細血管透過性の亢進、静水圧の上昇、膠質浸透圧の低下によって生じる。
> - 胸水は、正常でも少量(約1～20mL程度)存在し、呼吸運動による胸膜の摩擦を緩和する潤滑液としてはたらく。主に壁側胸膜の毛細血管から間質液が滲み出すことで産生され、主に壁側胸膜のリンパ管に吸収される。

【症状出現時期のめやす】

	診断期	積極的治療期	緩和治療中心期
がん(腫瘍) P.162		発症・転移部位(肺、乳房、リンパ腫など)によって出現	
手術療法		胸部手術による胸管の損傷などにより出現	
化学療法		抗がん薬の心毒性によって出現	

【出現しやすい状況】
- 腹水を伴う肝硬変、低アルブミン血症

アセスメントとケアのポイント

【観察のポイント】
- 打診や聴診の所見、随伴症状(胸痛、咳嗽、呼吸苦)の有無、画像検査(胸部X線・CT、胸部超音波検査)の結果、胸腔穿刺による胸水の性状や量、発症時期、バイタルサイン、SpO_2を確認する。
- 胸水がある場合には、必ず結核を念頭に置いて検査・治療を行う。
  - ★結核は高齢者に多い。時に、粟粒結核で命を失う場合もある。

【アセスメントのポイント】
- がんの発現・転移部位、血液検査(TP、LDH)、胸水の性質や量、胸水検査(TP、LDH、細胞診など)、腫瘍マーカー、身体症状など胸水の原因と考えられる因子を把握する。
  - ★胸水の性状(TP、LDH)により、滲出性胸水と漏出性胸水に大別される。
  - ★胸水が膿性であれば膿胸、胸腔の貯留物が血液であれば血胸、乳び液であれば乳び胸と呼ぶ。

【治療とケアのポイント】
- 呼吸困難を訴える場合は、適切な量の酸素投与を開始する。
- 胸水に対する治療は、原因疾患に応じた治療が必要となるので、確実な原因究明が最も大切である。
- がん性胸膜炎に対しては、化学療法などがんに対する治療、胸腔ドレナージ、胸膜癒着術などを行う。
- 乳び胸では、胸腔ドレナージや低脂肪食などの治療が行われるが、無効例や長期化した場合には、胸膜癒着術や胸管結紮術も考慮される。
- 胸腔穿刺・胸腔ドレナージや、胸膜癒着術を実施する際は、バイタルサインを注意深くモニタリングし、合併症を示唆する症状が出現していないか注意深く観察・アセスメントする。
  - ★胸腔穿刺・胸腔ドレナージの場合:血圧低下、呼吸困難、意識レベル低下、咳嗽、強い胸痛、呼吸性移動・エアリークなどに注意して観察する。
  - ★胸膜癒着術(薬剤注入直後)の場合:疼痛、気分不快、胸腔ドレーン刺入部の状況(治療薬の漏れの有無)、呼吸状態、意識レベル、ショックの徴候などを観察する。

(藤川直美)

がん（腫瘍）による胸水

参考ガイドライン なし

おさえておきたい基礎知識

【発生機序】
- がんの再発・進行により、がん細胞が胸腔に播種することで、胸膜の炎症が生じて胸水が発現する（がん性胸膜炎）。
- 胸管が、がんによって圧迫されることも、胸水の原因となる。

【リスク因子】
- 肺がん、乳がん、悪性リンパ腫

標準的ケア

> **Point**
> - 胸水は、随伴症状（胸痛、咳嗽、呼吸困難、発熱）や画像検査（胸部X線・CT、胸部超音波）、胸水検査などにより診断される。
> - 胸腔穿刺・ドレナージを行う場合には、合併症予防のため、十分な観察・アセスメントが重要となる。

【アセスメント】
- 胸水の原因と考えられる因子を把握するため、がんの発生・転移部位、胸水の性状や量、胸水のTP・LDH・細胞診、腫瘍マーカー、身体症状などを把握する。
  ★原因が明らかであるとき（心不全、肝硬変、がん性胸膜炎など）は、胸水検査を行わずに原因疾患に対する治療を行って経過をみることも多い。
- 聴診・打診を行う（下表）。

大量の胸水	●打診：濁音（正常部は、清音） ●聴診：肺胞呼吸音の減弱、触覚振盪音の減弱（正常時には、発声時に胸壁の振動が触知される）
少量の胸水	●聴診：胸膜摩擦音（ただし、身体所見に乏しい場合が多い）

- 胸腔穿刺により、胸水の性状・量を確認する（下表）。

がん性胸膜炎	淡黄色（透明～混濁）、しばしば血性
胸膜中皮腫	粘稠、ヒアルロン酸の上昇
うっ血性心不全や肝硬変、ネフローゼ症候群	淡黄色、透明

★胸腔穿刺時には、超音波検査（エコー）で胸水の量（位置）を必ず確認し、少量のときはエコーガイド下で穿刺を行うと安全である。

【治療とケア】
■予防
- なし

■症状出現時の対応
- がん性胸膜炎に対しては、がん治療（化学療法など）、胸腔ドレナージ、胸膜癒

着術などを行う。

★がん性胸膜炎：胸膜に播種や転移をすることで生じる胸膜炎。肺がん、乳がん、リンパ腫に多い。胸水の細胞診では悪性細胞があり、リンパ球が多い。腫瘍マーカーの上昇（腺がんではCEA、胸膜中皮腫ではヒアルロン酸の上昇）もある。

- 乳び胸では、胸腔ドレナージや低脂肪食の導入などが行われる。
  ★無効例や長期化した場合には、胸膜癒着術や胸管結紮術も考慮される。
- 胸腔穿刺・胸腔ドレナージ実施時には、合併症に注意する（下表）。

挿入時・処置時	● 合併症（1〜4％程度）には、挿入時の臓器損傷、胸腔外留置・胸腔外への逸脱、感染、出血、再膨張性肺水腫、皮下気腫などがある ● 処置時はバイタルサインをモニタリングし、意識レベル、咳嗽や呼吸苦、強い胸痛の有無、喀痰性状などを注意して観察する。特に、血圧低下、呼吸困難などに注意する
ドレーン挿入後	● 排液性状や量を継時的に観察する ● 呼吸性移動やエアリーク、ドレーンの挿入部位異常、皮下気腫の有無を確認する

- 胸膜癒着術は患者への侵襲度が高い処置である。薬剤注入後には注意深い観察が重要である（下表）。

薬剤注入直後	● 疼痛・気分不快、胸腔ドレーン刺入部の治療薬の漏れの有無、バイタルサイン、呼吸状態、意識レベル、ショックの徴候などを観察する
薬剤注入後	● 炎症による発熱や疼痛の有無を観察する ● 症状が強い場合は、医師に報告し、NSAIDsやアセトアミノフェンの投与を検討する ● 胸腔ドレーンからの排液量やエアリークの有無を観察し、医師に報告する

エキスパートのアドバイス：胸膜癒着術の概要

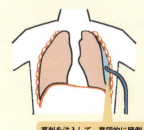

薬剤を注入して、意図的に臓側・壁側胸膜を癒着させる

①ドレナージ
確実に胸水を抜いてから肺を再膨張させ、臓側・壁側胸膜を癒着させる

②薬剤注入
局所麻酔のキシロカインに続き、ユニタルク®など癒着のための薬剤を注入する

③クランプ
クランプ（ドレーンを鉗子で挟み、薬剤が出てこないようにする）を実施し、薬剤がまんべんなくいきわたるよう、15分ごとに体位変換する

④クランプ開放・吸引
2時間後にクランプを開放し、吸引圧 -15mmH₂O 以上で薬剤の吸引を行う

（藤川直美）

胸部　呼吸器の症状

喀血

がん　化学　放射

定義　**喀血**とは、喉頭以下の気道、つまり咽頭、気管、気管支、肺実質からの出血が咳嗽とともに喀出されることである。呼吸困難感や胸内苦悶、咽頭不快などを伴うことがある。

アセスメントスケール　CTCAE（有害事象共通用語規準）：喉頭出血、気管粘膜炎、気管支肺出血

特徴

【特に注意が必要なもの】

危険！ 緊急対応が必要	がん　肺がんの大動脈への浸潤
注意！ 重点的に対応	がん　がん内部の空洞化 　　　中枢気道へのがんの露出
配慮！ 慎重に対応	化学　血管新生阻害薬の投与 放射　胸部への照射

【主な原因】

がん（腫瘍）によるもの

頻発
- 気管支内へのがんの浸潤、露出
- がんの壊死性変化

化学療法によるもの

- 薬剤の副作用（特に血管新生阻害薬に伴う）
- がん組織の破綻、脱落

放射線療法によるもの

- 血管壁の脆弱化（胸部への照射の副作用として）

その他の要因によるもの

- 出血性素因：血液の凝固機能の障害による粘膜障害（白血病など）
- 気管支鏡検査に伴う人為的な血管壁の破綻
  ★気管支鏡検査は、肺がんなどの確定診断を目的として行われる。

【出現しやすい状況】

- 慢性的に咳嗽・喀痰・血痰などが持続している原発性および転移性肺がん
- 血管新生阻害薬の使用時
- 抗がん薬や抗凝固薬により出血性素因のある場合

【症状出現時期のめやす】

	診断期	積極的治療期	緩和治療中心期
がん（腫瘍） P.166		発症、がんの状態（血管への浸潤、空洞化など）によって出現	
化学療法 P.168		血管新生阻害薬では投与初期の出現が多い傾向 長期投与時にも出現例があり継続的にモニタリングが必要	
放射線療法 P.169		胸部への照射時（特に縦隔臓器を含む 定位照射時）に出現	

アセスメントとケアのポイント

【観察のポイント】

- 喀血の量と性状、発現時期と回数の変化、前駆症状の有無、随伴症状の変化、呼吸状態、全身状態、検査データを確認する。
    - ★前駆症状：咳嗽、喀痰、胸痛、胸部に生温かい液体が込み上げる感じ、胸部圧迫感など
    - ★随伴症状：咳嗽、呼吸困難感、胸内苦悶、発熱、喘鳴、チアノーゼなど
    - ★検査データ：血算、凝固能、電解質、血液型、炎症反応、血沈など
- 喀血は患者に精神的動揺をもたらす。喀血と検査・治療に対する患者の反応・精神状態を観察する。

【アセスメントのポイント】

- 大量喀血時は生命の危機に直結するため、緊急性の判断を行う。
- 口腔から出血している場合「本当に喀血なのか」鑑別を行う必要がある P.169。
    - ★鑑別を要するもの：吐血、鼻腔・口腔などからの出血
- 抗がん薬や抗凝固薬の使用の有無を確認する（出血傾向時は出血が増強しうる）。

【治療とケアのポイント】

- 喀血は窒息死となる危険性が高い。緊急時には止血や気道の確保が優先される。
    - ★窒息予防のため、吸引や体位調整を行って気道確保とバッグバルブマスク換気を図る。
    - ★原則として患側を下にした側臥位とする。出血側が不明な場合は、喀出しやすい体位を保持する。
- 大量喀血の場合は診断より治療を優先する（下表）。

薬物療法	● 止血薬投与 ● 鎮静薬・鎮咳薬などの投与（安静や再喀血予防のため）
喀血の量が多い場合	● 輸液・輸血（循環動態を維持するため） →血圧上昇により喀血の増強・再喀血が生じうるため、注入速度・量を慎重に管理する
大量の喀血が持続している場合	● 気管支鏡による局所止血薬の散布、バルーンカテーテルでの圧迫止血、気管支動脈塞栓術など（止血のため）

- 少量の喀血でも患者・家族は不安を感じる。
    - ★呼吸困難が併発した場合、死に対する不安も生じうるため、不安をやわらげるよう配慮する。
- 怒責は喀血を誘発する要因となるため、排便コントロールを行って便秘を予防する。

（良田紀子）

がん(腫瘍)による喀血

参考ガイドライン なし

おさえておきたい基礎知識

【発生機序】
- がん細胞が気管支腔に露出し、血管壁が破綻したり、肺実質や間質組織が壊死したりすることで出血をきたす。
  - ★がん病巣周囲は毛細血管が豊富で、組織の壊死性変化が生じやすく、出血を生じやすい(肺がんや喉頭がんなど)。
- 白血病などでは、血液凝固機能の障害により、粘膜障害に伴って出血が起こる。

【リスク因子】
- 中枢側に発生する肺門型のがん(肺扁平上皮がんなど)
- 中枢気道へのがんの露出
- 大血管へのがん浸潤(気管支動脈へがんの浸潤がある場合は大喀血を起こすことがある)
- がん内部の空洞化
- 慢性的な咳嗽・喀痰・血痰などの持続

標準的ケア

> **Point**
> - 喀血は、咳嗽や喀痰、血痰などが持続している原発性・転移性肺がん患者に多くみられる。前駆症状の有無や病状の把握が大切である。
> - 大量の喀血は、急激な全身状態の悪化(窒息や出血性ショックなど)をきたし、致命的となる場合もあるため、症状出現時には迅速な処置が必要である。
> - 出血部の安静を保ち、再喀血を予防するため、喀血の誘発要因(咳嗽や喀痰、くしゃみ、怒責、血圧上昇など)を除去し、精神状態の安定を図ることが重要である。

【アセスメント】
- 肺門型のがんや、血管への浸潤をきたしている場合などは、喀血が起こりやすいことを認識し、前駆症状の有無などを十分に観察する。
  - ★がんの部位や進展様式により、喀血のリスクは異なる。
- 現病歴や関連因子(抗がん薬や抗凝固薬の内服など)の情報収集を行う。
  - ★抗がん薬治療や抗凝固薬などにより出血傾向にある場合は、喀血を助長させる可能性がある。
- 喀血の量や性状の観察を行い、他疾患との鑑別を行うことが重要である。
- 喀血は、患者に不安や恐怖を与える。患者の精神状態の安定を図れるようなかかわりが必要となる。
  - ★呼吸困難を伴うと、死への不安も高まり、混乱や興奮が生じて安静が守れず、喀血を助長することとなる。

【治療とケア】
■予防
- 喀血を起こす可能性がある患者・家族には、喀血の危険性と、喀血を誘発させる要因の除去方法を説明・指導する。
  - ★鎮咳薬の使用、くしゃみの防止、排便コントロール、血圧のコントロールなどについて説明・指導する。

■症状出現時の対応
- 窒息予防、精神的ケア、再喀血の予防が重要となる（下表）。

窒息予防 （救命救急 処置の実践）	●体位調整や吸引を行う ●換気補助のため、バッグバルブマスク換気や気管挿管を行う可能性を考慮して準備を行う ・窒息は、出血後10分以内に起こることが多い。緊急時にすぐ対応できるよう、準備や訓練が必要である ●喀血のリスクが高い場合は、ベッドサイドに酸素や吸引器などを設置しておく ・出血による無気肺により、酸素化が低下するため、酸素投与を行うことがある ・喀血中は酸素マスクが装着しにくく、カニュラのほうが効果的である場合もある。 ●喀血時は、血液を飲み込まないよう、ゆっくり呼吸するように促す ●出血が少量であっても、出血の状況やバイタルサインなどの密な観察を行う ・少量の出血が、大量喀血の前兆である場合もある
精神的ケア	●排出物をすみやかに処理し、患者の目に触れないように配慮し、不安の軽減に努める ・喀血が少量であっても、患者や家族は精神的に動揺し、死への不安や恐怖を抱く ●呼吸困難を伴うと、死への不安も高まるため、症状緩和を図り、不安をやわらげるように努める
再喀血の 予防	●心身の安静を保ち、静かな環境を整える ●胸郭の動きを制限するため、静かな呼吸法、深呼吸の禁止、くしゃみの止め方、排便コントロール、会話の制限などを説明・指導する ●血液のにおいが再喀血や嘔吐の誘因とならないよう、口腔ケアや環境整備を行う ●喀血を早期に発見できるよう、前駆症状や症状の変化を医療者に伝えるように説明する ●刺激物や、極端に冷たいもの・熱いものの摂取は避けるよう、患者・家族へ指導する

（良田紀子）

化学療法による喀血

参考ガイドライン なし

おさえておきたい基礎知識

【発生機序】
- 肺がん患者への抗がん薬投与では、がん組織の破壊・脱落が生じ、出血が生じる。

【リスク因子】
- 血管新生阻害薬(ベバシズマブ、ラムシルマブなど)の使用

標準的ケア

> Point
> - 使用する抗がん薬の特徴を把握する。
> - 出血の可能性が考えられる場合は、あらかじめその危険性、前駆症状、早期報告の必要性などについて患者に説明し、早期に対応できるよう努める。

【アセスメント】
- 血管新生阻害薬使用時には、治療前より病状などの情報収集を行い、観察を十分に行う。
  - ★胸部において、がんの主要血管への浸潤、がん内部の空洞化があると、喀血のリスクが高まる。
- 血小板減少(抗がん薬の副作用)を認める場合は、出血が起こる恐れがあり、注意が必要である。
  - ★血小板が3万/μL以下になると喀血のリスクが高まる。血小板減少を起こしやすい薬剤を使用するときは、血液凝固能低下の有無や血液データの推移などに注意する。
  - ★血小板減少を起こしやすい薬剤:カルボプラチン、シスプラチン、ダカルバジン、ダウノルビシン、ドセタキセル、ドキソルビシン、ゲムシタビン、パクリタキセルなど。
- 血管新生阻害薬の副作用には高血圧があり、喀血の誘因となりうる。投与期間中は定期的に血圧測定を行い、症状出現時には適切な処置を行う。

【治療とケア】
- 「がんによる喀血」の【治療とケア】P.166 に準じる。

(良田紀子)

放射線療法 による 喀血

参考ガイドライン なし

おさえておきたい基礎知識

【発生機序】
- 肺がんなど胸部への放射線照射時、がん細胞に侵されて脆弱となった血管が破裂し、喀血が生じる。

【リスク因子】
- 縦隔臓器(大血管や気管・気管支など)の領域にかかる定位照射

標準的ケア

> Point 放射線療法による喀血のリスクは照射部位によって異なり、照射部位の把握が重要となる。

【アセスメント】
- 胸部への照射時には、喀血の起こりやすい病状なのかを把握し、前駆症状の有無や程度などの観察を十分に行う。

【治療とケア】
- 「がんによる喀血」の【治療とケア】P.166 に準じる。

あわせて知りたい!
喀血と吐血の違い

	吐血	喀血
原因疾患	●食道・胃・十二指腸疾患	●呼吸器・血液・心疾患など
前駆症状	●悪心、胃部不快感 ●時にめまい	●咳嗽・喀痰、胸痛、胸部圧迫感 ●温かい液体が込み上げてくる感じ
発現状態	●嘔吐時に排出 ●悪心、腹痛を伴いやすい	●咳嗽時に排出 ●呼吸困難、胸内苦悶を伴いやすい
性状	●凝固性 ●泡沫なし	●流動性 ●泡沫あり
色	●暗赤色〜コーヒー残渣様	●鮮紅色、時間経過によって暗色
反応	●酸性 ●大量のときはアルカリ性	●アルカリ性
食物残渣	●あり	●なし
糞便	●黒色 ●タール便	●正常

(良田紀子)

胸部 がん患者にみられる「循環器」の症状

循環器の異常では、呼吸症状も現れる

■ 心不全の分類と症状

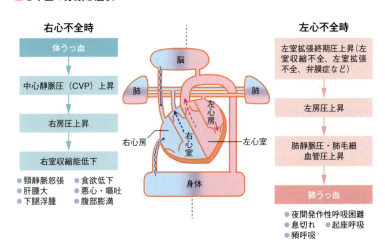

右心不全時
- 体うっ血
- ↓
- 中心静脈圧（CVP）上昇
- ↓
- 右房圧上昇
- ↓
- 右室収縮能低下

- 頸静脈怒張
- 肝腫大
- 下腿浮腫
- 食欲低下
- 悪心・嘔吐
- 腹部膨満

左心不全時
- 左室拡張終期圧上昇（左室収縮不全、左室拡張不全、弁膜症など）
- ↓
- 左房圧上昇
- ↓
- 肺静脈圧・肺毛細血管圧上昇
- ↓
- 肺うっ血

- 夜間発作性呼吸困難
- 息切れ　起座呼吸
- 頻呼吸

■ NYHA分類
- 自覚症状と病歴から分類した指標

Ⅰ度	心疾患はあるが、身体活動に制限はない。日常的な身体活動では、著しい疲労、動悸、呼吸困難、あるいは狭心痛を生じない
Ⅱ度	軽度の身体活動の制限がある。安静時には無症状。日常的な身体活動で疲労、動悸、呼吸困難あるいは狭心痛を生じる
Ⅲ度	高度な身体活動の制限がある。安静時には無症状、日常的な身体活動以下の労作で疲労、動悸、呼吸困難あるいは狭心痛を生じる
Ⅳ度	心疾患のために、いかなる身体活動も制限される。心不全症状や狭心痛が安静時にも存在する。わずかな労作でこれらの症状が増悪する

循環器症状をみたら、ショックを疑う

■ショックの分類

血液分布異常性ショック	● 主要臓器(脳、心、腎など)に適正な血液分布が行われずに生じる ● 感染性、アナフィラキシー、神経原性
循環血液量減少性ショック	● 体液量の減少によって生じる ● 出血性、体液喪失
心原性ショック	● 原発性心疾患による心拍出量の低下に伴って生じる ● 心筋性、機械性、不整脈
心外閉塞・拘束性ショック	● 血管閉塞による心拍出量の低下に伴って生じる ● 心タンポナーデ、肺塞栓症、緊張性気胸

■ショックの初期対応

気道確保(A)	● 意識レベルの低下があれば、気道確保が必要 ● アナフィラキシーショックなど、気管挿管を要する場合もある
呼吸管理(B)	● SpO_2が正常であっても、十分な酸素投与が必要
循環管理(C)	● 静脈ルート(最低2本)を確保し、細胞外液輸液を2セット用意する ● 循環血液量減少性ショックや心外閉塞・拘束性ショックでは最初は全開投与、心原性ショックでは状況により昇圧薬を併用して輸液・利尿薬の投与量を決定

化学療法による心毒性では、多彩な症状が現れる

■心毒性と原因薬剤

不整脈・伝導障害
アントラサイクリン系、メトトレキサート、パクリタキセル、リツキシマブ

心筋出血
シクロホスファミド

心筋虚血
フルオロウラシル、タキサン系、ビンクリスチン、エトポシド、ビンデシン、メトトレキサート、ベバシズマブ

心囊水貯留
アントラサイクリン系、シクロホスファミド、イマチニブ、シタラビン

心筋炎、心囊炎
アントラサイクリン系、シクロホスファミド

うっ血性心不全、心筋症
アントラサイクリン系、トラスツズマブ

| 胸部 | 循環器の症状 |

胸痛

//oncologic emergency の可能性//
がん 手術 化学 放射

定義 **胸痛**は、胸部に起こる疼痛や不快感で、主観的な感覚である。

アセスメントスケール CTCAE（有害事象共通用語規準）：胸痛（心臓性）、非心臓性胸痛

特徴

【特に注意が必要なもの】

危険！ 緊急対応が必要	手術 肺塞栓症、術後出血 化学 アレルギー、インフュージョンリアクション、うっ血性心不全、心筋障害 他 急性冠症候群（急性心筋梗塞、狭心症）、大動脈解離、緊張性気胸、食道破裂
注意！ 重点的に対応	がん がん性胸膜炎、Meigs症候群、肋骨転移 手術 手術による胸壁の外傷、胸部の手術による創部痛 放射 食道炎 他 狭心症、心膜炎、肋骨骨折
配慮！ 慎重に対応	他 胃食道逆流症（GERD）、膵炎

【主な原因】

がん（腫瘍） によるもの
- がん性胸膜炎（がんの再発・進行の場合など）
- Meigs症候群
- 頻発 肋骨転移

手術療法 によるもの
- 頻発 胸部の手術後の創部痛など
- 肺塞栓症

化学療法 によるもの
- 薬剤による心毒性や肺毒性
- 薬剤によるアレルギー反応

放射線療法 によるもの
- 頻発 放射線食道炎

その他の要因 によるもの
- 頻発 精神的・心理的な刺激：緊張・不安など
- 気管支炎、乳腺炎
- 急性冠症候群
- 緊張性気胸
- 頻発 胃食道逆流症（GERD）
- 食道破裂
- 頻発 肋間筋の筋肉痛、肋骨・脊椎などの関節の痛み
- 大動脈解離

★痛覚神経は壁側胸膜にのみ存在するため、壁側胸膜への刺激によって痛みが生じる。

【症状出現時期のめやす】

	診断期	積極的治療期	緩和治療中心期
がん(腫瘍) P.174	発症・転移部位(食道、肺・縦隔、乳房、甲状腺、胸椎など)によって出現		
手術療法 P.175		術後の肺塞栓症により出現	
化学療法 P.176		過敏症やインフュージョンリアクションは投与中〜24時間以内 心機能障害や肺機能障害は薬剤が蓄積して出現することが多い	
放射線療法		放射線食道炎は、治療開始後1〜2週間でピークを迎え、 1か月程度で回復に向かうことが多い	

【出現しやすい状況】

- 長期臥床(術後の肺塞栓)

アセスメントとケアのポイント

【観察のポイント】

- 発症時期、痛みの部位や特徴、発現時間、随伴症状の有無を確認する。
  - ★要注意の随伴症状:呼吸困難、頻呼吸、頻脈、血圧低下、チアノーゼ、不整脈、悪心、冷汗など
- バイタルサイン、SpO$_2$、心電図、血液検査(血算、生化学)、動脈血液ガス分析、胸部CT、胸部MRI、心エコー、内視鏡検査などを確認する。

【アセスメントのポイント】

- がんの発現あるいは転移部位、服用中の薬の種類、治療の内容や時期、身体症状など、胸痛の原因と考えられる因子を把握する。
  - ★要注意の身体症状:呼吸困難、頻呼吸、頻脈、血圧低下、チアノーゼ、不整脈、悪心、冷汗など
- 検査と初期治療を同時に行い、見逃すと致死的になる疾患を除外することが大切である。
  - ★見逃すと致死的になる疾患:狭心症、心筋梗塞、術後出血、肺塞栓症、アレルギーなど
  - ★oncologic emergencyの1つである上大静脈症候群も致死的となりうる(ほとんど胸痛をきたさない)。ただし、ボディイメージの変化に伴い患者・家族の不安が生じやすいため、心理的サポートや患者・家族への説明が重要となる。
- 気胸や急性膿胸は、発症が急激で発症時に痛みが生じるのが特徴である。

【治療とケアのポイント】

- 肺塞栓症に対しては、抗凝固療法や呼吸管理、循環管理を行う。
  - ★重症例では経皮的心肺補助装置(PCPS)の早期導入が必要となる。

(藤川直美)

がん（腫瘍）による胸痛

参考ガイドライン なし

おさえておきたい基礎知識

【発生機序】
- 胸部や腹部の臓器・組織の障害による組織緊張、化学因子が痛覚神経を刺激することにより生じる。
  - ★胸痛を引き起こすがん関連の要因には、がんの再発・進行に伴うがん性胸膜炎、骨転移、術後の肺塞栓症、Meigs症候群などがある。

【リスク因子】
- 術後の長期臥床(肺塞栓症)、肺がん・悪性リンパ腫・乳がん(上大静脈症候群)
  - ★ただし、上大静脈症候群の場合、胸痛をきたさないことも多い。

標準的ケア

- 見逃すと致死的になりうる疾患（緊張性気胸、急性冠症候群、大動脈解離、肺塞栓症、食道破裂など）を除外することが大切である。
- 検査と初期治療を同時に行う。

【アセスメント】
- 胸膜炎では、深吸気時に増強する胸痛が特徴である。

【治療とケア】

■予防
- なし

■症状出現時の対応
- 「がんによる胸水」の【治療とケア】 P.162 に準じる。

(藤川直美)

手術療法による胸痛

参考ガイドライン なし

おさえておきたい基礎知識

【発生機序】
- 術後の胸痛は、肺塞栓(肺動脈に血栓や脂肪、空気、がんなどが詰まり、肺動脈の流れが停滞・閉塞すること)によって引き起こされる。
  - ★最も多いのが、血栓による肺血栓塞栓症である。手術後の長期臥床のために生じた下肢の血栓が、動作(起立や歩行、排便など)による静脈血流の変化によって遊離し、発症するものである。

【リスク因子】
- 深部静脈血栓症(DVT)発症患者のADL向上・姿勢や運動での変化時

標準的ケア

【アセスメント】
- 肺塞栓の場合、胸痛の他に、労作時の息切れや呼吸困難、乾性咳嗽、湿疹などが突然出現したり、反復したりすることがあるので、慎重な観察が必要である。
- SpO_2の低下や頻脈、頻呼吸や努力呼吸、血圧低下がないか観察する。
- 肺塞栓症の進行に伴う右心不全症状に注意して観察する。
  - ★右心不全症状:肺梗塞や肺出血による血痰、チアノーゼ、過呼吸、肺高血圧による浮腫(腹部膨満感や両側下肢の浮腫など)や体重増加、頻脈など
- 特に重篤な場合は、急性循環不全によるショック状態となり、低血圧・呼吸不全のためにICU管理が必要となるため、注意する。

【治療とケア】

■予防
- DVTを予防するため、早期離床と早期歩行を行う。
  - ★早期歩行は、下肢の筋を収縮させて静脈の血流を促進し、DVTの発症率を低下させる。
- DVT予防として、弾性ストッキングの着用や間欠的空気圧迫法を行う。
  - ★ただし、DVT発症後の間欠的空気圧迫法は、禁忌である。
- 下肢のマッサージや関節可動域運動は、静脈血流を促進する効果があるが、いずれも一時的な効果のため、他の方法と合わせて行う。
- 脱水予防のため、水分出納管理を行う。
  - ★経口摂取ができる場合は、患者に説明し、飲水を勧める。

■症状出現時の対応
- DVTに対する治療では、下肢の安静と弾性ストッキングの着用を行う。
  - ★ただし、発症後に下肢の疼痛が著しい場合には、弾性ストッキングの着用は困難となる。
- 抗凝固薬(ヘパリン)持続点滴、ワルファリンカリウム経口投与を行う。発症初期の場合は、血栓溶解療法(ウロキナーゼなど)を行う。
  - ★いずれの治療も出血傾向を伴うため、慎重な観察が必要である。

(藤川直美)

化学療法による胸痛

参考ガイドライン なし

おさえておきたい基礎知識

【発生機序】

- 過敏症：IgE（免疫グロブリンE）を介した免疫反応によって生じる P.496。
  ★抗がん薬そのもの、希釈液、溶解液が引き金となって発現する。
- インフュージョンリアクション：分子標的治療薬の投与（注射）に伴う症状で、投与中または投与後24時間以内に現れる P.502。
  ★細胞が障害される過程で生じるサイトカインの産生や放出が関与している。
- 心毒性：フルオロウラシル投与に伴う冠動脈障害
  ★アントラサイクリン系薬剤による不可逆的な心筋障害。拡張型心筋症様の病態を呈し、駆出率の低下をきたし、用量依存的に生じるが、胸痛は通常起こらない。フリーラジカルの産生が原因であると考えられている。
- 肺毒性：薬剤による直接的な肺胞上皮細胞障害、免疫性細胞の賦活化が原因とされる。

【リスク因子】

過敏症	●アレルギーや薬剤アレルギーの既往 ●薬剤：パクリタキセル、ドセタキセル、L-アスパラギナーゼ、ブレオマイシン、シスプラチン、カルボプラチン、オキサリプラチン、メトトレキサート、シタラビン、ドキソルビシン、エトポシド
インフュージョンリアクション	●アレルギーや薬剤アレルギーの既往 ●薬剤：リツキシマブ、セツキシマブ、ブレンツキシマブ ベドチン、トラスツズマブ、ベバシズマブ、ゲムツズマブ オゾガマイシン、モガムリズマブ、アレムツズマブ、パニツムマブ、オファツムマブ、ラムシルマブ
心毒性	●累積投与量（最も重要）、年齢、胸部放射線照射、トラスツズマブやタキサン系の併用、心疾患の合併 ●薬剤：アントラサイクリン系（ドキソルビシン、エピルビシン、ダウノルビシン、イダルビシン、アントラキノン）、アルキル化薬（シクロホスファミド、イホスファミド）、代謝拮抗薬（フルオロウラシル）、微小管阻害薬（パクリタキセル、ドセタキセル）、分子標的治療薬（トラスツズマブ、リツキシマブ、ベバシズマブ）
肺毒性	●非小細胞肺がんの化学療法（55歳以上、PS［パフォーマンスステータス］不良、喫煙歴、既存の間質性肺疾患）、腎機能障害 ●薬剤：EGFR阻害薬（ゲフィチニブやエルロチニブなど）、ブレオマイシン

標準的ケア

> **Point**
> - 緊急性の高い病態であるケースが少なくないため、的確なアセスメントが肝要となる。
> - 日ごろから、急変対応を熟知しておくことが重要。

【アセスメント】

- 過敏症やインフュージョンリアクションを起こしやすい薬剤、心毒性や肺毒性を起こしやすい薬剤を確認し、胸痛の原因と考えられる因子を把握する。

  ★心毒性を起こしやすい薬剤を使用する場合は、化学療法の実施前に、基準となる治療前の心エコー(心駆出率)により、リスク評価を行う。

- 化学療法中に咳嗽・呼吸困難・発熱・低酸素血症などが出現したら、薬剤性肺障害を疑う。

- ベバシズマブやソラフェニブ、スニチニブなどでは、血管新生阻害作用に伴う血栓症のリスクが増大するといわれるため、治療内容を確認してかかわる。

【治療とケア】

- 治療開始前の患者・家族への説明が重要である。

  ★心毒性が起こりやすい薬剤であること、または、大量輸液による心不全の可能性を投与前に患者・家族に説明する。

- 心不全症状(起座呼吸、四肢の浮腫など)を観察し、症状出現時はすみやかに医師へ報告する。

  ★患者・家族にも心不全の徴候と症状を説明し、症状出現時はすみやかに医師または看護師に報告するよう指導する。

- アナフィラキシーショックなど緊急対応が必要な場面では、迅速な処置とともに、患者・家族の不安軽減のため、現状に関する説明や声かけをする。

■予防

- 過敏症(アナフィラキシー)やインフュージョンリアクション:前投薬を確実に実施する。
- 心毒性・薬剤総投与量の計算・評価、心エコーの定期的な評価を行う。

■症状出現時の対応

- 過敏症(アナフィラキシー)やインフュージョンリアクションが疑われる場合は、ただちに投与している薬剤を一時中止し、バイタルサインの測定や症状の種類・程度の観察を行い、医師に報告する(下表)。

重度の場合の対応	①ただちに投与している薬剤を中止する ②発見者は患者のそばを離れず、応援を要請し、医師に報告する ③バイタルサイン測定や症状の観察、心電図モニターによるモニタリングを開始 ④医師の指示により、酸素投与や薬剤投与、処置を行う ⑤患者は今後の治療に対して不安を感じるため、身体的・心理的苦痛に配慮しながら心理的サポートを行う

- 心不全発症時は、医師の指示により、酸素投与や薬剤投与を行う。
- 薬剤性肺障害が疑われた場合は、投与している薬剤を中止し、医師の指示により酸素投与やステロイド使用などを行う。

(藤川直美)

胸部 | 循環器の症状

動悸

がん 化学 放射 支持

定義 動悸は、心臓の拍動・鼓動やその乱れを自覚することであり、主観的な症状である。

アセスメントスケール なし

特徴

【特に注意が必要なもの】

危険！ 緊急対応が必要	化学 不整脈、心不全、貧血
注意！ 重点的に対応	がん がんによる二次性貧血
配慮！ 慎重に対応	放射 心臓近隣のがんへの照射 支持 制吐薬や抗精神病薬の使用（制吐、鎮静、せん妄など）

【主な原因】

がん（腫瘍）によるもの

- がんによる二次性貧血（がんからの出血、造血抑制、血液凝固系の活性化によるDIC［播種性血管内凝固症候群］による出血リスクの増加、栄養不良による鉄欠乏性貧血）
  ★赤血球はヘモグロビンを詰め込んだ袋のようなもので、酸素と結合したヘモグロビンを組織細胞に運ぶ。赤血球が減少すると末梢組織の酸素不足が生じ、それを解消するために心拍数が上昇する。

化学療法によるもの

- 貧血（薬剤の骨髄抑制作用、腎機能障害に伴う貧血、巨赤芽球貧血など）
- 頻発 薬剤の心毒性による心不全に伴う頻脈
- 頻発 不整脈によるもの（頻脈、徐脈、期外収縮）

放射線療法によるもの

- 放射線による心毒性（心筋障害による心不全、刺激伝導障害による不整脈）

支持療法によるもの

- 制吐薬や抗精神病薬の副作用
  ★抗精神病薬は、制吐・鎮静・せん妄などの治療目的で使用する。

その他の要因によるもの

- 精神的・心理的な刺激
  ★精神疾患（パニック発作、不安障害、うつ病など）による、心電図異常を伴わない心因性の動悸もある。

【症状出現時期のめやす】

	診断期	積極的治療期	緩和治療中心期
がん(腫瘍) P.180		がんの発症・転移部位によって出現	
化学療法 P.181		心毒性:投与中〜数日以内、数週間〜数か月、投与数か月〜数年以上経過後に出現(薬剤により異なる)	
		骨髄抑制による赤血球減少:抗がん薬使用後2〜4か月に出現	
放射線療法 P.184			数年から20〜30年後に出現
支持療法 P.185		制吐薬・抗精神病薬によって出現	

【出現しやすい状況】

- 化学療法や放射線療法による心筋障害
  - ★アントラサイクリン系薬剤やトラスツズマブの使用、アントラサイクリン系薬剤の治療歴(用量依存性あり)、心臓近隣へのがんに対する放射線療法、心毒性のある化学療法の併用、心疾患の既往
- 化学療法による貧血に伴う動悸
  - ★抗がん薬の使用、高用量、多剤併用、高齢、血液疾患や免疫不全、先行する腎機能低下や腎機能低下リスクがある白金製剤の使用、巨赤芽球貧血のリスクがある核酸代謝阻害薬(フルオロウラシル系薬剤、メトトレキサート)
- 支持療法(制吐薬や抗精神病薬投与)
- がんの症状による貧血
  - ★造血器腫瘍(白血病、悪性リンパ腫など)、固形がんの骨髄浸潤、急性出血、慢性出血、食欲低下

アセスメントとケアのポイント

【観察のポイント】

- 動悸以外の自覚症状、バイタルサイン、心機能(主に左室駆出率)、血液データによる貧血評価(Hb値、平均赤血球容積、網赤血球指数など)、動悸による日常生活行動への影響や不安の有無
  - ★注意が必要な自覚症状:左心不全症状(労作時息切れ、易疲労感、低血圧、四肢冷感、尿量低下など)、貧血の初期症状(皮膚や粘膜の蒼白、倦怠感、息切れなど)

【アセスメントのポイント】

- 動悸の原因と考えられる因子を把握する。
  - ★把握する内容:貧血、心毒性のある抗がん薬、心臓近隣のがんへの放射線療法、抗精神病薬の副作用、心不全のリスク(心疾患の既往歴、心機能)など

【治療とケアのポイント】

- 化学療法や放射線療法による不可逆的な心筋障害は、継続的な心機能評価による予防・早期発見が重要である。
- 労作によって動悸が出現する場合、安静度に応じた日常生活援助を行う。
- 動悸が生じることによる不安があれば、訴えの傾聴、対処方法の説明、患者の理解度や心身の受け入れ状況に応じた病態の説明を行う。

(山下亮子)

がん(腫瘍)による動悸

参考ガイドライン なし

おさえておきたい基礎知識

【発生機序】
- がんによる二次性貧血の随伴症状
  - ★がんからの出血(消化管、尿路・女性生殖器)、造血抑制(白血病や悪性リンパ腫、固形がんの骨髄への浸潤)、出血リスクの増加(がん細胞による血液凝固系活性化に伴うDIC)、鉄欠乏性貧血(食欲低下による栄養不良)

【リスク因子】
- 吐血・下血・喀血などの急性出血、造血器腫瘍(白血病、悪性リンパ腫)、固形がんの骨髄浸潤、がんからの慢性出血、食欲低下

標準的ケア

 Point
- 貧血の症状は個人差が大きい。終末期患者における慢性貧血の多くは無症状であることを念頭に置いてアセスメントする。

【アセスメント】
- 血液データ、ADLへの影響や不安の有無を確認する。
- 徐々に起こる慢性貧血は、強度の貧血でも自覚症状に乏しいことがある。

【治療とケア】

■予防
- 症状が出現しない程度の活動とする。ADLに応じて日常生活援助を行う。

■症状出現時の対応
- 状況に応じて、輸血・鉄剤使用・栄養素補給などが行われる。
  - ★輸血の投与:日常生活に支障をきたす症状(労作時の動悸・息切れ、浮腫など)があれば、ヘモグロビン7g/dLをめやすに実施
  - ★鉄剤の投与:出血による鉄欠乏性貧血(消化管出血など)
  - ★赤血球産生に必要なエネルギー・タンパク・鉄・ビタミンCの十分な摂取:栄養不足による鉄欠乏性貧血

化学療法による動悸

参考ガイドライン なし

おさえておきたい基礎知識

【発生機序】

- 不整脈(頻脈・徐脈、致死的不整脈につながるQT延長)によるもの P.186
- 心毒性による心不全に伴うもの(下表)

★心機能障害による心拍出量低下に伴い血圧が低下するため、心拍数が増加し、動悸が出現する。

	心筋障害型 (アントラサイクリン系薬剤)	心機能障害型 (トラスツズマブ)
臨床経過	恒久的・不可逆的な心筋障害	2〜4か月で高率に回復
用量依存性	あり	なし
機序	フリーラジカルによる心筋細胞障害、心筋細胞のⅡ型トポイソメラーゼを介したDNA障害	心筋でのHER2シグナル阻害により心機能低下
病理的所見	心筋の乱れ、脱落、壊死	著しい所見はない
再投与	高率に再燃と進行、死亡リスクあり	比較的安全
長期的な影響	長期にわたり心機能障害が残る	長期的な影響は少ないとされる

Ewer MS, Lippman SM. Type Ⅱ chemotherapy-related cardiac dysfunction : time to recognize a new entity. *J Clin Oncol* 2005 ; 23(13) : 2900-2902.

- 貧血(コース数を重ねるごとに徐々に進行)

★骨髄抑制に伴う貧血:抗がん薬の細胞分裂阻害作用により、正常な骨髄の幹細胞の分裂・分化が阻害され、血球産生能力が低下する。

★腎機能障害に伴う貧血:腎機能低下により腎臓からのエリスロポエチンの分泌が減り、赤血球産生能力が低下する。

★巨赤芽球貧血:DNA合成障害により核の成熟障害をきたし、異常な巨赤芽球が産生される。

【リスク因子】

心毒性		● 65歳以上、心疾患の既往(虚血性心疾患、心不全、不整脈)、高血圧、糖尿病、高脂血症、肥満(BMI>27kg/m^2)、喫煙歴、放射線療法歴(縦隔照射)、心毒性のある化学療法の治療歴 ● アントラサイクリン系抗がん薬は、蓄積により心障害のリスクが上がる
貧血	骨髄抑制	● 殺細胞性抗がん薬の長期使用 ● 高用量、多剤併用、短期間での繰り返し投与 ● 造血機能の低下(高齢、血液疾患、免疫不全など) ● 放射線療法との併用、抗がん薬投与前後で骨髄を含む照射
	腎機能障害	● 白金製剤 ● 先行する腎機能低下、高齢、大量薬剤使用歴(特にNSAIDs)、糖尿病、高血圧、心不全
	巨赤芽球貧血	● 核酸代謝阻害薬(フルオロウラシル系薬剤、メトトレキサート)

標準的ケア

- 化学療法による動悸は心毒性や骨髄抑制によって生じる。予防困難な場合も少なくないので、早期発見が重要である。

【アセスメント】
- 心毒性：既往歴・治療歴やリスク要因、化学療法実施前の心機能の把握（下表）。

心電図	●投与前に比べQRS低電位 ●ST-T変化 ●QT延長 ●不整脈出現
胸部X線	●心胸比拡大 ●肺うっ血所見
心エコー	●左室収縮能として左室駆出率(LVEF) ★駆出率45～50%以下で薬剤投与の中止を検討する
心筋バイオマーカー	●心筋トロポニンT/I（心筋障害・壊死に特異的かつ鋭敏な心筋バイオマーカー） ●BNPおよびNT-proBNP（心不全マーカー）

- 貧血を生じやすい薬剤を用いる場合は、リスクとなりうる患者の治療歴や併存疾患について情報収集する。

【治療とケア】
■予防

心毒性による心不全	不可逆的な心筋障害を生じる前に、予防・早期発見することが重要である	
	治療開始前	●高リスクの患者では心毒性薬剤は使用しない。もしくは、心毒性が低い薬剤に変更する ●アントラサイクリン系薬剤では、総投与量の上限を超えない ●アントラサイクリン系薬剤は、同じ投与量であれば投与時間を長くして点滴静注したほうが心毒性は低い ●併用する抗がん薬や放射線療法による心毒性増強に注意する
	治療開始後	●無症状でも左室駆出率低下時はすみやかに投与中止 ●治療開始直後や3か月ごとに継続的に心機能評価を行う ●心毒性には急性毒性だけでなく慢性毒性があるため、薬剤投与中だけでなく投与終了後も長期にわたって患者の観察を行う
貧血	●骨髄抑制に起因する場合、貧血を予防する方法は少ない ●シスプラチンなどの白金製剤を使用する際には、腎機能障害予防のために、尿量確保と血中濃度を薄める目的で大量の補液を併用する	

■症状出現時の対応

心毒性	症状出現直後 (点滴治療中)	●動悸や他の心毒性症状(胸痛・不整脈・呼吸困難・チアノーゼ・低血圧・高血圧・意識レベル低下)がないか観察し、医師に報告する ●点滴速度を遅くあるいは中止し、心電図モニターの装着や12誘導心電図を記録する
	症状への対応	●治療開始後どのくらいの時間に症状が出現したか、症状の持続時間、その後の対処で症状の改善があったか観察 ●動悸以外の症状(胸痛、呼吸困難、血圧異常、手足や顔面の浮腫、急激な体重増加など)の有無と程度を、CTCAEを用いて客観的に観察し、医師に報告する ●心不全の症状が薬剤中止で改善しない場合には、利尿薬、ジギタリス、ACE阻害薬、β遮断薬による心不全治療を行う
貧血		●貧血の程度や進行速度によって治療中止を検討する ●ヘモグロビン量が8.0g/dL未満(CTCAE v4.0のGrade3に該当)では輸血を考慮する。ただし、輸血開始にあたっては、貧血の進行度や日常生活への影響、循環器系の臨床症状も考慮する ●患者の脈拍・動悸の自覚症状を観察しながら運動や活動の量を調節する ●症状出現時は十分な休息を確保する

あわせて知りたい！

薬剤別:心筋障害や心不全の出現時期

■アントラサイクリン系薬剤

ドキソルビシン、エピルビシン	●急性毒性(約1%):投与中〜数日以内に一過性の左室機能低下などが発現する。投与量には相関しない ●亜急性毒性:投与後数か月以内に心筋炎などが出現 ●慢性毒性:投与数か月〜数年以上経過してから心不全や左室機能障害が出現。死亡率も高い。用量依存的に出現

■分子標的治療薬

トラスツズマブ、ラパチニブ、イマチニブ、ベバシズマブ、スニチニブ、ソラフェニブ	●トラスツズマブは、数週間〜数か月以内で心機能障害を発症 ●ベバシズマブ、スニチニブ、ソラフェニブによる心不全の発現時期は決まっていない

放射線療法による動悸

参考ガイドライン なし

おさえておきたい基礎知識

【発生機序】
- 心毒性による刺激伝導障害（房室ブロック、洞性徐脈、QT延長、上室性頻拍、心室性頻拍など）
- 心毒性による心筋障害
  ★心筋障害により心不全が生じると、心拍出量の低下に伴い血圧が低下することで心拍数が増加し、動悸が出現する。

【リスク因子】
- 総線量が多い（＞30〜35Gy）、1回線量が多い（＞2Gy）、ホジキン病・乳がん・食道がんなど心臓近隣のがんへの照射、若年者、心毒性のある化学療法の併用など

標準的ケア

> Point
> - 放射線療法による心毒性は晩期有害事象であるため、定期的なフォローアップが重要となる。

【アセスメント】
- 心臓近隣のがん（ホジキン病、乳がん、食道がんなど）に照射する場合、若年者、心毒性のある化学療法を併用する場合などは、晩期有害事象として不整脈が起こりやすいことを認識してかかわる。
  ★心筋細胞は、比較的増殖能が低く、放射線療法による急性の心毒性が生じることはまれである。
  ★原因となった放射線療法から自覚症状や他覚所見が現れるまでには、数年から20〜30年の比較的長期間を要する。

【治療とケア】

■予防
- 有害事象が少なくなるような放射線療法計画を行う。
- 心毒性の早期発見のため、長期的なフォローアップとして、定期的な心機能評価が重要となる。
  ★心毒性は、発症早期は無症状のことが多い。症状を認めたとしても、がん患者は病態が複雑であるため、自覚症状のみで心毒性を鑑別することは困難である。

■症状出現時の対応
- 【治療とケアのポイント】 P.179 に準じる。

(山下亮子)

支持療法による動悸

参考ガイドライン なし

おさえておきたい基礎知識

【発生機序】
- 制吐薬や抗精神病薬による悪性症候群の前駆症状
  - ★悪性症候群の原因は完全には解明されていないが、抗精神病薬やドパミン受容体拮抗薬のドパミン受容体遮断作用によって視床下部付近の自律神経系のバランスが崩れ、自律神経症状（頻脈、発汗など）が起こると考えられている。
  - ★悪性症候群を発症すると、高熱や意識障害をきたし、時に死に至る。

【リスク因子】
- 制吐薬：ドパミン受容体拮抗薬であるメトクロプラミド（プリンペラン®）
  - ★支持療法の代表である制吐薬で動悸が生じることがある。
- 抗精神病薬：ハロペリドール（セレネース®）、クロルプロマジン（コントミン®、ウインタミン®）、リスペリドン（リスパダール®）
  - ★抗精神病薬は、制吐・鎮静・せん妄治療目的で使用する。

標準的ケア

> **Point** 悪性症候群は、頻度はまれだが、致死的となることがあるため、早期発見や重篤化予防が重要である。

【アセスメント】
- 悪性症候群は、抗精神病薬の投与開始あるいは増量後1週間以内に出現しやすい。
  - ★抗精神病薬の治療を受けている患者の0.2～1%にみられ、発現はまれである。
- 発熱がある場合には悪性症候群を疑い、他の症状（意識障害、錐体外路症状、発汗、唾液分泌過多、頻脈、高血圧など）の出現の有無を観察する。

【治療とケア】

■予防
- 悪性症候群は急激に発症し、発症前に予測することは困難である。早期に発見し、重篤化しないよう対処する。

■症状出現時の対応
- 循環動態を把握するために、意識レベル、血圧、脈拍、呼吸数の観察を行う。
  - ★必要に応じて、心電図モニターやパルスオキシメーターによるモニタリングを行う。
- 楽な姿勢をとるなど症状に伴う苦痛が軽減できるようかかわる。
- 悪性症候群が疑われるときは原因と思われる薬剤を中止する。

（山下亮子）

胸部 循環器の症状

不整脈

化学 放射 支持

定義 不整脈は、正常洞調律以外すべてであり、心臓の電気的興奮のリズムが異常になった状態である。不整脈には、頻脈性不整脈、徐脈性不整脈、期外収縮などがある。

アセスメントスケール なし

特徴

【特に注意が必要なもの】

> 不整脈の場合、「原因」ではなく「出現した波形の種類」によって緊急度・重症度が異なることに注意

危険! 緊急対応が必要	化学 放射 支持	心室頻拍、心室細動、QT延長、房室ブロック(モビッツⅡ型、Ⅲ度)、失神や血圧低下などを伴う徐脈
注意! 重点的に対応	化学 放射 支持	覚醒時も持続する洞徐脈、持続する心房細動
配慮! 慎重に対応	化学 放射 支持	一過性の洞徐脈(夜間のみなど)・心房細動、頻発しない上室性・心室性期外収縮

【主な原因】

化学療法 によるもの

- 薬剤の心毒性による心筋障害

放射線療法 によるもの
- 放射線の心毒性による刺激伝導障害

支持療法 によるもの
- 制吐薬、抗精神病薬(制吐、鎮静、せん妄治療)、抗不整脈薬(鎮痛補助)の副作用

その他の要因 によるもの
- 精神的・心理的な刺激:精神的緊張、疲労、睡眠不足など
- 加齢、心疾患や不整脈の既往

エキスパートのアドバイス:QT延長とは

- QT延長は、心筋活動電位の延長によりQT間隔が延長するもの。特殊な多源性心室頻拍(トルサド・デ・ポアン:torsade de pointes)あるいは心室細動などの重症心室性不整脈を生じ、めまい・失神などの脳虚血症状や突然死をきたしうる症候群で、以下のリスク因子がある。
  ①電解質異常(下痢や嘔吐、利尿薬、低カリウム血症、低マグネシウム血症、低カルシウム血症)
  ②甲状腺機能低下症
  ③QT延長作用を有する薬物(抗不整脈薬、向精神薬、抗菌薬、制吐薬、抗アレルギー薬)
  ④心疾患の既往
  ⑤QT時間500ms以上・ベースラインから60ms以上の延長(トルサド・デ・ポアンを発症するリスクが高くなる)

【症状出現時期のめやす】

	診断期	積極的治療期	緩和治療中心期
化学療法 P.188		投与中〜投与後短時間に出現しやすい薬剤と、出現時期が定まっていない薬剤がある	
放射線療法 P.190			数年から20〜30年後に出現
支持療法 P.191		制吐、鎮静、せん妄、鎮痛補助などの支持療法薬によって出現	

【出現しやすい状況】
- アントラサイクリン系薬剤の使用歴、心毒性のある抗がん薬の併用、心毒性のある抗がん薬と放射線療法の併用、心疾患の既往、電解質異常、高齢

アセスメントとケアのポイント

【観察のポイント】
- 不整脈の種類、脈拍、不整脈出現の頻度・持続時間、自覚症状、バイタルサイン、不整脈の誘因（安静時、労作時など）、不整脈に伴う身体活動への影響、不整脈に対する不安の有無

  ★注意すべき自覚症状：動悸、胸部不快、倦怠感、息苦しさ、胸痛、めまい、ふらつき、失神など

【アセスメントのポイント】
- 不整脈の原因と考えられる因子を把握する。

  ★把握する内容：心毒性のある抗がん薬、心疾患の既往歴、心機能（主に左室駆出率）、電解質異常の有無、抗精神病薬・抗不整脈薬など

- 放射線療法の場合、心臓近隣のがんへの照射、若年者、心毒性のある化学療法併用などは、晩期有害事象（不整脈）が起こりやすいことを認識してかかわる。

【治療とケアのポイント】
- 心毒性のある抗がん薬を使用する場合には、心電図モニターによる監視や症状出現時の12誘導心電図記録を行い、不整脈の種類を特定できるようにする。
- 不整脈の出現状況、バイタルサイン・意識レベルの観察により、緊急性・重症度の判別を行う。

  ★洞徐脈、心房細動、上室性・心室性期外収縮の多くは一過性であり、重篤となることは少ない。
  ★持続する心房細動、房室ブロック（モビッツⅡ型、Ⅲ度）、失神や血圧低下などの症状を伴う徐脈がある場合は、心毒性がより低い薬剤への変更が必要である。
  ★QT延長は、トルサド・デ・ポアンを誘発しうるため、薬剤をすみやかに中止する。

- 不整脈による日常生活行動の制限があれば、安静度に応じた介助を行う。
- 不整脈によってめまいやふらつきが生じる場合は転倒を起こしやすい。ゆっくり行動することを促し、移動時の付き添い、環境整備などを行う。
- 不整脈によるめまい、失神、動悸、胸内苦悶、息苦しさなどの症状がある場合、死に対する恐怖や不安を生じることがある。訴えの傾聴、十分な声かけ、患者の理解度や心身の受け入れ状況に応じた病態や治療の説明を行う。 （山下亮子）

化学療法による不整脈

参考ガイドライン なし

おさえておきたい基礎知識

【発生機序】
- 化学療法による心筋障害によって、心筋細胞の電気活動にかかわるイオンチャネルへの影響、血管攣縮や心筋虚血などが生じ、不整脈が誘発される。
  - ★心筋障害の発症機序は、フリーラジカル産生による酸化ストレス、心筋細胞のミトコンドリア障害、マクロファージや単球からのサイトカイン放出の影響などが考えられている。
- 不整脈の合併がある患者は、抗がん薬投与により悪化する可能性がある。

【リスク因子】

アントラサイクリン系薬剤	● 心房細動、房室ブロックなど ● 急性毒性(投与中または投与後短期間で生じる)
パクリタキセル	● 徐脈、房室ブロック、心室頻拍 ● 2〜3時間以内に生じる
シクロホスファミド	● 頻脈性不整脈、徐脈 ● 投与後1〜2週間以内で発症し、2〜3日持続する
サリドマイド	● 徐脈、房室ブロック ● 発現時期が定まっていない
フルオロウラシル	● 頻脈性不整脈(心房細動、上室性頻拍、心室頻拍)、徐脈、房室ブロック ● 投与中の心筋虚血および発現時期不明の血管攣縮により、心房細動を誘発することがある
シスプラチン	● 頻脈性不整脈 ● 発現時期が定まっていない
スニチニブ、ソラフェニブ	● 心房細動 ● 発現時期が定まっていない
ラパチニブ、ダサチニブ、ニロチニブ	● QT延長 ● 発現時期が定まっていない
三酸化ヒ素	● QT延長 ● 発現時期が定まっていない

標準的ケア

> **Point**
> - まずは「致死的不整脈の波形」が出現していないか確認することが重要である。
> - 何らかの症状がある場合、酸素投与やルート確保など、緊急時に備えた対応が必要になる。

【アセスメント】
- 心疾患の既往がある患者は、もともと不整脈を起こす器質を有する可能性がある。抗がん薬使用の際は、慎重な適応の吟味や経過観察が必要である。

★現病歴の聴取、血圧、心電図、胸部X線写真、心機能（主に左室駆出率）を確認する。
- トルサド・デ・ポアン（torsade de pointes）のリスク因子であるQT延長（500 ms以上またはベースラインから60 ms以上の延長）、電解質（カリウム・マグネシウム・カルシウム）異常のモニタリングを行う。

【治療とケア】
■予防
- 定期的に心電図の評価を行う。心電図モニターでの持続的観察も考慮する。
- QT延長予防のため、治療開始前に電解質補正を行う。

■症状出現時の対応
- 患者に安静を促す。
- モニター類を装着し、自覚症状や心不全症状の有無を確認する。
  ★動悸、動揺性めまい（フワフワする感じ）、ふらつき、意識消失などが出現しているときは、意識の有無の確認、モニター（心電図・血圧・SpO₂）装着をすみやかに行い、循環動態を把握する。
- 症状があるときには、すみやかに12誘導心電図を記録する。
- 呼吸困難や酸素飽和度の低下がある場合は、酸素投与を行う。
- 不整脈への緊急対応（薬剤投与）に備え、静脈点滴ルートを確保する。
- 洞徐脈、心房細動、上室性・心室性期外収縮の多くは一過性で重篤となることは少ない。持続する心房細動、房室ブロック（モビッツⅡ型、Ⅲ度）、失神や血圧低下などの症状を伴う徐脈の場合は、心毒性が低い薬剤への変更などを行う。
- QT延長がみられた場合はトルサド・デ・ポアンを誘発する可能性があり、薬剤をすみやかに中止する。

あわせて知りたい!
致死的不整脈の波形

心室頻拍（VT）

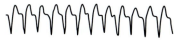

心室細動（VF）

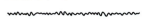

房室ブロック（モビッツⅡ型）

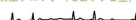

QT延長

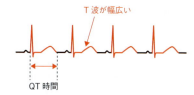

房室ブロック（Ⅲ度）

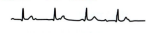

トルサド・デ・ポアン

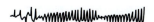

（山下亮子）

放射線療法 による不整脈

参考ガイドライン なし

おさえておきたい基礎知識

【発生機序】
- 放射線療法による心毒性。晩期有害事象であり、心筋障害、刺激伝導障害、冠動脈疾患、弁膜症、心膜疾患を生じる。
  ★起こりうる不整脈：房室ブロック、洞性徐脈、QT延長、上室性頻拍、心室性頻拍など
- 原因となった放射線療法から、自覚症状・他覚所見が現れるまでには比較的長期間（早ければ数年後、多くは10年後、遅い場合は20〜30年後）を要する。
  ★心筋細胞は比較的増殖能が低いため、急性の有害事象として心毒性が生じることはまれである。

【リスク因子】

- 総線量が多い（＞30〜35 Gy）
- 1回当たりの照射線量が多い（＞2 Gy/日）
- 照射野に含まれる心体積が大きい
- 線源の種類（例：コバルト）
- 心臓近隣のがんに対する照射
- 照射時、若年である
- 照射後の経過年月が長い
- 最新でない照射技術（例：CT planningを行っていないなど）
- 古典的な心血管の危険因子の保有
- 心毒性のある化学療法の併用（例：アントラサイクリン系薬剤）

Jaworski C, Mariani JA, Wheeler G, et al. Cardiac complications of thoracic irradiation. *J Am Coll Cardiol* 2013；61（23）：239-2328．

標準的ケア

 ●不整脈は、晩期有害事象であるため、定期的なフォローアップが重要である。

【アセスメント】
- 心臓近隣のがん（ホジキン病、乳がん、食道がんなど）に照射する場合、若年者、心毒性のある化学療法を併用する場合などは、晩期有害事象として不整脈が起こりやすいことを認識してかかわる。

【治療とケア】

■予防
- 有害事象が少なくなるよう放射線療法計画を行う。

■症状出現時の対応
- 心毒性の発症早期は無症状のことが多く、症状を認めたとしても、がん患者は病態が複雑であるため、自覚症状のみで心毒性を鑑別することは困難である。
- 早期発見のための長期的なフォローアップとして、定期的な心機能評価が重要となる。

（山下亮子）

支持療法 による 不整脈

参考ガイドライン なし

おさえておきたい基礎知識

【発生機序】
- 薬物性QT延長(薬物により心筋細胞の活動電位の再分極が遅延する)
  - ★薬物性QT延長は、抗精神病薬(制吐薬、鎮静薬、せん妄治療薬)や、一部の制吐薬が原因となる。
- 刺激伝導系が抑制されることによる徐脈や房室ブロック
  - ★刺激伝導系の抑制作用をもつのは、鎮痛補助薬として用いる抗不整脈薬である。

【リスク因子】

QT延長	抗精神病薬	フェノチアジン系	クロルプロマジン(コントミン®)	制吐、鎮静、せん妄
			レボメプロマジン(ヒルナミン®)	鎮静、せん妄
		ブチロフェノン系	ハロペリドール(セレネース®)	制吐、鎮静、せん妄
		セロトニン・ドパミン遮断薬	リスペリドン(リスパダール®)	せん妄
	制吐薬	ドパミン受容体拮抗薬	ドンペリドン(ナウゼリン®)	制吐
		5-HT$_3$受容体拮抗薬	パロノセトロン(アロキシ®)	制吐
徐脈や房室ブロック	抗不整脈薬	Naチャネル遮断薬	リドカイン(キシロカイン®)、メキシレチン(メキシチール®)	鎮痛補助

標準的ケア

> Point
> - 支持療法薬によっても副作用が生じることを理解してかかわることが大切である。

【アセスメント】
- QT延長のリスク因子として、QT延長作用を有する薬物の2剤以上の併用、電解質異常、心疾患の既往などがある。
  - ★化学療法に使用される三酸化ヒ素、ラパチニブ、スニチニブ、ダサチニブ、ニロチニブなどの分子標的治療薬(小分子チロシンキナーゼ阻害薬)は、QT延長作用をもつため、併用時には注意する。

【治療とケア】
■予防
- QT延長や房室ブロック(モビッツⅡ型、Ⅲ度)がある場合には、薬剤をすみやかに中止する。
■症状出現時の対応
- 【治療とケアのポイント】P.187 に準じる。

(山下亮子)

胸部 / 循環器の症状

低血圧

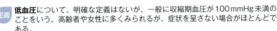
oncologic emergency の可能性
がん 手術 化学 放射 支持

定義 **低血圧**について、明確な定義はないが、一般に収縮期血圧が100mmHg未満のことをいう。高齢者や女性に多くみられるが、症状を呈さない場合がほとんどである。
急激に発症した低血圧（血圧低下）の場合、ショックを疑って対応する必要がある。

アセスメントスケール CTCAE（有害事象共通用語規準）：低血圧

特徴

【特に注意が必要なもの】

危険！ 緊急対応が必要	がん 手術 ショック、出血 化学 心筋梗塞、肺塞栓症、腫瘍崩壊症候群
注意！ 重点的に対応	がん 栄養失調、貧血、脳転移 化学 下肢静脈血栓症 放射 体液貯留 他 心不全、腎不全
配慮！ 慎重に対応	支持 副腎皮質ステロイド、降圧薬、向精神薬の使用 　　アレルギーの既往

【主な原因】

がん（腫瘍）によるもの
- 食後低血圧
- 出血、低栄養などによる低血圧（循環血液量の低下）

手術療法によるもの
- 麻酔による低血圧
- 出血による低血圧（出血・脱水などによる血液量の急激な減少）

化学療法によるもの
- 頻発 アナフィラキシーショック（薬物の多量投与やアレルギーなど）
- 敗血症性ショック（骨髄抑制に伴う感染）
- 頻発 起立性低血圧（骨髄抑制に伴う貧血）
- 心原性ショック（腫瘍崩壊症候群）

放射線療法によるもの
- 放射線腎症による体液貯留

支持療法によるもの
- 降圧薬、向精神薬の使用、アレルギーの既往

その他の要因によるもの
- 精神的・心理的な刺激：検査・処置などへの不安、刺激による迷走神経反射
- 心機能、腎機能の著しい低下

【症状出現時期のめやす】

	診断期	積極的治療期	緩和治療中心期
がん（腫瘍） P.194		がんの進行状況によって異なる	
手術療法 P.195		麻酔、出血などによるショック、低栄養、脱水により出現	
化学療法 P.196		治療開始から投与継続中により出現	
放射線療法		放射線腎症による体液貯留により出現	
支持療法 P.198		輸血（投与開始数分～終了後1時間）に出現	

【出現しやすい状況】

- 高齢、20歳代女性、シャイ・ドレーガー症候群、パーキンソン病、頸動脈洞症候群、心不全・腎不全などの既往

アセスメントとケアのポイント

【観察のポイント】

- めまい、ふらつき、易疲労感、動悸など自覚症状がないか確認する。
- 既往歴や定期内服の有無、アレルギーの既往を確認する。
- 安静時血圧をめやす（ベースライン）にするため、毎日（朝・晩各1回以上）血圧測定を行って記録するよう指導する。
    - ★朝：起床後1時間以内（排尿後、朝の服薬前）に、座位で1～2分間安静にした後に測定
    - ★晩：就寝前（飲酒・入浴後は避ける）、座位で1～2分間安静にした後に測定

【アセスメントのポイント】

- 急激な血圧低下があり、意識レベル・皮膚温・脈拍低下などがあったらショックを疑う。
    - ★ショックを疑うめやす：収縮期血圧＜90mmHgまたは収縮期ベースラインからの低下≧40mmHg、平均血圧＜65mmHg
- 自覚症状と合わせて、急激な血圧低下でない限り、生活上の注意点を守ることで通常の生活を送ることができる。

表 ショックの臨床徴候

- 血圧低下
- 脈拍微弱
- 皮膚蒼白
- 冷汗
- 頻脈（≧100bpm）
- 呼吸不全
- 虚脱・衰弱
- 意識レベル低下
- 乏尿・無尿（＜0.5mL/kg/時）
- 乳酸アシドーシス（乳酸＞1.5mmol/L、pH＜7.35）
- CRT（毛細血管再充満時間）遅延（≧2秒）

【治療とケアのポイント】

- 症状を感じる場合は安静臥床とする。
    - ★昇圧薬や抗不安薬を投与する場合もある。
- 日常生活の注意点として、筋力低下を防ぐ、水分摂取、動作をゆっくりと行う、食後にカフェインをとるなどがある。

（川南　健）

がん(腫瘍)による低血圧

参考ガイドライン 失神の診断・治療ガイドライン(日本循環器学会)

おさえておきたい基礎知識

【発生機序】
- がんの増大に伴い、周囲の臓器への浸潤、リンパ管や血管を通じた転移が生じると、以下の機序によって血圧低下が生じうる。
  - ★血管を障害することによる出血
  - ★脳転移による血圧調整機構の破綻(血圧低下も、血圧上昇も起こりうる)
  - ★肺転移に伴う肺うっ血による心負荷の増大
- がんの増大に伴う低栄養や貧血によって循環血液量が低下し、血圧が低下する。
  - ★がんによる血管新生とともに糖の取り込み酵素が誘導され、乳酸産生が亢進する。また、肝臓での糖新生とともにタンパク質・脂肪組織の崩壊による糖新生も亢進し、栄養状態が低下すると、血管膠質浸透圧の亢進による血管内脱水を引き起こす。

【リスク因子】
- 血液凝固能の亢進(血栓形成のリスクが高まり、塞栓症を起こしやすい)
- 低栄養(血管膠質浸透圧の亢進が起こり、血管内脱水を起こしやすい)

標準的ケア

> **Point** 血栓形成、栄養状態不良になりやすいことを念頭に置き、定期的な血液データや全身状態の観察を行っていく。

【アセスメント】
- 平常時の血圧を把握しておく。
- 患者から、片側の下肢浮腫や疼痛の有無、運動習慣を聴取する。
- 食欲不振になりやすいため、摂取状況や排泄状況を確認する。

【治療とケア】

■予防
- 貧血や低栄養から、ふらつき・めまいなどを高頻度で自覚すると予測される。労作時はゆっくり動く、転倒に注意するなど、日常生活上の注意点を伝える。

■症状出現時の対応
- 【治療とケアのポイント】P.193 に準じる。

臨床でのエピソード

普段の収縮期血圧は160mmHg台の患者。外来での抗がん薬投与中は眠っており、特に異常もなくスムーズに終了したが、終了後に浮遊感を訴えた。
やや顔色不良があり、血圧を測定すると100mmHg台。しかし、脈拍90/分台、SpO_2 98%だったため大きな問題はないと判断し、浮遊感が消失するまで休んでから帰宅となった。
血圧100mmHg未満でなくとも、ベースラインからの急激な血圧低下があると、症状を感じるということがよくわかるケースであった。

(川南 健)

手術療法 による 低血圧

参考ガイドライン WHO安全な手術のためのガイドライン(日本麻酔学会)

おさえておきたい基礎知識

【発生機序】

- 麻酔薬の使用に伴う血圧低下
  - ★麻酔薬の作用によって大脳基底核のはたらきが抑制されると、自律神経系の反応が抑制されるため、血管の収縮が低減して拡張した状態(血管抵抗の低下)となることにより出現する。
- 循環血液量減少性ショック P.478
  - ★出血によるものが多いが、術中の多量の不感蒸泄、術後のサードスペースへの水分移動によっても発症する。
  - ★心収縮力や心拍数の低下による心原性ショックも発症する。
- 大量輸液に伴う血圧低下
  - ★本来なら「体温を上げようとする代償機構」がはたらく場面でも、大量輸液や麻酔の影響があると、代償機構がうまくはたらかず、血圧低下をきたす。
  - ★大量輸液を行うとサードスペースへ移動する水分量も多くなり、血圧が低下する。

【リスク因子】

- 循環障害の既往(心不全など)
- 脱水、出血、低栄養(循環血液量の不足)

標準的ケア

> **Point**
> - 術後から24時間は出血しやすい。
> - 術後1日目は血管収縮の緩慢化がある。
> - 術後1～3日目はサードスペースへの水分移動と循環血液量の減少がある。
> - 術後1～2日目に腸蠕動が回復し始め、一時的な下痢を起こすことがある。

【アセスメント】

図 チアノーゼ

循環血液量減少や呼吸不全を示唆

- 冷感や冷汗の有無、顔色・口唇の色からチアノーゼの有無をとらえる。
  - ★100mL/時を超える出血は注意が必要。
- 浮腫、尿量の減少をチェックする。
  - ★尿量0.5mL/kg/時以上を確保し、必要時は細胞外液の負荷を行う。
- 輸液速度が500mL/時を超えないように注意する。

【治療とケア】

■予防

- 術前からの大量出血を予測しておく。
- 術中の出血コントロールと適切な急速輸液を行う。

■症状出現時の対応

- 【治療とケアのポイント】 P.193 に準じる。

(川南 健)

化学療法による低血圧

参考ガイドライン アナフィラキシーガイドライン（日本アレルギー学会）

おさえておきたい基礎知識

【発生機序】
- 化学療法に伴う低血圧の多くは、アレルギー反応に類似した病態を呈する過敏反応・インフュージョンリアクションである。これらは、アナフィラキシー症状と発熱症状を呈する緊急度の高い有害反応である。
  - ★アナフィラキシーとは、アレルゲンなどの侵入により、全身性にアレルギー症状が惹起され、生命に危機を与えうる過敏反応のこと。アナフィラキシーに伴い血圧低下や意識障害を生じたものがアナフィラキシーショックである。
- 穿刺による血管迷走神経反応により、血圧低下をきたすこともある。
- 神経障害による自律神経障害で、起立性低血圧をきたす場合もある。

【リスク因子】
- アレルギー（食物・アルコール・金属・花粉など）、喘息、アトピーの既往
- 白金製剤やタキサン系薬剤の使用
  - ★白金製剤によるアレルギーは、主にIgEが関与するI型アレルギー機序で発症する。
  - ★タキサン系薬剤によるアレルギーは、添加剤（クレモフォールELやポリソルベート80）が原因とされる。

標準的ケア

> **Point** 投与前、投与中、投与後などいつ血圧低下をきたしたのか、原因検索をする。
> - 体位変換をきっかけに急変する可能性があるため、立位でなく仰臥位にし、下肢を挙上させる（下肢挙上は、心不全による心原性ショックの場合は禁忌）。
> - 各施設の緊急時対応マニュアルに沿って対応する。

【アセスメント】
- 投与開始時刻、薬剤の把握、前投薬の有無、アレルギーの既往・体質など、事前に把握しておく。
  - ★「すべての薬剤でアレルギーが起こりうる」と考えて対応することが大切である。
- 血管迷走神経反応や過呼吸症候群などとの鑑別も必要である。

【治療とケア】

■予防
- 抗体医薬品によるインフュージョンリアクション は、前投薬（予防投与）や点滴速度の低下により、エフェクター細胞からのサイトカインの放出を制御することで、予防可能とされている。
  - ★インフュージョンリアクションは、I型アレルギー主体のアナフィラキシーと違い、Ⅲ・Ⅳ型アレルギー主体である。血圧低下をきたすほどではないが、重症化するとアナフィラキシー症状を伴うことがある。

■ 症状出現時の対応
- 緊急時対応に則り対応する。
- 白金製剤によるアレルギーは、軽度であれば抗ヒスタミン薬や副腎皮質ステロイドの予防投与により再投与できることが多い(重症例では再投与が困難)。
- セツキシマブによるアレルギーは、発症後の再投与には注意を要する(I型アレルギーであるため)。

図 血圧に関連するサイトカインとホルモン

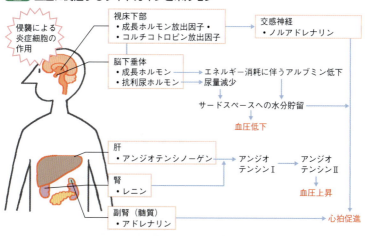

エキスパートのアドバイス：アナフィラキシーとケミカルメディエーター

- アナフィラキシーの多くはIgE(免疫グロブリンE)が関与する免疫学的機序により発現する。
① 肥満細胞(マスト細胞)上の2つ以上のIgEにまたがって結合する。
② 肥満細胞はケミカルメディエーターを放出し、アレルギー症状が出る。
  ★ケミカルメディエーター：細胞間のさまざまな情報伝達を仲介する物質の総称。ちなみに、血圧にかかわるケミカルメディエーターは、ヒスタミン、ロイコトリエン、プロスタグランジンである。
  ★ヒスタミン：平滑筋収縮、血管透過性亢進、かゆみなどの作用がある。
  ★ロイコトリエン：平滑筋収縮(特に強い)、血管透過性亢進、粘液分泌などの作用がある。
  ★プロスタグランジン：血管透過性亢進、末梢血管拡張、発熱などの作用がある。
③ 血管透過性が亢進すると、血漿成分が血管外へ漏出して浮腫や血圧低下に至る。一方、平滑筋収縮によって、気道閉塞、気管支けいれんが起こる。

(川南 健)

支持療法 による 低血圧

参考ガイドライン 輸血副作用対応ガイド（日本輸血・細胞治療学会輸血療法委員会）

おさえておきたい基礎知識

【発生機序】
- 輸血に伴う副作用（主として溶血性副作用）
  - ★ 溶血性副作用は、主に輸血された赤血球の膜が破壊されて起こる。患者がもっている抗体と輸血された赤血球膜上の抗原が反応することで溶血反応が生じる。溶血して赤血球の内容物が放出され、補体活性の上昇などにより、サイトカインの過剰産生、血圧低下、腎不全、播種性血管内凝固症候群（DIC）などの症状が出現する。
  - ★ 収縮期（または拡張期）血圧30mmHg以上の低下で定義される低血圧を特徴とし、輸血中〜輸血終了後1時間以内（ほとんどの反応は輸血開始数分以内）に発症し、輸血中止と補助的な治療ですみやかに改善する。

【リスク因子】
- ABO血液型不適合輸血
- ルイス血液型不適合輸血
- 輸血用血液の細菌汚染や加圧・加温など物理的な要因
- 遅発性溶血性副作用
- アレルギーの既往
- さまざまな抗体、抗原、サイトカイン、アレルゲンなどが含まれている可能性
- 心肺機能の低下
- 大量輸血

標準的ケア

> **Point**
> - バイタルサインは、投与後5分・15分、以降30分〜1時間ごとに測定する。輸血バッグの交換ごとに同様の対応を行う。
> - 大量輸血時の血圧低下や、低カルシウム血症が明らかな場合には、カルシウム補充を行う。

【アセスメント】
- ヘモグロビン濃度の低下と発熱、黄疸や血色素尿がないかを観察する。
- 輸血中または輸血後数時間以内に、発熱（38℃以上または輸血前より1℃以上上昇）、悪寒、戦慄、頭痛、悪心がないか観察する。
- 心不全徴候の有無を観察する。

【治療とケア】
■予防
- ABO血液型不適合輸血が起こらないよう、確認作業を徹底する。
- 患者によっては、抗アレルギー薬やステロイド薬の前投与を行う場合がある。

■ 症状出現時の対応

- ただちに輸血を中止し、輸血セットを交換して生理食塩液または細胞外液類似輸液剤の点滴に切り替える。
- 細菌感染症が疑われた場合は、血液培養検査検体を採取後すみやかに、抗菌薬を使用する。
- TRALIが疑われた場合は、急速に呼吸不全が進行する場合があるため、集中治療部門での管理を検討する。
- ABO型不適合輸血が疑われた場合は、乳酸リンゲル液(酢酸リンゲル液)を急速輸液し、血圧の維持と利尿につとめ、集中治療部門での管理を検討する。
- 重症アレルギー反応が疑われた場合は、ただちに輸血を中止し、生理食塩液で血管を確保する。喉頭浮腫・呼吸不全・低血圧が著名な場合、エピネフリンを静注し、抗ヒスタミン薬・酸素の投与も考慮する。
- 遅発性溶血性副作用が疑われた場合は、通常は無治療で経過観察するが、腎機能には十分な注意が必要である。重度の溶血反応が生じた時は急性溶血反応と同様に治療する。貧血が強度であれば抗原陰性赤血球濃厚液の輸血を行う。
- 大量輸血時に血圧低下や心収縮力低下がある場合、イオン化カルシウム濃度測定により低カルシウム血症が明らかな場合には、カルシウム補充を行う。

あわせて知りたい!
輸血に伴う代表的な副作用

遅発性溶血性副作用	通常、1回以上の輸血・妊娠などで感作された受血者は赤血球抗原に対する抗体を有するが、時間が経つと抗体価が低下し、輸血前検査で検出できなくなる。その状態で対応する抗原をもつ赤血球を輸血すると、輸血後24時間〜数週間で抗体価が上昇し、抗体が結合した輸血赤血球が破壊されるもの。初回輸血によるものはきわめてまれ。
TRALI(輸血関連急性肺障害)	血液製剤中の白血球抗体(HLA抗体、HNA抗体など)が受血者の白血球などと反応し、肺毛細血管の透過性亢進が起こることが原因と推定されている。
TACO(輸血関連循環過負荷)	輸血や輸液の過剰な量負荷・速度負荷と、患者の心・腎・肺機能低下などにより、呼吸困難をきたす病態。
輸血後GVHD	血液製剤中の供血者リンパ球が生着し、患者の体組織を攻撃することで生じる。
輸血後鉄過剰症	全血400mL由来の赤血球に含まれる鉄量は約200mg(食事による鉄吸収量の約200日分相当)。生体には鉄の排泄ルートがないため体内に蓄積され、過剰となった鉄が、肝・心・内分泌器官などに沈着し、臓器障害が生じるもの。

(川南 健)

胸部　循環器の症状

高血圧

oncologic emergency の可能性
がん　手術　化学　放射　支持

定義　**高血圧**は、収縮期血圧140mmHg以上または拡張期血圧90mmHg以上をいう。至適血圧（収縮期血圧120mmHg未満かつ拡張期血圧80mmHg未満）を超えて血圧が高くなるほど、全身血管病、脳卒中、心筋梗塞、慢性腎臓病などの罹患リスク・死亡リスクも高まる。

アセスメントスケール　CTCAE（有害事象共通用語規準）：高血圧

特徴

【特に注意が必要なもの】

危険！緊急対応が必要	がん　心筋梗塞、脳梗塞 化学　高血圧性クリーゼ
注意！重点的に対応	がん　慢性心不全、狭心症、慢性腎不全 手術　創部痛、発熱 化学　分子標的治療薬の使用
配慮！慎重に対応	支持　副腎皮質ステロイドの使用

【主な原因】

がん（腫瘍）によるもの
- がんの増大に伴う血管の圧迫や狭窄（心筋梗塞）
- 脳腫瘍・脳転移や、腎・副腎腫瘍・転移による血圧調整因子の異常（脳梗塞）

手術療法によるもの
- 術後痛、発熱など

化学療法によるもの
- 頻発　薬剤の副作用（分子標的治療薬など）

放射線療法によるもの
- 全身照射による放射線腎症、脳照射による頭蓋内圧亢進など

支持療法によるもの
- 副腎皮質ステロイド投与

その他の要因によるもの
- 精神的・心理的な刺激：ストレスなど
- 頻発　塩分の多い食事や飲酒・喫煙、運動不足、排便習慣、遺伝要因

【症状出現時期のめやす】

	診断期	積極的治療期	緩和治療中心期
がん(腫瘍)		発症・転移部位(大血管、脳など)によって出現する	
手術療法		術前の緊張、術後の疼痛などにより出現	
化学療法 P.202		治療開始から投与継続中に出現	
放射線療法		脳・大血管照射による損傷や疼痛などにより出現	
支持療法		ステロイド投与によって出現	

【出現しやすい状況】

- 年齢、糖尿病、脂質異常症、脳血管障害、心疾患、腎機能障害、甲状腺機能障害、褐色細胞腫など(既往によって出現頻度は異なる)
- VEGF(血管内皮増殖因子)阻害薬、NSAIDs、シクロスポリンA・タクロリムス、エリスロポエチン製剤、エストロゲン、MAO(モノアミン酸化酵素)阻害薬、抗うつ薬などの使用

アセスメントとケアのポイント

【観察のポイント】

- 食生活や運動・排便習慣、嗜好品、ストレス要因を聴取する。
- 頭痛、肩こり、めまい、動悸、倦怠感など随伴症状がないか確認する。
  ★高血圧の状態が続くと、血管壁への圧負荷がかかり、脳出血などが生じる危険性がある。

【アセスメントのポイント】

- がんの発現あるいは転移部位、急激な血圧値変動、随伴症状

【治療とケアのポイント】

- 生活習慣の改善、降圧薬治療を行う。
- 自己血圧測定を指導する。ポイントは以下の3点である。
  ①家庭血圧測定には上腕カフ血圧計を用い、1回の測定時に2回測定し、その平均値を記載する。
  ②起床後1時間以内の排尿後、座位で1～2分安静にして測定する。
  ③就寝前も同様に安静後に測定し、1日2回の記録をする。

エキスパートのアドバイス:生活習慣改善の支援

①食塩6g/日(小さじ1杯が5g)
②野菜・果物・魚の積極的摂取
③BMI 25未満だが、まずは体重約4kgの減量を目標にする
④30分以上の有酸素運動を取り入れる
⑤節酒・禁煙、ストレス管理ができるよう患者とともに考える など

- 患者の状況に応じて推奨される生活習慣を取り入れるか判断していくことも重要である。

(川南 健)

化学療法による高血圧

参考ガイドライン 高血圧治療ガイドライン（日本高血圧学会）

おさえておきたい基礎知識

【発生機序】
- VEGF阻害薬によって高血圧が起こる原因は明確に解明されていないが、血管内皮の一酸化炭素合成の低下と、末梢細小血管床の減少などによる末梢血管抵抗の増加が考えられている。
  - ★ VEGFがレニン-アンジオテンシン系（アンジオテンシンⅠ・Ⅱ受容体）を介して血圧にかかわると考えられる。

【リスク因子】
- ベバシズマブ、ラムシルマブ、アフリベルセプト投与中
- 心血管系の既往

標準的ケア

> Point
> - 投与開始時からのモニタリングが重要。
> - 血圧手帳などを用いて、日内変動を把握できるように患者へ協力を依頼する。
> - 常用薬に降圧薬や心血管系の薬剤が含まれていないかを確認しておく。

【アセスメント】
- 血圧は日内変動が大きいため、一定した時間に測定できているかを把握する。
- 随伴症状を確認する。
  - ★ 化学療法は多剤併用で行うため、どの薬剤による症状か、今回の治療から出現したのかを判別する必要がある。
  - ★ 患者が「症状出現は仕方ない」と訴えないこともあるため、具体的な症状を挙げ、聴取する。

【治療とケア】

■予防
- 食習慣の見直し、運動が基本となるが、食事摂取状況や身体症状の程度により指導内容を検討する。

■症状出現時の対応
- 無症状の場合は、降圧薬を開始する。
- 症状（随伴症状）がある場合は、症状が消失するまで休薬し、降圧薬を開始する。
- 降圧薬としてはACE阻害薬とARB（アンジオテンシンⅡ受容体拮抗薬）が推奨される（利尿薬は下痢・体液量減少のリスクが増加するため控えるべきとされる）。
  - ★ ACE阻害薬（エナラプリル、リシノプリル、テモカプリルなど）：アンジオテンシンⅡをつくらないようにする。
  - ★ ARB（カンデサルタン、バルサルタン、テルミサルタンなど）：アンジオテンシンⅡの作用を抑える。
  - ★ 利尿薬（トリクロルメチアジド、メチクラン、フロセミド、スピロノラクトンなど）：尿とナトリウムを排出させ、体液量を減らす。

(川南　健)

あわせて知りたい！
血圧と腎機能

■レニン-アンジオテンシン-アルドステロン系

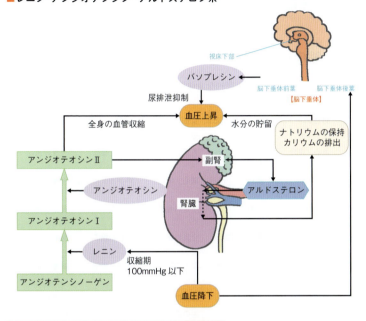

エキスパートのアドバイス：VEGF阻害薬の作用機序

- がん細胞は増殖を活発に行うために、多くの栄養や酸素を必要とする。既存の血管から栄養と酸素を得るために、新たに血管を作り始めることを血管新生という。
- 血管新生には、VEGF（血管内皮増殖因子）が必要であり、VEGFにはA、B、C、Dと種類がある。
- このVEGFが結合する場所（受容体：レセプター）を血管内皮増殖因子受容体（VEGFR）といい、こちらも1、2、3と種類があり、主に血管新生にかかわるのはVEGFR-2といわれている。
- 現在、VEGF阻害薬として発売されているのは、以下の3種類である。
  ①ベバシズマブ（アバスチン®）：VEGF-AがVEGFR-1、VEGFR-2に結合することを阻害する。
  ②ラムシルマブ（サイラムザ®）：VEGF-A、VEGF-C、VEGF-DがVEGFR-2に結合することを阻害する。
  ③アフリベルセプト（ザルトラップ®）：VEGF-A、VEGF-BとさらにPIGF（胎盤増殖因子）がVEGFR-1、VEGFR-2に結合することを阻害する。
- ちなみに、正常時のVEGFは、月経時の子宮内膜修復や創傷治癒のときに血管新生を行い、組織に栄養と酸素を与える役割を担う。

（川南 健）

腹部 がん患者にみられる「消化器」の症状

消化器症状が患者に与える苦痛は、依然として強い

■がん治療に伴って生じる代表的な身体症状の苦痛　　　　青字は消化器症状

順位	消化器がん 男性(n=134)	消化器がん 女性(n=68)	乳がん 女性(n=174)	肺がん 男性(n=29)	肺がん 女性(n=26)
1	ストーマ	ストーマ	髪の脱毛	全身の痛み	髪の脱毛
2	悪心・嘔吐	手足の指のしびれ	乳房切除	悪心・嘔吐	全身の痛み
3	下痢	発熱	悪心・嘔吐	声がうまく出ない	便秘
4	口内炎	下痢	手足の指のしびれ	口内炎	手足の指のしびれ
5	手足の指のしびれ	悪心・嘔吐	全身の痛み	手足の指のしびれ	悪心・嘔吐
6	便秘	顔全体の変色	眉毛の脱毛	嗅覚の変化	味覚の変化
7	治療部分の痛み	足のむくみ	まつ毛の脱毛	発熱	手の爪割れ
8	食欲の変化	便秘	体表の傷	息切れ	だるさ
9	味覚の変化	口内炎	手の爪割れ	頭痛	嗅覚の変化
10	皮膚に湿疹	髪の脱毛	手の二枚爪	だるさ	発熱
11	顔のむくみ	不眠	便秘	不眠	眉毛の脱毛
12	発熱	顔のむくみ	足の爪のはがれ	下痢	体重が増えた
13	だるさ	まつ毛の脱毛	だるさ	味覚の変化	まつ毛の脱毛
14	髪の脱毛	しみ・くま	口内炎	食欲の変化	手の二枚爪
15	足のむくみ	だるさ	発熱	便秘	頭痛
16	唇の皮むけ	味覚の変化	足のむくみ	髪の脱毛	顔全体の変色
17	皮膚のかゆみ	手の爪割れ	手の爪のはがれ	治療部分の痛み	手の乾燥
18	手の皮むけ	息切れ	味覚の変化	皮膚に湿疹	皮膚のかゆみ
19	傷ができやすい	手・足のむくみ	顔のむくみ	眉毛の脱毛	不眠
20	頭痛	嗅覚の変化	しみ・くま	まつ毛の脱毛	口内炎

Nozawa K, Shimizu C, Kakimoto M, et al. Quantitative accessment of apperance changes and related distress in cancer patients. *Psychoocol* 2013；22(9)：2140-2147.

消化器症状は「腹部以外の原因」によっても生じうる

■腹痛の部位と疑われる疾患

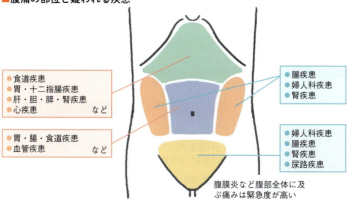

- 食道疾患
- 胃・十二指腸疾患
- 肝・胆・膵・腎疾患
- 心疾患 など

- 腸疾患
- 婦人科疾患
- 腎疾患

- 胃・腸・食道疾患
- 血管疾患 など

- 婦人科疾患
- 腸疾患
- 腎疾患
- 尿路疾患

腹膜炎など腹部全体に及ぶ痛みは緊急度が高い

■急性腹症の鑑別疾患

腹腔外臓器に起因する場合	心血管系	急性冠症候群、心内膜炎、心外膜炎、心筋炎、大動脈解離、大動脈瘤破裂
	呼吸器系	肺炎、胸膜炎、膿胸、気胸、肺動脈血栓塞栓症
	食道疾患	食道破裂、食道攣縮、食道炎
	筋骨格系	神経根症、脊髄または末梢神経の腫瘍、脊椎の変形性関節症、椎間板ヘルニア、椎間板炎、腸腰筋膿瘍、骨髄炎、肋骨すべり症候群、肋軟骨炎、Mondor病、ACNES（abdominal cutaneous nerve entrapment syndrome）
	鼠径部、陰部疾患	精索捻転、精巣上体炎、（鼠径、大腿、閉鎖孔）ヘルニア・ヘルニア嵌頓、痔核、痔瘻
全身疾患に起因する場合	血液、アレルギー、膠原病疾患	急性白血病、溶血性貧血、鎌状赤血球症、リンパ腫、全身性エリテマトーデス、関節リウマチ、皮膚筋炎、結節性多発動脈炎、IgA血管炎（Henoch-Schönlein purpura）、食物アレルギー、血管性浮腫、好酸球性腸炎
	内分泌代謝疾患	急性副腎不全、糖尿病性ケトアシドーシス、甲状腺機能亢進症、ポルフィリア、尿毒症
	中毒	過敏性反応（昆虫・クモ刺傷、爬虫類毒など）、鉛中毒
	感染症	連鎖球菌咽頭炎、帯状疱疹、水痘、骨髄炎、チフス熱、結核、ブルセラ症、toxic shock syndrome
その他		急性緑内障、腹部てんかん、腹部片頭痛、精神疾患、異物、熱中症、家族性地中海熱、婦人科臓器疾患（排卵痛）

急性腹症診療ガイドライン出版委員会：急性腹症診療ガイドライン2015．医学書院，東京，2015：122．より転載

腹部 | 消化器の症状

食欲低下

//oncologic emergency の可能性//
がん 化学 放射 支持

定義 **食欲低下**は、食物を摂取したいという欲求が低下ないし消失し、飲食物の摂取量が減少した状態のこと。

アセスメントスケール CTCAE（有害事象共通用語規準）：食欲不振、VAS（視覚アナログ尺度）など

特徴

【特に注意が必要なもの】

危険！ 緊急対応が必要	がん 脳圧の上昇（頭蓋内圧亢進）、消化管通過障害（腸閉塞） 化学 腫瘍崩壊症候群（電解質異常）
注意！ 重点的に対応	化学 急性・遅発性の悪心・嘔吐（水分・電解質異常） 他 不安や恐れによる食欲低下、低栄養
配慮！ 慎重に対応	化学 予測性悪心・嘔吐 放射 消化管への照射（消化管粘膜の障害、消化機能の低下） 支持 薬剤の副作用

【主な原因】

がん（腫瘍）によるもの
- がんの増大
- 脳腫瘍または脳転移によって起こる頭蓋内圧亢進、食欲中枢への刺激
- 電解質異常（高カルシウム血症、低ナトリウム血症、悪液質など）

- 消化器がんによる消化管の通過障害、上部消化管切除術
- 疼痛
- 倦怠感
- 腹水貯留による消化管の圧迫

化学療法によるもの
- 薬剤の副作用（出現頻度は使用する薬剤によって異なる）
- 悪心・嘔吐や味覚異常、口内炎、便秘、下痢、倦怠感など（薬剤の副作用として）

放射線療法によるもの
- 照射の副作用（出現頻度は照射野の大きさ・照射部位によって異なる）

支持療法によるもの
- 薬剤の副作用（NSAIDs、抗菌薬、オピオイド、抗うつ薬など）

その他の要因によるもの
- 精神的・心理的な刺激：不安、ストレス、抑うつ、強い悲しみ、対人関係の変化など
- 不適切な環境（食習慣の変化、病室の環境など）

【症状出現時期のめやす】

	診断期	積極的治療期	緩和治療中心期
がん（腫瘍） P.208		発症、原発・転移部位（消化管、脳など）、悪液質などによって出現	
化学療法 P.210		すべての抗がん薬で生じうる。他の副作用による二次的な症状としての出現も多い	
放射線療法 P.212		放射線宿酔症状の場合は治療開始2〜3日間で消失 他の副作用の二次的な症状としても出現	
支持療法 P.213		オピオイドなどによって出現	

【出現しやすい状況】
- 消化器系のがん、集学的治療、症状緩和が不十分（疼痛の残存）
- 高齢、栄養状態に影響する疾患の合併（糖尿病や腎疾患など）

アセスメントとケアのポイント

【観察のポイント】
- 食欲低下の程度とその状況、随伴症状の有無、発現時期と経過、食事との関係、血液検査（電解質、肝機能、炎症など）を確認する。

【アセスメントのポイント】
- がんの原発あるいは転移部位、服用中の薬剤の種類、治療薬剤の副作用出現頻度、放射線照射部位、精神症状、身体状況（電解質異常、便秘など）など考えられる原因を把握する。

【治療とケアのポイント】
- 放射線療法や化学療法に伴う食欲低下の場合は、悪心・嘔吐のマネジメントを行いながら、経過とともに軽快することを説明し、不安の軽減を図る。
- 患者の嗜好や食べやすいものを把握し、食欲が増進するような味つけ、食物の形態や食器の選択、盛りつけ、食事時間、食事場所の工夫などを行う。
- 薬物療法を行う際は、それらの薬剤による副作用出現に注意が必要である。
  ★薬物療法としては、コルチコステロイドとプロゲステロン製剤（保険適用外）が有効とされている。
  ★胃内容物の停滞による食欲低下の場合には、消化管運動改善薬が有効である。
- 栄養サポートチーム（NST）の介入も適宜考慮する。
- 栄養状態に応じて栄養補助食品の利用や輸液、経管栄養も考慮する。
- 終末期の場合、原因治療がその患者のQOL向上につながるのか検討が必要となる。

（良田紀子）

がん（腫瘍）による食欲低下

参考ガイドライン なし

おさえておきたい基礎知識

【発生機序】

- 脳腫瘍などでは、頭蓋内圧亢進が起こり、食欲中枢を機械的に刺激することで食欲が低下する。
- ストレスや不安などの情動変化や精神機能の不安定な状態は、アドレナリンによる交感神経緊張状態などを起こし、大脳辺縁系を経て食欲中枢を刺激して食欲を減退させる。

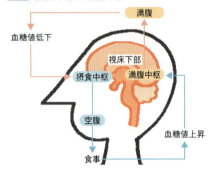

図　摂食中枢と満腹中枢

★食欲は、視床下部内側核にある満腹中枢と視床下部外側野にある空腹（摂食）中枢のバランスによって調節される。

- 消化器がんでは、消化管の疼痛、消化管壁の緊張低下、粘膜の浮腫・うっ血、胃液の酸度低下などが食欲を減退させる。

【リスク因子】

- 消化器がん（がんによる上部消化管の通過障害や消化管の狭窄・閉塞）
- 高齢、栄養状態に影響する疾患の合併（糖尿病や腎疾患など）
- 進行した病期（70〜80％の患者に出現するとされる）

標準的ケア

> **Point**
> - がん患者に現れる食欲低下は、がんそのものが原因のこともあれば、痛みや倦怠感などを伴って現れることもある。
> - 複数の要因が関連していることも多いため、多面的にアセスメントすることが重要である。

【アセスメント】

- 感染症はそれ自体で食欲低下をきたす。
- 感染創からの悪臭（特に乳がんや頭頸部がんなどが体表面で自壊した創）がある場合には、皮膚症状マネジメントも重要となる。
- 進行がん患者の食欲低下は、他に明らかな原因がみられなければ悪液質 P.52 の影響と考えられる。

- 食欲低下の原因を身体的、精神的、社会的・環境的側面からアセスメントする(下表)。

身体的側面	悪心・嘔吐、口内炎、味覚異常
	嚥下困難、胃内容物の停滞、消化不良
	腹水、消化管狭窄・閉塞、便秘
	電解質異常(高カルシウム血症、低ナトリウム血症など)、疼痛、倦怠感、悪液質
	がんの治療や症状緩和による影響
精神的側面	不安、抑うつ、対人関係の変化
社会的・環境的側面	食習慣の変化、病室の環境

【治療とケア】
■予防
- 口腔ケアの実施
  - ★口腔衛生が保たれていないと、食物の味・舌触りが変化して食欲低下をきたす。
  - ★口内炎も食欲低下の原因となる。
- 排便コントロール
  - ★便秘や下痢を予防する。
- 環境整備
  - ★ベッド周囲の整理・整頓や、室温調整、食事時間内の処置・治療を避けるなどの工夫が必要である。

■症状出現時の対応
- 食欲低下の原因を把握する。
- 悪心・嘔吐や胃痛、腹痛、便秘や腹水で生じる腹部膨満感などがあれば、医師の指示のもと、薬物療法などを実施し、症状を軽減する。
- 電解質異常があればその補正を行う。
- 必要に応じて不足したエネルギーを補うために点滴で栄養や水分を補給する。
  - ★終末期患者は、代謝機能低下や悪液質状態にあるため、高カロリー輸液自体が胸水や腹水の増加、全身浮腫などの苦痛症状や循環動態異常を引き起こす場合もあるため、患者・家族も含めて適用について検討する必要がある。
- 患者の嗜好を聞き、患者が食べやすい形態や量、味つけ、盛りつけなどの工夫を行う。
  - ★施設ごとで対応可能な食事の工夫は異なる。自施設で対応可能な内容(麺類中心の食事や一口食、追加できる食品など)を把握しておき、患者とともに実施可能な工夫を考えるとよい。
- 精神的支援として、思いの傾聴を行い、支持的なかかわりをもち、気持ちのつらさの軽減を図る。場合によっては精神科医など専門家への相談も考慮する。
  - ★食べられないこと自体を患者自身が気にしている場合もあるため、強要はせず、気分転換などを取り入れる。
- 入院中の場合は制約もあるが、環境的側面への支援も重要である。
  - ★温度や湿度など療養環境を整える。
  - ★家族や親しい人と一緒に食事ができるようにするなど雰囲気づくりも大切である。 (良田紀子)

化学療法による食欲低下

参考ガイドライン なし

おさえておきたい基礎知識

【発生機序】
- 抗がん薬が延髄の化学受容器(CTZ)に作用し、中枢性の催吐作用を引き起こすことから食欲低下が起こる。
- 化学療法に伴う食欲低下のメカニズムは多岐にわたる。単一の症状として出現する場合もあるが、他の症状の二次的な症状として起こる場合もある。
- 食欲低下の原因となる化学療法の副作用には、悪心・嘔吐、味覚異常、便秘、下痢、口内炎、倦怠感、抑うつなどがある。原因が1つの症状に限られていることもあるが、いくつかの症状が重なっている場合もある。
- 出現する時期も、抗がん薬の投与当日から数日とさまざまである。また、一時的(断続的)な場合と継続する場合とがある。

【リスク因子】
- 食欲低下の原因となりうる副作用症状の出現頻度が高い薬剤の使用
  悪心・嘔吐 P.214 、味覚異常 P.108 、便秘 P.244 、下痢 P.236 、口内炎 P.114 、倦怠感 P.36 、抑うつ P.418
- 化学放射線療法(頭頸部がんや食道がん、肺がんなど)
- 術後補助化学療法
  特に消化器がんでは、消化機能が低下している状態で化学療法を行うため、消化器症状の副作用が強く出現し、食欲低下につながる。

標準的ケア

> **Point**
> - 食欲低下は、すべての抗がん薬で起こりうる。
> - 他の副作用による二次的な症状として起こる食欲低下もあるため、すべてのレジメンにおいて原因となりうる副作用と合わせてアセスメントすることが大切である。

【アセスメント】
- 化学療法による食欲低下出現時には、食事の状況(食事習慣や摂取量、嗜好、好みの味つけなど)、身体的側面(治療スケジュール、抗がん薬の副作用、全身状態、消化吸収機能、口腔の状態、嚥下状態など)、精神的・社会的側面(不安や抑うつ、ストレス、環境要因など)と、栄養評価に関する身体計測や検査データなどを継続的にアセスメントする。
- 化学療法後は食欲および栄養状態の回復についてアセスメントを行う。
- 治療が終了したにもかかわらず食欲低下や味覚障害が残存する場合には、患者の不安がさらに増強することもあり、精神面についてのアセスメントも必要である。

【治療とケア】

■予防
- 原因となりうる副作用症状に対して適切な予防策を実施する。
  - ★悪心・嘔吐 P.214、味覚異常 P.108、便秘 P.244、下痢 P.236、口内炎 P.114、倦怠感 P.36、抑うつ P.418

■症状出現時の対応
- 抗がん薬投与後に起こる食欲低下は、一定期間を過ぎると回復する。しかし、次の治療サイクルまでの期間が数日〜1か月と短いため、食欲が回復している時期に合わせた食事の工夫を行う（下図）。

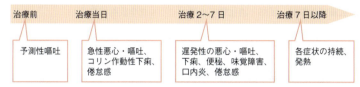

- 食欲低下時には、「食べたいときに」「食べたいものを」「無理せず控えめに」摂取するのが基本であるが、消化のよいもの、エネルギーの高いものや栄養価の高いものをとるように支援する。
- 消化器症状（悪心・嘔吐、便秘、下痢など）が原因と考えられる食欲低下の場合は、有効な支持療法薬を使用し、原因となっている症状の軽減を図る。
- 食欲低下時の薬物療法としてコルチコステロイドを用いる場合がある。しかし、コルチコステロイドには食欲増進作用があるが、易感染や高血糖などの副作用もあるため、化学療法中の長期間の使用は避けたほうがよい。
- 治療中の患者で、早期満腹感を伴う食欲低下の場合には、食事摂取方法を工夫するとよい。
  - ★「1日3回の食事」にこだわらず1日4〜6回に分けて摂取する、食事中の水分摂取を控える、など。
- がん治療施行中には定期的に栄養状態を評価する。1週間程度、十分な経口摂取ができない（できないと予想される）場合は、積極的に栄養療法を行うことが推奨されている。
  - ★ただし、化学療法に伴う食欲低下の場合には必要最小限の投与期間とする（長期間にわたる高カロリー輸液は、消化機能の低下の原因となるため）。
- 食欲低下の持続は、不安・ストレス増強の要因となる。医療者が食事量を尋ねる回数や、家族から食べるように励まされる回数が増えると、患者のストレスを増強させてしまうことに注意が必要である。
- 食欲低下時には家族の支援も重要である。外来治療中には食事に関する情報収集（食材の買い物や調理など）を行い、家族とともに支援を考え、家族に対するケアも行うことが大切である。

（良田紀子）

放射線療法 による食欲低下

参考ガイドライン なし

おさえておきたい基礎知識

【発生機序】
- 放射線が誘発するサイトカインが食欲を低下させると考えられる。
- 唾液分泌量の減少、口腔乾燥・味蕾の障害による味覚障害も原因となりうる。

【リスク因子】
- 広範囲の照射、頭部・消化器への照射
- 化学放射線療法

標準的ケア

> **Point**
> - 照射部位から出現する可能性のある副作用を予測し、ケアを行うことが大切である。
> - 放射線療法に伴う食欲低下は一時的であることを説明し、不安の軽減に努める。

【アセスメント】
- 放射線宿酔による食欲低下は、悪心・嘔吐や倦怠感などとともに出現する。
  ★放射線宿酔は全身性の副作用で、照射部位に関係なく照射後2〜3時間後に出現する。
- 治療前に、治療計画(照射部位・総線量・1回線量・照射回数など)を把握し、出現しうる副作用を予測して予防・ケアを行う必要がある。
- 頭頸部がんで行われる放射線療法は照射範囲が広く、また、ほとんどの場合、化学療法も併用するため、副作用が強く現れる可能性が高い。

【治療とケア】

■予防
- 食欲低下の原因となりうる副作用に対して、適切な予防策を実施する。
  ★悪心・嘔吐 P.214、口内炎・口腔乾燥 P.114、味覚障害 P.108、嚥下障害 P.130、下痢 P.236 など

■症状出現時の対応
- 患者のその日の体調や嗜好に合わせたものを、食事の時間にこだわらず食べられるタイミングで摂取できるように支援する。
  ★食べやすく栄養価の高いものを勧める。さっぱりした麺類やゼリーなどが食べやすいとされる。
- 頭頸部の放射線療法を受けた患者は、唾液の分泌が少ない「朝」が食べにくいといわれる。患者が最も食べやすい時間帯にメインの食事を摂取するとよい。
- 食欲低下の原因となる副作用出現時は、各症状に対するケアを実施する。
- 適度な香辛料を使用すると、食欲増進につながることがある。
  ★ただし、粘膜炎がある(恐れがある)場合は、香辛料や、酸味、熱いものの摂取を避ける。
- 治療中は定期的に栄養状態を評価する。1週間程度、十分な経口摂取ができない(できないと予想される)場合は、積極的に栄養療法を行う。
- 精神的苦痛に対する支援も大切である。
  ★食欲低下や味覚障害などは、食べる楽しみの喪失や、「本当に治るのか」という不安につながる。

(良田紀子)

支持療法 による食欲低下

参考ガイドライン なし

おさえておきたい基礎知識

【発生機序】
- オピオイド（特にモルヒネ）による悪心・嘔吐の影響で食欲低下が起こる。
  - ★オピオイドは、延髄の化学受容器（CTZ）に作用し、中枢性の催吐作用を引き起こす。
- NSAIDs（非ステロイド系抗炎症薬）による消化管粘膜のびらんや潰瘍、消化管運動の低下などが、食欲低下を引き起こす。
- SSRI（セロトニン再取り込み阻害薬）やSNRI（セロトニン・ノルアドレナリン再取り込み阻害薬）による悪心・嘔吐の影響で食欲低下が起こる。
  - ★SSRIやSNRIは、セロトニン受容体を刺激してCTZに作用し、悪心・嘔吐を引き起こす。

【リスク因子】
- モルヒネの使用

標準的ケア

> Point　症状緩和に用いる薬剤にも副作用があることを理解し、適切な予防策の実施および対処を行う必要がある。

【アセスメント】
- 支持療法薬による食欲低下および原因となる悪心・嘔吐や便秘などの副作用症状の出現がないかを観察し、原因と考えられる因子を把握する。

【治療とケア】

■予防
- オピオイドの使用開始時には、悪心・嘔吐や便秘に対する予防対策を行う。

■症状出現時の対応
- 原因となる使用中の支持療法薬について他の薬剤への変更などを検討する。
- 食欲低下の要因と考えられる副作用に対しての治療およびケアを行う。
- 抗うつ薬によって起こる悪心・嘔吐は、内服開始後1～2週間程度が症状の強く出やすい時期である。その期間は特に注意し、観察やケアを行う。

エキスパートのアドバイス：「食欲」へのアプローチの工夫
- 自施設で可能な食事への支援（どのような食品の種類があるのか、追加可能な食材はあるか、など）を知り、食べやすいもの・嗜好に合ったものなどを工夫し、提案することが大切である。
- 少量でも摂取できたら、摂取できたことを評価する姿勢を忘れてはならない。

（良田紀子）

腹部 | 消化器の症状

悪心・嘔吐

oncologic emergency の可能性
がん 手術 化学 放射 支持

定義 **悪心**は、胃の中のものを吐き出したいという切迫した不快感で、主観的な感覚である。
嘔吐は、胃の中のものが食道・口から逆流して勢いよく外に吐き出される状態のことで、しばしば発汗、顔面蒼白、めまいなどの症状を伴う。吐物の排泄を伴わない消化管の嘔吐運動をむかつきと呼ぶ。

アセスメントスケール CTCAE(有害事象共通用語規準):悪心、嘔吐

特徴

[特に注意が必要なもの]

危険! 緊急対応が必要	がん	脳圧の上昇(頭蓋内圧亢進) 消化管通過障害(腸閉塞、腹痛)
	手術	イレウス
注意! 重点的に対応	化学	急性・遅発性嘔吐(水分、電解質の消失、低栄養)
	他	精神的・心理的な刺激(不安、恐れによる食欲低下、低栄養)
配慮! 慎重に対応	化学	予測性(心因性)嘔吐
	放射	消化器への照射(消化管粘膜の障害、消化機能の低下)
	支持	オピオイドの副作用

[主な原因]

がん(腫瘍)によるもの
- がんの増大に伴う消化管の圧迫や狭窄
- 痛みの随伴症状
- 脳腫瘍・脳転移による頭蓋内圧亢進、嘔吐中枢への直接刺激
- 電解質異常(高カルシウム血症、低ナトリウム血症、高血糖など)
- 便秘

手術療法によるもの
- 手術後の腸管癒着、イレウス、腸蠕動の低下

化学療法によるもの
頻発 ● 副作用(頻度や催吐性は薬剤によって異なる) ● 便秘(副作用)
★シスプラチン、ダカルバジン、高用量シクロホスファミド投与などは、特に催吐性が高い。

放射線療法によるもの
頻発 ● 副作用(頻度や重篤度は、照射の部位・大きさによって異なる)
- 便秘(副作用)

支持療法によるもの
- 副作用(オピオイド、抗うつ薬、鎮痛薬など)
- 便秘

その他の要因によるもの
- 精神的・心理的な刺激:緊張・不安、不快なにおい・音・味覚など
- 便秘(器質的な問題として)

【症状出現時期のめやす】

	診断期	積極的治療期	緩和治療中心期
がん（腫瘍）		発症・転移部位（消化管、脳など）によって出現	
手術療法 P.220		開腹術後に出現（腸管運動の低下、腸閉塞など）	
化学療法 P.216		高度催吐性薬剤では投与日から4日間、中等度催吐性薬剤では投与日から3日間で出現することが多い	
放射線療法 P.221		放射線宿酔症状の場合は治療開始2〜3日間で消失　粘膜障害などが生じた場合にも出現	
支持療法 P.222		オピオイドなどの支持療法によって出現	

【出現しやすい状況】

- 女性、50歳未満、進行期、倦怠感、味覚障害、強い心配、強度のつわり経験
- 高用量（シクロホスファミド≧1,500 mg/m^2）、アントラサイクリン系とシクロホスファミドの併用、シスプラチンやダカルバジン使用時、初回治療時の悪心・嘔吐のコントロール不良

アセスメントとケアのポイント

【観察のポイント】

- 吐物の性状・量、発症時期とその後の経過、随伴症状の有無、発現時間、食事との関係、血液検査結果（電解質、腎機能、肝機能、炎症など）を確認する。

【アセスメントのポイント】

- 悪心・嘔吐の原因と考えられる因子を把握する。
  - ★把握すべき内容：がんの発現あるいは転移部位、服用中の薬の種類、治療の催吐性、精神症状、身体状況（電解質異常、脱水、便秘など）など
- 便秘は、進行がん患者にみられる悪心・嘔吐の代表的な原因であるため、オピオイドや5-HT$_3$受容体拮抗薬などを使用していないか確認する。

【治療とケアのポイント】

- 規則的な排便習慣を維持できるよう、緩下薬、浣腸、食事内容の検討を行い、便秘を予防する。
- 1回の食事量を減らし、食事回数を増やす。食事がとれない場合は、輸液や経管栄養も考慮する。
- 催吐性リスク P.217 に沿った制吐薬を適切に使用する。
- 症状が持続すると、治療との関連性を強く感じて不安が強まり、予測性の悪心が生じうる。早期に対応し、負の経験が強くならないようにかかわる。
- 指圧がリラクセーションの効果がある場合もあるので、試してみてもよい。
- がんの増大・転移による悪心・嘔吐に対しては、適切な制吐薬を使用しながら化学療法あるいは放射線療法を行う場合もある。

（菅野かおり）

化学療法による悪心・嘔吐

参考ガイドライン 制吐薬適正使用ガイドライン（日本癌治療学会）

おさえておきたい基礎知識

【発生機序】
- 抗がん薬による嘔吐は、さまざまな神経伝達物質（セロトニン、ヒスタミン、ドパミン、アセチルコリン、ムスカリン、ニューロキニンなど）が、以下に示す3つの経路を経て、嘔吐中枢を刺激するために起こる。

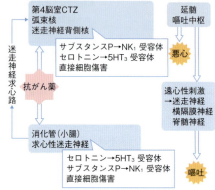

図　抗がん薬による悪心・嘔吐のメカニズム

■血液から
- 抗がん薬が投与されると、血液を介して化学受容体トリガー層が刺激される。その刺激が嘔吐中枢に伝達されるために起こる。

■消化管から（経口投与の場合）
- 抗がん薬が投与されると、腸粘膜が刺激される。その刺激が、腸クロム親和細胞を介して化学受容体トリガー層から嘔吐中枢に伝達されるために起こる。

  ★腸クロム親和細胞からの刺激には、セロトニンやサブスタンスPが深く関与する。これらの物質が、それぞれの受容体と結合することで、迷走神経・交感神経系の求心路を経て、化学受容体トリガー層に刺激が起こる。

■大脳から
- 痛みやにおいなどの知覚、前回治療などの記憶、治療効果や副作用などへの恐れ・予期などにより大脳皮質が刺激され、嘔吐中枢に伝達されるために起こる。

あわせて知りたい！
発現時期による悪心・嘔吐の分類

①急性悪心・嘔吐	● 薬物投与開始後から24時間以内に出現するもの
②持続性あるいは遅延性嘔吐	● 薬物投与後24～48時間よりはじまり、6日間程度持続するもの ● 遅発性嘔吐のピークは薬物投与開始後48～72時間 ● シスプラチンを含むレジメンで多く出現
③予測（心因）性嘔吐	● 多くは、治療前から症状が出現し、治療後1～2日目ごろまで持続 ● 過去の経験や知覚、恐れ、予期などによる大脳皮質への刺激が原因

【リスク因子】

- 抗がん薬の催吐性リスクが明らかになっている(下表)。

催吐性リスク		薬剤・レジメン
高度 頻度＞90%	注射薬	AC療法(ドキソルビシン＋シクロホスファミド)、EC療法(エピルビシン＋シクロホスファミド)、シクロホスファミド(≧1,500mg/m^2)、シスプラチン、ダカルバジン
	経口薬	プロカルバジン
中等度 頻度 30～90%	注射薬	アクチノマイシンD、アザシチジン、アムルビシン、イダルビシン、イホスファミド、イリノテカン、エノシタビン、エピルビシン、オキサリプラチン、カルボプラチン、クロファラビン、三酸化二ヒ素、シクロホスファミド(＜1,500mg/m^2)、シタラビン(＞200mg/m^2)、ダウノルビシン、テモゾロミド、ドキソルビシン、ネダプラチン、ピラルビシン、ブスルファン、ベンダムスチン、メトトレキサート(≧250mg/m^2)、メルファラン(≧50mg/m^2)、インターフェロンα(≧1,000万IU/m^2)、インターロイキン-2(＞1,200～1,500IU/m^2)
	経口薬	イマチニブ、クリゾチニブ、シクロホスファミド、テモゾロミド、トリフルリジン・チピラシル
軽度 頻度 10～30%	注射薬	エトポシド、エリブリン、カバジタキセル、ゲムシタビン、シタラビン(100～200mg/m^2)、トラスツズマブ エムタンシン、ドキソルビシン リポソーム、ドセタキセル、ニムスチン、ノギテカン、パクリタキセル、パクリタキセル(アルブミン懸濁型)、フルオロウラシル、ペメトレキセド、ペントスタチン、マイトマイシンC、ミトキサントロン、メトトレキサート(50～250mg/m^2)、ラニムスチン、インターフェロンα(5～10million IU/m^2)、インターロイキン-2(≦12million IU/m^2)
	経口薬	アレクチニブ、エトポシド、エベロリムス、カペシタビン、サリドマイド、スニチニブ、フルダラビン、テガフール・ウラシル、テガフール・ギメラシル・オテラシルカリウム、ラパチニブ、レナリドミド
最小度 頻度＜10%	注射薬	L-アスパラギナーゼ、アレムツズマブ、イピリムマブ、インターフェロンα(≦5million IU/m^2)、オファツムマブ、クラドリビン、ゲムツズマブオゾガマイシン、シタラビン(＜100mg/m^2)、セツキシマブ、テムシロリムス、トラスツズマブ、ニボルマブ、ネララビン、パニツムマブ、ビノレルビン、ビンクリスチン、ビンデシン、ビンブラスチン、フルダラビン、ブレオマイシン、ベバシズマブ、ペプロマイシン、ペルツズマブ、ボルテゾミブ、メトトレキサート(≦50mg/m^2)、ラムシルマブ、リツキシマブ
	経口薬	エルロチニブ、ゲフィチニブ、ソラフェニブ、ヒドロキシカルバミド、メトトレキサート、メルファラン

標準的ケア

> **Point**
> - 前回の化学療法期間に「悪心が軽減したり、少し楽になったりした」経験があるか患者に確認する。そのような経験があれば、患者とともにその効果を評価し、セルフケアとして取り入れることも考慮する。
> - 強い悪心・嘔吐がある場合は、水分摂取状況を確認し、脱水の有無をアセスメントする。
> - 倦怠感や不眠などは悪心・嘔吐を増強する。患者日記などで他症状との関連を把握する。

【アセスメント】

- 前回の化学療法期間終了後の悪心・嘔吐の経験、若年(50歳未満)、女性、アルコールに弱い患者には、急性の悪心・嘔吐が起こりやすいので十分に情報収集を行う。
- 大量化学療法、2日以上の抗がん薬投与、急性の悪心・嘔吐のコントロールが不十分だった患者には、遅発性の悪心・嘔吐が起こりやすいことを認識してかかわる。
- 前回の化学療法終了後、悪心・嘔吐、ほてり、脱力感、発汗、強い不安、ふらつきやめまいなどを経験した患者は、予測性の悪心・嘔吐が起こりやすいことを認識してかかわる。
- 薬剤の種類、他の薬物との併用、投与頻度、投与方法、個人の状況(体調など)によって症状の出現が左右される。使用する抗がん薬の催吐性を確認し、適切な制吐薬を選択する。ただし、制吐薬の副作用もあるので、十分に観察する。
  ★ $5-HT_3$ 受容体拮抗薬では便秘が起こりうる。

【治療とケア】

■予防

- 悪心・嘔吐の発症予防が治療目標である。予定する抗がん薬の催吐性リスクに応じて、適切な制吐薬を使用する。
  ★ 悪心・嘔吐の発症リスクのある間は最善の予防を行う。
- 化学療法当日は、食事の取り方を工夫(量を少なめにする、治療の数時間前は食べないようにするなど)することで、急性の悪心を予防できる。
- 治療後2～3日間は症状が続くことが多いので、においの強い食べ物や脂質の多いものを避け、冷たいものやのど越しのよいものを選択する。
- 市販の栄養補助食品などを用い、少量でもエネルギーや栄養素を補えるようにする。
- 予測性の悪心・嘔吐の治療は、症状への対処が早いほど成功しやすい。
- 催吐性リスクに応じて、適切な制吐薬を使用する(右表)。

■症状出現時の対応

- 発症時期・強さ・持続期間を確認する。制吐薬が適切に使用され、かつ、症状が軽度であれば、経過観察で問題はない。
- 急性の悪心・嘔吐が強く出現した場合、予防的に用いた制吐薬と異なる種類の制吐薬を使用することが推奨される。あらかじめ事前指示を確認しておく。

- 抗がん薬投与後48時間以内に嘔吐が生じた場合、吐物からの曝露を防止するため、手袋・ガウン・マスクを着用して適切に処理する。

表 催吐性リスク別の制吐薬治療

薬剤	スケジュール	急性 1日(投与前)	遅発性 2日	3日	4日	5日
高度催吐性リスク						
NK₁受容体拮抗薬 アプレピタント(mg) もしくは ホスアプレピタントメグルミン(mg)		150 / 125	80	80		
5-HT₃受容体拮抗薬		○				
デキサメタゾン(mg)		9.9	ホスアプレピタントメグルミンでは 3.3 / アプレピタントでは 8	6.6 / 8	8	(8)
中等度催吐性リスク						
5-HT₃受容体拮抗薬		○				
デキサメタゾン(mg)		9.9 (6.6)	8	8	(8)	
カルボプラチン、イホスファミド、イリノテカン、メトトレキサートなど使用時	NK₁受容体拮抗薬 アプレピタント(mg) もしくはホスアプレピタントメグルミン(mg)	150 / 125	80	80		
	5-HT₃受容体拮抗薬	○				
	デキサメタゾン(mg)	4.95 (3.3)	(4)	(4)	(4)	

野口瑛美, 春藤紫乃, 小室泰司:悪心・嘔吐. 佐々木常雄, 岡元るみ子編, 新 がん化学療法ベスト・プラクティス. 照林社, 東京, 2012:126. より引用

(菅野かおり)

手術療法 による悪心・嘔吐

参考ガイドライン なし

おさえておきたい基礎知識

【発生機序】
- 手術療法による悪心・嘔吐は、手術後の腸管癒着や腸管麻痺などによって生じる。
- 麻酔の影響で起こることもある。

【リスク因子】
- 消化管の切除、開腹術後の腸管麻痺、腸閉塞などによって起こる。

標準的ケア

> Point
> - 「腸閉塞」は、緊急対応が必要な病態である。見落とさないよう、注意深く観察することが大切である。
> - 消化管術後であっても、なるべく早期に経口摂取を促すと、腸管機能の早期回復や縫合不全の減少につながるとされている。

【アセスメント】
- 開腹術を受けると、消化管の運動は一時的に停止し、手術後は腸管麻痺状態となり、軽度の腹部膨満・鼓動を示す。手術後2～3日で腸蠕動は回復するが、それ以上経過しても排ガスがなく、腹部膨満、悪心・嘔吐などの消化器症状が増強する場合は、腸閉塞が疑われる。
- 悪心・嘔吐の随伴症状の観察を行い、原因検索と適切な対症療法を選択する。
  ★随伴症状：食欲低下、脱水、頻脈、発熱、口内炎、下痢、便秘、不眠など

【治療とケア】

■予防
- 必要時には、予防的に制吐薬を使用する。

■症状出現時の対応
- 悪心・嘔吐に加え、腹痛、腹部膨満感、通過障害などの消化器症状がある場合は、必要に応じて、食事以外の方法(輸液、タンパクアミノ酸製剤の飲用など)で栄養補給をする。
- 胃の内容物が停滞している場合には、メクトロプラミドなどを用いて胃の運動を亢進させる。
- 腸閉塞の場合は、絶食とする。

(菅野かおり)

放射線療法による悪心・嘔吐

参考ガイドライン 制吐薬適正使用ガイドライン(日本癌治療学会)

おさえておきたい基礎知識

【発生機序】
- 放射線照射によって食道・胃・腸管・口腔の粘膜が傷害されることで生じる。
  - ★照射野400cm²以上、上腹部・胸部・脳・頭頸部・骨盤部への照射では高頻度
  - ★全身照射の場合、悪心・嘔吐の出現率は80〜100%
- 通常、治療後30分〜数時間で発現(治療のない日は症状が和らぐこともある)。

【リスク因子(催吐性リスクによる)】
- 高度(>90%):全身照射(TBI)、全リンパ節照射(TNI)
- 中等度(60〜90%):上腹部、半身照射(HBI)、上半身照射(UBI)
- 軽度(30〜59%):頭蓋、頭蓋脊髄、頭頸部、胸部下部、骨盤
- 最小度(<30%):頭頸部、四肢、頭蓋、乳房

標準的ケア

> ● 放射線療法の催吐性リスクは、照射部位と照射容積によって分類される。
> ● 放射線療法に伴う悪心・嘔吐は、一時的な症状であることを説明し、不安の軽減に努める。

【アセスメント】
- 治療内容からあらかじめ催吐性を予測する。
  - ★抗がん薬による悪心・嘔吐に比べて頻度や重症度が低く、過小評価されがちである。患者の自覚症状を十分に聞き、適切な制吐薬を検討する。
- 放射線宿酔による悪心・嘔吐は、倦怠感や食欲低下とともに出現する(一過性)。

【治療とケア】

■予防
- 高度:予防的5-HT₃受容体拮抗薬(グラニセトロン)+デキサメタゾン
- 中等度:予防的5-HT₃受容体拮抗薬(グラニセトロン)±デキサメタゾン
- 軽度:予防的または症状発現後5-HT₃受容体拮抗薬(グラニセトロン)
- 最小度:症状発現後のドパミン受容体拮抗薬(メトクロプラミドなど)または5-HT₃受容体拮抗薬(グラニセトロン)
- 化学療法との併用時は、まず「放射線療法の催吐性リスク」を確認する。
  - ★高度・中等度リスクなら放射線療法の催吐性リスク、軽度・最小度リスクなら抗がん薬の催吐性リスクに応じた制吐薬を使用する。
- 食事は少量・頻回とし、高脂肪・消化の悪いものは控え、高栄養価のものとする。

■症状出現時の対応
- 症状が強く、治療継続が困難な場合は、治療の休止を検討する。

(菅野かおり)

支持療法による悪心・嘔吐

参考ガイドライン がん疼痛の薬物療法に対するガイドライン（日本緩和医療学会）

おさえておきたい基礎知識

【発生機序】

- オピオイドによるCTZへの直接刺激：活性化されたμ受容体がドパミン遊離を引き起こしてドパミンD_2受容体を活性化した結果、嘔吐中枢（VC）が刺激され、悪心・嘔吐が生じる。
  ★最も多い機序だと考えられている。

- オピオイドによる前庭器を介したCTZへの間接刺激：ヒスタミン遊離が起き、遊離されたヒスタミンがCTZおよびVCを刺激することで悪心・嘔吐が生じる。

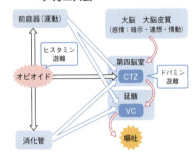

図 オピオイドによる悪心・嘔吐のメカニズム

  ★この場合、体動時や眼球を動かしたときなどに乗り物酔いに似た悪心が生じるのが特徴である。

- オピオイドによる胃内容物の停滞・胃内圧の増大：求心性にシグナルが伝わってCTZおよびVCが刺激されることで悪心・嘔吐が生じる。
  ★この場合、食事摂取時や、食後に悪心が生じるのが特徴である。

【リスク因子】

- オピオイド投与初期や増量時に起こることが多い。

標準的ケア

> **Point**
> - 悪心・嘔吐の原因と機序によって対応が異なるため、最初のアセスメントが肝心となる。
> - オピオイドによる悪心・嘔吐と判断できたら、想定される機序に応じて適した制吐薬を使用する。

【アセスメント】

- まずは「オピオイド以外の原因」を除外する。
- オピオイドが原因だと判断できた場合は、どのような機序で悪心・嘔吐が生じているかを推測する。
  ★数日以内に症状が治まってくることが多いが、積極的な対策が不可欠である。

【治療とケア】

■予防

- 予防的投与は推奨されていない。
  ★ただし、オピオイドを開始するときには、いつでも制吐薬を服用できるよう準備しておく。

■症状出現時の対応

- 想定される機序に合った制吐薬を第一選択薬として使用する(下表)。
  - ★オピオイドによるCTZへの直接刺激が原因の場合:ドパミンD_2受容体拮抗薬(ノバミン®、セレネース®など)が有効
  - ★オピオイドによる前庭器を介したCTZへの間接刺激が原因の場合:抗ヒスタミン薬(トラベルミン®、ポララミン®)が有効
  - ★オピオイドによる胃内容物の停滞・胃内圧の増大が原因の場合:消化管運動亢進薬(ナウゼリン®、プリンペラン®など)が有効

分類	商品名	用量	備考
ドパミン受容体拮抗薬	ノバミン®	経口:1回5mg 1日3回	第一選択 鎮静作用は弱い 錐体外路症状は少ない
	セレネース®	経口:1回0.75mg 1日1〜2回 静注:1回2.5〜5mg 持続	錐体外路症状に注意 (経口>静注)
フェノチアジン系薬	コントミン®	経口:1回5〜12.5mg 1日1〜3回 筋注:1回10〜50mg 持続	鎮静、血圧低下に注意
消化管蠕動亢進薬	プリンペラン®	経口:1回5〜10mg 1日2〜3回 静注:1回5〜10mg 持続	脳への移行 (プリンペラン®>ナウゼリン®) CTZにも作用する
	ナウゼリン®	経口:1回5〜10mg 1日2〜3回 坐剤:1回60mg 1日2〜3回	
抗ヒスタミン薬	トラベルミン®	経口:1回1錠 1日3回	錠剤は噛まない (苦み、しびれ感)
非定型抗精神病薬	ジプレキサ®	経口:1回2.5〜5mg 1日1回 就寝前	高血圧の注意、体重増加 喫煙で血中濃度低下
	ルーラン®	経口:1回4〜8mg 1日1回 就寝前	

- 上記の制吐薬が無効の場合には、第二選択薬として、非定型抗精神病薬(オランザピン、リスペリドンなど)またはセロトニン受容体拮抗薬の使用を検討する。
- 適切な制吐薬を用いても悪心・嘔吐が軽減しない場合には、オピオイドスイッチングや、投与経路の変更、オピオイドの減量・中止(神経ブロックなどの実施)を検討する。

(菅野かおり)

腹部 / 消化器の症状

吐血

`がん` `手術` `化学` `放射` `支持`

定義 **吐血**とは、口を通じて観察される消化管の出血のことをいう。出血量が多いときは、下血も併発する。吐血の性状は、胃酸にさらされる時間（出血部位・出血量が関連）が長いほど、鮮血→黒褐色→コーヒー残渣様と変化する。

アセスメントスケール CTCAE（有害事象共通用語規準）：上部消化管出血

特徴

【特に注意が必要なもの】

危険！ 緊急対応が必要	`がん`	がんの増大や転移に伴う消化管病変からの出血・穿孔
	`手術`	手術後の消化管穿孔
注意！ 重点的に対応	`化学`	使用する薬剤の副作用（臓器出血）
	`放射`	上部消化管（食道・胃）や縦隔への照射（消化管粘膜の障害）
配慮！ 慎重に対応	`化学`	使用する薬剤の副作用（皮膚・粘膜出血）
	`支持`	副腎皮質ステロイド、消炎鎮痛薬、抗凝固薬などの使用

【主な原因】

`がん(腫瘍)` によるもの
- がんの大血管への浸潤による出血・穿孔（頭頸部がん、食道がん、胃がん）
- がんの骨髄浸潤や血液がんによるDIC／血小板減少

`手術療法` によるもの
- 縫合不全や消化管穿孔（術後合併症）

`化学療法` によるもの
頻発 ● 血管新生阻害薬、骨髄抑制による血小板減少や粘膜障害
 ★出現頻度や程度は、使用する抗がん薬によって大きく異なる。

`放射線療法` によるもの
頻発 ● 晩期有害事象：食道炎・胃炎や潰瘍形成（縦隔・食道を含む部位への照射）
- 骨髄抑制による血小板減少（骨髄すなわち骨への照射）
 ★頻度や重症度は、照射野の大きさ・照射部位・線量によって異なる。

`支持療法` によるもの
- 副腎皮質ステロイド薬（胃潰瘍）、消炎鎮痛薬や抗凝固薬（血小板凝集抑制）など

`その他の要因` によるもの
- 精神的・心理的な刺激：緊張・不安など（特に胃はストレスの影響を受けやすい）
- 消化管疾患
 ★食道・胃静脈瘤、胃・十二指腸潰瘍、マロリーワイス症候群、AGML（急性胃粘膜病変）など
- 化学療法や放射線療法の既往

郵便はがき

料金受取人払郵便

小石川局承認

7179

差出有効期間
2024年4月
20日まで

(このはがきは、切手をはらずにご投函ください)

112-8790

065（受取人）

東京都文京区
小石川二丁目三-二三

照林社　書籍編集部行

|||||||||||||||||||||||||||||||||||||||||

☐☐☐-☐☐☐☐　TEL　　－　　－

都道府県　　　市区郡

(フリガナ)　　　　　　　　　　　　　　　　　　　　　男・女　年齢
お名前　　　　　　　　　　　　　　　　　　　　　　　　　　　歳

あなたは　1.学生　2.看護師・准看護師　3.看護教員　4.その他

学生の方　1.大学　2.短大　3.専門学校　4.高等学校　5.その他(　　　)
　　　　　1.レギュラーコース　2.進学コース　3.准看護師学校

臨床の方　病棟名(　　　)病棟　役職　1.師長　2.主任　3.その他(　　　)
　1.大学病院　2.国公立病院　3.公的病院(日赤、済生会など)　4.民間病院(医療法人など)　5.その他(　　　)

看護教員の方　担当科目　1.総論　2.成人　3.小児　4.母性　5.その他(　　　)

その他の所属の方　1.保健所　2.健康管理室　3.老人施設　4.その他(　　　)

新刊やセミナー情報などメールマガジン配信を希望される方はE-mailアドレスをご記入ください。
E-mail
ご記入いただいた情報は厳重に管理し、第三者に提供することはございません。

『がん患者の症状まるわかり BOOK』
愛読者アンケート　　　　　　　　　　　（200442）

★ご愛読ありがとうございました。今後の出版物の参考にさせていただきますので、アンケートにご協力ください。

●本書はどのようにして購入されましたか？
 1.書店で実物を見て　2.書店の配達で　3.インターネット書店で
 4.学会等の展示販売で　5.その他（　　　　　　　　　　　　　　　　）

●書店で本書を手にとり、購入いただいた動機は下記のどれですか？（いくつでも）
 1.タイトルを見て　2.表紙に惹かれて　3.目次を見て　4.編者・執筆者を見て
 5.内容を立ち読みして　6.イラスト・写真が多かったから
 7.新しい情報が入っていたから　8.その他（　　　　　　　　　　　　　）

●本書を何でお知りになりましたか？（いくつでも）
 1.書店で実物を見て　2.書店店員に紹介されて　3.病院・学校から紹介されて
 4.友人・知人に紹介されて　5.チラシを見て
 6.エキスパートナース・プチナースの広告を見て
 7.インターネットで調べて　8.その他（　　　　　　　　　　　　　　　）

●本書をごらんになったご意見・ご感想をお聞かせください。
 1.やさしかった　2.難しかった　3.読みやすかった　4.読みにくかった
 5.内容は十分だった　6.物足りなかった　7.新鮮さを感じた
 8.従来の本と変わりなかった　9.レベルが高かった　10.レベルが低かった
 11.定価は(高い　普通　安い)
 12.その他（　　　　　　　　　　　　　　　　　　　　　　　　　　　）

●がん看護に限らず、日常の臨床場面で困っていること、もっと知りたいことなどをお書きください。

●あなたが欲しいと思う本の内容・テーマを教えてください。

ありがとうございました

【症状出現時期のめやす】

	診断期	積極的治療期	緩和治療中心期
がん(腫瘍) P.228		がんの増大・転移部位(食道・胃、肺)によって出現	
手術療法		術後合併症により出現	
化学療法 P.226		骨髄抑制や粘膜障害の発生時に出現。血管新生阻害薬の場合、出現時期が一定でないため、投与開始～投与終了後しばらく注意が必要	
放射線療法 P.229		粘膜障害発生時に出現。治療後6か月以上経過後、胃炎や潰瘍形成によって出現	
支持療法		副腎皮質ステロイド、消炎鎮痛薬、抗凝固薬などによって出現	

【出現しやすい状況】

- 頭頸部・食道・胃がん、DICの併発、肺病変・がん以外の消化器疾患の既往
- がん化学療法・放射線療法実施中、がん治療歴、支持療法実施中

アセスメントとケアのポイント

【観察のポイント】

- まずは出血性ショックの有無を確認する。
  - ★吐血の性状・量、持続時間、発症時期と経過、随伴症状の有無と発現時間、身体状況を確認する。
- 問診・診察を行って検査データを確認し、症状に応じて出血部位を確認する。
  - ★血液検査(赤血球数、Hb、Ht、血小板数、凝固因子、出血時間など)、便潜血検査、バイタルサイン測定、腹部触診、内視鏡検査(上部内視鏡、大腸内視鏡、小腸内視鏡、カプセル内視鏡)など

【アセスメントのポイント】

- 吐血の原因と考えられる因子を把握し、出血状態の観察を行う。
  - ★治療歴、がんの発現・転移部位や骨髄浸潤、出血傾向、消化管潰瘍や食道静脈瘤の既往、使用薬剤などを把握する。
- 口腔・鼻腔からの出血や、喀血との鑑別が必要である。
  - ★吐血は、腹部症状や下血を伴い、暗赤色の血液が食物とともに嘔吐される。
  - ★喀血は、胸部症状を伴い、新鮮血が咳嗽や痰とともに喀出されることが多い。

【治療とケアのポイント】

- 出血の部位・量、持続時間、性状、一般状態、随伴症状(発熱、腹痛、胸痛など)、バイタルサイン、貧血症状などを確認し、症状の程度に応じて対応する。
  - ★出血部位の確認後、内視鏡下での止血術を行う。重症で止血できない場合、手術などを検討する。
  - ★喀血の可能性もあるため、出血部位が特定されるまで、医師と相談のうえ、絶飲食とする。
- 出血の原因・重症度に応じた治療が行われる。
  - ★がん治療、輸血(大量出血時)、副腎皮質ステロイド、凝固因子補充療法、止血薬投与などを行う。
- 出血部位の安静を保つ(外的刺激を避ける、出血部位を冷却する、など)。
- 感染予防に努める。
  - ★出血部位は感染を受けやすい。口腔ケア、陰部・肛門部ケアなどで身体の清潔を保つ。

(中内香奈)

化学療法 による 吐血

参考ガイドライン なし

おさえておきたい基礎知識

【発生機序】

- 骨髄抑制による血小板減少や粘膜障害、血管新生阻害薬の副作用（下表）。

血小板減少が起こりやすい代表的な抗がん薬	オキサリプラチン、カルボプラチンなど（ほとんどの抗がん薬で起こりうる）
粘膜障害が起こりやすい代表的な抗がん薬	フルオロウラシル、メトトレキサート、イリノテカン、テムシロリムスなど（ほとんどの抗がん薬で起こりうる）
代表的な血管新生阻害薬	ベバシズマブ、ラムシルマブ

- 食道がん・胃がんの場合、治療効果（がんの縮小）に伴い、穿孔・出血が起こりうる。
  - ★抗がん薬の副作用軽減目的で用いる副腎皮質ステロイド薬（胃潰瘍）、NSAIDsや抗凝固薬（血小板凝集抑制）の副作用としても吐血が起こりうる。
- 骨髄抑制による血小板減少は、抗がん薬投与後7日目ごろに低下し、14～21日目が最低値となる。
  - ★血小板の寿命は7～10日間である。
- ベバシズマブによる吐血の出現時期には、一定の傾向がない。投与開始時から投与終了後しばらくまで注意が必要である。
  - ★ベバシズマブやラムシルマブの抗がん効果は、VEGF（血管内皮増殖因子）と関連している。
  - ★VEGFは、脈管形成・血管新生に関与する一群の糖タンパクであるため、抗がん効果を発揮するとともに、正常血管にも作用してしまい、正常血管の内腔を覆う内皮細胞が障害され、出血しやすくなる。

【リスク因子】

- 抗がん薬以外の薬剤：抗がん薬の副作用軽減目的で用いる副腎皮質ステロイド薬
- 放射線療法との併用や放射線療法の既往

標準的ケア

- 粘膜出血（鼻出血、歯肉出血など）か、重症化しうる消化管出血・肺出血かで対応が異なる。
- 自宅で症状が出現した場合に正しく対応できるよう、患者・家族への指導が重要となる。
- 殺細胞性抗がん薬使用時は出血傾向が生じうることを念頭に置いてケア・指導を行う。

【アセスメント】

- 使用する抗がん薬からリスク因子を把握し、治療前から血液検査、口腔粘膜や鼻出血、便の状態など、出血傾向の有無を確認する。

- ベバシズマブによる吐血の場合は、吐血の色や性状を詳しく観察する(がんとの関連の有無で対応が異なるため)。
  - ★がんと関連のない出血:鼻出血、歯肉出血など。自然に止血することが多いが、15分以上持続する場合は医療者へ報告するよう指導する。予防的な生活指導(鼻をほじらない、強く鼻をかまない、やわらかい歯ブラシを使うなど)を行う。
  - ★がん・疾患に関連した出血:肺出血(血痰・喀血)、消化管出血など。出現頻度は低いが、発症すると重症化する可能性がある。

【治療とケア】

■予防

- 出血予防の必要性や日常生活上の注意点について、患者教育を行う。
  - ★出血リスクが高い場合、運動制限が必要となる。病状からくる安静の必要性を説明する。
  - ★出血傾向が強い際に口腔ケアを行う場合、かたい歯ブラシの使用は避け、必要に応じて綿棒やマウスウォッシュなどの使用を検討する。
- 喀血、肺出血、消化管出血は致命的となる場合もあるため、症状が出現した場合は医療者へ報告するように患者指導を行う。
- 外来で治療が可能な抗がん薬の場合、自宅で重篤な症状が出現する場合がある。自宅でセルフモニタリングできるよう、予測される症状を具体的に患者へ説明し、症状出現時は、すみやかに医療機関へ連絡・来院するよう、患者指導を行う。
  - ★鼻出血や歯肉出血などの粘膜からの出血が15分以上持続する場合、咳嗽とともに新鮮血で症状が持続する場合や量が増えた場合、痰や便に血液が混じっている場合は、処置が必要となる可能性が高いため、医療機関に連絡・相談する必要がある。

■症状出現時の対応

- 【治療とケアのポイント】P.225 に準じる。

あわせて知りたい!

がん患者の出血の要因

	凝固障害	血小板減少および血管障害
浅い傷からの出血	● 顕著ではない	● 著明
外傷後出血開始までの時間	● しばしば数時間後	● 直後より
圧迫による効果	● 圧迫を外すと再出血	● 圧迫により止血可能
重症例	● 関節・筋肉の出血 ● 皮下斑状出血	● 鼻出血 ● 子宮出血 ● 点状出血斑
原因	● DIC ● 抗凝固薬の使用　など	● がん治療による骨髄抑制 ● 血管新生阻害薬による出血　など

(中内香奈)

がん（腫瘍）による吐血

参考ガイドライン なし

おさえておきたい基礎知識

【発生機序】
- 大血管を巻き込んだ食道がんや肺がんの症状として吐血が起こる。
  - ★肺がんからの出血は喀血である。
  - ★がん細胞は血管新生によって栄養を得る。血管新生でできた血管は、血管壁が弱く出血しやすい。
- がんの増大・転移に伴う食道や胃などの消化管病変からの出血、がんの骨髄浸潤（骨髄がん腫症）や血液がん（急性前骨髄球性白血病など）によるDIC/血小板減少などによって生じる。
- がん治療が行われていないとき（診断時）、がん治療無効時にも出血が生じる。

【リスク因子】
- 薬剤：副腎皮質ステロイド、消炎鎮痛薬（NSAIDs）
- その他：化学療法や放射線療法の既往

標準的ケア

Point
- 病状・治療経過を把握し、出血リスクがある患者は「出血の可能性」を常に念頭に置く。
- 致死的となる可能性（出血性ショックなど）もあるため、吐血が認められたら、下血や他の部位からの出血の有無を必ず確認する。
- 化学療法を行っている患者の場合は、出血傾向がある可能性を念頭に置いて対応する。

【アセスメント】
- リスク因子を把握し、定期的に血液検査、口腔粘膜や鼻出血、便の状態など、出血傾向の有無を確認する。
- DICの随伴症状である場合は、吐血の治療と同時にがん治療も行う。
- 消化器がんの増大・転移に伴う下血の可能性もある。がんの深達度やリンパ節・遠隔転移の有無などや、治療内容とその効果を把握する。

【治療とケア】

■予防
- 出血予防の必要性や日常生活上の注意点について患者教育を行う。
  - ★出血リスクが高い場合、運動制限が必要となる。病状からくる安静の必要性を説明する。
  - ★出血傾向が強い際、口腔ケア時には、かたい歯ブラシを避け、綿棒やマウスウォッシュなどの使用を検討する。
- 肺出血・消化管出血は致命的となるため、吐血時は医療者へ報告してもらう。

■症状出現時の対応
- 【治療とケアのポイント】P.225 に準じる。加えて、以下に注意する。
  ①患者・家族は生命の危機を感じ、不安を抱きやすい。すみやかに処置を行い、精神的支援を行う。

（中内香奈）

放射線療法 による 吐血

参考ガイドライン なし

おさえておきたい基礎知識

【発生機序】
- 縦隔や食道・胃への放射線照射では、照射部位にある消化管粘膜が障害されて吐血が起こりうる。
  - ★急性期有害事象：治療後2～3週ごろ（総線量20～30Gy）から粘膜炎が起こる。
  - ★晩期有害事象：治療後6か月以上、食道炎・胃炎や潰瘍形成による吐血（まれに穿孔）が起こりうる。
- 食道がん・胃がんや大血管を巻き込むがんの場合は、治療効果（がんの縮小）に伴って出血や穿孔が起こりうる。
- 化学療法を併用していると、より症状が強く出ることがある。

【リスク因子】
- 消化管穿孔のリスクがある薬剤を使用している場合

標準的ケア

> Point 治療終了後しばらくしてから症状が出現する可能性があるため、患者・家族への指導が重要である。

【アセスメント】
- 治療内容を把握し、治療前から血液検査、口腔粘膜や鼻出血、便の状態など、出血傾向の有無を確認する。
  - ★把握すべき治療内容：照射部位、放射線の種類、線量・照射期間、照射方向、手術や化学療法との併用の有無など
- 胸・上腹部を含む照射では症状出現リスクが高まるため、治療開始前から予測してかかわる。

【治療とケア】

■予防
- 飲酒や喫煙は症状を悪化させるため、治療前からやめるように指導する。
- 食事摂取方法を工夫し、消化管への負担を軽減する。
  - ★1日3食にこだわらずに間食をとる、しっかり咀嚼（30回程度）してから食物を飲み込むなど。
  - ★食後は水分を意識的に摂取し、食道に食物残渣が残らないようにする。
  - ★刺激物（熱いもの、硬いもの、香辛料・酸味の強いもの、炭酸飲料など）、高脂肪食は避け、飲み込みやすくやわらかい形状で薄めの味つけにするなど、栄養士と連携して指導する。
- 患者に、急性期有害事象の軽快後も注意が必要であること、症状出現時は医療者へ報告するように指導する。

■症状出現時の対応
- 【治療とケアのポイント】P.225 に準じる。

(中内香奈)

腹部 | 消化器の症状

下血

`がん` `手術` `化学` `放射` `支持`

定義 下血とは、肛門を通じて大便に混じって観察される消化管の出血のことをいう。下血は上部・下部いずれの消化管の出血でも出現する。
出血部位が肛門から離れるほど、消化液や腸内細菌の作用を受けて黒色便（タール便）となる。直腸・肛門からの出血は鮮紅色、上行結腸〜直腸の出血は赤褐色から鮮紅色となる。

アセスメントスケール CTCAE（有害事象共通用語規準）：下部消化管出血

特徴

【特に注意が必要なもの】

危険！ 緊急対応が必要	`がん` がんの増大や転移に伴う消化管病変からの出血・穿孔 `手術` 手術後の消化管穿孔
注意！ 重点的に対応	`化学` 使用する薬剤の副作用（臓器出血） `放射` 腹部・骨盤部への照射（消化管粘膜の障害）
配慮！ 慎重に対応	`化学` 使用する薬剤の副作用（皮膚・粘膜出血） `支持` 副腎皮質ステロイド薬、消炎鎮痛薬、抗凝固薬などの使用

【主な原因】

`がん(腫瘍)` によるもの
- がんの大血管への浸潤による出血・穿孔（頭頸部がん、消化器がん、婦人科がん、泌尿器がん）
- がんの骨髄浸潤、血液がんによるDIC/血小板減少

`手術療法` によるもの
- 縫合不全や消化管穿孔（術後合併症）

`化学療法` によるもの
- **頻発** 血管新生阻害薬、骨髄抑制による血小板減少や粘膜障害
  - ★症状の出現頻度や程度は、使用する抗がん薬によって大きく異なる。

`放射線療法` によるもの
- **頻発** 晩期有害事象：腸炎や潰瘍形成（腹部・骨盤部への照射）
- 骨髄抑制による血小板減少（骨髄すなわち骨への照射）
  - ★頻度や重症度は、照射野の大きさ・照射部位・線量によって異なる。

`支持療法` によるもの
- 副腎皮質ステロイド薬（胃潰瘍）、消炎鎮痛薬や抗凝固薬（血小板凝集抑制）など

`その他の要因` によるもの
- 消化管疾患（大腸ポリープ、虚血性大腸炎、メッケル憩室、大腸憩室出血など）や痔核
- 高齢者（動脈硬化、糖尿病などを合併している場合が多い）
- 強い便秘傾向
- 開腹術の既往
- 化学療法や放射線療法の既往

【症状出現時期のめやす】

	診断期	積極的治療期	緩和治療中心期
がん(腫瘍) P.234		がんの増大、転移部位(腸管)によって出現	
手術療法		術後合併症として出現	
化学療法 P.232		骨髄抑制や粘膜障害によって出現。血管新生阻害薬による出血の場合、出現時期は一定の傾向がないため、投与開始〜投与終了後しばらく注意が必要	
放射線療法 P.235		粘膜障害によって出現 晩期の副作用(治療後6か月以上)として、腸炎や潰瘍形成によっても起こりうる	
支持療法		副腎皮質ステロイド薬、消炎鎮痛薬、抗凝固薬などによって出現	

【出現しやすい状況】

- 「吐血」P.224 に準じる。

アセスメントとケアのポイント

【観察のポイント】

- 「吐血」P.224 に準じる。

【アセスメントのポイント】

- 下血の原因と考えられる因子を把握する。
  - ★治療歴、がんの発現・転移部位や骨髄浸潤、出血傾向、既往歴、使用薬剤などを把握する。
- がんの骨髄浸潤(骨髄がん症)や血液がん(急性前骨髄球性白血病など)によるDICの随伴症状である場合は、下血への治療と同時にがん治療も行われる。
- 下血は上部・下部いずれの消化管の出血でも出現するため、出血部位を特定する。
- 痔核や裂肛、虚血性大腸炎、感染性疾患との鑑別が必要である。
  - ★排便時の激しい疼痛を伴う出血や便表面への鮮血付着では、直腸がん、痔核、裂肛などを疑い、直腸診などを行う。
  - ★高齢者の腹痛と下血では、虚血性大腸炎(動脈硬化や便秘などが誘因)の可能性も考えられる。
  - ★粘血便の場合、全身状態も含めた感染性疾患(赤痢や偽膜性腸炎など)との鑑別も必要である。

【治療とケアのポイント】

- 出血の部位・量・持続時間・性状、随伴症状、バイタルサイン、貧血症状、意識レベルなどを確認し、症状の程度に応じた処置を実施する。
  - ★出血部位の確認後、内視鏡下での止血術を行う。重症で止血できない場合、手術などを検討する。
  - ★医師に相談し、出血時は出血が治まるまで絶飲食とする。
- 出血の原因・重症度に応じた治療が行われる。
  - ★がん治療、輸血(大量出血時)、副腎皮質ステロイド薬投与、凝固因子補充療法、止血薬投与などを行う。
- 出血部位の安静を保つ(外的刺激を避ける、出血部位を冷却するなど)。
- 感染予防に努める(口腔ケア、陰部・肛門部ケアなどで身体の清潔を保つ)。
- 排便コントロールを行う(排便時の怒責を避ける)。

(中内香奈)

化学療法による下血

参考ガイドライン なし

おさえておきたい基礎知識

【発生機序】
- 骨髄抑制による血小板減少や粘膜障害、血管新生阻害薬の副作用（下表）。

血小板減少が起こりやすい代表的な抗がん薬	オキサリプラチン、カルボプラチンなど（ほとんどの抗がん薬で起こりうる）
粘膜障害が起こりやすい代表的な抗がん薬	フルオロウラシル、メトトレキサート、イリノテカンなど（ほとんどの抗がん薬で起こりうる）
代表的な血管新生阻害薬	ベバシズマブ、ラムシルマブ、ソラフェニブ、スニチニブ

- 腸管の場合、治療効果（がん縮小）に伴い、穿孔や出血が起こりうる。
- 抗がん薬の副作用軽減目的で用いる副腎皮質ステロイド薬（胃潰瘍）、NSAIDsや抗凝固薬（血小板凝集抑制）の副作用としても下血が起こりうる。
- 骨髄抑制による血小板減少は、抗がん薬投与後7日目ごろに低下し、14〜21日目が最低値となる。
  ★血小板の寿命は7〜10日間であるため。
- ベバシズマブによる下血の出現時期には、一定の傾向がない。投与開始時から投与終了後しばらくは注意が必要である。
  ★がんと関連のない出血は自然に止血することが多いが、15分以上持続する場合は医療者へ報告するよう指導する。
  ★がん・疾患に関連した出血（消化管出血など）の出現頻度は低いが、発症すると重症化する可能性がある。

【リスク因子】
- 抗がん薬の副作用軽減目的で用いる副腎皮質ステロイド薬
- 放射線療法との併用や放射線療法の既往

標準的ケア

> Point
> - 排便コントロールによって怒責を防ぎ、出血リスクを可能な限り低くすることが大切である。
> - 出血傾向がある場合には、多臓器からの出血にも注意して観察する。

【アセスメント】
- アセスメント項目は【アセスメントのポイント】 に準じる。
- 使用する抗がん薬からリスク因子を把握し、治療前から血液検査、痔出血や便の状態など、出血傾向の有無を確認する。

【治療とケア】
■予防
- 出血予防の必要性や日常生活上の注意点について、患者教育を行う。
  - ★排便時の怒責により、肛門部位や他臓器の出血をきたすこともある。緩下薬を使用するなど、定期的な排便習慣をつける。
  - ★出血のリスクが高い場合、運動制限が必要となる。病状からくる安静の必要性を説明する。
- 消化管出血は致命的となる場合もあるため、症状が出現した場合は医療者へ報告するように患者指導を行う。
- 外来で治療が可能な抗がん薬の場合、自宅で重篤な症状が出現する場合がある。自宅でセルフモニタリングできるよう、予測される症状を具体的に患者へ説明し、症状出現時は、すみやかに医療機関へ連絡・来院するよう、患者指導を行う。
  - ★粘膜からの出血が15分以上持続する場合、量が増えた場合、痰や便に血液が混じっている場合は、処置が必要となる可能性が高いため、医療機関に連絡・相談する必要がある。

■症状出現時の対応
- 【治療・ケアのポイント】P.231 に準じる。

あわせて知りたい!
血管新生のしくみ

- がん細胞では、細胞分裂が活発に行われており、正常な細胞よりも、栄養や酸素を多く必要とするため、血管新生(新しい血管をつくること)を行って、専用の血管(腫瘍血管)をつくり、栄養を取り込むことで、さらなる増殖を図る。
- 腫瘍血管は、通常の血管と比較して血管壁が弱いため、出血が生じやすい。それだけでなく、血漿タンパク質などが漏出し、がん細胞周辺の浸透圧が高まるため、抗がん薬などの成分が届きにくくなる。
- 血管新生は、がん細胞から放出された血管内皮成長因子(VEGF)が受容体に結合し、血管内皮細胞内でシグナル伝達が起こることによって生じる。この機序を阻害して血管新生を妨害し、がん細胞の増殖を防ぐのが、血管新生阻害薬である。
- 血管新生阻害薬には、以下のような種類がある。
  - 血管内皮成長因子に結合し、受容体と結合できなくすることで効果を示すもの:ベバシズマブなど
  - 血管内皮細胞の内側から受容体(VEGF受容体のチロシンキナーゼ部位など)に結合し、血管内皮成長因子が受容体と結合しても、シグナル伝達を不可能にするもの(ソラフェニブ、スニチニブ、アキシチニブなど)

(中内香奈)

がん（腫瘍）による下血

参考ガイドライン　なし

おさえておきたい基礎知識

【発生機序】
- 胃がんや大腸がんなどの消化器がんの症状として下血が起こる。
  ★血管新生によってつくられた血管は、血管壁が弱く出血しやすい。
- がんの増大・転移に伴う腸管出血・穿孔、がんの骨髄浸潤による造血能低下、消化管疾患（大腸ポリープ、虚血性大腸炎、メッケル憩室、大腸憩室出血など）でも下血が生じる。
- 大血管や骨髄へのがん浸潤、血液がんによるDICなどでも生じる。
- がん治療が行われていないとき（診断時）、がん治療無効時にも出血が生じる。

【リスク因子】
- 薬剤：副腎皮質ステロイド、消炎鎮痛薬（NSAIDs）
- その他：化学療法や放射線療法の既往

標準的ケア

- 病状・治療経過を把握し、出血リスクがある患者は、「出血の可能性」を常に念頭に置く。
- 致死的となる可能性（出血性ショックなど）もあるため、下血が認められたら、他の部位からの出血の有無を必ず確認する。
- 化学療法を行っている患者の場合は、出血傾向がある可能性を念頭に置いて対応する。

【アセスメント】
- リスク因子を把握し、定期的に血液検査、口腔粘膜や鼻出血、便や尿の状態など、出血傾向の有無を確認する。
- DICの随伴症状である場合は、下血の治療と同時にがん治療も行う。
- がんの深達度やリンパ節・遠隔転移の有無や、治療内容とその効果を把握する。
  ★消化器がん（胃がんや大腸がんなど）の増大・転移に伴う下血の可能性もある。

【治療とケア】
■予防
- 出血予防の必要性や日常生活上の注意点について患者教育を行う。
  ★排便時の怒責により肛門や他臓器の出血が生じうる。緩下薬の使用など定期的な排便習慣をつける。
  ★出血リスクが高い場合、運動制限が必要となる。病状からくる安静の必要性を説明する。
- 消化管出血は致命的となる。症状出現時は医療者へ報告するよう指導する。

■症状出現時の対応
- 【治療とケアのポイント】P.231 に準じる。加えて、以下に注意する。
  ①患者・家族は生命の危機を感じ、不安を抱きやすいので、すみやかに処置を行い、精神的支援を行う。

（中内香奈）

放射線療法 による 下血

参考ガイドライン なし

おさえておきたい基礎知識

【発生機序】
- 腹部・骨盤部への放射線照射では、照射部位にある消化管の粘膜が障害されて下血が生じる。
  - ★急性期有害事象：治療後2～3週ごろ(総線量20～30Gy)から下痢が起こる。特に照射範囲が広い婦人科がんに対する全骨盤照射の患者では頻度が高くなる。
  - ★晩期有害事象：治療後6か月以上で腸炎や潰瘍形成による下血(まれに消化管穿孔)が起こりうる。
- 腸管のがんや腸管に浸潤しているがんの場合は、治療効果(がんの縮小)に伴って出血や穿孔が起こりうる。
- 化学療法を併用していると、より症状が強く出ることがある。

【リスク因子】
- 消化管穿孔のリスクがある薬剤を使用している場合

標準的ケア

> **Point** 治療終了後しばらくしてから症状が出現する可能性があるため、患者・家族への指導が重要である。

【アセスメント】
- 治療内容を把握し、治療前から血液検査、痔出血や便の状態など、出血傾向の有無を確認する。
  - ★把握すべき治療内容：照射部位、放射線の種類、線量・照射期間、照射方向、手術や化学療法との併用の有無など
- 腹部・骨盤部を含む照射では症状出現リスクが高まるため、治療開始前から予測してかかわる。
  - ★特に小腸は、消化管のなかでも放射線感受性が高い。
  - ★前立腺への放射線照射の場合、前立腺が直腸と接しているため直腸炎が起こる可能性が高くなる。

【治療とケア】

■予防
- 飲酒や喫煙は症状を悪化させるため、治療前からやめるように指導する。
- 食事摂取方法を工夫し、消化管への負担を軽減する。
  - ★1日3食にこだわらずに間食をとる。
  - ★消化がよく熱すぎないメニュー(粥やうどんなどの食物残渣の少ないもの)を選ぶように促す。
  - ★刺激物(香辛料の強いもの、炭酸飲料など)、高脂肪食を避けるよう、栄養士と連携して指導する。
- 急性期有害事象の軽快後も、症状出現時は医療者へ報告するよう指導する。

■症状出現時の対応
- 【治療とケアのポイント】 P.231 に準じる。

(中内香奈)

腹部 消化器の症状

下痢

がん 手術 化学 放射 支持

定義 下痢は、糞便が液状またはそれに近い状態（水様・泥状など）となり、普段よりも回数が多く（CTCAE v4.0では4回以上増えるとGrade 2以上）認められる状態のことをいう。

アセスメントスケール CTCAE（有害事象共通用語規準）：下痢

特徴

【特に注意が必要なもの】

危険！緊急対応が必要	がん 膵がん・肝がんによる門脈圧亢進、大腸がんなど
注意！重点的に対応	手術 消化器官切除後の器質的変化や消化機能低下 化学 急性・遅発性下痢、骨髄抑制時の感染 放射 消化管や腹部・骨盤部への照射（消化管粘膜障害、消化機能低下）、骨髄抑制時の感染
配慮！慎重に対応	支持 便秘時の下剤の過剰摂取 他 精神的・心理的な刺激（不安・恐怖・緊張・ストレスなど）

【主な原因】

がん（腫瘍）によるもの
- がんによる消化機能の低下（消化酵素の分泌低下や水分吸収機能低下など）
- がんの増大に伴う門脈圧亢進

手術療法によるもの
- 器質的変化（膵頭十二指腸切除、結腸切除やストーマ造設など）
- 消化機能の低下（神経叢の郭清、消化酵素の分泌低下、水分吸収機能の低下）

化学療法によるもの
- **頻発** 副作用（頻度や程度は使用する薬剤により異なる）
  ★イリノテカン、フッ化ピリミジン系薬剤、EGFR阻害薬などの副作用として生じる。
- 感染

放射線療法によるもの
- **頻発** 副作用（頻度や重症度は照射野や照射部位により異なる）
- 感染

支持療法によるもの
- 下剤の過剰摂取（便秘時に下剤を服用しすぎる）

その他の要因によるもの
- 精神的・心理的な刺激：不安や恐怖、緊張、ストレスなど（自律神経への刺激）

【症状出現時期のめやす】

	診断期	積極的治療期	緩和治療中心期
がん(腫瘍) P.240		発症部位によって出現	
手術療法 P.242		術式によって積極的治療期から緩和治療期にまで及ぶ	
化学療法 P.238		早発性は化学療法薬投与後24時間以内、遅発性は投与後数日から10日後に出現	
放射線療法 P.241		多くは照射線量20Gy前後(30〜40Gyとする文献もある)から出現	
支持療法		下剤服用時期に出現	

腹部

下痢

【出現しやすい状況】

- がんの部位(特に下部消化管のがん)
- 術式(膵がんや結腸・直腸がん術後)
- 下痢を誘発する化学療法
- 消化管・腹部・骨盤部への放射線照射
- 高齢者、女性、全身状態悪化(PS:パフォーマンスステータス≧2)、既往症(腸疾患)など
- UGT1A1遺伝子異常があるイリノテカン使用患者

   ★UGT1A1:肝臓のUDPグルクロン酸転移酵素の一種。この酵素の遺伝子異常があると、イリノテカンの副作用が遷延する。

アセスメントとケアのポイント

【観察のポイント】

- 便の回数・性状・量、発症時期と経過、随伴症状の有無、食事との関係、血液検査(脱水、電解質、腎機能、炎症など)を確認する。

【アセスメントのポイント】

- 下痢の原因と考えられる因子を把握する。

  ★把握すべき内容:がんの発現や手術の術式、化学療法薬の種類、放射線照射部位、下剤の使用状況、骨髄抑制時の感染、精神状態、身体状況(電解質異常・脱水など)など

【治療とケアのポイント】

- 下痢の発症時期、排便回数と便の性状、持続期間を確認し、記録に残す。
- 適切な止痢薬を使用し、反応を観察する。
- 乳製品や香辛料、アルコール、カフェイン、食物繊維・脂肪の多い食事、生ものを避ける。
- 脱水が生じないよう、水分(ミネラルウォーターやスポーツ飲料など)摂取を促す。
- 温罨法により腸蠕動運動を抑える。
- 不安やストレスの原因を把握し、患者の訴えを傾聴して、心身の安静を保つ。
- 症状が持続する患者や、おむつ内排泄の患者は、皮膚トラブル・感染予防のため清潔を徹底する(温水洗浄便座やウェットシートの使用、陰部洗浄の実施)。

(宮本 拓)

化学療法による下痢

参考ガイドライン なし

おさえておきたい基礎知識

【発生機序】
- 早発性下痢か遅発性下痢かにより、発症機序が異なる(下図)。

薬剤投与	24時間後	数日後

早発性(薬剤投与中～投与後24時間以内)
- イリノテカンのコリン作動性作用により副交感神経が刺激されて腸液分泌過多や腸蠕動運動の促進が生じ、下痢が出現する

遅発性(薬剤投与数日以降)
- 多くの化学療法薬による腸管粘膜の直接的な障害で、水分吸収阻害や腸液分泌過多、体液の漏出が起こり、下痢が出現する

- 骨髄抑制(好中球減少)時に、腸内感染を起こし、下痢が出現する。
- 免疫チェックポイント阻害薬による自己免疫活性による腸管への攻撃が原因で、下痢が生じる。

【リスク因子】
- 下痢を誘発する薬剤(下表)

> - イリノテカン　・シスプラチン、パクリタキセル、シクロホスファミド
> - フルオロウラシルとその誘導体(カペシタビン、テガフール・ウラシル、テガフール・ギメラシル・オテラシルカリウム[S-1])
> - EGFR阻害薬(ゲフィチニブ、アファチニブなど)
> - 免疫チェックポイント阻害薬(ニボルマブ、ペムブロリズマブ、イピリムマブ)

- 毎週投与する化学療法　●腹部放射線照射との併用
- 高齢者や女性　●全身状態悪化(PS：パフォーマンスステータス≧2)
- 腸疾患の既往　●多剤併用療法(2剤以上の薬剤を併用投与)
- UGT1A1遺伝子異常

標準的ケア

>
> - イリノテカンによる早発性下痢は、投与中から出現することもあるため、トイレに近い病床を選択する、常に使えるトイレを確保するなど、あわてずに対処できるように準備しておく。
> - 早発性下痢と、過敏症症状としての下痢を鑑別する必要がある。投与薬剤の特徴を考えてアセスメントする。

【アセスメント】
- 患者が受ける治療法とリスク因子を確認する。
- 投与前に食事習慣(摂取状況や嗜好品など)や水分摂取状況、排便習慣(下剤や止痢薬の使用状況)の情報収集を行う。
- 下痢発症時には、発症時期、排便回数と便の性状、持続期間、他症状(食欲低

下や倦怠感、嘔吐、発熱など)の有無を確認し、記録する。

【治療とケア】
■予防
- 抗コリン薬の予防投与を行う場合もある。

■症状出現時の対応
- 基本的には、下痢が発症したら支持療法で対応する。
- 早発性下痢には抗コリン薬、遅発性下痢には止痢薬を用いる(下表)。

腸蠕動抑制薬	抗コリン薬(予防投与可能):ブチルスコポラミン(ブスコパン®) 止痢薬(予防投与不可能):リン酸コデイン、ロペラミド(ロペミン®)など
整腸薬	ラクトミン(ビオフェルミン®)、ビフィズス菌(ラックビー®)
漢方薬	半夏瀉心湯(はんげしゃしんとう)
収斂作用薬	タンニン酸アルブミンなど

- 免疫チェックポイント阻害薬による下痢にはプレドニゾロン(プレドニン®)を用いる。
- 患者自身が、自分が受けている治療法を理解し、便の性状や排便回数など確認するように指導する。
  - ★下痢出現時の状況(発現時期、便性、回数など)と自己の対処方法を確認する。
  - ★患者自身が適切に止痢薬を使用できるように、判断基準(CTCAE v4.0 Grade1程度)を指導する。
- 乳製品や香辛料、アルコール、カフェイン、食物繊維や脂肪の多い食事、生ものを避ける。
- 脱水予防のため、水分(ミネラルウォーターやスポーツ飲料など)摂取を促す。
- 温罨法により腸蠕動運動を抑える。
- 症状が持続する患者や、おむつ内排泄の患者は、皮膚トラブル・感染予防のためにも、清潔を徹底する(温水洗浄便座やウェットシートの使用、陰部洗浄の実施)。
  - ★頻回な清潔操作は皮脂成分を除去しすぎるため、洗浄は1日1~2回程度とし、必要に応じて白色ワセリンなどで保湿を行う。

エキスパートのアドバイス:免疫チェックポイント阻害薬による下痢

- 近年、免疫チェックポイント阻害薬の適応拡大が進んでおり、使用頻度も増えている。初回治療開始から数日で発現する症例や、治療終了から数か月経過した後に発現する症例もあり、どの時期でも起こりうる。
- 免疫チェックポイント阻害薬による下痢は、軽微な場合は対症療法で軽快するが、止痢薬(ロペラミドなど)を用いると治療開始が遅れて重症化(大腸炎)することがあるため注意する。
- 支持療法を行っても下痢が改善しない場合は、細菌感染なども考慮して、下痢の原因を再考する必要がある。
- 患者には「どの状態になったら支持療法を行うか」「どの状態になったら受診する必要があるか」を具体的に説明しておく(例:支持療法はCTCAE v4.0 Grade1程度で開始し、支持療法を行ってもGrade2以上に増強したら受診するなど)。

(宮本 拓)

がん(腫瘍)による下痢

参考ガイドライン なし

おさえておきたい基礎知識

【発生機序】
- がん・がん切除後の機能低下(神経叢郭清による腸管運動の抑制の不良や消化酵素分泌低下、吸収機能の低下)により、下痢が生じる。

【リスク因子】
- がんの部位(特に下部消化管のがん)
- 高齢者、女性、全身状態悪化(PS:パフォーマンスステータス≧2)、既往症(腸疾患)など
- 下痢を誘発する化学療法の併用
- 消化管・腹部・骨盤部への放射線照射の併用

標準的ケア

> 「下痢によって、どれくらい日常生活動作が障害されているか」を把握することが最も大切である。

【アセスメント】
- 下痢の重症度把握は、CTCAE v4.0に準じて行う(Grade2以上が看護介入の対象となる)。
  - ★通常時より4〜6回/日の排便回数増加(人工肛門の場合は排泄量の中等度増加)がGrade2、通常時より7回/日以上の排便回数増加や便失禁(人工肛門の場合は排泄量の高度増加)があり、身の回りの日常生活動作が制限される状態がGrade3に該当する。
  - ★入浴、着衣・脱衣、食事の摂取、トイレの使用、薬の内服が可能で、寝たきりではない状態が「身の回りの日常生活動作に支障がない」状態である。つまり、生命維持に(自立した生活を行ううえで)必要な最低限の身の回りの動作を自ら行うことができる状態をいう。

【治療とケア】

■予防
- 刺激の少ない食品の選択、過剰な腸蠕動を抑制するケア(温罨法、心身の安静保持)を行う。

■症状出現時の対応
- 【治療とケアのポイント】P.237に準じる。加えて、以下に注意する。
  ①水分摂取を促して脱水を防ぎ、陰部の清潔保持を徹底して感染を予防する。
  ②必要時は適切な止痢薬を使用する。

(宮本 拓)

放射線療法 による 下痢

参考ガイドライン なし

おさえておきたい基礎知識

【発生機序】
- 消化器は、放射線感受性が高いため、治療により粘膜上皮細胞の再生が障害され、血管内皮細胞の崩壊と血管浸透圧の亢進によって消化管の浮腫・炎症が生じる(放射線腸炎)。その結果、腸の機能が低下して、下痢が出現する。
  - ★放射線による消化器症状は照射線量20Gy前後から出現することが多い。
  - ★放射線療法を受けた患者の50~75%に発症すると報告がある。
  - ★個人差があり、同じ照射野でもほとんど症状が出現しない場合もある。
  - ★消化器症状は、放射線療法終了後2~3週間以内に軽快することが多いが、晩期障害として残る可能性もある。

【リスク因子】
- 腹部への照射、骨盤部への照射
  - ★腹部照射:悪性リンパ腫、膵がん、胆道がん、肝がん、結腸がん、腎がん、腹部リンパ節転移
  - ★骨盤部照射:前立腺がん、子宮頸がん・体がん、膀胱がん、直腸・肛門がん、精巣腫瘍など

標準的ケア

> Point ●消化管への負担を軽減するケアが重要となる。患者・家族に対する指導がポイントとなる。

【アセスメント】
- 【アセスメントのポイント】P.237 に準じる。

【治療とケア】

■**予防**
- なし

■**症状出現時の対応**
- 【治療とケアのポイント】P.237 に準じる。加えて、以下に注意する。
  ①治療計画をもとに出現する副作用を予測して、出現時期や症状、対処方法、日常生活の注意点などを、患者と家族の理解力に合わせてわかりやすく説明する。
  ②体動によって腸が刺激されることがあるので、できるだけ安静にする。
  ③腹部への温罨法を実施し、腸の蠕動を抑制するとともに腹痛の軽減を図る。
  ④消化管への負担を軽減する。
  ⑤頻回な下痢により肛門周囲の皮膚トラブルが生じるため、肛門周囲の清潔を保つ(温水洗浄便座やウェットシートなどの使用、陰部洗浄の実施)。
  ⑥薬物療法は重症度によって異なる(P.243 を参照)。

(宮本 拓)

手術療法 による 下痢（頻便も含む）

参考ガイドライン なし

おさえておきたい基礎知識

【発生機序】

- 大腸がん術後（特に、結腸切除術：低位前方切除術、ISR［肛門括約筋切除直腸切除術］）
  - ★直腸がん：がんの発現部位により、低位前方切除術や肛門括約筋切除直腸切除術(ISR)が行われる。どちらも肛門を温存できるが、直腸を切断するため、便をためる場所がなくなることや肛門括約筋切除による筋力低下などが原因で排便障害（頻便）が出現する。多くは数か月～1年程度で徐々に改善するが、ほとんど改善しない場合もある。
  - ★結腸切除による水分吸収機能低下が原因で下痢が発症する。
  - ★口腔側に近いストーマ造設（便の水分量：小腸＞上行結腸＞横行結腸＞下行結腸＞S状結腸）も原因となる。
- 膵がん術後（特に、膵頭十二指腸切除術、膵尾部切除術）
  - ★がんの発現部位により、膵頭十二指腸切除術か、膵尾部切除術が行われる。どちらも上腸間膜動脈に沿った神経叢郭清を行うため、腸管運動の制御が不良となり難治性の下痢が発症する。
  - ★膵外分泌機能低下が原因で下痢が発症する。
- 偽膜性腸炎
  - ★術後、さまざまな感染性合併症に対して抗菌薬を使用すると、腸管内の菌交代症（抗菌薬に感受性のある細菌は減少するが、それに耐性をもつ細菌が腸内で異常に増殖すること）によって下痢が出現する。

【リスク因子】

- がんの部位、術後化学療法、術後放射線療法

標準的ケア

> Point
> - 手術部位・術式を理解したうえで、適切な薬物療法を行うことが大切である。
> - 下痢＝止痢薬と決めつけて対応してはいけない。

【アセスメント】

- 患者の術式を理解し、下痢の原因を明確にする。

【治療とケア】

■予防

- 大腸がん手術では、骨盤底筋群を鍛えることで予防を図る場合がある。

■症状出現時の対応

- 手術部位・術式によって用いる薬剤が異なる。
- 結腸切除後は、水分吸収機能が低下するため、整腸薬を服用する。
  - ★止痢薬を使用すると便秘になり、術後腸閉塞の原因となる可能性もあるため、まずは整腸薬で対応する。
- 肛門を温存した直腸がん術後は、排便障害が生じるため、止痢薬を用いて排便

コントロールを行う。

★骨盤体操(肛門を締める運動)を繰り返し行う方法もあるが、効果には限界がある。

- 膵がん術後は、消化酵素の分泌低下が考えられる。膵消化酵素薬の確実な内服に加え、適宜、止痢薬によるコントロールが必要となる(下表)。

膵消化酵素薬		パンクレアチン、パンクレリパーゼ(リパクレオン®)、膵臓性消化酵素配合剤(ベリチーム®)、ヒロダーゼ配合剤(ポリトーゼ®)、ジアスターゼ配合剤(タフマック®E)、サナクターゼ配合剤(エクセラーゼ®)など
止痢薬	腸蠕動抑制薬	リン酸コデイン、ロペラミド(ロペミン®)など
	整腸薬	ラクトミン(ビオフェルミン®)、ビフィズス菌(ラックビー®)
	漢方薬	半夏瀉心湯
	収斂作用薬	タンニン酸アルブミンなど

- 偽膜性腸炎は発熱や腹痛を伴うため、症状の有無や抗菌薬の開始時期・使用期間を確認する。また、便中の菌毒素の検出や便培養により確定診断を得て、適切に対処する必要がある。

図 膵がん手術の切除範囲

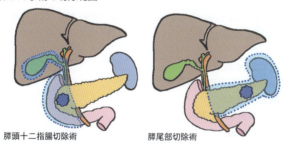

膵頭十二指腸切除術　　　膵尾部切除術

図 結腸切除術の切除範囲

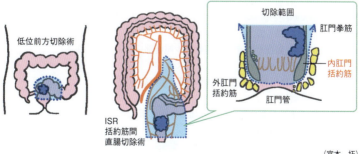

(宮本 拓)

腹部 | 消化器の症状

便秘

oncologic emergency の可能性
がん 手術 化学 放射 支持

定義 **便秘**は、主に大腸の蠕動運動の低下によって、排便が順調に行われない状態。1日1回排便があっても、量が少ないとき、便がすっきり出た感じがないとき、便が硬くなかなか排便できないとき、あるいは数日以上排便がないとき、排便の間隔が不規則なときなどがある。

アセスメントスケール 便性のブリストルスケール、CTCAE（有害事象共通用語規準）：便秘

特徴

【特に注意が必要なもの】

危険！ 緊急対応が必要	がん 腹部や消化器がんの圧迫による消化管の狭窄 手術 全身麻酔や腸管癒着による症状（進行するとイレウスへ至る）
注意！ 重点的に対応	手術 消化管術後の吻合部狭窄による症状 化学 薬剤や活動低下による影響 放射 照射部位の狭窄 支持 制吐薬やオピオイドによる症状
配慮！ 慎重に対応	他 精神的・心理的な刺激（不安・恐怖・緊張・ストレスなど）

【主な原因】

がん（腫瘍） によるもの
- がんの増大に伴う消化管の圧迫や狭窄

手術療法 によるもの
- 全身麻酔による腸蠕動の麻痺
- 手術後腸管癒着
- 消化管術後の吻合部狭窄による症状

化学療法 によるもの
- 頻発 薬剤の副作用（頻度や程度は使用する薬剤によって異なる）
  ★微小管阻害薬などの副作用、倦怠感による活動低下、食欲低下による食事摂取量低下などによる。

放射線療法 によるもの
- 照射の副作用（頻度や重症度は照射野や照射部位によって異なる）

支持療法 によるもの
- 化学療法の副作用対策として用いる制吐薬の副作用
- 止痢薬の過剰摂取
- 頻発 疼痛緩和に使用するオピオイド鎮痛薬の副作用

その他の要因 によるもの
- 精神的・心理的な刺激：不安や恐怖、緊張、ストレスなど（自律神経への刺激）

【症状出現時期のめやす】

	診断期	積極的治療期	緩和治療中心期
がん(腫瘍)		発症部位によって出現	
手術療法 P.246		全身麻酔による腸管麻痺は術後数日で回復 腸管癒着や狭窄は緩和治療中心期にまで及ぶ	
化学療法 P.248		化学療法薬投与後2〜3日目に出現 10日前後で消失	
放射線療法		多くは照射終了後に出現	
支持療法 P.250		オピオイドや制吐薬使用時に出現	

腹部 / 便秘

【出現しやすい状況】

- がんの部位(特に下部消化管のがん)や術式(結腸がん術後)
- 外科手術の既往
- 便秘を誘発する化学療法薬の使用、消化管を含む放射線照射
- 高齢者、全身状態悪化(PS:パフォーマンスステータス≧2)、うつ状態、食事・水分摂取量の低下、運動不足など

アセスメントとケアのポイント

【観察のポイント】

- 便の回数・性状・量、便秘の発症時期とその後の経過、随伴症状の有無、食事との関係、血液検査結果(脱水、電解質など)を確認する。

【アセスメントのポイント】

- 便秘の原因と考えられる因子を把握する。

  ★がんの発現・手術歴、化学療法薬の種類、放射線照射部位、止痢薬の使用状況、精神状態、身体状況(PS、電解質異常・脱水)など

【治療とケアのポイント】

- 便秘の発症時期、排便回数と便の性状、持続期間を確認し、記録に残す。
- 適切な整腸薬や緩下薬を使用し、反応を観察する。
- 食物繊維の多い食材(たけのこ、ごぼう、きのこ類、こんにゃく、海藻、果物、穀物など)の積極的な摂取、脂肪分の適度な摂取や十分な水分摂取など、規則正しい食生活が重要となる。
- 腹部や腰部を温める、腸のマッサージ、適度な運動(1日10〜15分)を勧める。
- 不安やストレスの原因を把握し、患者の訴えを傾聴して、心身の安静を保つ。

(宮本 拓)

手術療法による便秘（便の通過障害）

参考ガイドライン なし

おさえておきたい基礎知識

【発生機序】
- 開腹手術後の便の通過障害 P.466
  - ★全身麻酔による手術後数日は、腸管の運動麻痺が起こり、便秘が生じる。
  - ★術後の体動低下や麻薬性鎮痛薬の使用、電解質異常、脱水などさまざまな原因が関連している。
  - ★術後72時間以上経過しても排ガスがない場合は、術後イレウスを疑う。
- 開腹手術後に出現する腸管癒着による便の通過障害
  - ★開腹手術により腸管や腸膜の漿膜が損傷される。生体反応としてその修復を行うときに癒着が生じる。「癒着＝便の通過障害（イレウス）」ではなく、癒着により腸が捻転・狭窄することで便の通過障害が出現する。
- 腸管吻合部狭窄による便の通過障害

【リスク因子】
- 過去の手術歴

標準的ケア

> Point
> - 「イレウスかどうか」の鑑別が最も重要である。
> - イレウスは致死的となることがあるため、緊急対応を迅速に行えるように準備しておく必要がある。

【アセスメント】
- 術後の腸グル音・排ガス・排便の状況、随伴症状（悪心・嘔吐、腹部膨満感、腹痛、吃逆）の有無を確認する。
- イレウスが疑われた場合は、腹部X線・CT、注腸造影、小腸造影などを行う。
- 開腹手術後の便の通過障害には、さまざまな原因が関連しているため、麻酔量や麻酔時間、麻薬性鎮痛薬の使用状況、検査（血液検査による電解質異常、脱水の有無、腹部X線によるニボー像 の有無）などを確認する。
- 腸管吻合部狭窄による便の通過障害を疑った場合は、過去の手術歴を確認する。

【治療とケア】

■予防
- 開腹手術後の便の通過障害に対しては、術後早期（早ければ1日目）から離床を促し、腸蠕動の促進を図る。
- 腸管吻合部狭窄による便の通過障害に対しては、食事摂取方法の工夫、腸蠕動を促進するケア、薬剤による排便コントロールを行う。
  - ★消化の悪い食品（硬い繊維を含む野菜、穀類、高脂肪食、イカ・タコ・干物などの魚介類など）を避ける。
  - ★食べ過ぎや早食いを控える。腹7分目程度でゆっくり時間をかけて食べる。

- ★ 腹部や腰部を温めたり、腸のマッサージをしたり、1日10～15分の適度な運動を行うことで、腸蠕動運動がよくなり、排便を促す。
- ★ 整腸薬や緩下薬を活用し、便性(やわらかめ)や排便コントロールを行う。

■**症状出現時の対応**

- イレウスの場合、基本的には腸管を休めることが大切である。絶飲食・補液投与、胃管やイレウス管挿入などで保存的治療を行うが、保存的治療を行っても、イレウス症状(腹痛、腹部膨満感、排ガス・排便の消失など)が継続する場合は、手術を行うこととなる。
  - ★ 一般的に保存的治療は7～10日程度様子をみることが推奨されているが、高齢者は栄養不良・筋力低下によるADLの低下も懸念されるため、数日で手術に踏み切ることもある。

あわせて知りたい！
便性のブリストルスケール

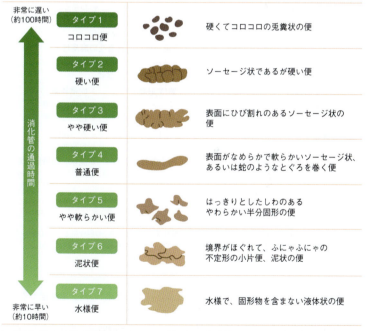

Lewis SJ, Heaton KW. Stool form scale as a useful guide to intestinal transit time. *Scandinavian Journal of Gastroenterology* 1997；32(9)：920-924.

(宮本 拓)

化学療法 による 便秘

参考ガイドライン　なし

おさえておきたい基礎知識

【発生機序】
- ビンカアルカロイド系やタキサン系薬剤は、末梢神経の微小管を阻害するため、自律神経機能異常によって、腸管の運動抑制を引き起こす。
  - ★機能性便秘のうち、医原性便秘(薬剤の作用によって腸管運動が抑制されて生じる便秘)である。
- 化学療法施行に伴い、悪心・嘔吐、食欲低下、味覚障害が出現し、食事や水分摂取量が低下することも原因となる。
- 抗がん薬投与後の倦怠感による活動低下も原因となる。

【リスク因子】

治療に関する要因	抗がん薬	● ビンカアルカロイド系(ビンクリスチン、ビンデシン、ビンブラスチン) ● タキサン系(パクリタキセル、ドセタキセル) ● イリノテカン(重度の下痢→便秘→難治性の麻痺性イレウスになる場合もある) ● ボルテゾミブ　　● サリドマイド　など
	その他の薬剤	● セロトニン受容体拮抗薬(制吐薬)　　● 向精神薬 ● オピオイド(鎮痛薬)　　● 免疫抑制薬 ● バリウム(消化管造影)　　● 抗コリン薬
個人の要因		● 高齢者　● PS不良(2以上)　● うつ状態 ● 筋力低下　● 疼痛　● 外科手術 ● 運動不足　● 食事・水分摂取量低下　● 脱水・電解質異常 など

標準的ケア

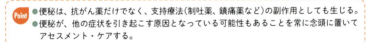

- 便秘は、抗がん薬だけでなく、支持療法(制吐薬、鎮痛薬など)の副作用としても生じる。
- 便秘が、他の症状を引き起こす原因となっている可能性もあることを常に念頭に置いてアセスメント・ケアする。

【アセスメント】
- 主観的な症状であるため、まずは「患者にとっての便秘」の概念を確認する。
- 患者が受ける治療法とリスク因子を確認する。
- 投与前に食事習慣(摂取状況や嗜好品など)や水分摂取状況、排便習慣(下剤や止痢薬の使用状況)の情報収集を行う。
- 便秘発症時には、発症時期、排便回数と便の性状、持続期間、他症状(食欲低下や倦怠感、嘔吐、腹痛など)の有無を確認し、記録する。

【治療とケア】

■予防
- 食事療法が重要となる。
  - ★食物繊維の多い食材(たけのこ、ごぼう、きのこ類、こんにゃく、海藻、果物、穀物など)や乳酸菌を摂取する。
  - ★脂肪分の適度な摂取、十分な水分摂取など、規則正しい食生活が重要となる。
- 腹部や腰部を温めたり、腸のマッサージをしたり、1日10〜15分の適度な運動を行うことで、腸の運動が活発になり、排便を促す。

■症状出現時の対応
- 予防を引き続き継続する。
- 基本的に、整腸薬や緩下薬を使用した支持療法で対応する(下表)。
  - ★1コース目で出現した場合、2コース目以降は緩下薬を組み合わせて予防対策を考える。

分類		薬剤名(商品名)	作用	効果発現時間
緩下薬	機械的下剤	酸化マグネシウム(マグミット®)、ラクツロース(モニラック®)など	腸内の水分を取り込むことで便をやわらかくし、排便を促す	0.5〜2時間
	刺激性下剤	センノシド(プルゼニド®)、ピコスルファートナトリウム(ラキソベロン®)など	腸管を刺激して、蠕動運動を促進する	7〜12時間
	坐剤	新レシカルボン®坐剤	発泡性で、直腸に挿入すると二酸化炭素を発生させ、直腸を刺激して排便を促す	数分から30分
	浣腸薬	グリセリン浣腸液	直腸の粘膜を刺激して、腸の運動を促す。また、便をやわらかくして排便しやすくする	2〜5分
	その他	ルビプロストン(アミティーザ®)	小腸内輸送改善作用と腸液分泌促進作用あり	24時間以内で70〜80%の患者に奏効
整腸薬		ラクトミン(ビオフェルミン®)、ビフィズス菌(ラックビー®)	腸内細菌バランスを整える	

- 患者自身が、自分が受けている治療法を理解し、便の性状や排便回数などを確認できるように指導する。
- 便秘出現時の状況(時期、便性、回数など)と自己の対処方法を確認する。
- 患者自身が「便がすっきり出た」という感覚が得られるように、適切に緩下薬を使用できるように指導する。
- 悪心・嘔吐がある場合は、悪心・嘔吐のコントロールを最初に行う。
- 不安やストレスの原因を把握し、患者の訴えを傾聴して、心身の安静を保つ。

(宮本 拓)

支持療法 による 便秘

参考ガイドライン なし

おさえておきたい基礎知識

【発生機序】

- セロトニン受容体拮抗薬（化学療法の制吐目的で使用）：セロトニンが作用する受容体をブロックすることで、過剰なセロトニン作用を抑えて腸蠕動が抑制され、便秘となる。

  ★体内神経伝達物質のセロトニンは、腸蠕動を活発にし、排便を亢進させ、下痢を引き起こす。

- オピオイド鎮痛薬（疼痛緩和目的で使用）：主にμ2受容体をブロックすることで消化管運動抑制効果（小腸運動抑制、腸液分泌減少）が出現し、便秘となる。発症頻度は40〜80％程度である。

  ★オピオイド受容体には、μ（μ1、μ2）・δ・κの3種類がある。μ受容体を強くブロックする主な薬剤はモルヒネ、オキシコドン、フェンタニル（μ1＞μ2）である（下表）。

オピオイド受容体	μ受容体		δ受容体	κ受容体
	μ1	μ2		
主な作用	鎮痛、縮瞳、多幸感、悪心・嘔吐、尿閉、瘙痒感、徐脈	鎮痛、鎮静、身体依存、呼吸抑制、消化管運動抑制	鎮痛、鎮静、縮瞳、呼吸抑制、消化管運動抑制、悪心・嘔吐、鎮咳、利尿、うつ、幻覚、離人感、気分不快	鎮痛、鎮静、身体依存、呼吸抑制、悪心・嘔吐
モルヒネ	＋＋＋		－	－
オキシコドン	＋＋＋		－	－
フェンタニル	＋＋＋（μ1＞μ2）		－	－
コデイン	＋			
トラマドール	＋			
ペンタゾシン	＋＋（部分作用）		＋	＋＋
ブプレノルフィン	＋＋＋（部分作用）		＋＋＋（部分作用）	＋＋＋（部分作用）

※ 「＋」が多いほど、より効果が出現する

【リスク因子】

- 便秘を起こしやすい薬剤の併用（微小管阻害薬、三環系抗うつ薬、利尿薬など）
- 全身衰弱（筋力低下、活動低下、低栄養、水分摂取量不足、脱水など）
- 開腹手術や腸管吻合術の既往
- 精神状態（うつ）など

標準的ケア

> **Point**
> - 便秘が、他の症状の原因となることもある。
> - セルフケアが重要となるため、患者指導が大切である。

【アセスメント】
- 使用している薬剤を確認する。
- 日常の食事習慣（摂取状況や嗜好品など）や水分摂取状況、排便習慣（下剤や止痢薬の使用状況）の情報収集を行う。

【治療とケア】

■予防
- オピオイドによる便秘症状を緩和するナルデメジン（スインプロイク®）投与を検討する。

  ★スインプロイク®錠は、末梢のμ受容体に結合し、オピオイド鎮痛作用に拮抗することで、便秘症状を緩和する。また、鎮痛作用に影響する可能性が低いことが示されている薬剤である。

- 食事療法、腹部・腰部の温罨法、腸マッサージ、適度な運動を取り入れる。

■症状出現時の対応
- 【化学療法による便秘】P.249 に準じる。

(宮本 拓)

腹部　消化器の症状

腹部膨満（腹満）

oncologic emergency の可能性
がん　手術　化学　支持

定義　**腹部膨満**（腹満）は腹部の大きさが突然もしくは徐々に増加すること、**腹部膨満感**（腹満感）はその自覚症状である。「おなかが張る」「おなかが苦しい」「おなかが重い」などと表現される。

アセスメントスケール　腹部膨満：腹囲
　　　　　　　　　　腹部膨満感：VAS（視覚アナログ尺度）、NRS（数値的評価尺度）

特徴

【特に注意が必要なもの】

危険！ 緊急対応が必要	がん　腸管の完全閉塞、壊死や穿孔 手術　腸管癒着による単純性（閉塞性）イレウス
注意！ 重点的に対応	がん　腹水貯留 手術　麻痺性イレウス
配慮！ 慎重に対応	がん　臓器の腫大、腸内ガスの貯留、便秘、腹膜播種 化学　便秘、下痢（薬剤の副作用） 支持　オピオイド誘発性便秘症

【主な原因】

がん（腫瘍） によるもの

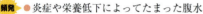

- 炎症や栄養低下によってたまった腹水
- 便や腸内ガスの貯留
- 卵巣、肝臓、大腸など臓器の腫大

手術療法 によるもの

- 開腹手術後、長期臥床による腸管運動の低下
- 開腹手術後の腸管癒着

化学療法 によるもの

- 便秘（薬剤の副作用）
- 下痢（薬剤の副作用）

支持療法 によるもの

- オピオイドや抗うつ薬による便秘や腸管運動の低下

【症状出現時期のめやす】

	診断期	積極的治療期	緩和治療中心期
がん(腫瘍) P.254		がんの部位、進行の程度によって出現	
手術療法 P.256		開腹術後に出現	
化学療法		投与後、数日～10日経過してから出現	
支持療法		オピオイドなどの支持療法によって出現	

【出現しやすい状況】
- 婦人科がんや消化器がんの進行期の場合
- 腹膜播種、多発肝転移があり、低栄養の場合

アセスメントとケアのポイント

【観察のポイント】
- 腹部膨満の部位と程度、発症時期とその後の変化、体重増加・腹囲測定、尿量、排便・排ガスの状況、食生活、腹部膨満以外の合併症状(腰痛、腹痛、排尿障害、浮腫、黄疸)、血液検査結果(栄養状態、肝機能、貧血、炎症反応など)、画像(腹部エコーやCTなど)を確認する。
- 身体症状の観察
  - ★腹水：腹部の全体的な膨隆の有無、仰臥位での打診
  - ★イレウス：腸蠕動音の頻度と性状
  - ★便秘：左下腹部の膨隆、便の貯留部に限局した濁音
  - ★肝腫大：肝臓の触知の有無、右季肋部の膨隆
  - ★卵巣がん：下腹部の膨隆

【アセスメントのポイント】
- がんの発現・転移部位、治療経過、身体状況などから、腹部膨満の原因を考える。
- 原因は1つでなく、複雑に絡み合っていることも多いため、総合的にアセスメントする。

【治療とケアのポイント】
- 1回の食事量を減らし、食事回数を増やす。食べられるものを少量ずつ摂取するようにする。
- 腹部膨満で食事がとれないからといって安易に輸液をしない。
  - ★過剰な輸液により、腹水の増加や、腸蠕動抑制による腹部膨満の増強が起こりうる。
- 緩下薬などを使用して、規則的な排便コントロールを行う。
- 温罨法によって腹部膨満感が緩和されることもある。

(根岸 恵)

がん（腫瘍）による腹部膨満

参考ガイドライン がん患者の消化器症状の緩和に関するガイドライン（日本緩和医療学会）

おさえておきたい基礎知識

【発生機序】
- がんの影響により生じた腹水：がん細胞から産生される増殖因子による腹膜の血管新生や血管透過性亢進、肝転移や合併した肝硬変による門脈圧亢進、がん自体によるリンパ管閉塞により腹水が貯留し、腹部膨満が起こる。
- がんの増大により生じたイレウス：がんの増大により腸が閉塞し、ガスや食べ物が流れることができずに貯留し、腸管が膨張し、腹部膨満が起こる。
- がんの進行により腹腔内臓器が腫大し、腹部膨満が起こる。

【リスク因子】
- 婦人科がん（卵巣がん、子宮がん）
- 消化器がん（大腸がん、胃がん、膵がん）、乳がん
- 多発肝転移の結果による腹水貯留や臓器の腫大
- がん性腹膜炎、生命予後不良

標準的ケア

- イレウスや腹水貯留がある患者への過剰な輸液により、腹部膨満感が増悪する場合がある。輸液量は、病期や生命予後、悪心・嘔吐、全身の浮腫の状態などから慎重に検討する。
- 腹部膨満による苦痛緩和は、看護ケアの力によるところが大きい。患者や家族と話し合いながら、環境整備などを細やかに行っていくことが大切である。

【アセスメント】
- 排便・排ガスの状況、体重の増加、尿量、悪心・嘔吐の程度、腹部の状態（膨隆、腸音、波動、皮膚の伸展）を観察する。
- 画像（CT、エコー、X線など）から、がんの進行状況、腹膜播種、腹水の有無などを確認する。
- 腹部膨満の原因は1つでなく、複雑に絡み合っていることが多いため、総合的にアセスメントする。
- 患者は、腹部膨満感をどのように体験しているのか、腹部膨満感が生活にどのように影響しているかを聞く。

【治療とケア】

■予防
- 食物繊維を多く含む食べ物（イモ類や豆類など）や発酵食品の摂取を控える。
- 下剤の服用や適度な運動、水分摂取などによる排便コントロールを行う。

■症状出現時の対応

- 原因に応じた薬物療法が行われる。
  - ★腹部膨満感による苦痛が強い場合:オピオイドの使用を検討するが、オピオイドによる腸管運動の抑制が認められるため、メリットとデメリットを検討する。
  - ★イレウス:オクトレオチド(サンドスタチン®)やメトクロプラミド(プリンペラン®)、コルチコステロイド(デカドロン®)を使用する。
  - ★腹水:スピロノラクトン(アルダクトン®A)やフロセミド(ラシックス®)といった利尿薬が併用されることが多い。ただし、腹膜播種の場合は効果が低いことがあるため、漫然投与は避ける。

- 必要に応じて腹水穿刺が行われる。
  - ★腹水穿刺は、腹部膨満感をすみやかに改善させるが、タンパク質が体外に排出されてしまうため、すぐに再び腹水が貯留してしまう。適応は、患者の症状の強さや穿刺への意向、全身状態、生命予後から総合的に判断する。
  - ★腹水の排液量や性状を観察する。急激な排液により、血圧低下やショック状態に陥ることのないよう、定期的に状態を確認し、バイタルサインに注意しながら観察を行う。

- 症状出現時の看護ケア:患者の状況に応じて実施する(下表)。

日常生活への援助	● 起き上がりや歩行などが難しくなるため、日常生活動作の介助を行う ● ティッシュペーパーやコップなど身の回りのものは手の届くところに用意するなど、ベッド周囲の環境整備を行う ● 一度にたくさん食べると腹部膨満が増強するため、食べたいときに少しずつ食べられるよう工夫する。のどごしがよく、消化のよいものを患者と話し合い提供する
心地よさへの援助	● 腹部が張って苦しいと、腰が重く痛くなることがある。身体とマットレスとの隙間をつくらず、安楽な体勢がとれるよう、腰の隙間を埋めるように枕やクッションを使用する ● マッサージや温罨法、衣類による圧迫を避けるなど、患者が心地よいと感じる方法を取り入れる
患者・家族の思いへの援助	● 腹水や臓器の腫大によってボディイメージが変化し、がんの進行や死期が近づいたことを感じる患者も多い。患者の思いを受け止め、支えていく ● 進行がんの場合、腹水が生じたら生命予後が週単位や月単位の場合が多いため、今後の治療方針や療養生活について患者・家族と医療チームで話し合う必要がある

エキスパートのアドバイス:スキンケアも重要

- 腹部膨満があると、腹部の皮膚が伸展するため、脆弱化し乾燥しやすくなってしまう。
- 入浴後や腹部マッサージ時は、皮膚保護のため、手で保湿薬を温めてから、腹部全体にやさしく塗布するとよい。

(根岸 恵)

手術療法による腹部膨満

参考ガイドライン なし

おさえておきたい基礎知識

【発生機序】
- 腹部手術の正常な術後経過：消化管の機能は一時的に停止し、術後2～3日で回復する。
  - ★開腹手術後、腸管癒着による閉塞性イレウスが発生すると、腹部膨満が続く。
- 術後の縫合不全や腹膜炎を発症した場合は、腸管運動が抑制され、麻痺性の術後イレウスを発症し、腹部膨満感が出現する。

【リスク因子】
- 術前：長期間の絶食、放射線療法後、腹膜炎などの炎症
- 術中：開腹手術、術中の大量出血による大量輸液
- 術後：疼痛コントロール不十分、術後の離床が進まない

標準的ケア

> Point
> - まずは、生命の危機につながる「イレウスかどうか」を鑑別する。
> - イレウスの場合は、緊急対応が必要になる。

【アセスメント】
- 腹部膨満とともに、腹痛、排ガス・排便の停止、悪心・嘔吐などの症状が、術後2～4日をすぎても認められる場合は術後イレウスを考える。
- 腹部膨満の随伴症状（腹痛や筋性防御、悪心・嘔吐、便秘）、排便・排ガス状況、画像診断（ガス像やニボー像）、血液検査結果（電解質、炎症、腎機能）を確認する。

図 ニボー像

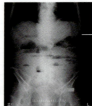

ニボー像（鏡面像）
上部はガス、下部は液体

ニボー像は臥位で撮影した画像ではわかりにくい（ガスと液体の境界が、体位によって変わるため）

【治療とケア】

■予防
- 最も重要なのは、早期離床である。術前から、離床が非常に重要であることを患者に指導する。
- 適切な疼痛コントロールを行う。

■**症状出現時の対応**

- 術後、腹部膨満が増強し、悪心・嘔吐、便秘が続く場合は、まず経口摂取を中止し、医師と検査や治療について相談する。
- 術後の麻痺性イレウスの場合、腹圧が十分にかけられないときは、ガス抜きや浣腸を行い、腹部膨満感を改善させる。
- メトクロプラミド(プリンペラン®)、パンテノール(パントール®)などの腸蠕動運動促進薬を使用することもある。
- 術後の腸管癒着による腹部膨満に対しては、経鼻胃管・イレウス管を挿入し、腸管内容物やガスの排出を促す P.469 。胃管・イレウス管の排泄量を観察し、腹部膨満感が緩和したか確認する。

図 **イレウス管挿入による治療**

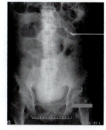

イレウス管

(根岸 恵)

腹部 | 消化器の症状

腹痛

// oncologic emergency の可能性 //
がん 手術 化学 放射 支持

定義 **腹痛**は、腹部に感じる痛みとして自覚される症状。腹痛はその特徴により、侵害受容性疼痛(内臓痛、体性痛)、関連痛に分類される。
がん患者の場合、はじめに内臓痛が起こり、がんの進行に伴い体性痛や関連痛が生じることが多い。

アセスメントスケール CTCAE(有害事象共通用語規準):腹痛

特徴

【特に注意が必要なもの】

危険! 緊急対応が必要	がん 肝細胞がん破裂、汎発性腹膜炎、腸管虚血、卵巣茎捻転、腸閉塞
注意! 重点的に対応	がん 消化管の圧迫・閉塞、神経・神経叢浸潤、臓器被膜の伸展、がん性腹膜炎 手術 機械的腸閉塞(腸管癒着)
配慮! 慎重に対応	化学 便秘・下痢(薬剤の副作用) 放射 放射線腸炎(腹部、骨盤内への照射) 支持 NSAIDs潰瘍、便秘(オピオイドの副作用)

【主な原因】

がん(腫瘍)によるもの

- 頻発 消化管の圧迫や閉塞(幽門部胃がんによる通過障害に伴う胃の過剰伸展、小腸・大腸がんによる機能的腸閉塞、がん性腹膜炎に伴う腹水貯留による腸管圧迫)
- 腹膜の過伸展(膵がんの後腹膜浸潤)
- 臓器被膜の伸展(肝がん、腎がん)
- 神経、神経叢浸潤(膵がん)
- 膵胆管閉塞

手術療法によるもの

- 神経麻痺による機能的腸閉塞
- 腸管癒着による機械的腸閉塞

化学療法によるもの

- 頻発 便秘・下痢(薬剤の副作用)

放射線療法によるもの

- 放射線腸炎(腹部、骨盤内への照射)

支持療法によるもの

- 頻発 便秘(オピオイドの副作用)
- NSAIDs潰瘍

その他の要因によるもの

- 精神・心理:ストレス、不安などによる過敏性腸症候群

【出現しやすい状況】

- 痛みの閾値の低下(不眠、不安、うつ症状など)

【症状出現時期のめやす】

	診断期	積極的治療期	緩和治療中心期
がん(腫瘍) P.260		発症・転移部位によって出現	
手術療法		術後合併症として出現	
化学療法		便秘・下痢に伴って出現	
放射線療法		放射線腸炎(急性は照射中～6か月、慢性は6か月後～)に出現	
支持療法			オピオイド投与に伴って出現

腹部
腹痛

アセスメントとケアのポイント

【観察のポイント】

- 痛みの部位 P.205 を確認し、時間経過に伴って変化していないか確認する。
  - ★心窩部:下部食道がん、胃がん、肝がん、横行結腸がん、膵(頭部・尾部)がん
  - ★右季肋部:肝がん、胆管がん、腎がん(右)、上行結腸がん
  - ★左季肋部:膵(尾部)がん、下行結腸がん、腎がん(左)、巨大脾腫(慢性骨髄性白血病)
  - ★臍部:胃がん、小腸がん、横行結腸がん、膵がん、肝がん破裂
  - ★右下腹部・回盲部:回盲部がん、卵巣がん(右)
  - ★左下腹部:S状結腸がん、卵巣がん(左)
  - ★腹部全体:がん性腹膜炎、イレウス
- 痛みの出現時期と持続時間、増悪因子と軽減因子(姿勢、食事、深呼吸、歩行や体動)、随伴症状の有無(悪心・嘔吐とその性状、下痢や便秘と便の性状)、既往歴、手術歴、服用薬剤、過去の痛みの経験について確認する。
- 視診(腹部膨満・膨隆、手術痕・皮膚の発赤・出血斑・鼠径部腫瘤の有無)、触診(腸蠕動音の評価)、触診(圧痛部位、腹膜刺激症状の有無)を行う。
- 現在行っている治療の反応、レスキューの効果と副作用、セルフマネジメントの状況について確認する。

【アセスメントのポイント】

- ショック症状の有無や痛みの性状、随伴症状(悪心・嘔吐、下血など)を確認し、緊急対応が必要な病態の可能性を検討する。
  - ★緊急対応が必要な病態:出血、虚血性腸病変、汎発性腹膜炎など
- 痛みの部位が原因把握の鍵となることが多い。観察と併せ、検査データから原因・誘因を把握する。

【治療とケアのポイント】

- バイタルサインを測定し、ショック症状を伴い全身状態が悪化している場合は、すぐに緊急対応を行う。
- 病態、身体所見、検査データおよびQOLを考慮した外科的治療、保存的治療、化学療法の検討および、薬物療法、非薬物療法による疼痛管理を行う。
- 病態に合わせた栄養管理および排便コントロールを行う。

(南口陽子)

がん（腫瘍）による腹痛

参考ガイドライン がん疼痛の薬物療法に関するガイドライン（日本緩和医療学会）

おさえておきたい基礎知識

【発生機序】
- 管腔臓器の筋層や漿膜の過伸展による刺激（内臓痛）
  - ★幽門部の胃がんによる通過障害に伴う胃の過伸展（心窩部痛）
  - ★肝がんの増大による肝被膜伸展（右季肋部痛）
  - ★膵がんによる膵管閉塞に伴う内圧上昇（上腹部痛）
  - ★小腸・大腸がんによる通過障害に伴う蠕動亢進（腹部全体）、腸管の拡張・伸展（臍周囲・下腹部痛）
  - ★腎がんの増大による腎臓の被膜伸展（季肋部・腰背部痛）
- 臓器周辺の壁側腹膜や腸間膜、横隔膜に分布している知覚神経の刺激（体性痛）
  - ★膵がんの増大による後腹膜浸潤（心窩部・背部痛）
  - ★がん性腹膜炎に伴う腹水貯留による腹壁の伸展（腹部全体）
- 末梢、中枢神経の直接的損傷（神経障害性疼痛）
  - ★膵がんの増大による腹腔神経叢浸潤（心窩部・背部痛）
  - ★大腸がんの増大による上部腰仙部神経叢浸潤（下腹部・側腹部痛）

【リスク因子】
- がんの増大や臓器の炎症による消化管の閉塞、臓器被膜の過伸展、腹膜の過伸展、神経・神経叢浸潤
- 腹膜播種によるがん性腹膜炎や腹水貯留

標準的ケア

> **Point**
> - 腹痛の原因は多岐にわたり、複数の原因が混在していることが多い。痛みの発生機序を多角的に評価し、治療とケアを検討することが重要になる。
> - 進行がん・終末期がんの場合、腹痛の原因疾患の治癒が見込めない場合が多い。治療を選択する際は、予後への影響や治療に伴う侵襲の程度など、QOLへの影響を考慮し、並行して薬物療法・非薬物療法による十分な腹痛の緩和を行う。

【アセスメント】
- 痛みの部位は、痛みの原因を考える重要な情報であるが、疼痛部位とがん病変が離れている場合（関連痛）もあるため注意が必要である。
  - ★肝がんの腫大による肝被膜伸展では、右季肋部・側腹部〜背部の痛みだけでなく、関連痛として、右側の頸部・肩甲骨部の痛みが生じる可能性がある。
- 痛みの増悪・軽減因子の同定や随伴症状の有無の確認は、痛みの発生機序を明らかにし、治療の選択や患者の痛みのマネジメント戦略を増やす手がかりになる。
  - ★消化管閉塞がある場合は、食後に消化管内容物が停滞し、蠕動亢進による疝痛や腹部膨満感、悪心・嘔吐などの随伴症状が生じる。食事との関連性、悪心・嘔吐とその性状、腸蠕動音を確認する。

- 患者と痛みのマネジメントの目標を共有する。
  - ★患者が「痛みのために生活のなかで困っていること」「生活のなかで大切にしたいと思っていること」を確認することが、目標共有につながる。

【治療とケア】
■予防
- 消化管閉塞がある場合は、閉塞の程度に応じて食事の調整を行う。
  - ★調整の例：食事の形態をペースト状にする、一回量を減らす、など
- 下部消化管の閉塞があり、排便時に腸管の伸展に伴う突出痛が生じる場合は、予防的なレスキュー投与や便の硬さの調整を行う。

■症状出現時の対応
- 腹痛の原因に対する治療の検討を行う。同時に、薬物療法（オピオイド、非オピオイド）や神経ブロックによる疼痛緩和を行う。
  - ★消化管閉塞に対する治療では、外科的治療、消化管ドレナージ（胃管やイレウス管挿入）やステント挿入、オクトレオチド（腸液の分泌を抑制し、吸収を促進する）やコルチコステロイド（腸管やがん周囲の浮腫を軽減させる）の使用などを検討する。
  - ★同時に、疼痛緩和のために、鎮痛薬のほか、オピオイド（腸管過伸展による内臓痛に有効）やブチルスコポラミン（腸蠕動亢進に有効）の使用を検討する。
- 内臓痛はオピオイドが有効であることが多い。ただし、消化器がんに起因する腹痛では、いずれ経口摂取が困難になることを念頭に置いて薬剤の投与経路を考える。
- 枕やクッションを用いた安楽な体位の工夫、腹部を圧迫しない寝衣の選択をする。
  - ★膵がんが後腹膜や腹腔神経叢に浸潤すると、上腹部や背部に強い痛みが生じるが、座位や脊柱前屈（脊柱を弓なりにして前屈した姿勢）になると痛みが和らぐことがある。クッションで腰部を支える、マットレスの硬さを調節するなどの工夫をする。
- 温罨法やマッサージは腸蠕動促進や筋緊張緩和・血流促進、リラクセーションは腹痛の緩和につながることがある。病態と患者の好みに合わせて検討する。
  - ★消化管閉塞や消化管出血の疑いがある場合は、症状を悪化させる可能性があるため実施を控える。
- 患者が痛みのマネジメントのためにすでに行っている方法を聴取・観察して把握する。有効な方法はセルフケアとして取り入れられるよう、肯定的なフィードバックをする。

エキスパートのアドバイス：絶飲食でも「食べたい」場合の対応

- 消化管閉塞に対して、外科的治療の適応にならない進行・終末期がんでは、腹痛が生じるため、絶飲食が望ましい。しかし、患者の「食べたい」意欲が強い場合や、家族が「食べないと弱る一方だ」と心配する場合など、食事摂取を強く訴えられることがある。
- 患者や家族の思いを大切にしながら、消化管の閉塞部位を考慮し、患者や家族と一緒に、以下のような対応を検討するとよい。
  - ・下部の閉塞：コルチコステロイドやオクトレオチドなどの使用
  - ・上部の閉塞：噛むことで味わうガムなどの食物や経鼻胃管による吸引など

（南口陽子）

腹部 | 消化器の症状

吃逆(しゃっくり)

がん 手術 化学

定義 吃逆は、不随意で間欠的な横隔膜と呼吸肋間筋のけいれん性収縮によって引き起こされる、急激な吸気とその直後に声門が突然に閉鎖する一連の現象。特徴的な「ヒック」という音を伴う。48時間以上続くものを**持続性吃逆**、1か月以上続くものを**難治性吃逆**と呼ぶ。

アセスメントスケール CTCAE(有害事象共通用語規準):しゃっくり

特徴

【特に注意が必要なもの】

> 吃逆の場合、「原因」ではなく「随伴症状」によって
> 緊急度・重症度が異なることに注意

危険! 緊急対応が必要	がん 手術 化学 栄養障害や電解質異常、心室性不整脈を伴う吃逆
注意! 重点的に対応	がん 手術 化学 疲労、睡眠障害、抑うつを伴う吃逆
配慮! 慎重に対応	化学 シスプラチンを含む化学療法

【主な原因】

がん(腫瘍) によるもの
- 脳腫瘍または脳転移によって生じる脳幹への直接刺激
- 肺がんや肝腫大による横隔神経や迷走神経への直接刺激

手術療法 によるもの
- 全身麻酔に伴う気管挿管(声門刺激)、胸部や腹部の手術操作

化学療法 によるもの

- 抗がん薬の副作用
  ★シスプラチン、カルボプラチン、シクロホスファミド、エトポシド、ゲムシタビン、イリノテカン、パクリタキセルなど

その他の要因 によるもの
- 電解質異常(低ナトリウム血症、低カリウム血症、低カルシウム血症)

図 吃逆にかかわる神経

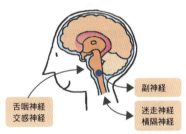

【出現しやすい状況】
- 男性(持続性/難治性吃逆が多い)
- シスプラチン(≧70mg/m²)とグラニセトロン(≧6mg/日)、デキサメタゾン(≧16mg)の併用

【症状出現時期のめやす】

	診断期	積極的治療期	緩和治療中心期
がん(腫瘍) P.264		発症・転移部位によって出現	
手術療法		術中(麻酔薬、気管挿管、消化管拡張、横隔膜周辺での操作)と術後(腸閉塞)に出現	
化学療法 P.265		化学療法当日と翌日の出現が多いとされる	

アセスメントとケアのポイント

【観察のポイント】
- 吃逆の頻度と持続時間、睡眠中の症状持続の有無、随伴症状の有無(悪心・嘔吐、食欲低下、低栄養、体重減少、電解質異常など)を確認する。

【アセスメントのポイント】
- 持続性/難治性吃逆は、器質的原因があることが多いため、既往歴、現在の治療内容、内服薬から原因となる因子を把握する。
- 吃逆に伴う症状および、生活(食事、睡眠、疲労による活動の障害、会話など)への影響をアセスメントし、治療やケアの内容を検討する。

【治療とケアのポイント】
- 決定的な対処法がない。患者と一緒に対応を試行してみる(下表)。

薬物的介入	● 抗けいれん薬(ガバペンチン:中枢神経性、クロナゼパム) ● 筋弛緩薬(バクロフェン:筋弛緩作用ならびに吃逆中枢の抑制) ● 向精神薬(クロルプロマジン:吃逆中枢の抑制、ハロペリドール) ● ドパミン拮抗薬(メトクロプラミド:吃逆中枢の抑制。胃拡張に有効) ● 漢方薬(柿蒂湯、芍薬甘草湯、呉茱萸湯)
非薬物的介入	● 鼻咽頭刺激による吃逆反射弓の求心路抑制 ★ 舌の牽引、スプーン1〜数杯のグラニュー糖をなめる、経鼻胃管挿入、冷水をすする、レモンをかじる、コップの反対側から水を飲む(右図)、軟口蓋をスプーンや綿棒でこする、など ● 迷走神経刺激 ★ バルサルバ法による耳抜き、氷水に顔をつける ● 横隔神経への介入 ★ 仰臥位で下肢を屈曲して腹部に抱え込み横隔膜を押し上げる、心窩部の冷罨法、経鼻胃管挿入による胃内容物の除去 ● 呼吸への介入 ★ くしゃみや咳嗽の誘発、驚愕などによる無意識の息止め
看護ケア	● 安楽な体位の工夫(横隔膜への圧迫軽減)　● 環境調整 ● 食事形態やタイミングの工夫　● 睡眠の確保 ● 精神的サポート　など

図 **有効な水の飲み方**

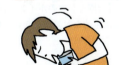

コップの反対側から水を飲む

(南口陽子)

がん（腫瘍）による吃逆

参考ガイドライン なし

おさえておきたい基礎知識

【発生機序】
- 中枢神経刺激（延髄、脳幹）
  - ★脳腫瘍、脳転移
- 末梢神経刺激（横隔神経、迷走神経、舌咽神経、胸部交感神経）
  - ★頸部腫瘍による反回神経・横隔神経への刺激
  - ★肺がん・胸膜播種による横隔神経・迷走神経・交感神経への刺激
  - ★消化管拡張による迷走神経刺激（幽門部の胃がんによる胃の拡張）
  - ★横隔膜への直接刺激（横隔膜膿瘍、肝腫大、腸閉塞に伴う腸管ガス貯留、腹水貯留）

【リスク因子】
- 男性、喫煙、アルコール摂取

標準的ケア

> **Point**
> - 生活への支障を最小限にするケアとともに、精神的サポートを行うことが重要である。
> - 状態に応じて、薬物的介入と非薬物的介入も行われる。

【アセスメント】
- 【アセスメントのポイント】P.263 に準じる。

【治療とケア】

■予防
- なし

■症状出現時の対応
- 【治療とケアのポイント】P.263 に準じる。
- 決定的な対処法がないため、患者とともに対応方法を見いだすことが重要である。

（南口陽子）

化学療法による吃逆

参考ガイドライン　なし

おさえておきたい基礎知識

【発生機序】
- シスプラチンやカルボプラチンなどの抗がん薬と、制吐薬として使用するデキサメタゾン、5-HT$_3$受容体拮抗薬が相乗的にはたらき、吃逆反射弓を刺激することにより起こる。
  - ★シスプラチンは、腸クロム親和性細胞を刺激してセロトニン分泌を亢進し、腹部迷走神経を活性化する。そして、延髄にある吃逆中枢を刺激して吃逆を誘発する。
  - ★デキサメタゾンは、高用量では脳内に移行し、視床下部のステロイド受容体を活性化することで吃逆反射弓の遠心路を刺激し、吃逆を誘発する。
  - ★5-HT$_3$受容体拮抗薬により5-HT$_3$受容体がブロックされるために増加したセロトニンは、他のセロトニン受容体、特に5-HT$_4$受容体を刺激する。これにより腸管の運動亢進が惹起され、急激に起こった腸管刺激が、腹部迷走神経を介し、延髄にある吃逆中枢に達する。

【リスク因子】
- シスプラチンとデキサメタゾン、5-HT$_3$受容体拮抗薬を併用する男性

標準的ケア

> Point
> - 吃逆が発現する可能性がある患者には、あらかじめ対応を説明しておく。
> - 吃逆による生活の支障をアセスメントして介入やケアを検討することが大切になる。

【アセスメント】
- シスプラチンとデキサメタゾン、5-HT$_3$受容体拮抗薬を併用する男性では、48時間以内に吃逆が発現することが多いことを認識してかかわる。

【治療とケア】

■予防
- なし

■症状出現時の対応
- 吃逆が発現する可能性がある患者には、あらかじめ説明し、患者ができる対応方法を話し合っておく。
- 患者が自ら取り組める方法を見いだすことにより、自己コントロール感の保持につながる。
- 薬物によってはふらつきなどの副作用があるため、十分に説明を行う。

エキスパートのアドバイス：アプレピタントと吃逆

- 5-HT$_3$受容体拮抗薬やデキサメタゾンとアプレピタントを併用する場合、吃逆発現率は低くなる。アプレピタント併用時のデキサメタゾンの減量が吃逆発現率の低下に影響する可能性が示唆されている。

(南口陽子)

腹部 / 消化器の症状

便意切迫（直腸テネスムス）

がん 手術 放射

定義 **直腸テネスムス**（しぶり腹、裏急後重）は、少量の排泄しかないのに頻回に便意を催す状態。骨盤内病変によって直腸部に炎症や刺激が及ぶことで、少量の糞便や粘液であっても便意を生じ、それが頻繁で切迫感があることから、患者は肛門部のみならず全身への苦痛を感じる。特に、がんによる直腸テネスムスは、QOLに重大な影響を与える。

アセスメントスケール 便意切迫に特化したものはなし

特徴

【特に注意が必要なもの】

危険！ 緊急対応が必要	がん がんの直腸浸潤などに伴う出血・腹膜炎 手術 吻合部漏出、膿瘍、感染など
注意！ 重点的に対応	がん 持続する痛み（肛門痛、腹痛など） 手術 吻合部狭窄 放射 放射線腸炎
配慮！ 慎重に対応	他 心因性

【主な原因】

がん（腫瘍）によるもの

● 骨盤内のがん
　★一般的には直腸がん、泌尿器がん、子宮がん・卵巣がんなどによるものが多い。

手術療法によるもの

● 直腸がん手術
　★低位前方切除術（LAR）で生じることが多い。
　★しばしば、頻回排便、便意促迫、ソイリング（便漏れで下着を汚す）などの排便障害を呈する。

放射線療法によるもの

● 放射線直腸炎など

【症状出現時期のめやす】

	診断期	積極的治療期	緩和治療中心期
がん(腫瘍) P.268		いつでも起こりうる	
手術療法 P.269		術後早期に出現、半年〜2年で改善	
放射線療法		放射線直腸炎などによって生じる	

【出現しやすい状況】
- がんによるもの：直腸に浸潤や病変がある場合に、腹痛や便意切迫(肛門筋のけいれん)が生じる。
- 手術によるもの：患者は術後早期から体験し、半年から2年ほどの年月をかけて徐々に改善していくが、回復程度には個人差があるとされている。

アセスメントとケアのポイント

【観察のポイント】
- 普段の排便状態、便意切迫状態、薬物療法の状況、生活の様子、生活への影響などを確認する。

【アセスメントのポイント】
- がんの場所・進行度、全身状態など、便意切迫の原因と考えられる因子を把握する。
- 術式(残存直腸の長さ、肛門括約筋の損傷程度など)や術後の直腸機能について確認することで、術後排便障害のリスクを予測し、患者に合わせた個別的指導・対応につなげる。

【治療とケアのポイント】
- 原因に対する治療が優先であるが、症状を完全に治癒させることは難しく、生活習慣のカウンセリングなどをとおして排便障害への認知やセルフマネジメント力の獲得が主となることが多い。
- 患者や介護者への指導、治療目標の設定、食事・生活指導、排便習慣指導、骨盤底体操、失禁用具(パッドなど)の紹介を行う。

(北川善子)

がん（腫瘍）による便意切迫

参考ガイドライン なし

おさえておきたい基礎知識

【発生機序】
- がんが肛門括約筋を機械的に刺激することによって起こる。
  - がんが腰仙骨神経叢に浸潤することによって引き起こされる神経障害性疼痛、直腸・肛門の平滑筋機能不全の可能性が考えられている。

【リスク因子】
- がんの直腸浸潤

標準的ケア

> Point ● 患者の状態、生活の支障に応じた個別対応が重要となる。

【アセスメント】
- 普段の排便状態、便意切迫状態、薬物療法の状況、生活の様子、生活への影響などを確認する。
- がんの場所・進行度、全身状態など、便意切迫の原因と考えられる因子を把握する。

【治療とケア】

■予防
- 薬剤による排便コントロール、食事の工夫を行って、症状低減（緩和）を行う。

■症状出現時の対応
- 【治療とケアのポイント】P.267 に準じる。

（北川善子）

手術療法 による便意切迫

参考ガイドライン 大腸癌治療ガイドライン医師用（大腸癌研究会）

おさえておきたい基礎知識

【発生機序】
- 頻回の排便は、直腸切除によって便貯留機能を消失し、吻合部口側結腸のコンプライアンスが低下し、便をためられないことによる。
- 「便意があっても便が出ない」のは、直腸切除に伴う神経切離や栄養血管の切離による腸管の一時的虚血によってアウエルバッハ神経叢が障害され、結腸壁に連続型スパイク群発波形（CSB）が出現した結果、吻合部より口側の結腸運動が亢進するといった状況になるためである。
- ソイリングは、直腸がんなどの骨盤内臓器に対する手術によって自律神経が損傷された場合などに骨盤底筋群が弛緩し、肛門括約筋不全となることで生じる。

【リスク因子】
- 吻合部が肛門に近い場合（術式、がんの位置、残される直腸の長さ、神経障害の有無、直腸吻合方法など）
- 術前（化学）放射線療法
- 術後縫合不全

標準的ケア

Point ●患者は、手術による排便障害に対してセルフケアしようとさまざまな工夫（薬剤調整、パッド装着など）をしている。模索している患者が多く、長期間制限を受けながら生活している。看護師は術前から、術後排便障害について患者と話す機会を繰り返しもつことで、患者の体験を理解し、患者に合わせた具体的対処と心理的サポートを提供する。

【アセスメント】
- 術後排便障害の症状は術後早期から生じる。イレウスや縫合不全などの術後合併症の併発に注意し、多角的視点で身体所見をとらえる。

【治療とケア】

■予防
- 薬剤による排便コントロールを行う。
- 行動の調整（トイレに行く回数を減らすなど）、食事の工夫を行う。

■症状出現時の対応
- 治療としては、便性状を整えることが重要である。
- 情報提供と心理的サポートがポイントである。術後長期にわたって状態に合わせ、段階を追って情報を提供する。
- 排便に関することは患者からは言い出しにくいことが多い。医療者から声をかける・訊ねていくことも重要である。

(北川善子)

腹部 がん患者にみられる「生殖器」の症状

性機能障害の症状には、ホルモンが密接に関係している

■女性の場合

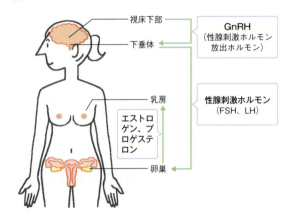

■男性の場合

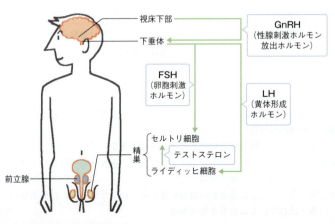

若年患者の場合は、妊孕性の温存についても考慮する

■女性の場合

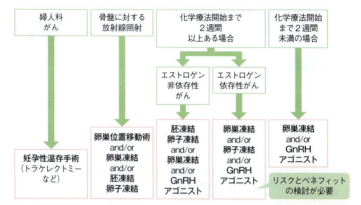

日本がん・生殖医療学会：https://www.marianna-u.ac.jp/hospital/reproduction/feature/case/case02.html
[2018.6.22アクセス]．より転載

■男性の場合

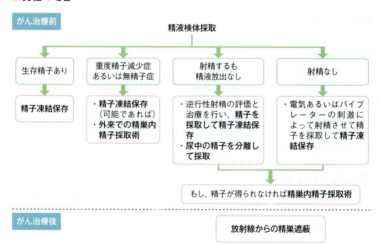

Brannigan RE. Fertility preservation in adult patients. *Cancer Treat Res* 2007；138：28-49.

腹部 — 生殖器の症状

月経停止(無月経)・閉経

`がん` `手術` `化学` `放射`

定義 月経停止は、これまであった月経が停止すること。妊娠、産褥、授乳のような生理的無月経以外で3か月以上停止したものを連続性無月経と呼ぶ。
閉経は、卵巣の活動性がしだいに低下し、月経が永久に停止することで、月経が12か月以上ないことをいう。

アセスメントスケール CTCAE(有害事象共通用語規準):不規則月経、閉経

特徴

【特に注意が必要なもの】

危険! 緊急対応が必要	なし
注意! 重点的に対応	**手術** 卵巣欠落症状(卵巣機能喪失による更年期障害) **化学** 無月経(卵巣機能の低下) **放射** 骨盤への照射(卵巣・子宮機能の低下) 　　　 視床下部や下垂体への照射(中枢性の排卵障害)
配慮! 慎重に対応	**がん** 視床下部・下垂体系機能の障害 **他** 精神的・心理的な刺激

【主な原因】

がん(腫瘍) によるもの
- 脳腫瘍または脳転移(視床下部・下垂体系ホルモンの分泌障害)

手術療法 によるもの
- **頻発** 卵巣機能の低下や喪失、子宮の喪失
  ★子宮全摘、両側付属器摘出術では必発。卵巣がん摘出術(一部切除)では卵巣機能が低下しうる。

化学療法 によるもの
- **頻発** 薬剤の副作用(発生頻度は使用する薬剤・投与量によって異なる)
  ★抗がん薬だけでなく、ホルモン療法薬によっても起こりうる。

放射線療法 によるもの
- 照射の副作用(発生頻度は照射部位・照射量によって異なる)

その他の要因 によるもの
- 加齢(卵巣機能の低下)
- 精神的・心理的刺激:精神的ストレス
- 社会・生活環境の変化(視床下部・下垂体・卵巣機能の低下)
- 内分泌疾患・視床下部疾患・摂食障害(視床下部・下垂体・卵巣機能の低下)

【出現しやすい状況】

- 子宮・卵巣の摘出、体重減少、ストレス、40歳以上、経口避妊薬の内服経験
- アルキル化薬と放射線療法(全身照射/骨盤照射)の併用、シクロホスファミド総量$5g/m^2$以上、プロカルバジン使用時、テモゾロミドかカルムスチンと頭蓋照射の併用

【症状出現時期のめやす】

	診断期	積極的治療期	緩和治療中心期
がん(腫瘍)		視床下部・下垂体のがんまたは転移によって出現	
手術療法 P.274		子宮、卵巣の摘出によって出現	
化学療法 P.275		性腺毒性がある薬剤・ホルモン療法薬の投与によって出現	
放射線療法 P.278		骨盤・視床下部・下垂体・全身への照射によって出現	

アセスメントとケアのポイント

【観察のポイント】

- 月経の状況、無月経期間、血液検査(FSH、LH、エストラジオール)、骨盤超音波検査(子宮・卵巣の評価)を確認する。
- 更年期様症状、骨粗鬆症の評価(骨密度)を確認する。
- ボディイメージの状態と、それに対する思いを確認する。
- 月経停止による社会生活(日常生活や仕事など)への影響を確認する。

【アセスメントのポイント】

- 月経停止・閉経の原因と考えられる因子を把握する。
  - ★把握すべき内容：がんの発生部位、治療計画、治療の性腺毒性、放射線の照射部位、精神症状、社会・生活環境、摂食障害など
- もともとの卵巣機能、抗がん薬の種類、放射線の照射部位、治療計画などからがん治療による性腺毒性や不妊のリスクを予測する。

【治療とケアのポイント】

- 月経停止や閉経に対する治療は、その原因に応じた治療が原則となる。
- 内分泌疾患や腫瘍性病変により月経が停止した場合はその治療を行う。
  - ★月経周期の回復、卵巣機能不全の長期化による卵巣欠落症状の改善、思春期では第二次性徴の発現を促すために、ホルモン補充療法(エストロゲン補充療法、カウフマン療法 P.277)を行う。
- 月経停止・閉経は、QOLにとって重要であり、医療者による正確な知識・情報提供が必要である。特に、若年女性にとっては、妊孕性を失う重大なできごとであることを常に念頭に置く。
  - ★患者の体験や心理社会的状況を十分に理解する。
  - ★卵巣機能障害が生じてから行える治療は限られる。治療前に将来の挙児希望を見すえた選択ができるよう支援する。
  - ★挙児希望がある場合には、卵子・受精卵の凍結保存が可能なことを説明する。

(林みずほ、荒尾晴惠)

手術療法 による月経停止・閉経

参考ガイドライン なし

おさえておきたい基礎知識

【発生機序】
- 子宮や卵巣の摘出により、生殖機能が喪失または低下することによって生じる。
  - ★卵巣が残っていても、手術時の血流障害や化学療法・放射線療法などの影響で、閉経が早まることがある。

【リスク因子】
- 子宮全摘（月経は停止する）
- 両側卵巣切除（卵巣機能は消失する）
- 片側卵巣切除や卵巣部分切除（卵巣組織内の卵子数が減少する）
  - ★残存した卵巣組織が役割を補うことが多いが、卵巣組織や卵子数の減少が著しい場合は卵巣機能不全となる。

標準的ケア

> **Point**
> - 手術療法により両側卵巣を切除した場合、エストロゲンの分泌が人工的に断たれてしまうため、年齢に関係なく、卵巣欠落症状が出現する。症状が患者の生活にどのように影響しているかを知ることが重要である。
> - 子宮・卵巣喪失による月経停止・閉経、女性性やボディイメージの変化を患者がどのようにとらえているか確認する。
> - 早期閉経に伴う骨粗鬆症出現に注意する。

【アセスメント】
- 卵巣切除後に起こる卵巣欠落症状や精神症状などを観察する。
- 女性性の喪失、不妊、性関係の変化、自己尊重、役割遂行、社会とのかかわりの変化をアセスメントする。
- パートナーとの関係性をアセスメントする。

【治療とケア】

■予防
- 子宮が温存される場合、卵子・受精卵などの凍結保存を実施する場合がある。

■症状出現時の対応
- 卵巣欠落症状に対しては、ホルモン補充療法を行う。
- 精神症状に対しては、症状により抗不安薬や抗うつ薬を使用する。
- 卵巣切除後に生じる卵巣欠落症状、女性性の喪失による性交痛や腟炎などの症状、生活に与える影響をセルフチェックしてもらい、早期に適切な治療とセルフマネジメントができるようにする。
- 自己概念の再構築やパートナーとの関係性を豊かにする支援を行う。

（林みずほ、荒尾晴惠）

化学療法 による月経停止・閉経

参考ガイドライン 妊孕性温存に関するガイドライン（ASCO）

おさえておきたい基礎知識

【発生機序】

- 化学療法・ホルモン療法に関連した月経停止には、薬物による生殖器および性腺への直接的な影響と、治療の副作用や精神的ストレスなどによる間接的な影響によって起こるものがある（下表）。

卵巣への直接的障害	● 抗がん薬による卵巣機能障害の多くは、卵胞への直接作用が原因である。抗がん薬が、血液を介して卵巣へと移行し、顆粒細胞のバリアを超えて原始卵胞や発達段階の卵胞に直接障害を与え、破壊することにより発育卵胞が減少または消失し、月経が停止する
ホルモン分泌の障害による性腺抑制	● 多くの抗がん薬は血液脳関門を通過しないため、中枢への影響は少ない ● 抗がん薬の投与によるステロイド代謝酵素の誘導や、支持療法で使用されるセロトニンやドパミンなどの薬物が視床下部にダメージを与え、ホルモン産生に関与している伝達経路に影響を及ぼすことで性腺機能が抑制され、月経周期の異常が起こる
副作用や精神的ストレスなどによる間接的影響	● 化学療法によるストレスや、低栄養、体重減少などによって視床下部や下垂体異常が生じ、無月経を起こすことがある ● 閉経前の患者では、化学療法によって早期閉経が引き起こされ、更年期様症状が出現する。卵巣機能の衰退だけでなく、心理的な因子（疾患や治療によるストレス）や睡眠不足なども関係している

- 抗がん薬には、卵巣機能に大きく影響するものと、ほとんど影響しないものがある。

  ★薬剤の性腺毒性が強いほど、さらに年齢が高くなるほど、障害が強く起こりやすくなる。

- タモキシフェンに代表されるホルモン療法薬では、卵巣への直接的な毒性は少ない。ただし、年齢によってはホルモン療法を終えるころに閉経を迎える。

  ★ホルモン療法によってホルモン分泌のバランスが崩れることで、月経異常や月経停止が起こることがある。

> **エキスパートのアドバイス：がん治療と月経**
>
> - 月経停止や閉経を理解するためには、子宮や卵巣の機能と月経のメカニズムを知ることが大切である。
> - 月経停止や閉経は女性としての役割や妊孕性の低下など患者のQOLや今後の人生設計に影響することを理解することが大切である。
> - 生殖に関する問題は患者側からは取り上げにくい話題であり、治療前に医療者側から話題にすることが必要である。
> - がん患者の治療では、生命にかかわる治療が優先されるため、性に関することは、がん治療後に問題になることが多い。長期的な視点でのかかわりが必要である。

【リスク因子】

- 化学療法および放射線療法による無月経発症のリスクが米国臨床腫瘍学会（ASCO）の2013年の指針に記載されている（下表）。

★必ずしも性腺毒性や妊孕性低下のリスクを直接示したものではないが、一定の参考になる。

無月経になるリスク	因子
高リスク （＞70％の女性が治療後無月経になる）	アルキル化薬＊＋全身照射（TBI）
	アルキル化薬＊＋骨盤照射
	シクロホスファミド総量5g/m²（＞40歳）、7.5/m²（＜20歳）
	プロカルバジンを含むレジメン MOPP：＞3サイクル、BEACOPP：＞6サイクル
	テモゾロミドまたはカルムスチンを含むレジメン＋頭蓋照射
中間リスク （30〜70％の女性が治療後無月経になる）	シクロホスファミド総量5g/m²（30〜40歳）
	乳がんに対するAC療法×4サイクル＋パクリタキセル/ドセタキセル（＜40歳）
	モノクローナル抗体（ベバシズマブなど）
	FOLFOX4（フルオロウラシル・フォリン酸・オキサリプラチン）
	シスプラチンを含むレジメン
低リスク（＜30％の女性が治療後無月経になる）	アルキル化薬以外や、低レベルのアルキル化薬を含むレジメン
	シクロホスファミドを含む乳がんに対するレジメン
	アントラサイクリン系＋シタラビン
超低リスクまたはリスクなし（月経に影響しない）	ビンクリスチンを用いた多剤療法
不明	モノクローナル抗体（セツキシマブ、トラスツズマブ）
	チロシンキナーゼ阻害薬（エルロチニブ、イマチニブ）

＊アルキル化薬：ブスルファン、カルムスチン、シクロホスファミド、イホスファミド、メルファランなど

Loren AW, Mangu PB, Beck LN, et al. Fertility preservation for patients with cancer : American Society of Clinical Oncology Clinical Practice guideline update. *Journal of Clinical Oncology* 2013 ; 31(19) : 2500-2510.

標準的ケア

- 化学療法による無月経発症のリスクを予測する。
- 若年者が卵巣機能障害を引き起こす化学療法を行う場合、治療前に将来の挙児希望についての意思確認を行い、妊孕性温存に関する情報を提供する。
- 月経停止や生殖に関する悩みを他人に打ち明けるのは難しく、羞恥心や不安を抱かせない対応が必要である。そのためには、医療者側から話題に取り上げ、患者のペースに合わせて、段階的に質問することが大切である。

【アセスメント】

- 身体面だけでなく、心理社会的な要因を含めてリスク因子を評価する。

★化学療法による月経停止・閉経のリスク因子には、抗がん薬の種類、総投与量、治療期間、年齢、心理状態などがある。

- 使用する薬剤の性腺毒性や不妊のリスクを治療前に予測し、挙児希望について確認しておくことが大切である。
- 化学療法開始後、月経周期が治療前からどのように変化したかを確認する。
- 月経停止や早期閉経に伴う、ホットフラッシュ(ほてり、のぼせ、発汗)、抑うつ状態などの症状を観察する。

【治療とケア】
■予防
- 化学療法による卵巣機能低下予防目的での卵巣保護(GnRHアゴニスト)の効果に関して、現時点では、十分なエビデンスは得られていない。
- 化学療法後の挙児希望がある場合には、治療開始前に、妊孕性温存に関する情報提供や、卵子・受精卵の凍結保存が可能であることを説明する。

■症状出現時の対応
- 化学療法による無月経発症のリスクを予測し、月経状況のモニタリングを行う。
  - ★化学療法は、卵胞発育を障害し、一時的な無月経をきたすことが多いが、回復するものも多い。
- 長期に月経が回復しない場合には、エストロゲンを主としたホルモン補充療法(カウフマン療法)を行う。
- 患者自身とパートナーを含め、カップルで治療やその副作用などを理解し、支え合っていけるように、十分な説明と支援が必要である。
  - ★化学療法を受けて月経停止・閉経を経験した患者の多くは、性腺機能障害を経験している。

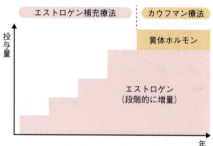

図 ホルモン補充療法の流れ

臨床でのエピソード

小児期に受けたがん治療(手術療法、化学療法、放射線療法)による無月経に対し、ホルモン補充療法を行っていた20歳代の女性患者。妊娠は難しいと説明を受けており、「病気は治っても、自分は女性としての価値がないのではないか」と悩み、学生時代は病気のことを周囲に知られないようにしていたという。ところが、社会人になり、少しずつ信頼できる人に自分の体験を語れるようになり、救われたという。その後、自分も同じような悩みをもつ人の力になりたいと思うようになった、と話していた。

がん治療後も、患者本人にとって重要な月経や妊孕性に関する思いを表出できるよう支援する必要がある。また、治療時の年齢によっては、成長・発達に応じた支援を繰り返し行うことが重要である。

(林みずほ、荒尾晴恵)

放射線療法 による 月経停止・閉経

参考ガイドライン 妊孕性温存に関するガイドライン(ASCO)

おさえておきたい基礎知識

【発生機序】
- 放射線療法は卵巣内の原始卵胞数を減少させる。
  - ★直接照射による放射線被曝のみではなく、散乱した放射線被曝も考慮する。
- 骨盤への放射線照射：卵子数を減少させ、卵巣機能低下を起こすため、月経が停止する。
- 総照射線量の増加：治療後早期の永続的な卵子消失、ホルモン産生能低下が生じる。
  - ★照射線量と卵巣機能障害発症の関係性は年齢によって異なり、年齢が高いほど影響を受けやすい。
- 視床下部や下垂体への放射線照射：排卵障害を生じることがある。

【リスク因子】
- 無月経のリスク因子を以下に示す(下表)。

高リスク(>70%)	アルキル化薬＋全身照射、アルキル化薬＋骨盤照射	
	テモゾロミドまたはカルムスチンを含むレジメン＋頭蓋照射	
	全腹部/骨盤照射	>6Gy(成人女性) >10Gy(初経発来後) >15Gy(初経発来前)
	全身照射	>40Gy
	頭蓋照射	
中間リスク(30〜70%)	腹部/骨盤照射	>10〜15Gy(初経発来前) >5〜10Gy(初経発来後)
超低リスク/リスクなし	放射性ヨウ素	

標準的ケア

- 放射線療法による無月経発症のリスクを予測する。
- 将来の挙児希望がある患者には、卵巣への照射により月経不順や卵巣機能不全、不妊などのリスクがあることや、子宮への照射では、流早産や低出生体重児などが考えられることを説明したうえで、生殖機能の保護や温存のための方法を提示することが大切である。

【アセスメント】
- 治療内容や年齢から性腺毒性のリスクを予測する。
  - ★放射線療法による無月経発症のリスクは、照射線量、照射部位、治療計画、照射時の年齢などによって変化する。

- 卵巣機能が低下すると、のぼせや発汗といった更年期障害の症状が発現する。照射による有害事象とともに、月経の状況と卵巣欠落症状 P.280 の観察を行うことが重要である。

【治療とケア】

■予防
- 骨盤に放射線照射を行う患者では、生殖機能の保護や温存のために、治療開始前に卵巣位置移動術や卵子・卵巣などの凍結保存を実施する場合がある。

■症状出現時の対応
- 卵巣欠落症状や無月経期間が長期にわたる場合には、ホルモン補充療法を行う。
- 放射線療法による性腺機能の問題は、羞恥心に関与する部分が多く、患者の口から積極的に語られにくい特徴がある。患者の状況を理解し、患者や家族から信頼関係を得たうえで、まずは医療者から話題に挙げて話をすることが大切である。

(林みずほ、荒尾晴惠)

腹部 / 生殖器の症状

卵巣欠落症状

手術 化学 放射

定義　**卵巣欠落症状**とは、卵巣の切除、または卵巣機能の低下や喪失、抑制によるエストロゲン欠乏症状のことである。

アセスメントスケール　クッパーマン更年期指数

特徴

【特に注意が必要なもの】

> 卵巣欠落症状の場合、「原因」ではなく「生活への影響の大きさ」によって緊急度・重症度が異なることに注意

危険！ 緊急対応が必要	手術 化学 放射	生活への影響や本人の苦痛が大きい更年期障害の症状
注意！ 重点的に対応	手術 化学 放射	更年期障害の症状
配慮！ 慎重に対応	手術 化学 放射	無月経(閉経)、不妊、骨粗鬆症、脂質異常症、動脈硬化症

【主な原因】

手術療法 によるもの

- 頻発 ● 閉経前の両側卵巣切除

化学療法 によるもの

- ● 抗がん薬による卵巣機能障害
- ● ホルモン療法(内分泌療法)による卵巣機能抑制・エストロゲン産生阻害

放射線療法 によるもの

- 頻発 ● 閉経前の腹部・骨盤内の照射による卵巣機能喪失

【出現しやすい状況】

- ● 閉経前で、特に両側卵巣の外科的切除の場合、更年期障害の症状が強い。

エキスパートのアドバイス：卵巣欠落症状の具体的症状

- ● 卵巣欠落症状は、急激なエストロゲン消退による「短期的症状」と、卵巣からのホルモン分泌が消失することによる「長期的症状」に分かれる。

短期的症状 (更年期障害の症状)	● 自律神経失調症状(血管運動神経症状)：ホットフラッシュ(のぼせ、ほてり、発汗など)、手足の冷え、動悸など ● 精神神経症状：易怒性、憂うつ感、焦燥感、不眠、頭痛、めまいなど ● 知覚神経症状：手足のしびれ、手足の感覚の鈍化、耳鳴りなど ● その他：運動器症状(易疲労感、腰痛・関節痛・肩こりなど)、消化器症状(悪心や食欲低下など)、皮膚症状(乾燥感・かゆみなど)、泌尿生殖器症状(排尿障害・頻尿・性交障害・外陰部違和感など)
長期的症状	無月経(閉経)、不妊、骨粗鬆症、高脂血症、動脈硬化症

【症状出現時期のめやす】

	診断期	積極的治療期	緩和治療中心期
手術療法 P.282		卵巣切除後に出現	
化学療法 P.284		薬剤の種類・量により異なる ホルモン療法(内分泌療法)は、投与開始から数週間より出現	
放射線療法 P.283		吸収線量によって異なる(8Gyを超えると永続的機能低下)	

アセスメントとケアのポイント

【観察のポイント】
- 更年期障害の症状と重症度、および治療に対する患者本人の意向を確認する。
- ホルモン補充療法(HRT)の適応の有無を評価する(下表)。

疾患(がん)の状態	種類や組織の特徴、進行の度合い
乳がんや子宮体がんのリスク因子	閉経状態になった年齢、既往歴・家族歴、乳がん検診の結果、成人病スクリーニングの結果
血栓症のリスク因子	静脈血栓塞栓症、血栓性静脈炎、冠動脈疾患、脳卒中などの既往

【アセスメントのポイント】
- 更年期障害の症状は個人差が大きいため、その人なりの症状を把握する。
  ★症状による生活への影響と患者の意向をふまえ、治療開始のタイミングを逃さず、重症化させないようにする。
- HRTは身体状況による制約がある。禁忌やリスクについて情報収集し、医師に治療方針を確認する。
  ★HRTの禁忌や副作用として、エストロゲン依存性腫瘍(乳がんや子宮内膜がん)の発生や増悪と、肝機能や凝固機能の異常(静脈血栓塞栓症など)があるため、適応の有無の評価が必要となる。

【治療とケアのポイント】
- 薬物療法を中心に行うが、必要に応じ心理精神療法やカウンセリングを行う。
  ★薬物療法：HRT、抗うつ薬や抗不安薬などの向精神薬、漢方薬など
- HRTは、施行するメリットがあるとされている場合に実施する。
- HRTを行う場合は、患者に乳がん検診を勧めるとともに、肝機能や凝固機能の異常の有無を定期的な診察により確認する必要性を伝える。
  ★突然HRTを中止すると影響が生じるため、中止時期についても医師と相談する必要があることを伝える。
- HRTを行わない場合、その人に合った治療が見いだせるようかかわる。
  ★漢方薬、アロマセラピー、生活習慣(運動・食生活)の見直しが効果的な場合もある。
  ★サプリメントや民間療法は、基礎疾患に影響しうるため、事前に担当医師に相談するよう患者に伝える。
  ★長期的に、高血圧症や脂質異常症の発症や骨密度の低下が著しい場合などは、内科的治療が必要となる。その際は女性ホルモン活性のない治療薬を用いる。
- 患者の思いをふまえ、心理的な支援の必要性をアセスメントし、かかわる。

(師岡友紀)

手術療法による卵巣欠落症状

参考ガイドライン 卵巣がん治療ガイドライン(日本婦人科腫瘍学会)、子宮体がん治療ガイドライン(日本婦人科腫瘍学会)

おさえておきたい基礎知識

【発生機序】
- 両側の卵巣を外科的に摘出することで、卵巣から分泌されていたホルモンが消失し、血中エストロゲン値が低下することによる。

【リスク因子】
- 閉経前:急激に血中エストロゲン値が低下することによる更年期障害(外科的閉経)は、自然閉経と比較して症状の発現頻度が高く、より重症で、性機能の低下も高頻度である。
  ★若年で閉経した場合、骨粗鬆症、脂質異常症、心血管系疾患発症のリスクも高くなる。
- 閉経後:卵巣から分泌されていたアンドロゲン(男性ホルモン)が消失することで、骨代謝に影響が生じる可能性が指摘されている。

標準的ケア

> 患者が「閉経前か、閉経後か」により、注意を要する症状が異なる。手術前に閉経の有無、時期を把握しておく。
> - 閉経前の場合は、更年期障害の発現頻度が高いため注意を要する。
> - 早期閉経に伴う骨粗鬆症出現に注意する。

【アセスメント】
- 更年期障害の症状は多彩である。症状を早期に発見し、重症化しないようにかかわる。

【治療とケア】

■予防
- なし(早期発見が肝要)

■症状出現時の対応
- 【治療とケアのポイント】P.281 に準じる。加えて、以下に注意する。
  ①ホルモン補充療法(HRT)の適応があり実施する場合、子宮摘出の有無により方法が異なる。エストロゲン単独投与は、子宮内膜増殖作用により、子宮体がんの発症リスクを増加させる。そのため、子宮内膜の増殖を抑える効果を期待して、黄体ホルモンを併用する。
    ★子宮を摘出している場合:エストロゲン単独療法(ET)が原則
    ★子宮が残存している場合:エストロゲン・黄体ホルモン併用療法(EPT)が原則

(師岡友紀)

放射線療法 による卵巣欠落症状

参考ガイドライン 子宮頸がん治療ガイドライン（日本婦人科腫瘍学会）

おさえておきたい基礎知識

【発生機序】
- 卵巣を含む骨盤内の放射線療法により卵巣機能が永続的に機能低下し、卵巣から分泌されていたホルモンが消失することで血中エストロゲン値が低下することで発症する。

【リスク因子】
- 放射線の吸収線量が8Gyを超過すると永続的機能低下により卵巣機能を失う。
- 卵巣機能への影響は、治療を受ける年齢によって異なる（下表）。

治療時年齢15〜40歳	2.5〜5Gyで約60％、5〜8Gyで約70％が永続的機能低下
治療時年齢40歳〜	2.5〜5Gyでほぼ100％が永続的機能低下（1.5Gyでも可能性あり）

標準的ケア

> **Point**
> - 治療による吸収線量および患者の年齢により卵巣機能への影響が異なる。
> - 照射部位に卵巣が含まれる場合、吸収線量をふまえてかかわる。
> - 頭部への放射線照射により、中枢性に卵巣の機能が低下する場合もある。

【アセスメント】
- 卵巣機能低下による影響は、週単位で明らかとなる。また、放射線療法そのものの有害反応も重なるため、注意深く患者の症状を把握し、治療のタイミングを逃さないようにする。

【治療とケア】
- 【治療とケアのポイント】P.281、「手術療法」P.282 に準じる。加えて、以下に注意する。
  ① 卵巣機能への影響を避けるため、放射線の照射範囲外に卵巣の位置を手術で移動する方法がとられることもある（ただし、限定的である）。
  ② 子宮頸がんの根治照射では、子宮や腟を温存できるが、その後の妊娠出産は困難であることを患者に理解してもらう必要がある。

（師岡友紀）

化学療法 による卵巣欠落症状

参考ガイドライン 乳癌診療ガイドライン（日本乳癌学会）

おさえておきたい基礎知識

【発生機序】
- 抗がん薬またはホルモン療法薬によって生じる。
- 抗がん薬によって卵細胞が障害され、エストロゲンの分泌が低下・消退することによって生じる。
- ホルモン療法（内分泌療法）では、卵巣機能の抑制またはエストロゲンの産生抑制によって生じる。

【リスク因子】
- 抗がん薬：特にアルキル化薬（シクロホスファミドなど）は、卵細胞に影響を与えるため、卵巣機能障害を起こしやすい（下表）。

確実に関連するもの	● アルキル化薬（シクロホスファミド、メルファラン、ブスルファン、ダカルバジン） ● ヒドラジン（プロカルバジン）
おそらく関連するもの	● ビンカアルカロイド（ビンブラスチン） ● 代謝拮抗薬（シタラビン） ● 白金製剤（シスプラチン） ● ポドフィロトキシン（エトポシド） ● アルキル化薬（カルムスチン、ロムスチン） ● チロシンキナーゼ阻害薬（イマチニブ）

- ホルモン療法（内分泌療法）：閉経前か閉経後かで用いる薬剤が異なる。「患者が閉経しているか」で機序が異なる（下表）。

閉経前乳がん	● LH-RH（Gn-RH）アゴニストによる卵巣機能抑制に伴って発症 ● LH-RHアゴニスト投与により、LH-RH（Gn-RH）ホルモンの分泌が阻害され、投与後4週ごろまでに黄体形成ホルモン（LH）、卵胞刺激ホルモン（FSH）の分泌が強く抑制されるようになる。そのことで卵巣からのエストロゲン分泌が抑制され、卵巣欠落症状が生じる
閉経後乳がん	● アロマターゼ阻害薬によって発症 ● アロマターゼ阻害薬は、卵巣や副腎皮質から分泌されたアンドロゲンが、末梢脂肪組織などでエストロゲンに変換されることを阻害する。そのことで血中のエストロゲンが消失し、卵巣欠落症状を発症する

- ホルモン療法（内分泌療法）による卵巣欠落症状は可逆的である。
  ★ただし、治療の中止は、原疾患の増悪や再発につながるため、注意を要する。

標準的ケア

> Point
> - 使用する抗がん薬の種類により、卵巣機能への影響は異なるため、薬剤の特性を把握してかかわる。
> - 症状の出現のあり方は、卵巣機能障害の程度により異なる。
> - 乳がん患者に対するホルモン療法(内分泌療法)による卵巣欠落症状は可逆的であるが、治療の中止は原疾患の増悪や再発につながるため注意を要する。

【アセスメント】
- 患者が「閉経前か、閉経後か」を念頭に置いて、症状発現のリスクを評価する。

【治療とケア】

■予防
- なし(早期発見が肝要)

■症状出現時の対応
- 【治療とケアのポイント】P.281、「手術療法」P.282 に準じる。加えて、以下に注意する。
  ①卵巣機能障害と関連する抗がん薬を用いる場合は、事前に副作用に関する情報提供や、胚凍結の有無に関する意向の確認を行う。

> エキスパートのアドバイス:ホルモン療法の適応
>
> - ホルモン療法(内分泌療法)は、ホルモン受容体陽性のがん患者に適応となる。
> - ホルモン受容体陽性とは、がん細胞にエストロゲン受容体またはプロゲステロン受容体のどちらか一方あるいは両方が存在し、エストロゲンを取り込んで増殖する性質があることを示す。

(師岡友紀)

腹部 \ 生殖器の症状

性欲低下

がん 手術 化学 放射 支持

定義 **性欲低下**は、性的空想と性的活動に対する欲求の持続的または反復的な不足または欠如により、著しい苦痛または対人関係上の困難が生じている状態。

アセスメントスケール CTCAE（有害事象共通用語規準）：リビドー減退

特徴

【特に注意が必要なもの】

危険！ 緊急対応が必要	なし
注意！ 重点的に対応	なし
配慮！ 慎重に対応	**がん** 精巣腫瘍、脳腫瘍 **手術** **化学** **放射** ボディイメージの変化 **化学** 抗がん薬による精巣・卵巣への障害、ホルモン療法による性ホルモン低下、副作用 **放射** ホルモンバランスの異常、副作用 **支持** 抗不安薬の副作用 **他** 精神的・心理的苦痛（パートナーとの関係性、不安）

【主な原因】

がん（腫瘍）によるもの
- 精巣腫瘍（テストステロンの分泌低下）
- 視床下部におよぶがん、肉芽腫など（性ホルモンの分泌抑制）

手術療法によるもの
- 精巣・卵巣摘出（性ホルモンの分泌低下）
- **頻発** 手術創など（ボディイメージの変化）

化学療法によるもの
- 精巣・卵巣障害（性ホルモンの分泌低下）
- **頻発** 副作用（ボディイメージの変化、倦怠感、悪心）

放射線療法によるもの
- 精巣・卵巣障害（性ホルモンの分泌低下）
- 視床下部・下垂体への照射（ホルモンバランスの異常）
- **頻発** 副作用（ボディイメージの変化や倦怠感）

支持療法によるもの
- 副作用（ベンゾジアゼピン系薬・抗うつ薬・ドパミン受容体拮抗薬）

その他の要因 によるもの

頻発 ● 精神的・心理的な苦痛：緊張・不安・恐怖など（性生活の優先順位の低下）

【症状出現時期のめやす】

	診断期	積極的治療期	緩和治療中心期
がん(腫瘍) P.288		がんによる性ホルモン産生量の低下により出現	
手術療法 P.290		精巣・卵巣摘出による性ホルモン産生量の低下により出現	
化学療法 P.291		抗がん薬やホルモン薬投与に伴う下垂体からの 性ホルモンの産生量の低下により出現	
放射線療法 P.292		精巣・卵巣が障害されることによる性ホルモン産生量低下、 視床下部への照射によるホルモンバランス異常によって出現	
支持療法 P.293		副作用によって出現	

【出現しやすい状況】

● 女性の場合、性的活動に直接かかわりのない身体的な問題（ボディイメージの変化）や、自尊心の低下によって性欲低下が起こることが多い。

アセスメントとケアのポイント

【観察のポイント】

● 性欲低下と性生活への影響の把握を行う。
　★患者・パートナーそれぞれが、どのように性欲低下をとらえているか確認する。
● 関連症状（悪心、疼痛、勃起障害、腟乾燥、ボディイメージの変化など）の有無を確認する。

【アセスメントのポイント】

● 性欲低下は、さまざまな要因が複雑に絡み合っているため、個人差が非常に大きい。他者と比較しても意味がないことを理解してかかわる。
　★多側面から原因をアセスメントすることが重要である。
● 女性の場合、性欲低下を問題としてとらえづらく、性交痛など別の症状を訴えることがある。

【治療とケアのポイント】

● 患者が性に関する悩みを医療者に相談できず、タイミングを逃すことがある。医療者から相談に乗る姿勢をみせる。
● 羞恥心への配慮・プライバシー保護のため、面談室などの環境整備を行う。
● 患者の自尊心が低下していることも少なくない。自己否定を助長させないように言動に注意するとともに、患者に否定感情を抱かせないように注意する。
● 関連症状に対処する。

（佛願彰太郎）

がん（腫瘍）による性欲低下

参考ガイドライン なし

おさえておきたい基礎知識

【発生機序】
- 性ホルモンを産生するための経路・臓器にがんが発生することで、性欲低下が生じる。
  - ★下垂体・視床下部に及ぶがん、男性における精巣腫瘍、女性における卵巣がんなど
- がんに罹患したことによる不安や恐怖によってストレスがかかる。そのストレスに対処しようとするため性生活の優先順位は低くなり、性欲の低下が起こる。

【リスク因子】
- がん全般に起こる可能性がある。
  - ★個人差が大きいが、がんと診断され、衝撃が強い時期は、性欲低下が出現しやすいといわれている。

標準的ケア

- 患者が性欲低下をどのようにとらえているのかを確認する。
- 性機能障害は非常にデリケートな問題である。性欲低下を問題としてとらえていない患者の場合、無理に状況を確認することで苦痛が生じることもあるため注意する。

【アセスメント】
- がんによる性欲低下で最も多いのは、ストレスからくる性欲低下である。
  - ★がんやストレスによってホルモンバランスが崩れると、女性では腟潤滑液が出にくくなることで、性交痛が起こりやすくなり、性欲低下を助長する。
- 情報収集のタイミングを逃さないことが大切である。
  - ★がんと診断された時点では「生きたい」という気持ちが強く、性生活を考える余裕がないことが多い。
  - ★治療がはじまると、治療に伴う副作用（倦怠感やボディイメージの変化など）により、性生活に関心がもてなくなることがある。
- 情報収集は、患者だけでなく、パートナーからも行う。
  - ★パートナーとの関係に葛藤がある場合、どちらか、あるいは、2人とも、性生活への関心を失うことがある。

【治療とケア】

■予防
- 「性交によってがんがうつる」など、誤った知識による性的な行動への恐怖から、性欲低下を起こすことがある。正しい知識の提供を行う必要がある。

■症状出現時の対応
- 患者と良好な関係性を築くことが最優先である。
- 患者・パートナーに情報を確認する際には、羞恥心への配慮とプライバシーの保護に努める。

- がんに罹患した精神的なつらさを軽減できるように努める(必要時、専門家へコンサルトを行う)。
- 患者が、パートナーとの関係性を良好に保てるように支援する。
- 知識の提供は、PLISSITモデル(下表)などを用いて、段階的に行うとよい。

P permission (許諾)	●医療者が性に関する相談に応じる旨のメッセージを明確に患者に伝える ●患者にとって性的側面が重要でない場合や、その時点における優先順位が低い場合には、無理に性の話題を掘り起こす必要はない ＊治療方針の決定時には性的合併症についても検討されたか？
LI limited Information (基本的情報の提供)	●予定される治療によって起こりうる性的合併症や、それらへの対処方法について、基本的情報を患者に伝える ●疾患と性に関する患者用パンフレットなどを渡す ＊患者の話をよく聴き、理解しようとする姿勢が医療者に求められる
SS specific suggestions (個別的なアドバイス)	●患者のセックスヒストリーに基づき、より個別的な問題に対処する ●性的問題を引き起こす原因(性機能の障害、ボディイメージの変容、パートナーとの人間関係など)を特定し、それらの問題への対応策を患者とともに検討する ＊この段階に対応する医療者は、上記2段階よりも性相談に習熟している必要がある
IT intensive therapy (集中的治療)	●患者が抱える性的問題の重症化／長期化、発病前から未解決の性的問題の存在、性的虐待などのトラウマなどが認められる場合は、より専門のスタッフ(一般精神心理専門家・セックスカウンセラー)への紹介を考える

Annon JS. The PLISSIT Model：A Proposed Conceptual Scheme for the Behavioral Treatment of Sexual Problems. *J Sex Educ Ther* 1976；2(1)：1-15.

エキスパートのアドバイス：専門家との連携

- 性機能障害を相談された際には、すべての問題を看護師だけで解決しようとせず、専門家(泌尿器科医やセックスカウンセラーなど)へコンサルトすることも重要である。
- 患者の思いや苦痛を受け入れ、基本的な知識を提供することだけでも、患者にとっての安心につながることを覚えておいてほしい。

臨床でのエピソード

性機能障害の程度について問診した際、「同性だからこそ話しにくい」と訴えた患者がいた。
医療者が「性機能障害の話題は、同性のほうが話しやすいだろう」と安易に判断せず、患者との信頼関係の構築が最も重要であると感じた事例であった。

(佛願彰太郎)

手術療法 による 性欲低下

参考ガイドライン なし

おさえておきたい基礎知識

【発生機序】
- 手術の傷跡や人工肛門などによるボディイメージの変化、体位によって手術の傷跡が擦れることによる痛みなどが原因で、性欲低下が起こる。
- 性ホルモンを分泌する精巣がんや卵巣がん、性ホルモン分泌を促す視床下部や下垂体の手術によってテストステロンの分泌量が低下し、性欲低下が起こる。

【リスク因子】
- ボディイメージの変化を伴う手術全般
- 性ホルモン分泌部位(精巣・卵巣など)、性ホルモン分泌を促す部位(視床下部-下垂体)のがん

標準的ケア

>
> - 患者が性欲低下をどのようにとらえているのかを確認したうえで対応する。
> - 手術直後は疼痛や身体的変化などで性生活へ意識が向かず、手術後しばらくしてから性欲低下を自覚することが多い。外来通院中などに確認していく必要がある。

【アセスメント】
- 心理的にリラックスすることが必要である。
- 性欲低下の原因を確認し、原因に応じた対応を、患者・パートナーと考える。
  - ★「手術によって性器が変化してしまった」と不安になって、性欲低下が生じる患者もいる。
  - ★ストーマ保有者では、外見上の変化によって男性性・女性性を保てなくなることを悲観し、性欲低下が起こる。術前からストーマ造設が男性性や女性性を妨げるものではないことを説明する。
- 患者とパートナーが、性に関するコミュニケーションをとれているか確認する。
  - ★手術による身体的変化があるのに、術前と同様の性行為を目標とする患者は、満足な結果を得られないことが多い。

【治療とケア】

■予防
- なし

■症状出現時の対応
- 術後痛による性欲低下は、体位の工夫などで、疼痛なく性行為ができれば軽減する。
- ストーマ保有者が感じる性行為中の気がかり(装具が邪魔、排泄物が見えるなど)に対しては、下着・腹帯の着用や装具(小型、肌色など)の紹介を行う。
- 患者の自尊感情を向上させられるように、かかわっていく。

(佛願彰太郎)

化学療法による性欲低下

参考ガイドライン なし

おさえておきたい基礎知識

【発生機序】
- 抗がん薬の副作用（倦怠感や悪心、ボディイメージ変化など）により性生活に意識が向かなくなる。
- 男性：精巣は抗がん薬の感受性が低く障害を受けにくいといわれる。しかし、多量の抗がん薬を使用すると精巣が障害され、テストステロンの産生が低下するため、性欲低下が起こりうる。
- 女性：抗がん薬によって卵巣が障害されると、ホルモンバランスが崩れ、性欲低下が起こる。
  - ★腟潤滑液が出にくくなり、性交痛が起こると、性欲低下を助長する。

【リスク因子】
- 男女ともにすべての抗がん薬においてリスクがある。
- 女性では、アルキル化薬、白金製剤、アントラサイクリン系薬剤（卵巣への直接的毒性がある）

標準的ケア

> ●患者が性欲低下をどのようにとらえているのかを確認したうえで対応する。
> ●患者は、羞恥心から間接的で比喩的に表現することが多く、問題を明確にしづらい。医療者は性機能障害を十分に理解し、相談を受ける準備をしておく必要がある。

【アセスメント】
- 化学療法中は、副作用やストレスによって、性欲低下が出現する。
  - ★口内炎・皮膚の乾燥や亀裂など、直接的に性機能への影響はないと思われる副作用でも「キスができない」「スキンシップ時に痛む」など、間接的に性欲低下を起こすことがある。
- 患者の訴えを聞き、生じている支障についてていねいに確認し、対応をともに考える。
- パートナーからの情報収集も重要である。
  - ★性欲低下により、パートナーとの関係性が悪化している場合もある。
  - ★情報収集は、羞恥心や不安を抱かせないように、患者・パートナー両者と信頼関係を築いた後、双方のペースに合わせ、段階的に確認する。

【治療とケア】

■予防
- なし

■症状出現時の対応
- 治療前に、患者に性欲低下の可能性を説明しておく。
  - ★性機能障害を特別視せず、他の副作用症状と同じパンフレットに記載するなどして説明すると、患者が「医療者に相談してもよいのだ」という認識をもてる。

（佛願彰太郎）

放射線療法 による性欲低下

参考ガイドライン なし

おさえておきたい基礎知識

【発生機序】
- 男性：12Gy以上の照射でテストステロンの産生が低下し、性欲低下が生じうる。
  ★精巣のライディッヒ細胞の放射線感受性は低いといわれる。
- 女性：照射によって卵胞の形成が阻害され、性ホルモンの産生が低下し、性欲低下が起こるといわれている（卵胞の放射線感受性は高い）。
  ★骨盤領域への照射による腟の線維化・瘢痕化から性交痛が生じると、性的快感を得られなくなる。
- 視床下部-下垂体への放射線照射により、ホルモンの分泌指令が出ず、性欲低下が起こることがある。
- 放射線照射による副作用症状（倦怠感、悪心、ボディイメージの変化など）により、性生活に意識が向かなくなることでも、性欲低下が起こる。

【リスク因子】
- 全身照射（造血幹細胞移植など）
- 視床下部-下垂体照射（下垂体腫瘍など）
- 精巣・卵巣への照射

標準的ケア

> **Point** 患者が性欲低下をどのようにとらえているのかを確認したうえで対応する。

【アセスメント】
- 患者との信頼関係を築き、相談しやすい環境をつくることが重要である。
  ★放射線療法は外来で実施することも多く、限られた時間内で患者のニーズをくみとりにくい。
- 放射線療法の副作用は、性生活にさまざまな影響を及ぼす。患者の訴えをていねいに聞き、どのような影響がでているのかを明確にし、患者・パートナーとともに対応を考えていくことが重要である。
  ★倦怠感や悪心によって体力低下が生じ、性生活に意識が向かなくなることも多い。
  ★口内炎や咽頭痛などは、オーラルセックスに支障をきたす。

【治療とケア】

■予防
- 腟の瘢痕化に対しては、腟ダイレーターなどで伸縮性が低下することを防止し、性交痛が出ないようにする方法もある。

■症状出現時の対応
- 治療前からパンフレットなどを用いて性機能障害について指導することが大切である。

(佛願彰太郎)

支持療法 による性欲低下

参考ガイドライン なし

おさえておきたい基礎知識

【発生機序】
- 支持療法で使用する向精神薬や制吐薬など（ドパミン作用拮抗薬、ドパミン含量を低下させる麻薬、ヒスタミン受容体拮抗薬など）は、血中プロラクチン濃度を上昇させ、性ホルモンの分泌を抑制するため、性欲低下を生じさせる。

【リスク因子】
- 向精神薬（ベンゾジアゼピン系薬剤、ブチロフェノン系薬剤）
- 制吐薬（メトクロプラミド、ドンペリドン）
- 医療用麻薬（モルヒネ、メサドン）
- 消化性潰瘍治療薬（シメチジン）

標準的ケア

> **Point**
> - 患者が性欲低下をどのようにとらえているのかを確認する。
> - 性機能障害は非常にデリケートな問題であるため、患者が性欲低下を問題としてとらえていない場合には、無理に状況を確認することで苦痛が生じることもあるため注意する。

【アセスメント】
- がん患者は、がんそのものによる症状や、治療に伴う症状によって、さまざまな支持療法薬を使用する。使用している薬剤の副作用に性欲減退がないか、把握しておくことは重要である。
- 変更可能な薬剤がないか、医師・薬剤師と相談することも重要である。

【治療とケア】

■予防
- なし

■症状出現時の対応
- 支持療法における薬剤性の性欲低下は、ほとんどが可逆的であり、原因薬剤を中止もしくは変更することによって大部分は回復する。
- 支持療法薬の中止などによって症状が悪化する場合には、性機能を犠牲にするしかないため、患者の思いを確認する必要がある。

（佛願彰太郎）

腹部 | 生殖器の症状

勃起障害

がん 手術 化学 放射 支持

> **定義** **勃起障害**は、勃起の発現や維持ができないために満足な性交ができない状態。勃起に関与する血管系・神経系・ホルモン系、陰茎海綿体などの異常や病変によって生じる**器質性勃起障害**と、精神および情動の変化によって引き起こされる**心因性(機能性)勃起障害**に分類される。

アセスメントスケール SHIM（国際勃起機能スコア）

特徴

【特に注意が必要なもの】

危険！ 緊急対応が必要	なし
注意！ 重点的に対応	なし
配慮！ 慎重に対応	がん 勃起神経へのがんの浸潤、脳腫瘍によるホルモンバランス異常 手術 勃起神経の損傷 化学 抗がん薬やホルモン療法による男性ホルモンの減少 放射 照射による血流障害 支持 薬剤の副作用 他 精神的・心理的苦痛（ボディイメージの変化、パートナーとの関係性、不安）

【主な原因】

がん（腫瘍）によるもの
- 勃起神経へのがんの浸潤
- 脳腫瘍などによる視床下部の障害（男性ホルモンの減少）

手術療法によるもの
- 頻発 骨盤内臓器（直腸、前立腺など）のがんに対する根治手術による勃起神経の損傷

化学療法によるもの
- 抗がん薬：精巣が障害されることによる男性ホルモンの分泌量の減少
- 頻発 ホルモン療法：ホルモン製剤による男性ホルモンの減少

放射線療法によるもの
- 頻発 骨盤への照射による動脈の損傷
  ★治療直後の急激な悪化はないが、長期にわたる緩徐な悪化がみられる。

支持療法によるもの
- ドパミン受容体遮断薬（制吐薬などとして使用）による高プロラクチン血症

その他の要因によるもの
- 頻発 がんや治療に伴うボディイメージの変化、副作用などによる精神的ストレス

【症状出現時期のめやす】

	診断期	積極的治療期	緩和治療中心期
がん(腫瘍)		勃起神経へのがんの浸潤・脳腫瘍によるホルモン量の低下によって出現	
手術療法 P.298		手術による神経障害によって出現	
化学療法 P.296		抗がん薬やホルモン療法薬による男性ホルモンの減少によって出現	
放射線療法 P.299			骨盤への照射によって出現（緩徐に悪化）
支持療法		薬剤の副作用によって出現	

【出現しやすい状況】

- 前立腺がん
  - ★前立腺がん(ホルモン依存性)の治療として行われる手術療法・放射線療法・ホルモン療法(内分泌療法)は、男性ホルモンの分泌を抑えるため、勃起障害が起こりやすい。

アセスメントとケアのポイント

【観察のポイント】

- 勃起障害の程度と、性行為への影響を把握する。
- 今後どうしたいか、男性であるという感覚に変化があるか、パートナーへの影響などを確認する。
  - ★勃起障害は男性にとって、性交が可能であるか否かという具体的問題だけでなく、男性性やアイデンティティの喪失といえるほどの重大な問題として受け止められることが多い。

【アセスメントのポイント】

- 治療歴や既往歴だけでなく、訴えを傾聴し、原因(器質性か心因性か)を見分ける。
- セクシュアリティは全人的・包括的なものであり、すべての人間にとって重要であることを認識する。

【治療とケアのポイント】

- 患者は、性機能に関する悩みを医療者に相談してよいのかわからず、タイミングを逃すことがあるため、安心して相談できる環境をつくる。
- 治癒可能なもの(心因性、内分泌性)に対しては治療が行われる。それでも勃起障害がある場合は医師へ相談し、PDE阻害薬(バイアグラ®など)や陰茎海綿体注射、陰圧式勃起補助具を考慮する。
  - ★心因性の場合には、不安に思っている事柄を解消すると勃起障害が改善することがある。
- 勃起障害について、パートナーが悩むことも多い。パートナーに良好な人間関係の維持困難や生活意欲の低下などが生じないよう、援助と協力が重要となる。
- 性生活とは、単に腟挿入するだけではない。手を握る、抱きしめるなど、お互いのことを想い過ごす時間であることを十分に説明していく必要がある。

(佛願彰太郎)

化学療法による勃起障害

参考ガイドライン なし

おさえておきたい基礎知識

【発生機序】
- 抗がん薬の副作用により、男性ホルモンが減少することで、神経伝達物質であるドパミンや一酸化窒素が活発に作動せず、勃起障害が起こるといわれている(真相は明らかになっていない)。
  ★抗がん薬により精巣のライディッヒ細胞が障害され、男性ホルモン(テストステロン)の分泌が減少するとされる。
- 副作用(脱毛などによるボディイメージの変化、倦怠感など)によって性的欲求が起こらず、勃起障害をきたす。

【リスク因子】
- 通常投与量の化学療法を受ける男性の多くでは、正常な勃起機能が保たれる。
- シスプラチンやビンクリスチンは、神経障害によって勃起障害を起こす可能性があるといわれている(科学的なデータはない)。
- 副作用症状による精神的ストレスが、心因性勃起障害を引き起こす。

標準的ケア

> **Point**
> - 患者が、勃起障害をどのようにとらえているのかを確認する。
> - 勃起障害は非常にデリケートな問題である。患者が勃起障害を問題としてとらえていない場合には、無理に状況を確認することで苦痛が生じることもあるため注意する。
> - 患者が性機能障害について質問するときには、羞恥心などから間接的で比喩的な表現を多用するため、問題が明確につかみにくいことがある。医療者は性機能障害を十分に理解し、相談を受ける準備をしておくことが重要である。

【アセスメント】
- 「永久的に症状が続く」と思っている患者もいるため、正しい知識を提供することが重要である。
  ★抗がん薬による直接的な勃起障害は、一時的なものが多いといわれている。
- 抗がん薬やホルモン療法薬によって出現している副作用症状に対して適切に対応し、症状を軽減させることで勃起障害が改善することがある。
  ★抗がん薬の副作用(悪心など)は、心因性勃起障害の要因となりやすい。

【治療とケア】
■**予防**
- なし

■**症状出現時の対応**
- 勃起障害の場合、患者とパートナーの思いが複雑に絡み合うため、パートナーへの援助と協力が必要である。

- ★それぞれが思いを表出できるよう、患者とパートナーを別の部屋で面接するなど環境に配慮し、気持ちを受け止め、協力できる部分を考える。
- 医療者は、客観的立場に立ち、患者・パートナー両者の思いを常に念頭に置いてかかわる。
- 性交以外でお互いの精神的・身体的満足を得られる方法を見いだせるように援助する。
- 患者が「性交以外に大切だ」と考えている事柄に取り組んでいる自分を見いだし、自尊心を回復してもらえるようにかかわる。
- 治癒可能な心因性、内分泌性勃起障害を治療する。
- 化学療法における内分泌性の勃起障害は、治療終了後に回復することが多い。
- 心因性・内分泌性以外の勃起障害がある場合は、医師へ相談しPDE阻害薬(バイアグラ®など)や陰茎海綿体注射、陰圧式勃起補助具を考慮する。

臨床でのエピソード

「勃起しなくなり、男性として情けない」と訴えた高齢の男性患者がいた。高齢であることから、医療者も、その男性患者の性機能障害を問題視しておらず、患者の苦痛に気づけていなかった。

男性性を感じている部分は個人によって違うこと、年齢に関係なく、性機能障害への介入は重要であることを実感した事例であった。

あわせて知りたい!
勃起にかかわる神経

- 勃起は、交感神経と副交感神経からなる海綿体神経によって支配されている。
- 精神的な性的刺激により視床下部からドパミンが放出されることで骨盤神経からアセチルコリン・一酸化窒素が放出される(血管からも一酸化窒素が放出される)。これらにより海綿体平滑筋、血管平滑筋が弛緩し動脈から海綿体へ血液が流れる。その後、次第に海綿体は拡張し静脈叢が圧迫され、静脈の抵抗が増大し、勃起が維持される。

図 勃起のメカニズム

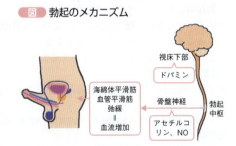

(佛願彰太郎)

手術療法による勃起障害

参考ガイドライン ED治療ガイドライン（日本性機能学会、日本泌尿器科学会）

おさえておきたい基礎知識

【発生機序】
- 骨盤内手術による勃起神経の障害
  - ★手術によって勃起神経が障害されると、一酸化窒素の放出が阻害され、海綿体の弛緩が発生しない。そのため、血液が流入せず陰茎海綿体が膨張できず勃起障害が起こる。
  - ★がん根治的手術でも、勃起神経の一部が残存する場合は、弱いながらも勃起機能が温存されることがある。この場合、術後に勃起障害の治療薬を投与すると回復することがある。現在、神経をできる限り温存して性生活が保たれるように、手術方法が開発されている。

【リスク因子】
- 前立腺がんに対する根治的前立腺全摘除術、膀胱がんに対する膀胱全摘除術、大腸がんに対する根治的手術など、骨盤内手術全般

標準的ケア

>
> - 手術の術式を把握し、勃起障害のリスクの有無を事前に確認し、患者へ十分に説明されているかを確認する。
> - 手術後の身体的変化に対して患者がどのように感じているのかを確認する。一般的には手術によって男性性を損なわれていないように思えても、「損なわれた」と感じる患者もいるため、患者の思いを否定せず受け入れることが重要である。

【アセスメント】
- 性行為中に手術創やストーマを見られてしまうことが、性交への抵抗感を生み、勃起障害を生じさせる心理的要因となりうる。
- ストーマに伴う心配（におい、動きに伴う装具の離脱）や、性行為中に創部が擦れることによる疼痛など、さまざまなことが心因として作用しうるため「何が心配か」をていねいに確認していく必要がある。

【治療とケア】
- 手術の際、医師より勃起神経温存の可否について十分に説明され、同意できているか確認する。
  - ★十分に説明されたうえで同意している患者は、手術後の勃起障害について受け入れやすい。

■予防
- 可能であれば、勃起神経温存術を選択する。

■症状出現時の対応
- 医師と相談し、陰茎海綿体注射や陰圧式勃起補助具が考慮される。

（佛願彰太郎）

放射線療法による勃起障害

参考ガイドライン：ED治療ガイドライン（日本性機能学会、日本泌尿器科学会）

おさえておきたい基礎知識

【発生機序】
- 放射線療法による勃起障害の機序は、十分に解明されていない。
  - ★照射部位の内部組織が、治癒に伴って瘢痕化し、陰茎海綿体の血管が弾性を失い、血流障害をきたすためとされる。
- 視床下部・下垂体への放射線照射によってホルモンバランス異常が起こり、性欲が低下することで、間接的に勃起障害が起こる。

【リスク因子】
- 前立腺がん・膀胱がん・結腸がんへの治療による骨盤への放射線照射
  - ★照射範囲が広く、照射量が多くなるほど、勃起障害のリスクは大きくなる。
- 喫煙歴や高血圧の既往
  - ★すでに動脈にダメージを受けていると勃起障害のリスクは大きくなる。

標準的ケア

> **Point**
> - 放射線治療計画の確認（照射部位・照射量）を把握し、勃起障害リスクの有無を事前に確認し、患者へ十分に説明されているかを確認する。
> - 放射線照射により、陰部周囲の皮膚トラブルが生じていると、疼痛によって勃起障害が起こるリスクがある。羞恥心から自発的に症状を訴えない患者もいるため注意する。

【アセスメント】
- 勃起障害に至るまでの期間や症状は個人差がきわめて強い。
  - ★十分に勃起するがオルガズム到達前に萎えてしまう人、硬い勃起がまったくできなくなる人など、さまざまである。
  - ★多くの場合、放射線療法後から1年程度かけて緩徐に悪化すると報告されている。
- 放射線治療計画だけでなく、生活背景も考慮してリスクをアセスメントする。
  - ★高血圧などの既往歴や、喫煙歴などは、勃起障害に関係する。
- 症状の確認のみならず、患者が現状をどのようにとらえているのか、性生活にどの程度影響があり苦痛と感じているのかをアセスメントする必要がある。

【治療とケア】

■予防
- 動脈へのダメージを減らすためにも、喫煙者には禁煙してもらう。

■症状出現時の対応
- 治療開始前に、性機能障害についても、他の合併症と同様「起こりうる合併症」として説明しておく。
  - ★医療者は、性のことについても相談に乗るという姿勢を患者に対して表明する。
- PDE阻害薬（バイアグラ®など）の使用により勃起障害の回復が見込める。

（佛願彰太郎）

腹部 | 生殖器の症状

射精痛

化学 放射

定義 射精は、精液を急速に体外に射出する現象で、精液が後部尿道を経て外尿道口から射出されて起こる。
射精痛とはその一連のなかで起こる疼痛である。

アセスメントスケール CTCAE（有害事象共通用語規準）：射精障害

特徴

【特に注意が必要なもの】

危険！緊急対応が必要	なし
注意！重点的に対応	なし
配慮！慎重に対応	化学 抗がん薬による粘膜障害、骨髄抑制に伴う前立腺炎・尿道炎 放射 照射による粘膜障害

【主な原因】

化学療法 によるもの

- 化学療法薬による粘膜障害
  ★尿道など精液を排出する経路に粘膜障害をきたすことで射精痛が起こる。
- 化学療法薬による骨髄抑制などに伴う感染症
  ★前立腺炎や尿道炎などを併発することで、射精時に疼痛を伴うことがある。

放射線療法 によるもの

- 下腹部への照射を含む化学放射線療法
  ★尿道の粘膜障害が増強され射精痛が起こることがある。

【出現しやすい状況】

- 粘膜障害を起こす抗がん薬
- 陰部が不潔な状態
  ★骨髄抑制による易感染状態の際に陰部が不潔になっていると、尿道感染が生じやすい。

【症状出現時期のめやす】

	診断期	積極的治療期	緩和治療中心期
化学療法 P.302		抗がん薬による粘膜障害、尿道感染などによる炎症より出現	
放射線療法		粘膜障害により出現	

アセスメントとケアのポイント

【観察のポイント】
- 射精痛の程度を確認する。
- 感染症の有無、自覚症状を確認する。

【アセスメントのポイント】
- 日常生活において、どのような苦痛が生じているか注意深く確認し、患者の訴えを傾聴する。
  - ★射精痛だけではなく、排尿時痛などを自覚していることも多い。
  - ★射精痛により、性行為ができないことに苦痛を感じている場合もある。

【治療とケアのポイント】
- 患者は、性機能に関する悩みを「医療者に相談してよいのか」がわからず、タイミングを逃すことがあるため、いつでも相談に乗る姿勢を示す。
- 羞恥心への配慮や、プライバシー保護を目的として、診察室や面談室の環境整備を行う。
- 感染症によって炎症が起こっている場合には、抗菌薬などが使用される。
- 易感染状態となっている場合には、尿道からの感染発生を考え、性交を控える・コンドームを使用するなどの予防策が必要である。

エキスパートのアドバイス：コンサルトはすみやかに実施

- 射精痛は、あまり知られていない症状である。そのため、医療者も、患者が症状を訴えたとき、どのように対応すればよいか、困ることが多い。
- 患者は、医療者を選んで相談してきていることを念頭に置き、苦痛に寄り添い、迅速に専門家（泌尿器科医など）にコンサルトすることが重要である。

臨床でのエピソード

ある看護師が、患者から射精痛を訴えられたとき、「医師に言ってください」とだけ伝えてその場から離れた。その後、患者は「このことは、看護師には相談してはいけないのだ」ととらえ、以降、相談しなくなってしまった。

患者が相談してきたときは、たとえ、その場で問題を解決することはできなくても、その苦痛に寄り添う姿勢をもつことが重要と感じたケースであった。

(佛願彰太郎)

化学療法による射精痛

参考ガイドライン なし

おさえておきたい基礎知識

【発生機序】
- 化学療法薬により、尿道など精液を排出する経路に粘膜障害をきたすと、射精痛が起こりうる。
- 抗がん薬の副作用である骨髄抑制などで易感染状態となり、前立腺炎や尿道炎などを併発すると、射精時に疼痛を伴うことがある。
- 化学療法と放射線療法を併用する場合には、粘膜障害が発生しやすく尿道粘膜が障害されると射精痛が起こる可能性がある。

【リスク因子】
- 骨髄抑制を引き起こす抗がん薬
- 粘膜障害を引き起こす抗がん薬(代謝拮抗薬、抗がん性抗生物質、アルキル化薬、植物アルカロイド)
- 放射線療法との併用

標準的ケア

- 排尿痛がある場合や発熱を伴う場合もあるため、射精痛以外に症状がないかを確認する。
- 医療者から射精痛に関する話題を出しにくい場合、他の副作用症状と同じパンフレットに記載するなどしておくと説明しやすい。

【アセスメント】
- 患者の治療計画を把握し、射精痛のリスクの有無をアセスメントする。
- 射精痛があることで性行為に積極的になれず、精神的苦痛を生じていることが多い。
- 射精痛の原因を確認し、それに応じた対応を行う。

【治療とケア】

■予防
- 易感染状態のときに不用意に性行為を行うと、尿道から容易に感染が生じうる。
  - ★化学療法を受ける患者には、感染予防のため、オーラルセックスを避け、腟挿入時はコンドームを用いるよう指導する。指導する際には、羞恥心や不安を抱かせないように、プライバシーに配慮する。

■症状出現時の対応
- 感染による炎症が原因である場合は、炎症コントロールにより症状が軽快することが多い。

(佛願彰太郎)

> あわせて知りたい！

男性の性機能障害

■勃起障害のアセスメントスケール

この6か月に、
1. 勃起してそれを維持する自信は、どの程度ありましたか
    1 非常に低い
    2 低い
    3 中くらい
    4 高い
    5 非常に高い
2. 性的刺激によって勃起したとき、どれくらいの頻度で挿入可能な状態な硬さになりましたか
    0 性的刺激はなかった
    1 ほとんど、またはまったくならなかった
    2 たまになった（半分よりかなり低い頻度）
    3 ときどきなった（ほぼ半分の頻度）
    4 しばしばなった（半分よりかなり高い頻度）
    5 ほぼいつも、またはいつもなった
3. 性交の際、挿入後にどれくらいの頻度で勃起を維持できましたか
    0 性交を試みなかった
    1 ほどんど、またはまったく維持できなかった
    2 たまに維持できた（半分よりかなり低い頻度）
    3 ときどき維持できた（ほぼ半分の頻度）
    4 しばしば維持できた（半分よりかなり高い頻度）
    5 ほぼいつも、またはいつも維持できた
4. 性交の際、性交を終了するまで勃起を維持するのはどれくらい困難でしたか
    0 性交を試みなかった
    1 きわめて困難だった
    2 とても困難だった
    3 困難だった
    4 やや困難だった
    5 困難でなかった
5. 性交を試みたとき、どれくらいの頻度で性交に満足できましたか
    0 性交を試みなかった
    1 ほとんど、またはまったく満足できなかった
    2 たまに満足できた（半分よりかなり低い頻度）
    3 ときどき満足できた（ほぼ半分の頻度）
    4 しばしば満足できた（半分よりかなり高い頻度）
    5 ほぼいつも、またはいつも満足できた

判定基準	重症：5〜7点	軽症：17〜21点
	中等症：8〜11点	EDではない：22〜25点
	軽症〜中等症：12〜16点	

日本性機能学会, 日本泌尿器科学会 編：ED診療ガイドライン 第3版. リッチヒルメディカル, 東京, 2018：39. より一部改変のうえ転載

腹部

射精痛

腹部 がん患者にみられる「腎・泌尿器」の症状

腎・泌尿器の異常が背部痛として現れることも少なくない

■関連痛

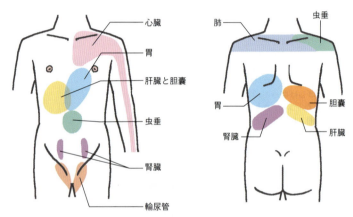

- がん患者の場合、背部痛は、泌尿器疾患であることも少なくない。これは、解剖学的に腎臓が背中側（肝臓や胃などの裏側）に位置しているためである。
- 背部痛は、がん以外からくる緊急対応を要する病態（虚血性心疾患や大動脈解離、気胸など）を示唆する重要な所見でもあるため、常に最悪の事態を念頭に置いて対応することが大切である。

■背部痛をきたす疾患

泌尿器疾患	腎結石、炎症性腎疾患、腎がん、膀胱がん、尿管がん、前立腺がん
脊椎疾患	外傷：脊椎圧迫骨折、打撲、筋肉痛など　変性疾患：脊椎骨粗しょう症、変形性脊椎症、がんの転移など
呼吸器系疾患	肺腫瘍、気胸など
心血管疾患	虚血性心疾患、大動脈解離など
消化器系疾患	胆石、膵がんなど

尿量異常には、神経が密接にかかわっている

■排尿中枢と神経支配

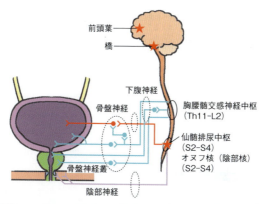

■頻尿の原因

膀胱粘膜の刺激		膀胱炎、前立腺炎、膀胱がん、COPD、過換気症候群、下部尿路の炎症、膀胱内の異物など
膀胱容量の減少	器質的	進行した膀胱がん、膀胱結核治療後、放射線治療後(萎縮膀胱)、大きな膀胱結石や膀胱がん、神経因性膀胱
	機能的	尿道狭窄(排尿筋の過活動)、前立腺肥大(残尿量の増加)など
多尿		糖尿病、尿崩症、水分多量摂取、降圧利尿薬の服用、尿濃縮力の低下など
心因的要因		神経性頻尿(器質的異常はない)
神経因性膀胱 (神経損傷による)		大腸がん・子宮がん術後、脳梗塞、パーキンソン病、脊髄損傷、糖尿病

■排尿症状・尿閉の分類

程度による分類	完全尿閉	膀胱内の尿をまったく排出できない状態
	不完全尿閉	残尿は多いが、多少の排尿がある状態
経過による分類	急性尿閉	急に膀胱に尿がたまったまま排尿できなくなった状態
	慢性尿閉	尿閉のまま経過している状態。徐々に残尿が増え、膀胱内圧が上昇し、尿があふれて少しずつ漏れる状態(溢流性尿失禁)
発生機序による分類	器質的異常によるもの	尿路周囲の疾患により、下部尿路が閉塞されて起こった排尿症状・尿閉
	機能的異常によるもの	神経系の疾患、手術などによる神経の損傷(神経因性膀胱)、脊髄の圧迫、薬物、心因などによって尿の排出機能が障害されて起こった排尿症状・尿閉

腹部 | 腎・泌尿器の症状

頻尿

がん 手術 放射

定義 **頻尿**は、排尿障害の1つで「排尿回数が異常に多い（1日5～6回）」という自覚症状。
尿量が多い（多尿）ため排尿回数が増えるものと、尿量は正常だが1回の尿量が少なく排尿回数が増加しているものがある。
頻尿が認められたら、まずは膀胱の異常を考える。

アセスメントスケール CTCAE（有害事象共通用語規準）：頻尿

特徴

【特に注意が必要なもの】

危険！ 緊急対応が必要	なし
注意！ 重点的に対応	がん **がんの増大**
配慮！ 慎重に対応	手術 **手術操作による神経損傷** 放射 **膀胱周辺への照射**

【主な原因】

がん（腫瘍）によるもの
- 頻発 ●膀胱がんの進行（がんによる膀胱容量の占拠）
- ●浸潤性の膀胱がんによる排尿筋の弛緩の妨害

手術療法によるもの
- ●大腸がんや子宮がんの手術操作による神経損傷

放射線療法によるもの
- ●照射の副作用（膀胱が萎縮し、膀胱容積が減少する）

その他の要因によるもの
- 頻発 ●炎症（膀胱炎、尿道炎、前立腺炎）
- ●前立腺肥大（尿を少量ずつしか出せない）
- 頻発 ●糖尿病、尿崩症による多飲多尿
- ●膀胱の知覚異常（脳梗塞など）
- ●膀胱結石による膀胱粘膜への刺激
- ●心因性
- ●薬剤性

【症状出現時期のめやす】

	診断期	積極的治療期	緩和治療中心期
がん（腫瘍） P.308		がんの増大・転移部位によって出現	
手術療法		大腸がんや子宮がんなどの術後に出現	
放射線療法		照射量・回数が多いほど出現しやすい	

腹部／頻尿

【出現しやすい状況】

- がんの進行、術後、放射線照射の量・回数の増加

アセスメントとケアのポイント

【観察のポイント】

- 頻尿の状況を把握する。
  - ★排尿回数、尿量、残尿の有無と程度、夜尿などを把握する。
  - ★頻尿の経過、既往歴、治療中の疾患の経過、頻尿以外の症状の有無・程度を把握する。
  - ★日常生活やQOLへの影響、頻尿による身体的疲労・精神的ストレスの増強・社会生活上の問題も確認する。
  - ★頻尿が持続すると、陰部のびらん、殿部の褥瘡などが生じることを念頭に置いてかかわる。
- 頻尿の原因・誘因の有無と程度を把握する。
  - ★生活歴（食生活、就寝時間、睡眠時間、水分の摂取量・内容など）、嗜好品や服用薬剤を確認する。
  - ★治療内容の効果と副作用、頻尿および原疾患（がん）への思いを確認する。

【アセスメントのポイント】

- 頻尿は、尊厳にかかわる問題で、他者に相談しにくいことを念頭に置いてアセスメントを行う。
- 患者および家族の頻尿の受け止め方や要因などを把握し、アセスメントを行う。
  - ★頻尿は、生理的問題だけでなく、精神・心理的問題や、対人関係や役割喪失などに伴う社会的問題も引き起こす。
- 頻尿による日常生活への影響、陰部・殿部のスキントラブルの有無をアセスメントする。
- 頻尿だけでなく、原疾患（がん）の状況も併せてアセスメントする。

【治療とケアのポイント】

- 頻尿が生じた場合、原因・要因の除去、原因疾患への治療が行われる。
- ケア時には、羞恥心、プライバシーの保護、保温などに留意する。
- 頻尿に伴う不快な症状を緩和するとともに、環境調整（ベッド配置、部屋の選定）も行う。
- 排尿日誌などを用いて患者自身が継続して観察できるようにする。
- 続発性に生じる尿路感染症を予防する。

（井上佳代）

がん(腫瘍)による頻尿

参考ガイドライン 終末期がん患者の泌尿器症状対応マニュアル(日本緩和医療学会)

おさえておきたい基礎知識

【発生機序】
- 進行した膀胱がんが膀胱容量を占拠することや、浸潤性の膀胱がんによる排尿筋の弛緩の妨害などによって頻尿が生じる。

【リスク因子】
- がんの進行、腹部への放射線照射

標準的ケア

> **Point**
> - 排尿障害に関する主観的情報の提供は、羞恥心を伴いやすい。診察・検査・治療において、プライバシーの保護や保温などに留意する。
> - 頻尿は、膀胱機能における排出障害と蓄尿障害いずれの状態でも生じうることを理解する。

【アセスメント】
- 原則として「アセスメントのポイント」P.301 に準じる。
- 頻尿により、生理的な問題だけでなく、心理的・社会的問題が生じることも少なくない(下表)。

生理的問題	●陰部のびらん	●殿部の褥瘡
精神・心理的問題	●ボディイメージの混乱 ●抑うつ	●自尊感情の低下 ●無力感など
社会的問題	●イライラ ●睡眠障害 ●対人関係・役割喪失　など	●疲労 ●不安

- 患者本人だけでなく家族へのかかわりも重要である。
- 頻尿による日常生活への影響や、原疾患(がん)の状況も合わせてアセスメントする。

【治療とケア】

■予防
- なし

■症状出現時の対応
- 頻尿の原因・要因の除去、原因疾患への治療を行う。
- 環境調整として、ベッド配置の考慮や部屋の選定などを行う。
- 排尿日誌などを用いて患者自身が継続して観察できるようにする。
- 頻尿に伴う不快な症状を緩和する。
- 続発性に生じる尿路感染症を予防する。

(井上佳代)

あわせて知りたい！
がん患者における頻尿の位置づけ

- 膀胱壁に刺激があり、尿がそれほどたまっていなくても尿意をがまんできないと、頻尿が生じる。
- 頻尿は、膀胱機能における排出障害と蓄尿障害、いずれの状態でも生じる可能性がある。
- 下部尿路症状（蓄尿障害、排尿障害、排尿後症状）のうち、蓄尿障害の1つに頻尿が含まれる。
- 頻尿は、泌尿器以外の原因でも生じうる。代表的な疾患を以下に示す。
  - 膀胱粘膜障害：急性膀胱炎、急性前立腺炎、膀胱結石、膀胱異物、尿管下端結石、膀胱がん、COPD、過換気症候群
  - 膀胱容量減少：前立腺肥大、膀胱頸部硬化症、神経因性膀胱、間質性膀胱炎、妊娠子宮、異所性尿管瘤
  - 多飲・多尿：糖尿病、尿崩症
  - 就寝時多尿：心不全、慢性腎不全、加齢
  - 心因性

図　排尿と蓄尿

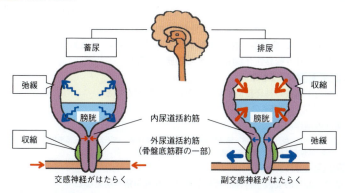

★通常、膀胱に苦痛なくためられる尿量は約300mLまでとされている。膀胱炎などでは、膀胱壁の炎症による刺激の影響で、尿がたまっていないのに尿意ががまんできなくなる。
★局所的な病態（膀胱がん・結石、尿路感染症など）以外の、尿意切迫を必須とし頻尿と夜間頻尿を伴う症状症候群を過活動膀胱といい、頻度の高い病気である。
★前立腺が腫れて尿を少しずつしか出せない場合など、膀胱の容積が小さくなったり、伸展ができなくなったりした場合にも、頻尿が生じる。

（井上佳代）

腹部　腎・泌尿器の症状

排尿症状・尿閉

oncologic emergency の可能性
がん／手術／支持

定義 　**排尿症状**は、排尿相にみられる症状。尿勢低下(尿の勢いが弱く尿線も細くなる)、尿線途絶(尿線が排尿中に意図せず途切れる)、排尿遅延(排尿開始までに時間がかかる)、腹圧排尿(排尿開始や尿線維持のために腹圧を要する)が含まれる。
尿閉は、膀胱内に充満した尿をまったく排出できない(排出がきわめて困難)状態。

アセスメントスケール 　IPSS(国際前立腺症状スコア)、QOLスコア、排尿日誌などが活用されることがある

特徴

【特に注意が必要なもの】

> 排尿症状・尿閉は、「原因」ではなく「随伴症状」「続発する病態」により緊急度が異なることに注意

危険！ 緊急対応が必要	**がん** 強い尿意、恥骨上部の疼痛、強い不安を伴う急性尿閉 骨転移の脊髄圧迫による尿閉
注意！ 重点的に対応	**がん** 排尿症状、尿閉に続発する水腎症、腎後性腎不全、尿路感染 **手術** 骨盤内手術後の神経損傷
配慮！ 慎重に対応	**支持** 排尿症状や尿閉の原因となる薬物の投与 **他** 心因性の尿閉

【主な原因】

がん(腫瘍)によるもの

- 進行した尿路系のがん(前立腺がん、尿道がん、陰茎がん、膀胱がん)
- 尿路周囲のがん(直腸がん、婦人科がん)の尿路への圧迫・浸潤
- 神経系のがん(脳腫瘍、脊髄腫瘍)による神経因性膀胱(低活動型)
- 骨転移に伴う転移性脊髄圧迫による膀胱直腸障害

手術療法によるもの

- 骨盤内手術後の神経損傷：婦人科がん、直腸がんなど

支持療法によるもの

- 薬剤の副作用
  - ★オピオイド、頻尿・尿失禁・過活動膀胱治療薬、向精神薬、抗不安薬、三環系抗うつ薬、抗コリン薬(気管支拡張薬、鎮咳薬、鎮痙薬、総合感冒薬など)

その他の要因によるもの

- 精神・心理的要因：精神的緊張や不安、器質的精神疾患など

エキスパートのアドバイス：排尿機能の2相

- 排尿機能は、膀胱に尿をためる「蓄尿相」と、尿を排出する「排尿相」の2段階からなる。
- 排尿に関する症状を意味する「下部尿路症状」には、蓄尿相の症状「頻尿や尿失禁」と、排尿相の症状「排尿症状や尿閉」「残尿感や排尿後尿滴下」など排尿後症状も含まれる。
- これらは尿路系疾患・進行した尿路周囲のがんによる下部尿路閉塞、神経系疾患・骨転移による脊髄圧迫に伴う排尿筋の収縮障害、支持療法などで用いられる薬剤の副作用などが原因となり、膀胱内に存在する尿の排泄が困難となった状態である。

【症状出現時期のめやす】

	診断期	積極的治療期	緩和治療中心期
がん(腫瘍) P.312		尿路系・尿路周囲のがんの増大と浸潤、神経系の障害などによって出現	
手術療法		手術操作による神経損傷などにより出現	
支持療法 P.314		抗コリン薬、泌尿器系治療薬、向精神薬、抗不安薬などによって出現	

【出現しやすい状況】

- がんの進行、骨盤内手術、支持療法薬の内服など

アセスメントとケアのポイント

【観察のポイント】

- バイタルサイン、水分出納バランス
- 排尿の有無、排尿量、残尿感・尿意切迫感・尿失禁の有無、尿の性状
- 下腹部の膨満感、緊満感、下腹部痛(恥骨上部の疼痛)、冷汗の有無
- 残尿測定による残尿量
- 検査データ：膀胱内圧・尿道内圧測定、尿路画像検査、尿検査・尿細胞診、血液検査(炎症所見、腎機能所見)

  ★前立腺がんが疑われる場合には、前立腺特異抗原(PSA)の測定が有用である。

【アセスメントのポイント】

- 無尿との鑑別が重要である。

  ★下腹部超音波エコー、残尿測定による多量の残尿(300mL以上)の確認で、尿閉と鑑別される。

- 自覚症状や検査結果、がんの進行度に基づき、原因(器質的異常か機能的異常か)を明らかにする。

  ★慢性的な排尿症状・尿閉では尿路感染・水腎症や腎後性腎不全が生じうる。感染徴候や腎機能データもチェックする。

- 残尿が多い場合、膀胱留置カテーテルや自己導尿などを行うため、患者のセルフケア能力をアセスメントする。

【治療とケアのポイント】

- 排泄に関する苦痛や不安を他者に伝え、援助を求めることは心理的に難しく、羞恥心も強い。患者の自尊心に配慮する。
- 排尿症状への対応について、以下にまとめる(下表)。

残尿多量 (100mL以上)	● 前立腺肥大症・前立腺がん・尿道狭窄などに対する専門的治療 ● 薬物療法(α_1受容体遮断薬など) ● 自己導尿 ● カテーテル留置
残尿少量 (100mL未満)	● 薬物療法(α_1受容体遮断薬など)

★一般には排尿直後の残尿50mL以上で専門的治療を検討するが、がん終末期では100mLが対応検討のめやすとなる。

(吉岡さおり)

がん(腫瘍)による排尿症状・尿閉

参考ガイドライン がん患者の泌尿器症状の緩和に関するガイドライン(日本緩和医療学会)

おさえておきたい基礎知識

【発生機序】
- 前立腺がん・尿道がん・陰茎がんの進行による下部尿路の狭窄や閉塞、膀胱実質の障害による膀胱排尿筋の収縮不全などの器質的な異常により、排尿症状や尿閉が生じる。
- 中枢神経系疾患(脳腫瘍、脊髄腫瘍など)、婦人科がんおよび直腸がんなどの骨盤内手術による神経障害、脊髄腫瘍・骨転移による脊髄圧迫に伴い、上位排尿中枢もしくは下位排尿中枢が障害されることにより、排尿症状や尿閉が生じる(神経因性膀胱)。

【リスク因子】
- 前立腺肥大症、尿道結石、糖尿病、脳血管疾患などの合併、加齢に伴う排尿筋低活動、尿道狭窄など(P.311【出現しやすい状況】も参照)

標準的ケア

 ●症状に伴う患者の苦痛、生活に及ぼす影響、セルフケア能力なども併せてアセスメントする。

【アセスメント】
- 患者の自覚症状、残尿量、排尿症状とともに、がんの診断に必要な検査データ、すでにがん治療中・後の場合は、がんの進行度の把握や画像所見、さらには前立腺肥大の合併の有無など総合的判断により、器質的異常による排尿症状・尿閉と判断される。
- 中枢神経系のがん、骨盤内手術による神経損傷、がん・骨転移による脊髄圧迫などに伴う臨床所見、画像所見の把握、脳卒中や糖尿病の合併の有無などの総合的判断により、機能的異常による排尿症状・尿閉と診断される。

【治療とケア】

■予防
- 適切な水分摂取、体位の工夫、適切なカテーテル管理による尿路感染、水腎症、腎不全などの合併症の予防は重要な視点である。

■症状出現時の対応
- 根本的な原因除去には、がん治療が基本となる。
  ★がん種と進行度に基づき、適応とされる治療(手術療法、放射線治療、がん薬物療法)・看護を提供する。
  ★前立腺がんの浸潤では、経尿道的前立腺切除術、レーザー蒸散、尿道ステント留置などが考慮される。

- 残尿が多い場合は、膀胱留置カテーテルの留置または間欠的導尿が行われる。
  - ★膀胱留置カテーテルの長期留置は、尿道損傷や膀胱結石、尿路感染症やQOL低下を招くため適切とはいいがたい。長期的に導尿が必要な場合は、間欠的自己導尿を選択する。
  - ★終末期がん患者は、倦怠感も強く、ADLの改善や薬物療法による自排尿の改善が期待できない場合が多いため、患者の希望やQOLを考慮しながら、カテーテルの留置を検討する。
- がん(前立腺がん以外)による尿閉に対しては、膀胱留置カテーテルの留置が妥当とされるが、管理困難な場合には、膀胱瘻の造設も視野に入れた治療が検討される。
- $α_1$受容体遮断薬を中心とした薬物療法が実施される(下表)。

男性	● $α_1$受容体遮断薬(プラゾシン、テラゾシン、ウラピジル、タムスロシン、ナフトピジル、シロドシン) ● 抗アンドロゲン薬(クロルマジノン、アリルエストレノール、デュタステリド) ● アミノ酸製剤(パラプロスト®) ● 植物製剤(エビプロスタット®、セルニルトン®)
女性	● $α_1$受容体遮断薬(ウラピジル) ● コリン作動薬(ベタネコール、ジスチグミン)

- 患者のセルフケア能力のアセスメントとともに、患者教育を行う(下表)。

適切な水分摂取	● 排尿時の苦痛症状により、水分摂取を控えている場合がある。過度の水分制限は、脱水、尿路感染悪化のリスクがあるため、適度な水分摂取を促す ● アルコールやカフェインなどの刺激物は控える
排尿時の体位の工夫	● 排尿時に腹圧のかけやすい体位を工夫する ● 患者と相談しながら体位を工夫する(洋式トイレに腰掛ける姿勢のほうが腹圧をかけやすい)
間欠的自己導尿	● 適切なカテーテル類の管理方法について技術を習得する必要がある。必要に応じて患者教育を行い、患者のセルフケア、セルフマネジメントを支援する ● 導尿回数は、自排尿の有無、1日尿量、1回尿量、尿漏れの有無などにより検討される ● カテーテル留置や導尿は尿道粘膜の損傷を招く可能性があるだけでなく不適切なカテーテル管理は上行性尿路感染などのリスクが高い。水腎症、腎機能障害などの合併症を引き起こす可能性があるため、厳密な管理が必要となる

エキスパートのアドバイス:神経因性膀胱

- 神経因性膀胱は、神経系の障害によって尿の排出障害や蓄尿障害をきたした機能的問題による排尿の障害で、過活動膀胱と低活動膀胱の2種類に分類される。過活動型(過活動膀胱)は尿意切迫感や頻尿を伴い、低活動型は排尿症状や尿閉を呈する。
- 転移性脊椎圧迫による尿閉などがみられた場合、oncologic emergencyとしての対応が必要である。排泄に関する症状のほか、背部の痛み、運動麻痺、しびれや知覚低下などの感覚障害の観察も必要となる。神経症状は時間単位で進行するため、早期診断・早期治療がQOLに大きく影響する。

(吉岡さおり)

支持療法 による 排尿症状・尿閉

参考ガイドライン　がん患者の泌尿器症状の緩和に関するガイドライン（日本緩和医療学会）

おさえておきたい基礎知識

【発生機序】
- 薬剤の作用による膀胱収縮力の低下
  - 膀胱排尿筋にはムスカリン受容体が豊富に存在する。副交感神経刺激によってアセチルコリンが分泌されるとムスカリン受容体が刺激され、排尿筋の収縮が起こる。そのため、ムスカリン受容体遮断薬である抗コリン薬（頻尿や尿失禁の治療薬、総合感冒薬など）、副作用として抗コリン作用を示す薬剤（向精神薬、抗不安薬）など、抗ムスカリン作用を有する薬剤投与により、排尿筋収縮力の低下が起こる。
- 薬剤の作用による尿道抵抗の増大
  - 尿道および膀胱頸部は交感神経のα受容体に富むため、交感神経α受容体刺激作用を有する薬剤の投与により尿道抵抗が増大することがある。

【リスク因子】

一般的に使用される薬剤	● 筋弛緩薬 ● 消化性潰瘍薬 ● 抗アレルギー薬 ● 抗めまい、メニエール病薬 ● 総合感冒薬 ● 抗肥満薬	● ビンカアルカロイド系薬剤 ● 抗不整脈薬 ● 抗パーキンソン薬 ● 中枢性筋弛緩薬 ● 低血圧治療薬
がん患者に頻用される薬剤	● オピオイド ● 向精神薬 ● 三環系抗うつ薬 ● 鎮痙薬	● 頻尿、尿失禁、過活動膀胱治療薬 ● 抗不安薬 ● 気管支拡張薬、鎮咳薬

日本緩和医療学会 緩和医療ガイドライン委員会 編：がん患者の泌尿器症状の緩和に関するガイドライン2016年版. 金原出版, 東京, 2016：27. より転載

標準的ケア

 排尿症状や尿閉は、抗ムスカリン作用を有する薬剤・抗コリン作用を有する薬剤によって生じうることを常に念頭に置く。

【アセスメント】
- 神経腫瘍、がんによる圧迫・浸潤、手術操作による合併症に伴う排尿症状・尿閉も視野に入れて総合的にアセスメントする。
- 患者の緊張や不安など精神的負担となっていることが予測される状況や、器質的精神疾患の既往なども含めて、アセスメントする。

【治療とケア】

■予防
- 支持療法で使用されている薬剤のなかには、排尿症状や尿閉の原因となる薬剤

が含まれていることがあるため、既往歴や内服薬の把握が重要となる。

■**症状出現時の対応**
- 薬剤の副作用による尿閉が疑われる場合には、投与中止可能な場合は中止し、改善が認められるかどうかで原因となっていることを判断するとともに、代替薬を検討する。
- 薬物療法として、コリン作動薬、$α_1$受容体遮断薬などの使用も考慮される。
- 残尿が多い場合は、膀胱留置カテーテルの留置または間欠的導尿が行われる。
  ★薬物療法やカテーテル治療で改善が認められない場合には、尿路変更術も検討される。
- 適切な水分摂取、排尿時の体位の工夫、間欠的自己導尿について、患者教育を行う P.313 。

ここもおさえて!
排尿に関する支配神経

- 排尿機能に関する支配神経は、以下の3つである。
  ①交感神経系：下腹神経
  ②副交感神経系：骨盤神経
  ③随意神経：陰部神経
- 排尿時は、排尿中枢が興奮し、骨盤神経を介して排尿筋の収縮と内尿道括約筋の弛緩が起こる。それと同時に、陰部神経により外尿道括約筋も弛緩する。

図 排尿に関する神経

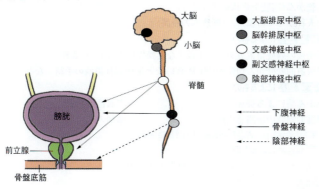

(吉岡さおり)

腹部 | 腎・泌尿器の症状

排尿痛

がん 手術 化学 放射

定義 **排尿痛**は、排尿時に下腹部、膀胱、尿道に感じる灼熱感や痛みのこと。初期排尿痛、終末時排尿痛、全排尿痛に分かれ、痛みの発現時期により病変部位を推測できる。特に、前立腺や尿道・膀胱などに炎症が起こったときに生じやすいが、まれに、心因性でも生じることがある。

アセスメントスケール CTCAE(有害事象共通用語規準)：尿路痛

特徴

【特に注意が必要なもの】

危険！ 緊急対応が必要	化学 化学療法による骨髄抑制
注意！ 重点的に対応	がん 膀胱がんなど、がんによる膀胱刺激症状 手術 手術後の膀胱留置カテーテル操作 化学 出血性膀胱炎 放射 下腹部への照射(膀胱や尿道が照射部位に入る場合) 他 膀胱炎、前立腺炎、性感染症による尿道炎などの炎症症状 　　膀胱結石、間質性膀胱炎、尿路結石
配慮！ 慎重に対応	手術 膀胱内注入療法 他 高齢者

【主な原因】

がん(腫瘍) によるもの
- 膀胱がん(膀胱炎症状を伴う場合)
- 前立腺がん
- 婦人科がんや直腸がん(膀胱への浸潤)

手術療法 によるもの
- 手術後の膀胱留置カテーテル抜去など操作によるもの(全科)
- 経尿道的膀胱がん切除術(TUR-BT)など泌尿器科領域の手術　など

化学療法 によるもの
- 抗がん薬による炎症
- 出血性膀胱炎
- **頻発** 骨髄抑制時の尿路感染症
- 薬剤の副作用

★尿路感染症では、直腸の常在菌が上行性尿路感染を起こすことで排尿痛が生じる。

放射線療法 によるもの
- 前立腺や子宮への照射による急性期有害事象

その他の要因 によるもの
- 精神的・心理的ストレス
- 間質性膀胱炎
- **頻発** 膀胱炎

★膀胱炎は、尿管結石、前立腺炎、腎盂腎炎、尿道狭窄、間質性膀胱炎、尿道炎、性感染症(淋菌・クラジミア・陰部ヘルペス)によって生じる

【症状出現時期のめやす】

	診断期	積極的治療期	緩和治療中心期
がん（腫瘍）		がんの大きさや浸潤の程度によって出現状況は異なる	
手術療法 P.318		膀胱留置カテーテル抜去後に出現	
化学療法 P.320		骨髄抑制時期に出現	
放射線療法 P.321		照射後、2か月以降に出現	

【出現しやすい状況】
- 高齢、感染症（疑いも含む）、清潔間欠導尿管理（CIC）

アセスメントとケアのポイント

【観察のポイント】
- 痛みの性状・程度・部位、随伴症状の有無などを観察する。
  - ★頻尿、尿混濁、残尿感、下腹部の不快感、発熱、腰背部痛、性感染症の有無など
- 時間経過（いつから発症したか、急に発症したか、徐々に症状が出現したか）
- 尿検査（細菌の有無、白血球）、尿沈渣、血液検査（白血球やCRPなど）
  - ★場合によっては、尿培養、細胞診、超音波検査も必要となる。

【アセスメントのポイント】
- 発熱、排尿困難、尿回数、尿の性状などを併せてアセスメントする。
  - ★多くは尿路感染症が原因だが、膀胱・前立腺・骨盤腔内臓器のがんの可能性があることを考慮する。
- 排尿時間と疼痛の関係が、アセスメントするうえで重要である（下表）。

初期排尿痛	●排尿のはじめの強い痛み。尿が炎症部分に接触することで生じる ●代表的疾患：尿道炎、淋菌、クラジミア、前立腺炎、前立腺がん、尿路狭窄、尿路結石
終末時排尿痛	●排尿が終わるころの痛み。膀胱頸部〜後部尿道の炎症で起こる ●代表的疾患：急性膀胱炎、尿路結石、腎盂腎炎
全排尿痛	●排尿時の全行程で痛みがあるもの。膀胱や尿道の炎症で起こる ●代表的疾患：膀胱炎の再発や慢性化、腎盂腎炎など

- 女性は膀胱炎、男性は尿道炎や前立腺炎が多い（男性のほうが尿道が長いため）。
  - ★膀胱炎では、排尿痛と頻尿、尿混濁、残尿感、膀胱部不快症状が生じる（発熱がない場合や、無症状のこともある）。尿道炎では、排尿痛と尿道の瘙痒感、膿の排出が生じる。

【治療とケアのポイント】
- 日常生活で取り入れられる予防法（十分な水分摂取など）を患者と検討する。
- 羞恥心に配慮し、排尿痛があれば遠慮なく言ってよいことを患者に保証する。
- 抗菌薬が処方されたときには内服（もしくは点滴）を確実に行う。
- がん治療中は陰部を清潔にするケアを定期的に行う。
- 適切な治療で回復することも多い。患者と治療のプロセス（見通し）を共有する。

（浅野耕太）

手術療法による排尿痛

参考ガイドライン なし

おさえておきたい基礎知識

【発生機序】
- 手術後の膀胱留置カテーテルや導尿など経尿道的操作によって、尿道が損傷することで排尿痛が生じることがある。
- 膀胱留置カテーテル挿入により、細菌が体内に侵襲することで、感染症を起こす可能性がある。

【リスク因子】
- 高齢、認知症、術後せん妄
- TUR-BT（経尿道的膀胱がん切除術）など経尿道的手術をはじめとする泌尿器科領域の手術

標準的ケア

> **Point**
> - 経尿道的手術など、泌尿器系の手術以外にも、全身麻酔の手術を行う場合に膀胱留置カテーテルが挿入されるため、膀胱留置カテーテル抜去後の排尿痛など尿路感染症の症状に注意する。
> - 膀胱留置カテーテルの長期留置によって排尿痛の原因となる尿路感染症が起こりうることを考慮し、早期に抜去することが望ましい。

【アセスメント】
- TUR-BTでは、手術による切除部位に炎症が起こることで術後膀胱炎が生じうる。
  - ★通常、術後3〜4日目に血尿の程度をみて膀胱留置カテーテルが抜去されるが、膀胱留置カテーテルを抜去してから数日から数週間にかけて排尿痛、排尿時の違和感、頻尿が起こることがある。
  - ★創治癒とともに症状も改善していくことが多いが、発熱を伴う場合は尿路感染症の可能性を疑い、早期に受診を検討するよう指導する。
- 前立腺がんの診断に不可欠な前立腺生検後に、排尿痛を伴う発熱症状、排尿困難、頻尿や残尿感があれば、急性前立腺炎の可能性を疑うために早期に受診するように勧める。

【治療とケア】

■予防
- カテーテル操作は、潤滑ゼリーを十分に塗ってから実施する。
- 膀胱留置カテーテル挿入時には、無理に挿入せず、できるだけ緊張をやわらげる。場合によっては潤滑ゼリーを多くつけることや、細いカテーテルに変更することも検討する。
  - ★患者が緊張すると尿道括約筋が収縮するため、カテーテルの挿入が困難になり、尿道損傷のリスクが高まる。

- 膀胱留置カテーテル挿入が困難な場合は、無理に挿入せずに泌尿器科医に相談することが望ましい。

■ **症状出現時の対応**
- 膀胱留置カテーテルを挿入する場合は、できるだけ無菌操作で行うことが望ましい。
- 膀胱留置カテーテルを挿入しているときは、蓄尿袋を膀胱より高くすると逆行性感染のリスクが上がるため、膀胱より低い位置で管理する。
- 膀胱留置カテーテルの長期間の留置は、感染のリスクが上がるため、不用意な膀胱留置カテーテルの留置は避ける。
- 泌尿器系手術後の退院指導として、排尿痛が生じたとき、発熱や尿混濁などの他の観察ポイントを患者自身がモニタリングできるように共有しておく。
  - ★緊急連絡先(泌尿器科外来など)を伝え、いつ、どこに連絡をすればよいかを伝えることが重要である。

エキスパートのアドバイス：排尿痛≠がん

- 泌尿器科に限らず、「排尿痛＝がん」と考えず、まずは尿路感染症などによる膀胱炎などを疑うことが大切である。
- がん患者は、心身ともにストレスフルな状況にある。そのうえ、抗がん薬などの影響で免疫力が低下しやすく、尿路感染症を引き起こしやすい。そのため、私たち看護師は、治療中であっても、患者ができるだけストレスフリーな状況をサポートできるように考えていく必要がある。
- 食事・睡眠などの日々の生活が充足できているか、自宅でも入浴やシャワー浴などの清潔行動がとれているか、趣味や生きがいでストレスを発散できているかなど、治療の背景となる「生活」に対しても注目し、サポートしていくことが重要となる。

(浅野耕太)

化学療法による排尿痛

参考ガイドライン なし

おさえておきたい基礎知識

【発生機序】
- 骨髄抑制(免疫低下)の時期に尿路感染症が生じると排尿痛が出現する。
  - ★抗がん薬投与後、14日前後の骨髄抑制好発時期(好中球減少時期)に生じやすい。
  - ★骨髄抑制の時期は、想定外の場所からも感染が生じうるため、陰部や殿部などの清潔ケアは、毎日行う。セルフケアが自立している患者では、具体的なケア方法を患者と相談しながら計画する。
- シクロホスファミドによる出血性膀胱炎によっても排尿痛が生じる。

【リスク因子】
- 高齢、低栄養、免疫低下(終末期など)
- 尿路周辺のがん、膀胱留置カテーテル留置中、尿管ステント留置中
- 抗がん薬:シクロホスファミド、イホスファミドなど

標準的ケア

> **Point**
> - 化学療法を行っている場合、通常よりも免疫が抑制されており、易感染状態である。
> - ステロイド(制吐薬)やNSAIDs(鎮痛薬)を常用している場合、排尿痛がマスクされる可能性も考えられる。

【アセスメント】
- 骨髄抑制時期(好中球減少症)に、排尿痛に加えて膿尿や発熱がある場合、尿路感染症を疑う。ただし、好中球が減少しているため、通常の感染反応は乏しい可能性があることを考慮する。
  - ★好中球数1,000/μL以下は易感染状態であり、500/μL以下は敗血症に至るような重症感染症になる可能性も考えられる。排尿痛だけでなく血液検査のモニタリング(CRP、白血球数、好中球)や、発熱など炎症反応や骨髄抑制の程度を評価する。
- 化学療法の副作用などにより腎機能が低下している場合、抗菌薬投与時に薬効の増大や副作用が発現しやすいことを注意する。
- 疼痛だけでなく、陰部の発赤や腫脹、出血の有無も評価する。

【治療とケア】

■予防
- 好中球減少時期は、会陰部分を清潔に保つため、毎日の清潔ケア(入浴かシャワー浴)、手洗いの励行、排泄時の温水洗浄便座の使用について指導する。

■症状出現時の対応
- 痛みをはじめ、感染徴候があれば、すぐに報告することを患者に説明する。
- 尿路感染症が疑われた場合、中間尿を採取したうえで、抗菌薬が開始される。
- 好中球減少時の感染は、発熱性好中球減少症(FN)として扱われる。敗血症などの重度の感染症に至る可能性を考慮して、好中球数に応じた施設ごとの基準に従い、適切に迅速に対応する。

(浅野耕太)

放射線療法 による 排尿痛

参考ガイドライン なし

おさえておきたい基礎知識

【発生機序】
- 放射線照射による尿路上皮障害が原因で、尿道粘膜や膀胱粘膜の炎症が生じる。
  - ★照射開始後2〜3週間(照射線量約20Gy)で尿道粘膜の変化が出現する。ただし、その時点では、排尿痛が観察されず、2か月程度(照射線量70Gy程度)経過しないと症状として現れないことが多い。
  - ★一般的には、照射後1〜2か月で症状が自然に改善し、約1年で治療前のレベルに回復する。

【リスク因子】
- 術後に放射線照射を行う場合、高齢、CIC

標準的ケア

> **Point**
> - 直腸や前立腺・子宮など、照射部位に前立腺や尿道が含まれる場合、急性期有害事象として排尿痛が起こりうる。ただし、頻尿などに比べて低発現であり、臨床上はあまりみられないことが多い。
> - 放射線療法実施中には、排尿痛の有無だけではなく、頻尿、残尿感や膿尿の有無を併せて観察することが重要である。照射線量や発生時期を予測しながらかかわる。

【アセスメント】
- 放射線療法開始後に、排尿痛、尿回数、尿の性状(膿尿の有無)、残尿感、尿意切迫感や夜間頻尿などを評価する。
- 放射線療法の開始時期と排尿痛の発生時期をアセスメントする。

【治療とケア】

■予防
- 放射線照射後は、尿路感染症を予防する目的で、水分を多めに摂取してもらう。
  - ★コーヒーや紅茶、アルコールなどは膀胱を刺激するため、可能な限り摂取を控えてもらうこともある。

■症状出現時の対応
- 治療の経過とともに自然治癒が見込まれる。そのため、患者には自然回復することなど治療過程を共有しておくことが重要である。
- 排尿痛以外の膀胱刺激症状(頻尿、尿意切迫感や尿失禁)に対する対策も必要である。トイレに近い場所で過ごす、尿パッドを使用するなどの対策も併せて説明していく。
- 膀胱炎が生じた場合、排尿回数を意識的に増やす、尿道付近を清潔にするなどのケアも大切となることを共有する。

(浅野耕太)

腹部 | 腎・泌尿器の症状

血尿・出血性膀胱炎

がん 手術 化学 放射

> **定義** **血尿**は、尿に赤血球が混入した状態。出血部位により腎性出血(糸球体、尿細管、腎実質など)と尿路出血(腎盂、尿管、膀胱、尿道など)に、また、肉眼的に確認できるかで、肉眼的血尿と顕微鏡的血尿に分類される。
> **出血性膀胱炎**は、ウィルス、細菌、薬剤、放射線が原因となる「出血を伴って発症する膀胱の炎症」であり、抗がん薬使用時には注意する必要がある。

アセスメントスケール 血尿スケール、CTCAE(有害事象共通用語規準):血尿、非感染性膀胱炎

特徴

【特に注意が必要なもの】

危険! 緊急対応が必要	がん	がんの圧排による膀胱タンポナーデ
	手術	経尿道的手術後の持続的な血尿(動脈性)
	他	貧血を伴う血尿
注意! 重点的に対応	がん	腎細胞がん、腎盂尿管がん、膀胱がん、前立腺がん、大腸がん、直腸がん、婦人科がん、胃がんのダグラス窩転移
	手術	泌尿器科領域の手術・処置(前立腺生検など)
	化学	出血性膀胱炎、骨髄移植後
	放射	前立腺や子宮など骨盤内照射
	他	感染症、結石症
配慮! 慎重に対応	手術	経尿道的前立腺切除術(TUR-P)、体外衝撃波砕石術(ESWL)、前立腺生検などの泌尿器科領域の非がん手術や処置

【主な原因】

がん(腫瘍)によるもの
- 膀胱がん、前立腺がん、腎盂尿管がん、腎細胞がん、尿路上皮がん
- 骨盤内のがん(婦人科がん、大腸がんなど) ● 胃がん(ダグラス窩転移による膀胱浸潤)

手術療法によるもの

- 術後の膀胱留置カテーテル抜去後(全科) ● 泌尿器科領域の手術・処置

化学療法によるもの
- アルキル化薬(シクロホスファミド、イホスファミド)

放射線療法によるもの
- 子宮頸がん、前立腺がんなどへの照射による晩期有害事象

その他の要因によるもの
- 尿路感染症、外傷、尿路結石、膀胱留置カテーテル留置中など

【出現しやすい状況】
- 泌尿器科領域の疾患・手術、高齢、抗凝固薬使用、慢性尿路感染、神経因性膀胱、尿路結石、水腎症、長期ステロイド投与

【症状出現時期のめやす】

	診断期	積極的治療期	緩和治療中心期
がん(腫瘍)		がん種によって出現状況は異なる	
手術療法		膀胱留置カテーテル挿入中、挿入後に出現	
化学療法 P.324		イホスファミド、シクロホスファミド投与中に出現	
放射線療法		照射後、6か月以降に出現	

アセスメントとケアのポイント

【観察のポイント】

- 血尿の有無と程度(色調、凝血塊の有無や程度)、血尿の発現時期と経過、尿量、残尿感、腹部膨満感(下腹部)、回数、バイタルサインの変化、疼痛、発熱、貧血などの随伴症状の有無
  ★尿量の低下など尿閉の有無を調べ、膀胱タンポナーデになっていないかを必ず確認する。
- 尿検査(尿潜血、pH)、尿培養、尿沈渣、血液検査(腎機能:BUN、クレアチニン、電解質、HbやHt)、画像検査(X線、超音波やCTなど)

【アセスメントのポイント】

- まず、血尿か否かを鑑別する(ミオグロビン尿や血色素尿でも尿が赤くなる)。
  ★血尿は良性疾患でも生じるため、排尿困難・頻尿・排尿痛と併せてアセスメントする。
- HbやHtの低下が認められた場合は、強度の貧血を疑う。迅速に対応する。

【治療とケアのポイント】

■予防

- 凝血塊による尿閉予防のため、十分な水分の摂取を行い、排尿量を確保する。
- 膀胱に尿をためずに、頻回に排尿することを励行する。

■症状出現時の対応

- 血尿が生じた場合、血尿スケールなどを用いて、尿の色調・量を観察する。
- 血尿が持続する場合は、貧血やバイタルサインの変化を観察し、医師の指示のもと、安静の保持に努め、腹圧をかける姿勢などを避ける。
- 膀胱留置カテーテル挿入中は、閉塞予防のため、医師の指示のもとでミルキングや膀胱洗浄を行う。
- 血尿に対する患者・家族の不安軽減に努める。
- 血尿の多くは泌尿器科疾患であるため、泌尿器科への相談も考慮する。
- 高度な貧血を認めた場合は、輸血が必要になる場合もある。
- 止血を要する場合、経尿道的に内視鏡下で行う電気焼灼、生理食塩水による膀胱持続灌流、放射線療法、塞栓療法、高気圧酸素療法も考慮される。

(浅野耕太)

化学療法による血尿・出血性膀胱炎

参考ガイドライン 血尿診断ガイドライン(日本臨床検査医学会)

おさえておきたい基礎知識

【発生機序】

- シクロホスファミドとイホスファミドの投与により、肝臓で代謝された代謝物質であるアクロレインが尿路上皮細胞を障害することで、出血性膀胱炎を生じる。
  - ★シクロホスファミドの場合、点滴では投与翌日〜48時間以内、内服薬では投与後20〜30か月で発現したとの報告がある。
  - ★エピルビシンやドキソルビシン投与直後より2〜3日は、薬剤の色素によって尿が赤く染まるため、血尿と間違えられることが多い。

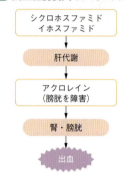

図 出血性膀胱炎のメカニズム

シクロホスファミド／イホスファミド → 肝代謝 → アクロレイン(膀胱を障害) → 腎・膀胱 → 出血

【リスク因子】

- 高齢、抗凝固薬使用、シクロホスファミドの造血幹細胞移植前治療、イホスファミド、シクロホスファミド高用量の使用、骨盤内への放射線療法の治療歴

標準的ケア

> **Point**
> - シクロホスファミドやイホスファミドの投与の有無や用量に注意する。
> - シクロホスファミドによる出血性膀胱炎の出現率は40％前後とされているが、中和剤(メスナ)を投与すると5％前後に抑えることができる。
> - シクロホスファミドの内服薬では、晩期に出血性膀胱炎が生じることもある。

【アセスメント】

- 血尿の有無と程度(色調や凝血塊の有無や程度)、血尿の発現時期と経過、尿量、回数など血尿に対する評価
- 残尿感や腹部膨満感、バイタルサインの変化、疼痛、発熱、貧血などの随伴症状の有無
- 尿検査(尿潜血、pH)、尿沈渣や尿培養
- 血液検査(腎機能：BUN、クレアチニン、電解質、HbやHt)
- 膀胱鏡、画像検査(X線、超音波やCTなど)で膀胱の状況を確認
- 抗がん薬の使用薬剤名、使用量・使用期間・投与経路(静脈、経口)

【治療とケア】

■予防

- シクロホスファミドやイホスファミドの投与時は、出血性膀胱炎の予防として、

通常、メスナが静脈投与される。

★メスナの血中半減期は90分であるため、抗がん薬の投与中は常に膀胱内に存在するように投与する必要がある。そのため、複数回投与(3回/日)が必要となる。

- 患者に、水分を十分にとってもらうように指導する(凝血塊による尿閉予防のため)。
- 膀胱に尿を停滞させず、尿意があったらがまんせず排尿するように促す。

■症状出現時の対応

- 薬剤を説明する際に、患者自身にも血尿や出血性膀胱炎のリスクがあることや、具体的なモニタリング方法、症状出現時には、いつ、誰に伝えたらいいのかを共有する。

  ★出血性膀胱炎の自覚症状：血尿の他、頻尿や残尿感、尿意切迫感、排尿痛などの膀胱刺激症状が考えられる。

- シクロホスファミドやイホスファミドを高用量で投与した場合、点滴投与後1〜2日間は、水分を少なくとも1日2L摂取して、排尿を頻回に行うことで膀胱内を洗い流すことが望ましい。

  ★場合によっては、点滴による輸液負荷や利尿も検討される。

- 肉眼的血尿が持続する場合は、薬剤の投与中止が検討されることもある。
- 血尿が増強すると、凝血塊による膀胱タンポナーデが生じて尿閉状態になるため、尿の性状以外にも下腹部膨満感など自覚症状を観察する。
- 血尿が持続的に続く場合、泌尿器科のコンサルトが行われ、止血に対する治療(生理食塩水による持続灌流や輸血など)が検討される。

エキスパートのアドバイス：血尿は患者を不安にさせる

- 泌尿器科に限らず、患者が「血尿かもしれない」とあわてて訴える場面は少なくない。そもそも、膀胱には血流が豊富にあるため、さまざまな治療や感染などによって膀胱内の血管が影響を受けて出血しやすいためである。
- 臨床の場で、血尿であるか否かを迅速に判断するには、尿沈渣、肉眼的な判断、試験紙による判断などがある。ただし、肉眼的な血尿の判断は、施設ごとに異なるスケールを使用するため、他の検査結果と併せて判断する必要がある。
- 私たち看護師は、血尿の有無だけでなく、残尿感・腹部膨満感・尿閉などの随伴症状を観察し、重症度を判定しなければならない。
- 血尿が出たことによって、患者が動揺することもあるため、患者の心理的な負担の有無をアセスメントし、精神的なケアにつなげていくことも必要である。

(浅野耕太)

がん患者にみられる「背部・四肢」の症状

骨転移は、体幹の骨・体幹付近の長管骨に生じやすい

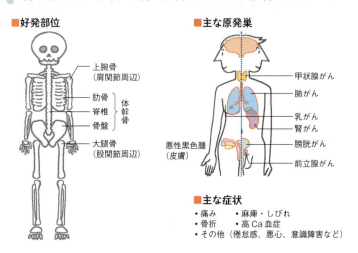

■好発部位
- 上腕骨（肩関節周辺）
- 肋骨、脊椎、骨盤（体幹骨）
- 大腿骨（股関節周辺）

■主な原発巣
- 甲状腺がん
- 肺がん
- 乳がん
- 腎がん
- 膀胱がん
- 前立腺がん
- 悪性黒色腫（皮膚）

■主な症状
- 痛み ・麻痺・しびれ
- 骨折 ・高Ca血症
- その他（倦怠感、悪心、意識障害など）

関節痛は「骨転移部位の付近」に出現しやすい

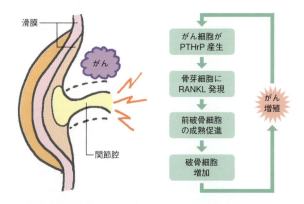

がん細胞がPTHrP産生
→ 骨芽細胞にRANKL発現
→ 前破骨細胞の成熟促進
→ 破骨細胞増加
→ がん増殖

しびれや痛みのアセスメントには「デルマトーム」が有用

■ 脊髄神経の皮膚支配域（デルマトーム）

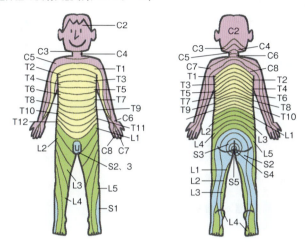

■ 末梢神経の皮膚支配域

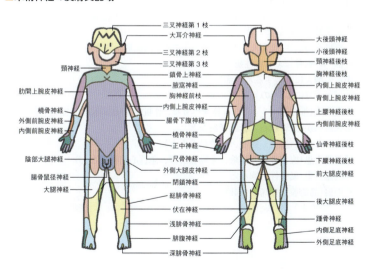

背部・四肢

背部痛

がん

定義 背部痛とは、背部に痛みを訴える状態。

アセスメントスケール NRS(数値的評価尺度)、VAS(視覚アナログ尺度)、VRS(語句評価尺度)など

特徴

【特に注意が必要なもの】

危険! 緊急対応が必要	**がん** 腹腔神経叢へのがん浸潤 **他** 腹部大動脈瘤破裂、大動脈解離、急性心筋梗塞、緊張性気胸
注意! 重点的に対応	**がん** がん増大による水腎症
配慮! 慎重に対応	**がん** がん増大による疼痛

【主な原因】

がん(腫瘍)によるもの

- 腎細胞がん(症状の三徴の1つ)
  ★腎臓に発現したがんが急速に増殖すると、腎臓の被膜が伸び、腰背部痛が出現する。
- 後腹膜臓器への影響、背部や腹腔神経叢へのがんの浸潤
- 実質臓器の病変(膵がん、肝がんなど)による内臓痛、関連痛
- 脊椎への転移による体性痛
- がんの増大に起因する水腎症

その他の要因によるもの

- **頻発** 脊椎疾患(椎間板ヘルニア、椎体すべり症、骨粗鬆症・加齢による圧迫骨折など)
- 泌尿器系疾患(腎結石、腎盂腎炎など)
- 消化器系疾患(膵炎、胆石、胆管結石など)
- 循環器疾患(腹部大動脈解離、大動脈解離、急性心筋梗塞など)
- 呼吸器疾患(緊張性気胸など)
- その他(筋筋膜性疼痛症候群)

【症状出現時期のめやす】

	診断期	積極的治療期	緩和治療中心期
がん(腫瘍) P.330		がんの増大・転移部位によって出現	

【出現しやすい状況】
- なし

アセスメントとケアのポイント

【観察のポイント】
- 背部痛の状況を把握する。
  - ★痛みの程度や性質、発現時期と経過(持続時間・頻度)、随伴症状の有無と程度、関連しうる病歴、検査結果を確認する。
  - ★痛みは主観的な症状であるため、ツール P.28 を用いて患者と医療者、医療者間で共通認識がもてるようにする。
- 背部痛の原因・誘因の有無と程度を把握する。
  - ★泌尿器系に関連した症状(尿量、排尿状況、腫瘤の触知など)を観察する。
  - ★背部痛の有無と程度、鎮痛薬の効果を確認する。

【アセスメントのポイント】
- 患者の背部痛および原疾患への思い、疼痛体験の意味を理解することが大切である。
- 背部痛をトータルペインとしてとらえ、痛みの状況、原疾患の病状、日常生活への影響などを総合的にアセスメントする。
- 家族の協力も大切である。キーパーソンとともに、疼痛マネジメントのゴールを設定する。

【治療とケアのポイント】
- 背部痛に伴う日常生活の変化を知ったうえで、援助および生活調整をする。
  - ★十分な情報提供を行い、患者自身の意思を尊重し、その人らしく自分で症状緩和できるようにかかわる。
  - ★リラックスできる環境を整えるなど、疼痛閾値を高めるケアも大切である。
- 患者の疼痛マネジメント能力に合わせた援助を実践する。
  - ★患者の疼痛マネジメント能力が十分でない場合は、家族など支援者に役割代行してもらう。
- 薬物療法を確実に実施し、痛みから意識をそらすための身体的介入・心理社会的介入を行う P.331 。

エキスパートのアドバイス：疼痛マネジメントの考え方

- 患者の訴えを信じ、個々の主観的な体験を理解する。
- 痛みの原因を把握する。
- 痛みを予防的にとるように努める。
- 患者にとっての疼痛緩和の効果と副作用を繰り返し評価する。
- 患者の意思を十分に尊重する。

(井上佳代)

がん（腫瘍）による背部痛

参考ガイドライン なし

おさえておきたい基礎知識

【発生機序】
- がんの増大に伴う水腎症によって背部痛が生じる。
  - ★ 腎盂がん・膀胱がん・尿管がんなどが大きくなり、尿管口を塞ぐと水腎症となる。その結果、尿管・腎盂の拡張や腎臓に圧がかかり、背部痛が起こる。

図 水腎症

腎杯／腎盂／膨らんだ腎盂／腎結石／尿管／詰まった尿管／膨らんだ腎杯

【リスク因子】
- がんの増大

標準的ケア

> **Point**
> - 「背部痛＝筋肉の痛み」と決めつけず、がんをはじめとした疾患の増悪である可能性をふまえて対応する。
> - 腹部大動脈瘤破裂、大動脈解離、急性心筋梗塞、緊張性気胸などでは、緊急対応が必要となる。

【アセスメント】
- 背部痛の要因について、検査結果（静脈性尿路造影、超音波・CTなど）などから正しくアセスメントする。
  - ★ 患者の訴えに耳を傾け、過小評価にならないように注意しながら、継続的、反復的にアセスメントする。
  - ★ 背部痛は、虚血性心疾患や大動脈解離など、緊急対応が必要な原因疾患によっても生じることを理解してかかわる。
- 背部痛が日常生活動作にどのように影響しているかアセスメントする。
  - ★ 日常生活行動、睡眠状況、食欲、精神状態などへの影響の有無を確認する。
- 泌尿器がんによる背部痛と、骨・脊椎転移によるものとの鑑別が重要である。

図 背部痛のアセスメント方法

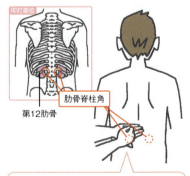

叩打部位／肋骨脊柱角／第12肋骨

- ★ 背部肋骨脊柱角部（CVA）付近を中心とした圧痛や叩打痛。腎部痛、CVA痛とも呼ばれる。
- ★ 叩打痛：手掌の尺骨側面で軽く叩打するか、手掌全体もしくは拳をCVAに当て、その上から拳で叩くと、響くような痛みを感じるもの。

- キーパーソンを把握し、背部痛にともに立ち向かえるようにアセスメントする。
  - ★患者と家族にとっての「背部痛のコントロール目標」を明らかにする。
- 鎮痛薬の効果と副作用をアセスメントする。

【治療とケア】

■予防

- なし

■症状出現時の対応

- 水腎症の程度に応じた治療を実施する（例：経皮的腎瘻、尿管カテーテル留置など）。
- 疼痛を適切にマネジメントし、症状緩和が図れ、患者がその人らしく自分で症状緩和できるようケアする。
- 患者の対処能力を高めるケアとして、十分な情報提供や患者の意思尊重も重要である。
- 患者自身の疼痛マネジメント能力に合わせ、WHO方式がん疼痛治療法に沿った薬物療法 P.69 を行うとともに、非薬物療法も並行して実施する（下表）。

身体的介入	●マッサージ ●皮膚刺激法（加湿・冷却などで患者の意識を痛みからそらす方法）
心理社会的介入	●気分転換法 ●アロマテラピー ●音楽療法 ●コミュニケーション ●リラクセーションとイメージ法 ●心理的サポート　など

- 患者の疼痛マネジメント能力が十分でない場合は、家族など支援者の協力を得る。

エキスパートのアドバイス：その他のがんによる背部痛

- 膵がんによる背部痛：膵臓は、後腹膜に位置するため、臓器やその周囲の炎症・後腹膜神経叢へのがん浸潤によって背部痛（しばしば難治性）が生じうる。後腹膜への浸潤による体性痛や膵壊死に伴う神経破壊による神経障害性疼痛など機序は複雑である。夜間に痛み（上腹部〜左背部）が増強する傾向にあるため、鎮痛対策をとり、腹壁の緊張がとれる体位（前屈位や座位）を試みるとよい。
- 大腸がんによる背部痛：がん浸潤に伴う上部腰仙部神経障害（L1〜L4への浸潤）によって背部痛が生じうる。
- 胃がんによる背部痛：心窩部痛や腹腔神経叢へのがん浸潤に伴う神経障害性疼痛や強い突出痛が出現することにより、痛みをかばうような体位による背部痛が出現する場合もある。
- がん性腹膜炎による背部痛：後腹膜や骨盤腔に存在する神経叢への浸潤による神経障害性疼痛が起こりうる。

（井上佳代）

背部・四肢

腰痛

がん

定義 腰痛は、触知可能な最下端の肋骨と殿溝の間の領域に生じる疼痛。有症期間により、急性腰痛（発症から4週間未満）、亜急性腰痛（発症から4週間以上3か月未満）、慢性疼痛（発症から3か月以上）と定義される。

アセスメントスケール VAS（視覚アナログ尺度）、NRS（数値的評価尺度）、フェイススケール

特徴

【特に注意が必要なもの】

危険！ 緊急対応が必要	他 腹部大動脈瘤 など
注意！ 重点的に対応	がん 脊椎・脊髄・馬尾のがん 胃がん、胆嚢・胆管がん
配慮！ 慎重に対応	他 長時間の同一体位

【主な原因】

がん（腫瘍）によるもの

頻発
- 運動器・神経疾患：脊椎・脊髄・馬尾のがん（原発性または転移性）
- 腹腔内臓器疾患：胃がん、胆嚢・胆管がん

その他の要因によるもの

- 手術や療養に伴う長時間の同一体位
- 尿路感染などに伴う化膿性脊椎炎
  ★がん患者の場合、化学療法などに伴う免疫抑制状態で生じる可能性がある。
- 圧迫骨折
  ★70歳以上、外傷の既往、ステロイド使用などの患者で生じる可能性がある。
- 腹部大動脈瘤 など

【出現しやすい状況】

- 脊椎転移の半数を占める乳がん、前立腺がん、肺がん患者

エキスパートのアドバイス：不安の軽減は大切

- 腰痛の原因を知るには、腰痛の発生状況、痛みの性質・程度、随伴症状の有無、内臓部位との関係など、いろいろな方面からの観察が必要である。
- 腰痛をもつ患者は、歩行時・座位時に苦痛があるばかりでなく、日常生活が不便になり、就床時にも痛みのために睡眠がとれないことがあり、心理的にも不安が強い。これが痛みを助長して全身の疲労を強めるので、疼痛の緩和とともに不安の軽減を図る援助が大切である。

【症状出現時期のめやす】

	診断期	積極的治療期	緩和治療中心期
がん(腫瘍) P.334		がんの発現・転移部位(脊椎・内臓など)によって出現	

アセスメントとケアのポイント

【観察のポイント】

- 腰痛の状況を把握する(下表)。

部位	腰部に限局したものか、広範囲に及ぶものか
随伴症状	下肢のしびれ、筋力の低下、運動障害などを伴っていないか
ADLへの影響	寝返り可能か、起床時の疼痛の有無、長時間の座位・立位に苦痛が伴うか　など
出現状況	腰痛が出現するのは、運動時のみか、安静時にもみられるか ★原因疾患によって特徴的な傾向があるので、注意深く観察する ★転移性の骨腫瘍は運動時、腹腔内臓器疾患は安静時にも疼痛が生じることが多い

- 神経症状がある持続性の腰痛では、MRIによる評価が推奨される。

★骨シンチグラフィを併せて実施すると、正確な診断が可能となり、全身の多発転移の有無も確認できる。

【アセスメントのポイント】

- 既往歴の聴取、フィジカルアセスメントにより、原疾患をある程度判別する。
- 安静臥位によって腰痛は消退するかを観察する。
- 現在行っている治療の反応、および、レスキューの効果と副作用について評価する。
- 痛みの訴えや表現には個人差が大きいことを考慮したうえで、十分に聴取する。

【治療とケアのポイント】

- 長期の安静は、筋力低下や廃用症候群を引き起こし、回復を遅らせる。痛みが緩和したら、すみやかに日常生活の生活行動に戻すとともに、医師・理学療法士と協力し、適度な運動を取り入れる。
- 環境を整備し、必要時に介助することで、外傷や転倒を予防する。

★患者は、姿勢を意識する感覚の低下などがあり、安全に歩行することができないことがある。

- コルセットの適応について検討する。

★コルセットは、骨折のリスクがあって可動域を制限する必要があるときや、疼痛部位への圧迫を避けて症状を和らげる必要があるときなどが適応となる。
★コルセットは、体重の支持や運動の制限に役立つが、不必要に長期間使用すると体幹の筋力が低下し、筋萎縮が生じうるため注意が必要である。

- 睡眠時の姿勢は大切であり、体圧を分散しながらも脊柱の生理的彎曲が保たれるような硬さのマットレスを選ぶ。

(三澤貴代美)

がん（腫瘍）による腰痛

参考ガイドライン 腰痛診療ガイドライン（日本整形外科学会/日本腰痛学会）

おさえておきたい基礎知識

【発生機序】
- 腰部周辺に分布する脊髄神経の知覚神経終末の刺激や、脊髄神経根そのものの圧迫刺激により、腰痛が生じる。

【リスク因子】
- がんの進行による脊髄神経の刺激

標準的ケア

> **Point**
> - 有症期間（急性か、慢性か）によって、その後の対応が異なることを理解する。
> - 急性腰痛なら治療や温熱療法、慢性腰痛なら保存療法か手術療法の実施を考慮する。

【アセスメント】
- 有症期間・既往歴の聴取、安静臥位で腰痛が消退するかの確認、フィジカルアセスメントを行う。
- 現在行っている治療の反応、および、レスキューの効果と副作用について評価する。
- 腹部大動脈瘤の場合、腰部から背部にかけて突然の激しい痛みが生じる。また、安静にしていても痛みが変わらないこと、腹部の触診でしこりが触れることがあるのが特徴である。破裂すると、腹腔内出血による出血性ショック状態に陥るため、がんとの見きわめが重要である。

【治療とケア】

■予防
- なし

■症状出現時の対応
- 腹部大動脈瘤など、緊急対応を要する腰～背部の痛みと判断した場合には、ドクターコールを行い、急変対応を開始する。
- 急性腰痛、亜急性腰痛に対しては、短期的には温熱療法が有効である。

- 急性疼痛や慢性疼痛に対しては、保存療法あるいは手術療法が行われる(下表)。

保存療法	● 物理療法：コルセットや牽引など、痛み・炎症の軽減を目的として行うもの ● 薬物療法：非ステロイド性抗炎症薬(NSAIDs)、アセトアミノフェン、オピオイドなど ● ブロック療法：局所麻酔薬や神経破綻薬、熱などによって神経の伝達機能の一時的・永久的に遮断することや、オピオイドなど鎮痛薬を硬膜外腔・くも膜下腔へ投与することで、鎮痛効果を得るもの ● 運動療法：運動機能の回復・改善を目的として行うもの
手術療法	● 保存療法に効果がみられず、麻痺・しびれにより日常生活に支障をきたす場合に限って行われる ● 主に、神経圧迫に対する除圧と、腰痛の固定を目的として行う

- 慢性腰痛では、患者の気持ちが痛みに集中してしまわないよう、運動による気分転換、趣味に関心を向けるなど、リラックスできる時間をもてるようにする。
- 痛みが緩和したら、すみやかに日常生活の生活行動に戻し、適度な運動を取り入れる。

> **臨床でのエピソード**
>
> 肺がんで腰椎転移があり、体動時の腰痛を訴えていた60歳代の男性患者。「腰が痛くなるから、動かないようにしている」と話し、食事はベッドを少しギャッジアップした不自然な状態で摂取していた。
> 看護師は、X線・CT画像をみながら疼痛部位を確認。医師・理学療法士と相談し、疼痛が増強しない動き方を考え、患者に提案したところ、患者は「前に比べて動きやすくなった」と座って食事ができるようになった。疼痛のアセスメントをケアにつなげることの必要性を再確認したケースであった。

(三澤貴代美)

背部・四肢

関節痛

がん 化学 支持

定義 関節痛は、関節部の疼痛のこと。関節の炎症（関節炎、リウマチなど）、退行性疾患（変形性関節症など）、外傷（骨折、脱臼、捻挫など）、がん（骨膜腫、白血病など）や骨無腐性壊死などによって生じ、腫脹や関節液の貯留を伴うことが多い。

アセスメントスケール CTCAE（有害事象共通用語規準）：関節痛

特徴

【特に注意が必要なもの】

危険！緊急対応が必要	がん 病的骨折（転倒や外部からの圧迫で受傷） 化学 発熱性好中球減少症（FN）発症による発熱に伴う関節痛
注意！重点的に対応	がん がんの発現（安静時は無症状でも体動時に疼痛が出現）
配慮！慎重に対応	化学 抗がん薬・アロマターゼ阻害薬・インターフェロン製剤の副作用 支持 G-CSF（顆粒球コロニー刺激因子）製剤の副作用

【主な原因】

がん（腫瘍）によるもの

- 原発性悪性骨腫瘍（骨肉腫、軟骨肉腫、ユーイング肉腫、悪性リンパ腫、骨髄腫など）
- **頻発** 転移性悪性骨腫瘍（肺がん、乳がん、腎がん、前立腺がんに多い）
- 軟部肉腫（関節に発症）

化学療法によるもの

- 薬剤の副作用
  - ★殺細胞性抗がん薬：パクリタキセル、ドセタキセル、エリブリン、アルブミン懸濁型パクリタキセル（nab-PTX）
  - ★分子標的治療薬：イマチニブ、ボルテゾミブ
  - ★ホルモン療法薬（アロマターゼ阻害薬）：アナストロゾール、エキセメスタン、レトロゾール
  - ★インターフェロン製剤
- 発熱性好中球減少症（FN）の発熱に伴う関節痛
- 好中球数500/μL未満または1,000/μL未満で48時間以内に500/μL未満に減少すると予測されている状態で、腋窩温37.5℃以上（口腔温38.0℃以上）の発熱がFNとされる。

支持療法によるもの

- G-CSF（顆粒球コロニー刺激因子）製剤の副作用
  - ★持続型G-CSF製剤（ペグフィルグラスチム）は、従来のG-CSF製剤（レノグラスチム、フィルグラスチム、ナルトグラスチム）と比較して関節痛の出現頻度が高い。

【出現しやすい状況】

- 脊椎転移の半数を占める乳がん、前立腺がん、肺がん

【症状出現時期のめやす】

	診断期	積極的治療期	緩和治療中心期
がん（腫瘍） P.338		がんの発現、関節・骨への転移によって出現	
化学療法 P.340		パクリタキセル：投与後2〜3日後に出現、約1週間で改善（1〜3クール目から出現しうる）	
		イマチニブ：開始後3か月以内に出現	
		アロマターゼ阻害薬：開始後2か月以内に出現	
		インターフェロン製剤：発熱に伴い投与数時間後から出現、1〜2週間後に軽減・消失	
支持療法		G-CSF製剤投与時に出現	

アセスメントとケアのポイント

【観察のポイント】

● 関節痛の状況を把握する（下表）。

問診		痛みの部位・程度・性質、発症時期、持続時間、関節の腫脹・熱感・発赤、日常生活への影響　　●発熱の有無
検査所見	画像検査	● 単純X線、CT、MRI、シンチグラフィー、FDG-PETなど
	血液検査	● 骨肉腫：ALP上昇を認めることが多い ● 骨巨細胞腫：ACP上昇を認めることが多い ● ユーイング肉腫や悪性リンパ腫：LDH・CRP高値など、炎症所見を認めることがある ● 骨破壊に伴う血清カルシウム値の上昇を認める ● 転移性骨腫瘍：原発巣の腫瘍マーカーが上昇する ● FN：好中球数の低下、CRPの上昇を認める

【アセスメントのポイント】

● がんの発現・転移部位、使用薬剤の種類、ADL状況、仕事内容などを確認する。
● がんや化学療法以外に関節痛の原因となる疾患との鑑別を行う。

★鑑別疾患：変形性関節症、関節リウマチ、骨髄炎などや、関節部の外傷、手術の既往など

【治療とケアのポイント】

● がんによる関節痛は病状の進行を自覚させ、化学療法に伴う関節痛は致死的な副作用ではないが治療継続を妨げる恐れがある。積極的に症状緩和に努めるとともに、精神面の援助を心がける。
● 疼痛が強い場合は鎮痛薬を用いた疼痛マネジメント、関節痛による活動制限がある場合はADLの援助を行う。
● 患部の安静が必要な場合もあるが、できるだけ患者のQOLを考慮した最小限の活動制限にできるよう、リハビリテーション部門とも連携していく。

(二嶋江利子)

がん（腫瘍）による関節痛

参考ガイドライン なし

おさえておきたい基礎知識

【発生機序】
- 悪性骨腫瘍（原発性、転移性）、軟部肉腫などにより、関節を構成する組織が障害され、関節の機能低下や関節液の貯留などによって疼痛が生じる。
  - ★原発性悪性骨腫瘍には、骨肉腫、軟骨肉腫、ユーイング肉腫、悪性リンパ腫、骨髄腫などがある。
  - ★軟部肉腫は、関節に発症する。

【リスク因子】
- 10歳代の男性（骨肉腫、ユーイング肉腫が好発する）
- 乳がん、肺がん、腎がん、前立腺がん（転移性悪性骨腫瘍が生じやすい）

標準的ケア

> **Point**
> - まずは、がんや化学療法以外に関節痛の原因となる疾患との鑑別を行う必要がある。
> - がんによる関節痛は、病状の進行を自覚させるため、精神面の援助も重要となる。

【アセスメント】
- がんの発現あるいは転移部位を確認する。
  - ★臼蓋骨や大腿骨近位の病変では股関節痛、大腿骨遠位骨幹端や脛骨近位骨幹端の病変では膝関節痛、上腕骨近位骨幹端であれば肩関節痛として症状が出現する。
- 使用している薬剤の種類、日常生活動作（ADL）の状況、職業の有無、仕事内容などを確認する。

【治療とケア】

■予防
- 特別なものはなし

■症状出現時の対応
- 疼痛が強い場合は、非ステロイド性抗炎症薬（NSAIDs）やアセトアミノフェンおよび、オピオイドなどの鎮痛薬を使用して疼痛コントロールを図る。
- 関節痛による活動制限がある場合は、ADLの援助を行う。
- 骨病変による疼痛の緩和を目的に、放射線療法を行う場合がある。
- 骨病変の進行を抑制するため、ビスホスホネート製剤やデノスマブを投与する場合がある。
- 病状によっては、松葉杖などの補助具を用いた免荷歩行や、上肢を三角巾で固定するなど患部の安静を保つ必要がある。
  - ★関節や、関節に近い骨に病変があるため、病的骨折のリスクがある。
- 患者のQOLを考慮し、活動制限を最小限とするよう、リハビリテーション部門と連携を図る。

エキスパートのアドバイス：顎骨壊死

- ビスホスホネート製剤やデノスマブの重大な副作用として、顎骨壊死や顎骨骨髄炎がある。
- 顎骨壊死や顎骨骨髄炎のリスク因子としては、ビスホスホネート製剤やデノスマブ投与が長期間であること、抜歯などの侵襲的な歯科処置、口腔の不衛生、化学療法、放射線療法、がん、糖尿病、副腎皮質ステロイド薬の投与、アルコール摂取、喫煙、高齢者などが挙げられる。
- 顎骨壊死や顎骨骨髄炎を発症した場合、局所病変にとどまらず、敗血症を併発し、生命に危険が及ぶ恐れがある。
- ビスホスホネート製剤やデノスマブによる治療を行う場合は、歯科部門とも連携して口腔のチェックを行い、患者自身が正しく継続的に口腔ケアを行えるよう支援することが重要である。

表　ARONJ（骨吸収抑制薬関連顎骨壊死）の臨床症状とステージング

ステージ	臨床症状および画像所見
0	●臨床症状：骨露出/骨壊死なし、深い歯周ポケット、歯牙動揺、口腔粘膜潰瘍、腫脹、膿瘍形成、開口障害、下唇の感覚鈍麻または麻痺（Vincent症状）、歯原性では説明できない痛み ●画像所見：歯槽骨硬化、歯槽硬線の肥厚と硬化、抜歯窩の残存 ＊半分は顎骨壊死に進展しないとの報告あり
1	●臨床症状：無症状で感染を伴わない骨露出や骨壊死またはプローブで骨を触知できる瘻孔を認める ●画像所見：歯槽骨硬化、歯槽硬線の肥厚と硬化、抜歯窩の残存
2	●臨床症状：感染を伴う骨露出、骨壊死やプローブで骨を触知できる瘻孔を認める。骨露出部に疼痛、発赤を伴い、排膿がある場合と、ない場合とがある ●画像所見：歯槽骨から顎骨に及ぶびまん性骨硬化/骨溶解の混合像、下顎管の肥厚、骨膜反応、上顎洞炎、腐骨形成
3	●臨床症状：疼痛、感染または1つ以上の下記の症状を伴う骨露出、骨壊死、またはプローブで触知できる瘻孔。歯槽骨を超えた骨露出、骨壊死（例えば、下顎では下顎下縁や下顎枝にいたる。上顎では上顎洞、頬骨にいたる）。その結果、病的骨折や口腔外瘻孔、鼻・上顎洞口腔瘻孔形成や下顎下縁や上顎洞までの進展生骨溶解 ●画像所見：周囲骨（頬骨、口蓋骨）への骨硬化/骨溶解進展、下顎骨の病的骨折、上顎洞底への骨溶解進展

日本骨代謝学会，日本骨粗鬆症学会，日本歯科放射線学会 他：骨吸収抑制薬関連顎骨壊死の病態と管理：顎骨壊死検討委員会ポジションペーパー2016. http://www.perio.jp/file/news/info_160926.pdf ［2018.5.29アクセス］．より転載

（二嶋江利子）

化学療法による関節痛

参考ガイドライン G-CSF適正使用ガイドライン(日本癌治療学会)

おさえておきたい基礎知識

【発生機序】
- 発生機序は明確になっていない。
  - ★ 微小管阻害薬や分子標的治療薬、インターフェロン製剤、ホルモン療法薬(アロマターゼ阻害薬は間接的に障害を起こす)などが関節痛を引き起こす。

【リスク因子】

分類	薬剤名	発症頻度(全グレード)
殺細胞性抗がん薬 (微小管阻害薬)	パクリタキセル(タキソール®)	32.3%
	アルブミン懸濁型パクリタキセル (アブラキサン®)	5〜20%未満
	ドセタキセル(タキソテール®)	5%未満
	エリブリン(ハラヴェン®)	5〜30%未満
	ビノレルビン(ナベルビン®)	5%未満
分子標的治療薬	イマチニブ(グリベック®)	1〜5%未満
	ボルテゾミブ(ベルケイド®)	5%未満
インターフェロン製剤	ペグインターフェロンα-2b (ペグイントロン®)	69.4%
	インターフェロンベータ(フエロン®)	5%以上
ホルモン療法薬 (アロマターゼ阻害薬)	アナストロゾール(アリミデックス®)	1.07%
	エキセメスタン(アロマシン®)	0.1〜5%未満
	レトロゾール(フェマーラ®)	2.8%
G-CSF製剤	ペグフィルグラスチム(ジーラスタ®)	14.2%
	フィルグラスチム(グラン®)	1%未満
	レノグラスチム(ノイトロジン®)	2%未満
	ナルトグラスチム(ノイアップ®)	0.02%

標準的ケア

- 関節痛は、抗がん薬だけでなく、ホルモン療法薬や支持療法薬によっても生じる。
- 対症療法が基本となるが、無理せず、痛みが強いときは休むよう指導する。

【アセスメント】
- 使用する薬剤の関節痛発症頻度や時期を把握しておく。
- 化学療法開始後の日数とナディア期(骨髄抑制が進み、血球値が最低となる時期)を把握しておく。

- 患者のADL状況や、職業の有無、仕事内容を把握しておく。

【治療とケア】

■予防

- 予防法が確立されていないため、対症療法が基本となる。

■症状出現時の対応

- どの薬剤における関節痛にも、NSAIDsが有効とされている。
  ★場合によっては、アセトアミノフェンやオピオイドの使用も検討する。
- パクリタキセルによる関節痛では、漢方薬やステロイド使用、投与方法の変更を行う場合がある。
  ★L-グルタミン酸や芍薬甘草湯の有効性が報告されている。
  ★NSAIDsで効果が得られにくい場合は、少量のステロイドも効果があるとされている。
  ★「3週に1度投与」のほうが「3週連続毎週投与し1週休薬」よりも関節痛が高頻度に出現するとされる。関節痛が激しい場合、投与方法の変更も選択肢の1つである。
- 微小管阻害薬の関節痛には、プレガバリンやガバペンチンも効果があるとされている。
  ★微小管阻害薬の代表的な副作用である末梢神経障害と関節痛が関連していることが理由とされる。
- アロマターゼ阻害薬による関節痛は、別のアロマターゼ阻害薬かタモキシフェンに変更することで、関節痛が軽減することがある。
- 温めると痛みが緩和することがあるので、シャワーだけでなく入浴を勧める。マッサージや適度に動くことも、効果的な場合がある。
- 関節痛が強い場合は、無理せず休むように指導する。
  ★鎮痛薬を使用すれば痛みは軽減するかもしれないが、体動で痛みが増強する場合も考えられる。
- 関節痛が起こるかもしれないことを、患者だけでなく家族にも伝えておく。あらかじめ知っておいてもらい、関節痛が強い場合は、家族の協力を得て日常生活の援助を受けることも大切である。

エキスパートのアドバイス：G-CSF製剤による関節痛

- G-CSF製剤は、造血幹細胞移植の準備として、造血幹細胞を末梢血中へ動員する目的でも使用される。
- 造血幹細胞の準備時にG-CSF製剤を使用する際は、好中球減少症に対してG-CSF製剤を使用する場合に比べて1回投与量が多くなるため、関節痛・骨痛の出現頻度が高くなる傾向にある。あらかじめ予防的にアセトアミノフェンやNSAIDsを内服する施設もある。
- G-CSF製剤による関節痛・骨痛や発熱には、G-CSF製剤により交感神経刺激を受けた好中球が産生したプロスタグランジンF_2が関与しているとされている。

（二嶋江利子）

背部・四肢

運動麻痺

がん 化学 放射

定義 **運動麻痺**は、運動神経系の障害によって、筋肉の随意運動が困難(あるいは、まったくできない)状態。

アセスメントスケール MMT(徒手筋力テスト)、ブルンストロームの評価法

特徴

【特に注意が必要なもの】

危険! 緊急対応が必要	がん 脊髄腫瘍(手術適応のある場合) 化学 薬剤性白質脳症 放射 放射線脳壊死
注意! 重点的に対応	がん 脊髄腫瘍(手術適応のない場合) 原発性脳腫瘍または転移性脳腫瘍
配慮! 慎重に対応	なし

【主な原因】

がん(腫瘍)によるもの

頻発 ●原発性脳腫瘍または転移性脳腫瘍による交代性片麻痺
● 脊椎転移(脊髄圧迫)による四肢麻痺
● 脊髄腫瘍(比較的まれ)

化学療法によるもの
● 白質脳症(メトトレキサートやフルオロウラシルなどの副作用)

放射線療法によるもの
● 放射線脳壊死(壊死巣周囲の浮腫による白質を中心とした組織学的な壊死)

【出現しやすい状況】
● 肺がん、乳がん、腎がん(転移性脳腫瘍が生じやすい)
● 乳がん、前立腺がん、肺がん(脊椎転移が生じやすい)
● メトトレキサート、フルオロウラシル、テガフール

エキスパートのアドバイス:麻痺のアセスメントツール

● 徒手筋力テスト(MMT):筋力を客観的に評価するために、四肢に抵抗力または重力を負荷した状態で運動を行わせて測定する筋力テスト
● ブルンストロームの評価法:中枢神経麻痺のように随意運動が思うようにできず、MMTのような個々の筋肉の評価が困難な場合に利用

【症状出現時期のめやす】

	診断期	積極的治療期	緩和治療中心期
がん(腫瘍) P.344		発現・転移部位(脳・脊髄など)によって出現	
化学療法		抗がん薬副作用による白質脳症	
放射線療法 P.346		放射線療法後6か月～2年で出現しやすい	

アセスメントとケアのポイント

【観察のポイント】

- 血圧、脈拍、呼吸、体温、一般状態、基礎疾患の管理状態を把握する。
- 神経学的所見を確認する。
  - ★みるべき所見：瞳孔不同の有無、意識障害の有無・程度、麻痺が生じている部位、運動症状(眼球、顔面、舌など)や異常反射の有無、視空間失認の有無
- 筋萎縮、筋力低下の有無を確認する。

【アセスメントのポイント】

- 症状(特に神経学的所見)を入念に確認することが第一である。
  - ★運動障害の程度は、機能予後・治療法と密接に関連する。
- 積極的な治療の適応とならない終末期でなければ、解剖学的情報を得るために画像診断(CT、MRIなど)を行う。

【治療とケアのポイント】

- 脳腫瘍および脊髄腫瘍の治療が行われる。
- 患者の安全を守り、日常生活の支援や転倒・転落などの危険を防止する環境調整を行う。
  - ★脳腫瘍がある場合は、けいれん発作 P.94 が生じる可能性もあるため、特に注意が必要である。
- 拘縮予防のために、他動運動を定期的に行う。特に、尖足予防が重要である。
  - ★片麻痺の場合、状態が安定していたら、麻痺側の訓練と併せて健側の筋力をつける訓練を行っていく。
  - ★理学療法士(PT)との連携を密にとりながら、日常生活の動きのなかに訓練内容を自然に取り入れて行えるようにする。
- 患側上肢を肩の水平位に挙上できない場合、上体を起こしている間は三角布を用いて亜脱臼を予防する。
- 褥瘡発生予防のため、適宜皮膚状態の観察と体位変換を行う。
- 患者と家族への適切な情報提供、精神的なサポート、スピリチュアルケアも必要である。
- 障害に応じて身体障害者手帳の交付を受けられるため、患者に情報提供を行う。
- 白質脳症の場合は早期に発見し、薬剤を中止・変更する必要がある。

(三澤貴代美)

がん（腫瘍）による**運動麻痺**

参考ガイドライン がんのリハビリテーションガイドライン（日本リハビリテーション医学会）

おさえておきたい基礎知識

【発生機序】
- 原発性脳腫瘍、転移性脳腫瘍、脊椎転移、脊髄腫瘍により、錐体路系の神経障害が生じることによって起こる。
  - ★錐体路系：大脳皮質の前中心運動野や後中心運動野、皮質延髄錐体を通過して延髄を下降する運動性経路

【リスク因子】
- 肺がん、乳がん、腎がん、前立腺がん
  - ★脳転移や脊椎転移が生じやすい。

図　正面から見た脳と錐体路

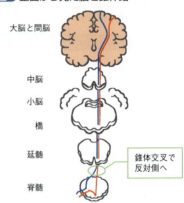

大脳と間脳
中脳
小脳
橋
延髄
脊髄

錐体交叉で反対側へ

標準的ケア

> Point
> - バイタルサインや神経学的所見のアセスメントが重要である。
> - 麻痺に伴って生じうるトラブル（転倒・転落、褥瘡など）を引き起こさないよう、看護ケアを行う。

【アセスメント】
- 症状（特に神経学的所見）を入念にとる。
- 運動障害の程度は、機能予後と治療法に密接に関連する。積極的な治療の適応とならない終末期でなければ、解剖学的情報を得るために画像診断を行う。

【治療とケア】
■**予防**
- なし

■ **症状出現時の対応**

【治療とケアのポイント】P.343 に準じる。

- 運動麻痺出現時に行われる脳腫瘍および脊髄腫瘍の治療を以下に示す（下表）。

脳腫瘍	● 延命と有意義な生活の双方を考慮 ● 手術療法（腫瘍摘出術、頭蓋内圧の減圧）、補助療法（放射線療法、化学療法）、対象薬物療法（脳圧下降薬、ステロイド、抗けいれん薬）といった集学的治療が行われる
脊髄腫瘍	● 発現部位によって髄内腫瘍、硬膜内髄外腫瘍（良性が多い）、硬膜外腫瘍に分類される ● 髄内腫瘍：がんを切除したうえで化学療法や放射線療法を追加（浸潤性で、全摘出が困難な場合が少なくない） ● 硬膜外腫瘍：悪性で錐体破壊がない場合は、化学療法や放射線療法の対象となることもある

あわせて知りたい!

運動麻痺の種類

- 限局性麻痺：1つの神経支配領域にのみ麻痺が生じるもの
- 単麻痺：片側の上肢、または下肢に限局して麻痺が生じるもの
- 片麻痺：片側の上下肢ともに麻痺が生じるもの
- 交代性片麻痺：一側の片麻痺と反対側の脳神経麻痺が生じるもの
- 対麻痺：両側の下肢に麻痺が生じるもの
- 四肢麻痺：四肢全部に麻痺が生じるもの

図　麻痺の種類（■が麻痺出現部位）

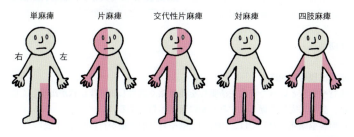

（三澤貴代美）

放射線療法 による 運動麻痺

参考ガイドライン なし

おさえておきたい基礎知識

【発生機序】
- 放射線療法による放射線脳壊死により、血管透過性の亢進によって、壊死巣周囲に浮腫が生じる。その結果、先述したがんによる運動麻痺と同じ機序によって運動麻痺が生じる。
  ★発現頻度は照射野・線量に依存する。

【リスク因子】
- 転移性脳腫瘍に対する定位性放射線療法後（頻度は最大10〜14％とされる）
  ★転移性脳腫瘍に対する定位性放射線療法は、ターゲット辺縁に対して1回で15〜20Gy程度照射する。聴神経鞘や視神経近傍のがんでは神経機能温存を考慮し、1回10〜13Gy程度に抑えることもある。

標準的ケア

 Point ● 晩期有害事象であるため、長期にわたって慎重に経過観察を行う。

【アセスメント】
- 脳壊死は、画像検査で早期発見される場合と、症状が出現してから診断される場合がある。
- 悪性脳腫瘍は再発の可能性もあるため、画像上で病変の拡大や新規病変がみられたら鑑別が必要である。
- 晩期有害事象に影響する要因（年齢、総線量、がんの大きさ、放射線療法以外の治療の有無と内容、併用療法の有無と内容など）を確認する。

【治療とケア】

■予防
- なし

■症状出現時の対応
- 歩行や更衣といった日常生活動作を注意深く観察し、麻痺症状が出現した際には、患者に安静を促し、すみやかに医師へ報告する。
- 放射線脳壊死に対しては、内科的治療や外科的治療が行われる（下表）。

内科的治療	● 脳浮腫や出血に注意を要し、ステロイド薬投与などが行われる ● 微小循環改善のため抗凝固・抗血小板療法が用いられており、ある程度の効果は確認されているが、満足できるまでの成績とはいえない ● 近年、分子標的薬であるベバシズマブが治療法として期待されている
外科的治療	● 内科的治療が主流になりつつあるが、頭蓋内圧を急速に減少させるために、壊死巣除去術も積極的に行われる

- 治療終了時には、晩期有害事象として起こりうる症状を、患者と一緒に確認する。
- 晩期有害事象は、治療後数年にわたって出現の可能性があるため、慎重な観察を続ける。看護師は症状出現に関連する照射範囲を確認し、定期受診の必要性、緊急時の連絡・受診方法などを説明する。

> **エキスパートのアドバイス：日常ケアと運動麻痺**
>
> - 麻痺は、ADLの低下による日常生活への支障をもたらすだけではなく、ボディイメージにも大きな影響を及ぼす。
> - 看護師は、日常のケアをとおして、患者よりも先に症状を発見できることもある。麻痺が生じるリスクのある患者には特に注意深く観察し、正しくアセスメントを行い、早急に対処行動をとれるように意識しておく。

> **臨床でのエピソード**
>
> 食道がんの脊髄転移によって四肢麻痺が生じた60歳代の男性患者。「水を飲むこともできないし、顔がかゆくても自分で掻くことすらできない。もう終わりにしたい。妻が励ましてくれるから、何とか前を向いているけれど…」と看護師に話す。
> これまではできた何げない動作さえできなくなることの精神的苦痛は大きい。看護師は、常に患者の気持ちに寄り添い、安楽な療法ができるよう、個別的なケアの工夫が求められる。

（三澤貴代美）

背部・四肢

しびれ

がん 手術 化学 放射

定義 **しびれ**とは、「ジンジン」「ビリビリ」などの自覚的な異常感覚のこと。患者の訴える「しびれ」は、上記のビリビリとする**異常感覚**と、温痛覚がわからなくなる**感覚鈍麻**がある(両者が混在することも当然ある)。
異常感覚は患者にとってきわめてつらい症状である(長時間の正座で足がしびれた状態がずっと続いているような状況)。一方、感覚鈍麻は危険だが、患者自身はそれほどつらくない。

アセスメントスケール NRS(数値的評価尺度)、VAS(視覚アナログ尺度)

特徴

【特に注意が必要なもの】

危険！ 緊急対応が必要	がん	中枢神経障害(頭蓋内転移・白質脳症・脳血管障害など) 脊髄血管障害
注意！ 重点的に対応	化学 他	急性の末梢神経障害(特に聴覚や視神経などの脳神経障害) 精神・心理的な刺激(ストレス・不安・睡眠不足)
配慮！ 慎重に対応	手術 化学 放射 他	術後合併症 慢性の末梢神経障害 放射線性脊髄症 糖尿病や膠原病などの合併症

【主な原因】

がん(腫瘍) によるもの
- 上腕神経叢、腰仙骨部神経叢などへの浸潤・圧迫(転移による脊髄神経圧迫症状)
- 血管のリンパ管周囲の炎症、血管の収縮・弛緩
- 腫瘍随伴症候群

手術療法 によるもの
- 脊椎手術後(脊椎関連のしびれ)、胸部手術後(肋間神経痛)などの術後合併症

化学療法 によるもの
- 頻発 抗がん薬の副作用(タキサン系、ビンカアルカロイド系、白金製剤など)
  ★特に、タキサン系抗がん薬やビンカアルカロイド系抗がん薬による軸索障害が多い。

放射線療法 によるもの
- 放射線性脊髄症

その他の要因 によるもの
- 精神的・心理的な刺激：ストレス・不安・睡眠不足、生理・更年期による自律神経の乱れ
- 糖尿病などの合併症

【出現しやすい状況】
- 合併症の有無、病期(特に進行期)、治療内容(末梢神経障害を引き起こす薬剤の使用や術式)

【症状出現時期のめやす】

	診断期	積極的治療期	緩和治療中心期
がん（腫瘍） P.350		原発部位・転移部位（脳腫瘍、乳がん、肺がん、前立腺がん、腎がん、脳転移など）によって出現	
手術療法		術後合併症、肋間神経痛などにより出現	
化学療法 P.351		急性障害は投与直後から数日間で消失。慢性障害は治療が長くなるほど出現しやすい	
放射線療法			治療終了から半年～数年後に四肢のしびれが出現（まれ）

アセスメントとケアのポイント

【観察のポイント】

- がんの原発あるいは転移部位、治療歴、レジメン、治療薬の総投与量、既往や合併症、日常生活への影響を確認する。

【アセスメントのポイント】

- 治療によるものか、がんそのもので生じているものかを確認する。
  - ★しびれの範囲や左右差の有無から、中枢神経系へのがん転移か、末梢神経障害かを分別する。
  - ★脊椎骨転移によるしびれは、脊髄のデルマトーム P.327 を用いて確認するとよい。
- 上肢や下肢のしびれは、転移病巣が症状と離れた場所にある可能性もあることを念頭に置く。
  - ★がんの骨転移は、脊椎・骨盤・上腕骨や大腿骨などに生じやすい。
- 社会的役割、症状によるストレスや不安の程度、ソーシャルサポートの状況を確認する。
- 患者個々に合わせたセルフケアを支援するために症状を理解する。

【治療とケアのポイント】

- 抗がん薬によるしびれに対しては、原因となる抗がん薬の減量や休薬・中止以外に有効な治療法が確立されていないため、使用する薬剤の特徴を理解する。
- 症状の早期発見は、転移などの発見にもつながるため、患者の訴えをしっかり聞き、病状をふまえてアセスメントすることが大切である。
- 転移の場合、激しい体動時痛が出現するため、疼痛の有無も確認する。
- 浮腫によるしびれは、感覚が鈍くなり、重くはれぼったい感じがするため、浮腫の有無も確認する。
- しびれのつらさは個々で異なるため、患者の体験を聞き全人的なつらさに理解を示したかかわりをもつ。
- 患者が楽に感じるならば、温罨法やマッサージを取り入れる。

（柴田恭子）

がん（腫瘍）による しびれ

参考ガイドライン 神経障害性疼痛薬物療法ガイドライン（日本ペインクリニック学会）

おさえておきたい基礎知識

【発生機序】
- がんの転移による脊髄神経圧迫（上腕神経叢、腰仙骨部神経叢など）、リンパ管周囲の炎症や血管の収縮・弛緩、腫瘍随伴症候群により、中枢神経障害が生じ、感覚消失・感覚鈍麻・感覚過敏・異常感覚などの症状が現れる。

【リスク因子】
- がんによる神経圧迫・浸潤による神経障害、脊髄腫瘍、脳腫瘍

標準的ケア

- 患者個々に合わせたセルフケアを支援するため、症状を理解することが大切である。
- 症状の早期発見は、転移などの発見にもつながる。患者の訴えをしっかり聞き、病状をふまえてアセスメントする。

【アセスメント】
- 一般的に、がんは脊椎、骨盤、上腕骨や大腿骨などに骨転移しやすい。上肢や下肢の疼痛は、脊椎の骨転移が神経を圧迫することで生じている場合もあるため、転移病巣が症状と離れた場所にある可能性も考慮する。
  - ★脊椎骨転移によるしびれは、圧迫された脊髄のデルマトームに沿った皮膚上に出現する。
- 社会的役割、症状によるストレスや不安の程度、ソーシャルサポートの状況を確認する。

【治療とケア】

■予防
- 医師と相談しながら、治療・検査を定期的に受けてもらうことが大切である。
- 予防にはならないが、症状出現時には医師・看護師などに報告し、早期発見・悪化防止に努める。

■症状出現時の対応
- 激しい体動時痛が出現するため、疼痛の有無も確認する。
- しびれのつらさは個々で異なる。患者の体験を聞き、全人的なつらさに理解を示しつつかかわる。
- 患者が楽に感じるならば、温罨法やマッサージを取り入れる。
- やわらかい布地や圧迫しない衣類を使用する。
- 非オピオイド鎮痛薬・オピオイドに加えて鎮痛補助薬の併用を検討し、しびれによる疼痛コントロールを図る。

（柴田恭子）

化学療法 による しびれ

参考ガイドライン：がん薬物療法に伴う末梢神経障害マネジメントの手引き（日本がんサポーティブケア学会）

おさえておきたい基礎知識

【発生機序】
- 抗がん薬により、神経細胞体・軸索・髄鞘などが障害されることで生じる。

【リスク因子】
- しびれを引き起こしうる抗がん薬（下表）の併用や治療歴、糖尿病、飲酒歴

パクリタキセル	● 投与開始後3〜5日後に出現 ● 通常の投与量および低用量では、数回投与後に出現することが多い
ビンクリスチン	● 1回投与量2mg以上、また、総投与量6〜8mgで出現頻度が増加 ● 総投与量15〜20mgで重篤な末梢神経障害が起こりうる
シスプラチン	● 投与総量250〜500mg/m^{2}で出現 ● 総投与量900mg/m^{2}で50％、1,500mg/m^{2}では、ほぼ全例に何らかの末梢神経障害が出現
オキサリプラチン	● 投与直後から1〜2日以内に出現する急性障害は、ほぼ全例、寒冷刺激により誘発されるが、数日で改善する ● 慢性障害は、症状が遷延する持続性のしびれのこと。累積投与量が850mg/m^{2}で10％、1,020mg/m^{2}で20％に出現する
ボルテゾミブ	● 投与総量30mg/m^{2}で出現する
カルボプラチン	● 通常量の使用では、神経症状の発現は比較的少ない。高用量でシスプラチンと同様の症状が出現することがある
サリドマイド	● 投与量と投与期間に依存する。200mg/日を超える投与は避ける

標準的ケア

> 患者のライフスタイルに合わせた日常生活の工夫を患者とともに考え、転倒や熱傷などを予防する。
> - 抗がん薬の減量や休薬・中止による不安を理解し、支援する。

【アセスメント】
- 治療開始前にリスク因子を確認し、しびれの症状がある場合は治療開始後、しびれの状況に変化がないか確認する。
  ★特に、糖尿病合併患者は、重篤になる可能性があるため注意する。
- 患者がイメージしやすい言葉を用い、日常生活行動への影響も確認する。
  ★イメージしやすい表現：「ジンジンする」「ビリビリする」「皮を1枚貼ったような感じ」「足が地面についた感覚がない」「風船の上を歩いているような感覚」など。
  ★日常生活行動への影響度：「ボタンがかけにくい」「ペットボトルの蓋が開けづらい」「箸で食物をつまみにくい」「物を落としやすい」「字が書きにくい」「スマートフォンやパソコンの操作がしづらい」など

- 各抗がん薬による特徴的な症状を、出現時期と合わせてとらえる（下表）。

パクリタキセル	●手袋・靴下型のしびれ感（手先・足先に症状が出る）
ビンクリスチン	●初発症状は指趾尖端のしびれ感 ●足趾より手指先に症状が出やすい
シスプラチン	●上肢よりも下肢に症状が出現しやすい
オキサリプラチン	●寒冷刺激で誘発される ●手足や口唇などの感覚異常や知覚異常、SpO_2低下を認めない呼吸困難感、咽頭喉頭の絞扼感が出現しやすい
ボルテゾミブ	●手袋・靴下型のしびれや痛みで出現し、深部感覚や下肢の運動機能が障害される

- 患者のしびれに対するとらえ方も異なるため、日常生活で患者が実際に困っていることを具体的に確認する。
- 患者がしびれに対し取り組んでいることを確認し、支持的にかかわる。
- 転倒や怪我などを起こすリスクを確認し、日常生活の中で注意すべきポイントを指導する。

【治療とケア】

■予防

- 締めつけないような服や靴、靴下を選択する。
- 身体を冷やさないような衣服を選択する。
- 特にオキサリプラチン投与後1週間程度は、寒冷刺激によって、口やのどがしびれる感じや、指先・足先がしびれる感じが誘発されるため注意する（下表）。

指導のポイント	◆冷たい水での手洗いは避ける ◆冷蔵庫から冷凍食品を取り出すときは、直接手で触れないよう手袋をする ◆冷たい飲み物や食べ物（アイスクリームなど）は避ける ◆冬場には、マフラーやマスクなどの着用を勧める

- 湯たんぽやあんか、電気毛布、カイロなどを使用して身体を暖める。
  - ★ただし、これらを使用するときは、手先・足先の感覚障害・感覚鈍麻により、温度に対する感受性が低下するため、低温熱傷に気をつける。

■症状出現時の対応

- 「予防」を継続して行う。
- 有効な支持療法がないため、原因薬剤（抗がん薬）を減量または休薬する。
  - ★減量あるいは休薬した場合、患者は「治療効果が減少するのではないか」と不安を感じる。減量あるいは休薬の必要性とともに、改善したら再開できることを説明し、不安の軽減に努める。
  - ★患者にとって効果的なもの（デュロキセチンや三環系抗うつ薬、抗けいれん薬など）は支持療法として使用できる。
  - ★マッサージをすることでしびれが軽減する患者には、マッサージを促す。
- 症状をがまんすると、日常生活への支障が大きくなる可能性がある。症状は、医療者にしっかり伝えるように指導し、患者個々に合った対応策を一緒に考える。

- 転倒やけが、熱傷などが生じないように注意を促す（下表）。

指導の ポイント	● すぐ脱げてしまうような履き物（スリッパやサンダルなど）は控える ● 段差があるところ（階段など）や、つまずきやすい場所（カーペットなど）は、転倒しないように工夫する ● 下肢のしびれにより、ふらつきが強い場合は、杖などを使用する ● 飲み物をこぼさないよう、持ち手のあるカップを使用する ● 包丁やハサミなどの刃物を使用するときは、けがをしないよう注意する

- 家事や就労上での影響によるつらさを理解し、できること/できないことの折り合いがつけられるよう、患者と一緒に工夫や対応策を考える（下表）。

対応・工夫 の例	● 衣類を選ぶときは、ボタンのついた服ではなく、ファスナーのついた服や、伸縮性のある生地のものを勧める ● 寒冷刺激がある職場環境（屋外作業や冷房の効いた環境など）の場合は、しびれが増すリスクがあるため、保温や衣類の工夫、必要時には職場の配置転換について話し合う ● しびれによって、パソコン操作ミスや作業効率の低下などが生じ、気持ちがいらついたり、焦ったりすることがある。ゆっくりでも「できていること」「がんばっていること」を支持しながら、仕事内容そのものの見直しなどにも目を向け、話し合っていく

> **エキスパートのアドバイス：「入室時の様子」の観察は重要**
>
> - 外来治療の場合、患者が治療に来たときの歩行の様子から、しびれによる日常生活への影響度がみえてくることがある。
> - 患者の自覚症状の訴えとともに、よく患者を観察して、しびれの程度を的確にアセスメントしていく必要がある。
> - 家族の付き添いがある場合、家族からも情報収集する。

> **臨床でのエピソード**
>
> 　胃がんに対し、外来にて weekly paclitaxel 療法（パクリタキセル毎週投与）施行中の70歳代男性患者。外来で下肢のしびれの状況を確認したときには「ゆっくり歩いているから大丈夫。自分でも転ばないように気をつけているよ」と話していたが、治療後、手すりも何もない廊下で転倒。その際、待合室で待っていた妻は「いつもフラフラしていて、家でもつまずいているので、いつか転ぶと思っていた。杖を持つよう言っても"いらない！"と言って怒るんです」と言う。
> 　患者本人の気持ちも尊重しながら、しびれによるリスクをしっかりアセスメントする必要がある。そのためにも、患者の歩行状況の観察・確認や家族からの情報を収集し、患者にとってメリットがある治療を一緒に検討していく必要がある。また、主治医や診療室看護師などとの情報共有も大切である。

（柴田恭子）

背部・四肢

骨折

がん

定義 骨折は、外力によって骨の構造上の連続性が絶たれた状態のこと。健康な骨に外力が加わって起きる骨折（外傷性）、局所疾患（可能性骨髄炎や転移性骨腫瘍など）、全身疾患（骨粗鬆症・栄養障害など）のある場合に軽微な外力で起きる骨折（病的）がある。

アセスメントスケール CTCAE（有害事象共通用語規準）：骨折

特徴

【特に注意が必要なもの】

> 骨折は、ショックのような超緊急事態ではないが、ADLを極端に低下させるため、緊急事態として対応すべき

危険！ 緊急対応が必要	がん	ショック症状や出血を伴う転移性骨腫瘍
	他	ショック症状や出血を伴う転倒・転落

注意！ 重点的に対応	がん	ショック症状や出血を伴わない転移性骨腫瘍
	他	ショック症状や出血を伴わない転倒・転落

配慮！ 慎重に対応	なし

【主な原因】

がん（腫瘍）によるもの

 ● 転移性骨腫瘍

　★脊椎・骨盤・肋骨など体幹の骨、大腿骨・上腕骨など体幹に近い長管骨は、骨転移の好発部位

その他の要因によるもの

● 転倒・転落

【出現しやすい状況】

● 骨転移をきたしやすいがん種
● 末梢神経障害や全身倦怠感、放射線・化学療法の副作用（悪心・嘔吐、全身倦怠感）、精神機能・運動機能を低下させうる薬剤の投与（睡眠導入薬や抗不安薬など）、筋力・精神機能の低下（高齢、認知症、せん妄）は、転倒・転落による骨折を起こしやすい。

【症状出現時期のめやす】

	診断期	積極的治療期	緩和治療中心期
がん（腫瘍） P.356		転移部位によって出現	

アセスメントとケアのポイント

【観察のポイント】

- 骨折を疑う部位の疼痛が、動かすことによって増強するか
  - ★骨折線に沿った限局性圧痛、骨折部から離れた部分から長軸方向への圧迫による痛み
- 内出血や骨折部の転位による患肢の変形の有無
- 機能障害（受傷と同時に患肢の使用ができなくなる）の有無
- ショック症状の有無、骨折部の周囲の腫脹・脈圧の左右差など
  - ★脈圧（収縮期血圧－拡張期血圧）に左右差がある場合、肢肢の循環不全を疑う。
  - ★異常可動性（長管骨の完全骨折時）、コツコツ音（骨折端が互いに触れ合う音）の有無を調べることは、危険を伴うため、実施してはいけない。

【アセスメントのポイント】

- 骨折の部位はどこか、どのような骨折かを把握する。
- 骨折による局所症状と患者の苦痛の程度を確認して、緊急処置が必要な状態か（すなわちショック症状・出血の有無）を評価する。
- 圧迫骨折による症状を疑った場合、画像診断の情報や、デルマトームに沿った運動障害や知覚障害などの情報と、疼痛に関する情報が重要となる。

【治療とケアのポイント】

- 予後を勘案したうえで積極的に手術を行う。
  - ★術後の安静臥床時間が長くなる場合には、積極的に筋力低下や深部静脈血栓症の予防に努める。
- 転移性骨腫瘍の場合は、原発がんに準じた治療＋ビスホスホネート製剤投与を行う。
- 疼痛を伴う場合、緩和を目的とした放射線療法が行われることもある。
- 骨折部位や骨折転移（骨の位置のずれ）の程度によっては、保存治療（ギプス）が選択される。
- リハビリテーションの目標は、病状と全身状態から、患者個々に合った「可能なADL」に設定する。
- 骨折に伴い、患者は、さまざまな思いや葛藤を抱きやすい。骨折によって骨転移が発見される場合や、骨折により治療の中止を余儀なくされる場合もあるため、不安への対応もていねいに行う。
- 転倒・転落による骨折は予防が重要となる。転倒リスクが高い場合には患者および家族に注意喚起を行い、環境調整を行う。

（三澤貴代美）

がん（腫瘍）による骨折

参考ガイドライン なし

おさえておきたい基礎知識

【発生機序】
- がんが大きくなって骨を侵食すると、骨が弱くなり、通常であれば耐えられる力学的負荷（自分の体重や生活上、必要な行動による負荷）に耐えきれずに病的骨折を起こす。
  - ★骨転移の場合、実際に骨折していなくても、荷重や負荷により折れる可能性が高い状態にあることが多い。このような病態を切迫骨折という。

【リスク因子】
- 骨転移をきたしやすいがん種
- 化学療法・放射線療法の副作用（末梢神経障害、全身倦怠感、悪心・嘔吐など）
- 精神機能・運動機能の低下（睡眠導入薬や抗不安薬などの使用、高齢者、認知症、せん妄）

標準的ケア

> ● 骨折時に化学療法が予定されている場合や、すでに実施していた場合、患者は骨折によって治療のスケジュールへの見とおしがつかなくなり、落胆も大きい。
> ● 原発不明の状況で、骨転移による症状が先に出現した患者は、骨転移であることと同時にがんの既往があることを受け止めなければいけない。患者はさまざまな思いや葛藤を抱きやすく、骨折だけではなくがんの進行による不安への対応もていねいに行う必要がある。

【アセスメント】
- 骨折の部位はどこか、どのような骨折か、緊急処置が必要な状態かを把握する。
- 画像診断、デルマトームに沿った運動障害や知覚障害などの評価と、疼痛に関する情報も把握する。

【治療とケア】

■予防
- 転倒・転落の予防策をとる。

■症状出現時の対応
- 予後を勘案したうえで積極的に手術を行う。
- 転移性骨腫瘍では、原発がんに準じた治療を行い、ビスホスホネート製剤を投与する。
  - ★ビスホスホネート製剤は、破骨細胞を抑制することで、転移性骨腫瘍の増大を抑える。しかし、顎骨壊死の副作用があるため、投与前に歯科を受診し、侵襲的な治療は済ませておく。また、口腔の保清を継続的に行う P.339 。

- 疼痛を伴う場合、緩和を目的とした放射線療法が行われることもある。
  - ★痛みのマネジメントが不十分だと、苦痛による日常生活への影響だけでなく、放射線療法の実施にも支障をきたす。
- 骨折部位や骨折転移（骨の位置のずれ）の程度によっては、保存治療（ギプス）が選択される。
- 病状と全身状態から患者個々に合った可能なADLを目標とする。
  - ★頸髄C7以下の損傷であれば、おおよその日常生活は車椅子で自立可能。歩行可能なレベルはL4以下とされる。
- 手術治療後に安静臥床の時間が長くなる場合（椎弓切除術や後方固定）は、筋力低下を防ぐためにベッドサイドでのリハビリテーションを行い、深部静脈血栓症を防ぐために弾性ストッキングの着用などを行う。

エキスパートのアドバイス：骨転移と骨折

- 骨転移は多発して起こることが多い。
- どの病変が最も骨折の危険性が高いのか、骨折した部位の荷重を避けるために他の骨転移部位へ過度な荷重がかかっていないか、画像診断結果や理学的所見を考慮し全身の支持性を総合的に判断する必要がある。

臨床でのエピソード

乳がんのある50歳代女性。右上腕骨の疼痛を訴えたため、X線撮影を行ったところ、転移による骨折と判明。原疾患の進行により予後が非常に厳しい状況であったため、積極的治療は行わず、三角巾で固定して安静にすることで疼痛緩和を図ったことにより、症状は緩和された。しかし患者は「がんがさらに転移した」という事実にショックを受けていた。

骨折による症状の観察や痛みの緩和だけではなく、それに伴う患者の精神的苦痛にも目を向ける必要がある。

（三澤貴代美）

がん患者にみられる「皮膚・局所」の症状

皮膚症状は、抗がん薬や放射線照射によって起こりうる

■**皮膚の構造**

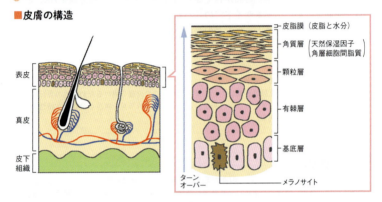

- 抗がん薬や放射線によって皮膚が障害されると、表皮のターンオーバーができなくなる。その結果、皮膚乾燥（水分が表皮から蒸発してしまう）や色素沈着（メラニン細胞が脱落しない）が生じる。

★色素となるメラノサイト（色素細胞）は、表皮の基底層に存在し、皮膚（表皮・毛球）、眼（網膜・脈絡膜）、粘膜（口腔・食道・腸管）などに分布している。日光露出部（顔面など）や、生理学的な色素沈着部（外陰部など）には、メラノサイトが高密度で存在している。

★紫外線などの刺激を受けてメラノサイトが活性化すると、アメーバのように形を変え、樹枝状突起から周囲のケラチノサイトにメラニンを受け渡す。

★1個のメラニン細胞は約5～12個の基底細胞にメラニンを供給している。

■**分子標的薬に伴う皮膚障害の発現時期**

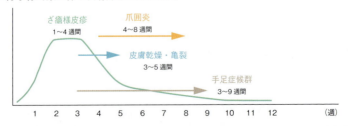

リンパ浮腫は、進行に伴って部位が拡大していく

■リンパ浮腫の好発部位

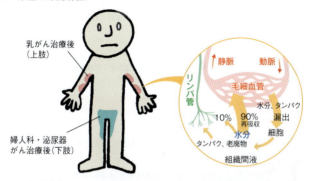

- がん治療後のリンパ浮腫は「リンパ郭清を行った部位」の近くから発症する。
- 進行すると、徐々に末梢（手先や足先）にまでリンパ浮腫がひろがっていく。

「皮膚色」はアセスメントの重要な手がかりである

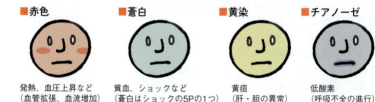

■赤色：発熱、血圧上昇など（血管拡張、血流増加）

■蒼白：貧血、ショックなど（蒼白はショックの5Pの1つ）

■黄染：黄疸（肝・胆の異常）

■チアノーゼ：低酸素（呼吸不全の進行）

抗がん薬点滴中の血管痛は「血管外漏出」を疑う

■漏出の有無の確認

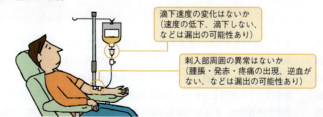

- 滴下速度の変化はないか（速度の低下、滴下しない、などは漏出の可能性あり）
- 刺入部周囲の異常はないか（腫脹・発赤・疼痛の出現、逆血がない、などは漏出の可能性あり）

皮膚・局所

皮疹

oncologic emergency の可能性
がん 化学 支持

定義 皮疹とは、皮膚に現れた変化のことで肉眼的、知覚的に確認できるものの総称。発疹ともいう。
色、形、発現様式、発育状態はさまざまである。

アセスメントスケール CTCAE(有害事象共通用語規準)：皮膚および皮下組織障害

特徴

【特に注意が必要なもの】

危険！ 緊急対応が必要	がん デルマドローム(悪性黒色腫など全身疾患と関連した皮膚病変) 化学 支持 アレルギー反応(アナフィラキシーショック)
注意！ 重点的に対応	化学 ざ瘡様皮疹、細胞障害性抗がん薬による皮疹 化学 支持 薬疹(薬剤そのものや薬剤の代謝産物による皮疹)
配慮！ 慎重に対応	他 外的刺激(物理的刺激・化学的刺激)

【主な原因】

がん(腫瘍)によるもの
- デルマドローム(内臓のがんなどが皮膚症状として現れる)

化学療法によるもの
- **頻発** アレルギー反応(Ⅰ型)
- 抗がん薬の副作用

支持療法によるもの
- アレルギー反応
- 薬剤の副作用

その他の要因によるもの
- 体外の環境変化によるもの(物理的要因、感染などの要因)

【出現しやすい状況】
- 細胞傷害性抗がん薬やEGFR阻害薬を投与した場合
- アレルギー反応を引き起こすアレルゲンに対して過剰に曝露した場合

あわせて知りたい！
皮疹の種類

丘疹	直径5mm程度までの、皮膚表面から隆起した発疹(薬疹、湿疹など)
結節	直径6mm以上の、丘疹より大きな隆起した発疹(脂肪腫など)
膨疹	一過性に限局した浮腫が起こって生じる発疹(蕁麻疹、虫刺されなど)
水疱	表皮内・下に被膜をつくり、透明な漿液をもつ隆起した発疹(帯状疱疹など)
膿疱	水疱の内容物が、黄白色の膿性内容物をもつ隆起した発疹(膿痂疹、ざ瘡など)
嚢腫	真皮内に生ずる空洞で、多くが皮膚表面から隆起した発疹

【症状出現時期のめやす】

	診断期	積極的治療期	緩和治療中心期
がん（腫瘍）		内臓のがんの存在により出現	
化学療法 P.362		ざ瘡様皮疹では投与日から1週間ごろに出現し、2〜3週間でピークを迎える。その他の皮疹は薬剤によって異なる	
支持療法		支持療法薬によって出現	

アセスメントとケアのポイント

【観察のポイント】

- 皮疹の状況と範囲（大きさ、輪郭、色調、硬度、配列の状態と部位、分泌物の状態）、自覚症状（かゆみ、痛みなど）の有無を確認する。
- 発現時期やきっかけなどを、問診で確認する。
  ★薬疹を疑う場合は、詳細な問診（薬手帳や実際の内服薬の確認など）を行う。

【アセスメントのポイント】

- 現治療により皮疹が出現するリスクや出現時期、好発部位を予測し確認する。
  ★局所だけではなく、他の部位にも同様の皮疹が出現していないか、全身の観察を行うことが大切である。皮疹を把握し、診断に導くため、観察した皮膚所見を、言葉で表現（記録）する。

【治療とケアのポイント】

- 基本的スキンケアを徹底して行う（下表）。

清潔	清潔に保ち、炎症や感染を起こさない
	● 弱酸性や刺激の少ない石鹸や洗浄剤を選択する
	● よく泡立てた泡を転がし、やさしくなでるように洗う。泡ポンプ式や泡立てネットを使用すると便利である
	● スポンジやナイロン製タオルは避けて摩擦の少ない手ぬぐいやガーゼ、手のひらで洗うだけでもよい
	● 熱い湯は避け、37〜38℃をめやすとしたぬるま湯で、洗い残しがないように洗い流す
	● 水分は、擦らず軽く押さえるように拭きとる
保湿	皮膚のバリア機能を補い乾燥を防ぐ
	● 入浴、洗顔後の皮膚が乾燥する前（入浴後10分以内）に保湿剤を塗布する
	● 1日2回をめやすに塗布する。（皮膚の状態に応じて回数を増やす）
	● 塗布する際は、塗布したい面に何点かに分けておき、手のひらを使い押さえるように塗る
保護	外部からの刺激を最小限にし、皮膚症状の悪化を防ぐ
	● 日焼け止めを使用する。日焼け止めはSPF30以上、PA++以上をめやすに選ぶ（皮膚への刺激が弱いノンケミカルや紫外線吸収剤不使用の表示のものを選択するのもよい）
	● 帽子や日傘の使用、長袖の衣服や手袋などを着用する
	● 締めつけのきつい衣類・靴を避ける
	● ひげ剃りは、電気カミソリを使用する

（藤井友紀）

化学療法 による皮疹

参考ガイドライン なし

おさえておきたい基礎知識

【発生機序】
- EGFR阻害薬は、上皮成長因子受容体(EGFR)に結合することでシグナル伝達を阻害し、抗がん効果をもたらす。しかし、EGFRは皮膚や毛包にも発現しており、皮膚組織の正常な細胞にも作用するために皮疹が生じる。
- 細胞障害性抗がん薬は、がん細胞以外の正常細胞にも影響をもたらす。細胞周期が短く分裂が活発な皮膚の表皮細胞が影響を受けることで皮疹が生じる。
- 抗がん薬の未変化体や代謝産物が、唾液や涙・汗などから排泄されることや、アレルギー反応によっても皮疹が生じる。

【リスク因子】
- 治療関連：抗がん薬の種類、投与量、作用機序、排泄経路、併用療法(放射線療法、手術療法)
- 患者関連：皮膚の状態(基礎疾患、乾燥、湿潤状態、発汗、テープかぶれの有無)、日常でのスキンケア、セルフケア能力、栄養状態、粘膜障害、骨髄機能

標準的ケア

- 分子標的治療薬による皮疹は高頻度で発現し、治療効果と相関するともいわれる。
- 予防的スキンケアと発症後の治療的スキンケアを実施・継続できるような支援が大切である。

【アセスメント】
- 清潔に対する価値観や習慣を確認する。
- 基本的スキンケアを実施できるセルフケア能力があるか、患者をサポートする環境(人的・物理的リソース)があるか、確認する。
- 皮膚症状による外見上の変化や自覚症状に対する観察を行う。
- 皮膚症状による日常生活への影響について確認する。
- 使用する薬剤の起こりやすい皮膚障害や発現時期をある程度予測する。

エキスパートのアドバイス：ざ瘡様皮疹と一般的な皮疹の違い

- ざ瘡様皮疹：投与後1週間ごろより出現し2～3週間ごろにピークを迎え、その後5～6週間で軽快する。毛包に一致した部位(顔面、頭部、前胸部、背部、下腹部、大腿など)に生じる、無菌性の炎症である。
- 皮疹：投与開始後1～2週ごろに発現する。体幹、上肢、大腿など多様な部位に発生する。

【治療とケア】

■予防
- 使用する薬剤から出現が予測できる皮膚障害について情報提供を行う。皮疹の好発部位は特に注意して観察するように指導する。
- 治療開始時から、基本的スキンケア P.361 を実行できるように指導する。
- 保湿剤を正しく塗布できるように指導する。

★塗布時の適量：軟膏やクリームは示指の先端から第1関節、ローションは1円玉大がめやすである（成人の手掌2枚分の面積に対して）。

■症状出現時の対応
- 体表面積の範囲や症状の程度、日常生活への影響に応じて評価する（CTCAE v4.0を用いる）。
- 1日2回をめやすに、ステロイド外用剤を塗布する。

薬効強度	商品名
strongest	デルモベート®、ジフラール®、ダイアコート®
very strong	アンテベート®、マイザー®、メサデルム®、ネリゾナ®、トプシム®、パンデル®、フルメタ®
strong	リンデロン®-V、ベトネベート®、リドメックスコーワ、フルコート®
medium	アルメタ®、ロコイド®、キンダベート®
weak	プレドニゾロン、テラ・コートリル®

■使い分けの例

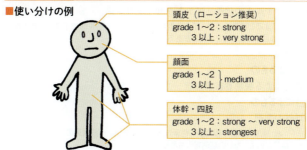

頭皮（ローション推奨）
grade 1〜2：strong
3以上：very strong

顔面
grade 1〜2
3以上　　 medium

体幹・四肢
grade 1〜2：strong 〜 very strong
3以上：strongest

★Gradeや症状の出現部位により使い分ける（頭皮はローションタイプを推奨）。
★1〜2週間おきに症状を評価し、軽快時にはステロイド外用剤の強さを1段階下げるか、塗布回数を減らす。

- 6週間をめやすに抗菌薬（ミノサイクリン100〜200mg/日）を内服する。
- にきび治療の外用剤（アダパレン）で症状が軽減することもある。
- 皮疹によるボディイメージの変容に対する精神的支援を継続的に行う。
- アレルギーが原因の皮疹は再投与により再燃するため、再投与禁忌（治療中止）となることもある。
- 瘙痒感が強いときは、抗ヒスタミン薬や抗アレルギー薬を投与する。

(藤井友紀)

皮膚・局所

色素沈着

化学 放射

定義 **色素沈着**とは、メラニン色素が、角化細胞(ケラチノサイト)に多量に含まれる状態、および、真皮内にメラニン色素が増加した状態をいう。

アセスメントスケール CTCAE(有害事象共通用語規準)：皮膚色素過剰

特徴

【特に注意が必要なもの】

危険！ 緊急対応が必要	なし
注意！ 重点的に対応	なし
配慮！ 慎重に対応	化学 薬剤の直接的な影響や副作用の皮膚障害の影響 放射 放射線による皮膚炎

【主な原因】

化学療法 によるもの

- ピリミジン系、アルキル化薬、アントラサイクリン系
  - ★通常は治療が終了すると改善するが、爪の色素沈着(ピリミジン系)や歯肉辺縁の色素沈着(シクロホスファミド)は長年継続するとの報告がある。
- 皮膚障害の出現

放射線療法 によるもの

頻発 ● 放射線皮膚炎による晩期有害事象

その他の要因 によるもの

- 抗がん薬以外の薬剤
  - ★FOLFIRI＋Pmab療法時に舌や頬粘膜に色素沈着を認めたが、皮疹対策のミノサイクリンを中止したことで症状が消失したとの症例報告もある。
  - ★がん化学療法薬以外の支持療法薬や常用薬のリスクも考慮する必要がある。

【出現しやすい状況】

- 化学療法と放射線療法の併用

【症状出現時期のめやす】

	診断期	積極的治療期	緩和治療中心期
化学療法 P.366		出現時期は明確になっていないが、投与期間中徐々に出現し、長期間かけて改善する	
放射線療法 P.367		線量が多い場合、晩期有害事象は、数か月から数年後に出現することがある	

アセスメントとケアのポイント

【観察のポイント】
- 治療経過時期、色素沈着の出現部位や範囲、色素沈着に伴う心理社会的影響、日頃の整容に対する思いや実施状況を観察する。
- 皮膚炎などがある場合は、ケアの理解状況と実施状況を観察する。

【アセスメントのポイント】
- 色素沈着は治療の副作用として出現するため、使用薬剤の色素沈着のリスク、放射線照射による皮膚障害のリスクを把握する。
- 患者にとっての色素沈着による心理・社会的影響や、それに伴う治療継続への思いの変化、色素沈着の予防や対処への考えなどを把握する。
- 日常的な整容やスキンケアに対する意識、セルフケア能力を査定する。

【治療とケアのポイント】
- 色素沈着自体は生命への影響がなく軽視されがちであるが、色素沈着により変化した外見に対し、心理・社会的影響を及ぼすため、共感的態度で対応する。
- 血管や爪床など、外見に影響する部位に色素沈着が出現すると「半袖が着られない」などの気がかりが生じる。患者とともに出現部位を観察し、心理的影響や日常生活への問題点などについて話し合う。
- リスクが高い場合は、事前に発現リスクと予防ケア(紫外線防止、スキンケアなど)について情報提供を行う。
  - ★紫外線予防：日よけグッズの利用、日焼け止めの使用など
  - ★基本的なスキンケア：保清、保湿、外的刺激の除去(強くこすらない)など
- 色素沈着による日常生活への影響、心理的影響を把握し、カバーの必要性や方法について患者と話し合う(下表)。

顔	●コンシーラーやカバー力の高いファンデーションなどを用いる ●色の濃い色素沈着の場合は、隠ぺい力の高いファンデーションを用いる ★インターネットで「カバーメイク」などと検索すると、さまざまな商品がヒットすることを伝える。場合によっては、患者が手にとって体験ができるよう、見本などを用いて情報提供する。
全身	●市販のボディ用ファンデーション(スプレー、シート)も検討する ●密着度の高いファンデーションは落としにくい。メイク落とし料を用いてていねいに落とすことを伝える(過剰な摩擦や刺激を避ける)
指先	●マニキュアや光沢感のあるハンドクリームなどを用いる

- 患者の情報収集能力やセルフケア能力を評価し、個々に合った支援を行う。

(城向富由子)

化学療法による色素沈着

参考ガイドライン がん患者に対するアピアランスケアの手引き（国立がん研究センター）

おさえておきたい基礎知識

【発生機序と特徴】
- 抗がん薬の細胞障害作用により、表皮基底層に存在するメラノサイトが刺激され、色素の産生が活発になることが原因とされる。
- 薬剤によって、色素沈着部位が異なる（下表）。

局在	血管に沿った部位	フルオロウラシル、ビンクリスチン、ビノレルビン、ドセタキセルなど
	衣服が密着する部位	ドセタキセル、シクロホスファミドなど（汗中排泄の薬剤）
全身	ブスルファン、メトトレキサート、リポソーマルドキソルビシン、ヒドロキシカルバミド、プロカルバジン	

【リスク因子】

アルキル化薬	ブスルファン（4.27〜13.79％）、シクロホスファミド（1％）
ピリミジン系	フルオロウラシル（4.8％）、テガフール・ギメラシル・オテラシルカリウム（21.3〜23.6％）、カペシタビン（13.8％）、シタラビン（0.2％）
アントラサイクリン系	ドキソルビシン（0.4〜1.9％）、リポソーマルドキソルビシン（13.5％）

標準的ケア

> **Point**
> - 色素沈着自体での身体的な苦痛はないが、外見への影響から心理的、社会的な影響がある。
> - 有効な予防方法がないため、要因除去や色素沈着のカバーがケアの中心となる。

【アセスメント】
- 使用する薬剤の種類や投与量、治療継続期間によって発現頻度は異なる。治療スケジュールの把握や継続期間を予測し、発現リスクをアセスメントする。
- 日常生活への影響について情報収集し、外見変化の状況、外見のカバーに対する価値観や思いを把握する。

【治療とケア】

■予防
- 化学療法後の皮膚は、ターンオーバーが崩れ、紫外線の影響を受けやすい。薬剤による直接的な色素沈着の予防は困難だが、二次的な皮膚障害に伴う色素沈着の発現リスクを軽減するため、紫外線の予防やスキンケアについて指導する。
- ビタミンCやトラネキサム酸などの有効性は示されていない。
- 発現時期が不明確なので、高リスクの場合は患者とともに観察・評価を継続する。

■症状出現時の対応
- 色素沈着部位のカバー方法について、具体的に説明する 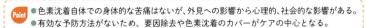。

放射線療法 による色素沈着

参考ガイドライン がん患者に対するアピアランスケアの手引き（国立がん研究センター）

おさえておきたい基礎知識

【発生機序】
- 放射線による皮膚の炎症によってメラノサイトが活性化し、メラニンの産生を継続するため、色素沈着する。
- 通常、色素沈着した皮膚は、ターンオーバーによってメラニンが排泄されるため、炎症後は元に戻る。しかし、表皮全体に強い炎症が繰り返され、表皮基底膜が破壊された場合は、炎症が収束しても真皮内に色素が残存するため皮膚色は元に戻りにくい。

【リスク因子】
- しきい線量45Gy以上
- 物理的刺激
- 化学療法との併用（皮膚の放射線感受性が高まり、皮膚障害のリスクが高まる）
  - ★分子標的治療薬（セツキシマブ）、アントラサイクリン系、タキサン系、ゲムシタビンなどの薬物療法の同時併用療法では、症状が強く遷延する場合がある。

標準的ケア

> **Point**
> - 放射線による皮膚炎の発現と症状増悪を防ぐようにスキンケアを行うことが重要である。
> - 晩期障害として数か月後に皮膚炎を発症するリスクがあり、治療終了後も照射部位の炎症所見や色素沈着の状況を継続して観察する必要がある。

【アセスメント】
- 照射部位や線量について把握し、皮膚炎の発現しやすい部位を予測する。
- 日常のスキンケアに対する考えやセルフケアの能力を査定する。
- 放射線皮膚炎に対する理解の程度を確認する。
- 皮膚炎が出現した場合に起こりうる社会的な影響を分析する。

【治療とケア】

■予防
- 基本的スキンケア P.361 を徹底する（予防ケアと早期対応がカギとなる）。
  - ★照射部のデリケートな皮膚に対し愛護的なケアを継続することが重要である。

■症状出現時の対応
- 【治療とケアのポイント】P.365 に準じる。加えて、以下に注意する。
  ①皮膚の損傷を最小限にするため、照射部位の外的刺激の除去（紫外線や衣類の擦れなど）や保清と保湿を行う。
  ②カバー法を取り入れることを検討する。

(城向富由子)

皮膚・局所

脱毛

化学 放射

定義 **脱毛**とは、何らかの原因により毛髪や体毛が抜け落ちること。

アセスメントスケール CTCAE（有害事象共通用語規準）：脱毛症

特徴

【特に注意が必要なもの】

危険！ 緊急対応が必要	なし
注意！ 重点的に対応	化学 脱毛のリスクが高い薬剤の投与 放射 発毛部位への照射（頭部）や、照度の強さなど
配慮！ 慎重に対応	化学 脱毛のリスクのある薬剤の投与

【主な原因】

化学療法 によるもの

- 頻発 脱毛リスクの高い抗がん薬による細胞障害の影響
  ★発現頻度は、使用する薬剤によって大きく異なる。

放射線療法 によるもの

- 照射による細胞障害の影響
  ★出現頻度や脱毛範囲は、照射部位や強度、方向によって異なる。

【出現しやすい状況】

- 脱毛高リスク薬剤（ドキソルビシンやパクリタキセルなど）の投与時
- 頭部や発毛部位への放射線照射

【症状出現時期のめやす】

	診断期	積極的治療期	緩和治療中心期
化学療法 P.370		薬剤投与2〜3週間後に出現(薬剤投与を繰り返すたびに出現) 一過性・可逆的で、終了から1〜2か月で再生がはじまり、 1〜2年かけて徐々に戻る	
放射線療法 P.372		照射後2〜3週間後に出現、治療終了後2〜3か月ごろから出現 半年〜1年半程度で戻るが、照射量が多い場合は 不可逆となる可能性もある	

アセスメントとケアのポイント

【観察のポイント】

- 治療経過時期、脱毛範囲、脱毛に伴う随伴症状の有無と程度(痛みやかゆみ)、頭皮の皮膚状況(皮膚炎の併発や乾燥など)、保清状況、脱毛に対する思い、脱毛ケアへの準備状況と対処能力(情報量、ケア用品など)、社会的背景、心理状態などを確認する。

【アセスメントのポイント】

- 脱毛は、治療の副作用として発現するため、使用薬剤の種類や投与量、放射線の照射部位と線量について事前に把握し、脱毛のリスクを予測する。
- 患者の社会的背景や外見、脱毛に対する思い、心理状態を把握する。
- 社会生活を営むうえでの問題点や、脱毛期間中の外見カバーに対する希望などについて話し合い、患者の脱毛に対する準備状況やセルフケア能力をアセスメントする。

【治療とケアのポイント】

- 脱毛による外見の変化は、心理的な負担が大きいため、共感的姿勢で対応する。
- 治療開始前に、脱毛の発現時期と発毛時期、洗髪などの日常のケア方法、脱毛がはじまったときの対応法、脱毛のカバー方法(ウィッグ、帽子、メイク)などについて情報提供を行う。
- 脱毛による生活への支障を患者とともに評価し、ケアの方法をともに考える。また、その技術が獲得できるように支援する。

(城向富由子)

臨床でのエピソード

ウィッグに変えてから、化粧品の購入を躊躇していた患者が、化粧品(メイク)の相談に行ったときのこと。店員へ「ウィッグなんです」と一言伝えたところ、「そうなんですね。ではヘアピンは軽くお止めします。とても自然でわからなかったです」と淡々といつもどおりに対応してくれて、そのことがうれしかった、と話していた。

脱毛で、いつもの生活をがまんする患者は少なくないが、意外といつもどおりの生活を継続できる場合が多い。他者に知られたくない思いや、他者に協力を依頼したいという思いによって、患者の行動は異なるが、他患者の体験などは、患者の背中を押す情報となる。

化学療法による脱毛

参考ガイドライン がん患者に対するアピアランスケアの手引き(国立がん研究センター)

おさえておきたい基礎知識

【発生機序】
- 抗がん薬により、成長期にある毛母細胞の増殖分化が抑制され、成長期の毛の毛幹が傷害される。通常、化学療法開始1〜3週間後に、急速にびまん性に脱毛を引き起こす。
  - ★脱毛は、頭髪だけではなく、髭や睫毛・眉毛・腋毛・陰毛などにも生じる。これらの毛周期は、頭髪とは異なるため、影響の受け方も異なる。
  - ★脱毛は、一時的・可逆的で、通常は治療終了後1〜2か月で発毛がみられ、1〜2年で毛質も元に戻る。しかし、レジメンによっては、毛髪量や毛質の回復状況に対して70%の患者が不満を抱いているとの研究結果もあり、継続的な観察と支援が必要である。

【リスク因子】
- タキサン系薬剤(80%以上)、トポイソメラーゼ阻害薬(60〜100%)、アルキル化薬(60%以上)
- 多剤併用療法
  - ★単剤投与であっても、1回の投与量が多い場合などには、リスク因子となる。

標準的ケア

> 脱毛の発現までの期間に情報や手技を獲得し、準備を行う。
> - 頭髪や眉・睫毛・髭などは、その人を印象づける自己表現の一部である。外見変化が生活にどのように影響するか、自分の外見をどのようにカバーしたいか確認しながらケアを行う。

【アセスメント】
- 使用する薬剤、レジメンを把握する(脱毛の出現頻度や重症度が異なるため)。
- 患者の生活の場を把握し、社会的背景や役割(仕事や学校、家族や近隣の人との付き合いなど)について情報収集を行う。
- 脱毛は、治療拒否の要因となる場合や、治療継続への適否の検討にもつながり、標準治療の受療に影響を及ぼすこともある。そのため、疾患理解や価値観や心理状況を理解する。
- 脱毛前の整容状況、脱毛に対する準備状況、セルフケア能力を把握する。
- 脱毛開始、持続、再発毛時期により、患者の「気になること」は異なるため、経過をとおして、思いや気がかりを把握する。
  - ★ウィッグを外すタイミングなどを気にしている患者も少なくない。

【治療とケア】

■予防
- 化学療法投与中の頭皮冷却(明確なエビデンスがなく、現在は保険適用外)。

■ 症状出現前の準備

- 治療開始前の情報提供が重要である。今後の経過や対応方法について、具体的に説明する（下表）。

症状について	● 今後予測される経過：いつごろから脱毛が開始するのか、いつまで続くのか、いつごろから再発毛がみられるか ● 頭皮保護の必要性：毛嚢炎などのリスクと保清の必要性 ● 脱毛初期の対策：排水溝にネットを張って処理をしやすくする、ディスポーザブルのキャップを装着すると、抜けた毛の処理が行いやすくなる、など ● 脱毛期間中の対策
帽子やウィッグについて	● 帽子の種類（室内や就寝時に被りやすいタイプ、外出用）、情報掲載場所、購入方法など ★病院の売店や近隣のショップにどのような帽子があるかなどを把握しておく ● ウィッグの種類や特徴、金額、購入方法など ★近隣で購入可能なウィッグメーカーのパンフレットや見本を用いて説明する ★人工毛、ミックス、人毛の特徴だけでなく、医療用とファッションウィッグの違いなども情報提供する ★自治体によっては医療用ウィッグの購入補助制度もあるため、確認を促す

■ 症状出現時の対応

- 洗髪や整容への恐怖・不安が強い場合は、介助や他者のサポートを依頼する。
- 患者の取り組みや折り合いをつけていることなどをフィードバックし、変化した自分を肯定的に受け止めることができるよう支援する。
- 患者が抱く否定的な感情が自然な反応であるのか、専門家のサポートが必要な状況かを判断する。
- 眉毛の描き方やアイメイクなど具体的なメイク方法、対処方法については、『がん患者に対するアピアランスケアの手引き』（金原出版）、『臨床で活かす がん患者のアピアランスケア』（南山堂）などの書籍や、化粧品メーカーのホームページなどから情報を入手できる。

（城向富由子）

エキスパートのアドバイス：医療用ウィッグとファッション用ウィッグ

- 2015年、医療用ウィッグのJIS規格が制定された。直接皮膚に接触するネット部、スキンベース部などについて、パッチテストの皮膚刺激数などを制定し、規格に適合したものは「M.Wig」と表示される。このM.Wigマークがあるものでも、1万円台から購入が可能であったり、無料試着期間を設けていたり、地域は限られるが安価なウィッグでもサロンを併設し、店舗で購入することが可能であったり、サービスの幅が広がってきている。
- 全脱毛時や、放射線皮膚炎などを併発して皮膚がデリケートになっている場合は、肌への負担などを考慮し、医療用ウィッグを検討する必要がある。しかし、それ以外のときは、ファッション用ウィッグを用い、さまざまなヘアスタイルを試してみるのもよいだろう。

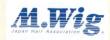
©日本毛髪協同組合

放射線療法 による脱毛

参考ガイドライン がん患者に対するアピアランスケアの手引き(国立がん研究センター)

おさえておきたい基礎知識

【発生機序】
- 放射線の照射により、細胞分裂が盛んな毛母細胞へ影響を及ぼし、成長期脱毛を引き起こす。
- 放射線療法は局所療法であるため、照射部位に脱毛が発生する。
  - ★放射線が透過した反対側の皮膚・発毛部位に影響を及ぼすこともある。
- 放射線の種類によって、脱毛の範囲は異なる(下表)。

全脳照射	● 頭皮全体へ放射線照射を行うもの ● 高率で広範囲に脱毛が起こる
サイバーナイフ	● さまざまな方向からがんをねらう治療。がんに放射線を集中させ、正常細胞に当たる放射線は分散される ● 円形に脱毛を起こすことはあるが、広範囲な脱毛は起こりにくい

- 照射開始後2~3週後から脱毛がはじまり、治療終了後3~6か月後に再発毛を認める。
- 照射線量が40Gy以下の場合、脱毛は一次的であり治療終了後にほぼ回復する。
  - ★50Gy以上の高線量率照射時には、繰り返される毛包細胞の障害により、非可逆的となる可能性がある。

【リスク因子】
- 発毛部位への照射
- 50Gy以上の線量

標準的ケア

 放射線による脱毛は、皮膚炎を併発する可能性が高く、皮膚のケアを同時に行いながら脱毛への支援を行う。

【アセスメント】
- 照射量によって非可逆的になる場合もある。照射野によって脱毛が発生する場所などが予測できるため、患者が受ける治療計画を把握し、脱毛のリスクをアセスメントする。
- 皮膚の予防ケアの状況や、脱毛への準備性などセルフケア能力を評価する。

【治療とケア】

■予防
- 照射による脱毛を予防することは困難である。しかし、頭皮の炎症や搔破などによって皮膚の組織が損傷すると、組織の回復が遅れ、発毛に影響する。そのため、基本的なスキンケア(保清、保湿、刺激の回避)を行い、頭皮を保護でき

るよう支援する。
- 照射量が50Gyの場合は、永久脱毛となる場合があるため、治療開始前に治療によるメリットやデメリットを十分に説明する必要がある。患者の理解や外見に対する価値観、生活上の「気になること」になることなどを確認しながら、対処方法を準備できるよう支援する。

■ **症状出現時の対応**
- 【化学療法による脱毛】P.365 に準じる。加えて、以下に注意する。
  ① 照射が継続されている時期に脱毛が開始する場合もある。
  ② 照射野の皮膚は脆弱になっており、洗髪方法やドライヤーによる刺激などによって皮膚症状が悪化する可能性がある。そのため、強くこすらないように洗浄することや、からまった毛髪はカットする、タオルは軽く押し当てて水分を取り除くなどの説明を行う。

ここもおさえて!
脱毛と毛周期

■ **毛周期**

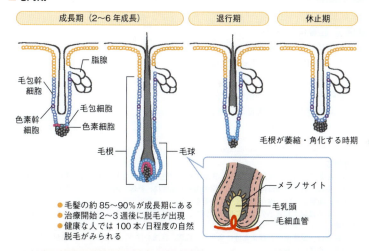

- 毛髪の約85〜90%が成長期にある
- 治療開始2〜3週後に脱毛が出現
- 健康な人では100本/日程度の自然脱毛がみられる

エキスパートのアドバイス:「アピアランス」とは

- アピアランスとは、広く「外見」を示す言葉である。
- 『がん患者に対するアピアランスケアの手引き』では、がん患者に対する外見関連のケアを「アピアランスケア」、外見に関する諸問題に対する医学的・技術的・心理社会的支援を「アピアランス支援」と定義している。

(城向富由子)

皮膚・局所

手足症候群

化学

定義 手足症候群(HFS：ハンドフットシンドローム)とは、四肢末端部に生じる紅斑、色素沈着、疼痛、腫脹、水疱などの皮膚反応のこと。

アセスメントスケール 手足症候群の重症度(重篤副作用疾患別対応マニュアル)

特徴

【特に注意が必要なもの】

危険！ 緊急対応が必要	化学 感染、蜂窩織炎
注意！ 重点的に対応	化学 日常生活に影響を及ぼす四肢末端のスキントラブル(表皮剥離、小疱、びらん、滲出液、潰瘍、出血)
配慮！ 慎重に対応	化学 低アルブミン血症(浮腫、皮膚の脆弱化)

【主な原因】

化学療法 によるもの

- フッ化ピリミジン系薬剤(カペシタビンなど)
- キナーゼ阻害薬(ソラフェニブなど)

【出現しやすい状況】
- 皮膚障害・皮膚疾患や粘膜障害の既往
- 治療開始前からの皮膚乾燥・創傷

エキスパートのアドバイス：HFSと鑑別を要する疾患

①手湿疹
- 炊事などで使用する洗剤類により、角層のバリア機能が障害されて生じる。冬に悪化しやすい。主に、利き手の母指・示指・中指の指尖や指腹に、乾燥・角化・紅斑を生じる。指紋の消失、亀裂を伴い、徐々に手掌へ拡大する。
- HFSとの違い：利き手の指腹に症状が強く、足には症状がみられず、色素沈着も生じない。

②白癬
- 足白癬は、足底全体がびまん性に角化し、紅斑、落屑を伴う。爪白癬は、爪甲が白く混濁・肥厚し脆弱になる。
- HFSとの違い：直接鏡検で菌要素が検出される。

③乾癬
- 手掌、足底に、厚い鱗屑を有する紅斑角化性の病変を生じ、慢性の経過をたどる。手掌、足底の一部に限局することも、全体に及ぶこともある。
- HFSとの違い：他の身体部分(特に頭部、膝蓋部、肘部など)に銀白色の厚い鱗屑を有する紅斑性病変が多発性に認められる。

【症状出現時期のめやす】

	診断期	積極的治療期	緩和治療中心期
化学療法 P.376		カペシタビン：3週投与・1週休薬では16週まで、2週投与・1週休薬では9週までに出現	
		ソラフェニブ：3～9週までに出現	
		スニチニブ：12週までに出現	
		リポソーマルドキソルビシン、レゴラフェニブ：8週までに出現	

アセスメントとケアのポイント

【観察のポイント】

- 他の皮膚疾患（手湿疹、乾癬、白癬）との鑑別を行う。
- セルフケアの習慣、認識ならびに知識を確認する。

【アセスメントのポイント】

- HFSの治療開始前にリスク因子を確認する。
  - ★特に、手湿疹は、HFSの増悪因子ともなるため注意が必要である。
- 疼痛の有無、日常生活に制限が生じていないか確認する。
  - ★日常生活が制限される症状：腫脹を伴う有痛性紅斑、爪甲の高度な変形・脱落など
- 出現時期や自覚症状、患者個々のライフスタイルを把握する。
  - ★ライフスタイルの把握は、ケア継続のために重要である。

【治療とケアのポイント】

- 予防のポイントは「保清、保湿、保護の徹底」である。症状が出現した場合にも、これら3点は継続して実施することが大切である。
- 疼痛がない場合、治療を継続しながら予防行動 P.377 を徹底する。
- 疼痛があり、日常生活に影響を及ぼす場合は、治療を中断し、予防行動を徹底する。場合によってはステロイド薬を使用することがある。
  - ★ステロイド外用剤使用に伴う感染に注意する。感染が生じた場合は、抗菌薬（内服薬や外用剤）の使用を考慮する。
  - ★COX-2阻害薬、抗菌薬、ステロイド薬やビタミンB6、ビタミンEの経口投与は、HFSの症状予防や改善に効果があったと報告されているが、有効性は確立されていない。そのため、患者が有効性を理解できるよう説明し、同意のうえで使用することが大切である。
- 症状が悪化した場合は、がまんせず、すみやかに医療者に伝えるよう指導する。
- 症状が回復したら、治療再開あるいは治療法変更を検討する。

> **エキスパートのアドバイス：HFSのセルフケア支援**
>
> - 患者の日常生活に合わせた予防と、症状の早期発見が大切である。
> - 日ごろからのスキンケア習慣（保湿など）がない患者に対しては、一緒にケアを実践してみせることも大切である。そういったかかわりのなかで、症状改善を認める成功体験をもつことができると、患者のセルフケア能力の向上にもつながっていく。

（柴田恭子）

化学療法による手足症候群

参考ガイドライン 重篤副作用疾患別対応マニュアル 手足症候群（厚生労働省）

おさえておきたい基礎知識

【発生機序】
- 抗がん薬が表皮基底細胞の増殖能を阻害し、エクリン汗腺から抗がん薬が漏出することによると考えられている。

【リスク因子】
- HFSの出現頻度の高い抗がん薬（下表）の治療歴、種類、総投与量

経口	カペシタビン、テガフール・ギメラシル・オテラシルカリウム（S-1）、テガフール・ウラシル（UFT）、ソラフェニブ、スニチニブ、レゴラフェニブ、アキシチニブなど
点滴	フルオロウラシル、リポソーマルドキソルビシンなど

- 皮膚障害や粘膜障害の既往の有無と程度
- 治療前の皮膚の状態（乾燥や湿潤の程度、創傷の有無）、皮膚疾患の有無
- 過去の皮膚障害出現時の対応策やセルフケア・セルフアセスメント能力、日常のスキンケアの知識・行動

標準的ケア

- HFSは、手や足で反復した物理的刺激が起こる場所に好発する。特に足は靴下や靴を履いていて観察しにくいため、患者に説明して一緒に観察するようにする。
- 症状は千差万別であるため、さまざまな表現方法（チクチク、ピリピリ、ヒリヒリ、ジンジンなど）を用いて確認する。
- 予防行動（保清、保湿、保護）を継続して行う。
- 疼痛の有無、日常生活への影響の程度を確認する。
- 患者はがまんすることが多いため、休薬や減量も可能であることを伝える。

【アセスメント】
- セルフケアの習慣、認識ならびに知識を確認する。
- 治療開始前にリスク因子と薬剤の特徴を確認する（下表）。

フッ化ピリミジン系薬剤	● 視覚的変化を伴わないしびれ、チクチクまたはピリピリするような感覚異常から出現しやすい ● 視覚的変化としては、びまん性の紅斑からはじまり、皮膚表面の光沢・指紋の消失・疼痛が出現してくる
キナーゼ阻害薬	● 限局性の紅斑から症状が出現することが多く、疼痛も伴って出現してくる

- 出現時期や自覚症状、患者個々のライフスタイルに合わせて、セルフケアが継続できるよう指導する。
- 症状悪化時の連絡方法を確認する。

- 疼痛の有無、日常生活への制限の有無によって対応が異なる（下表）。

疼痛を伴わず、日常生活の制限がない	● しびれ、皮膚知覚過敏、ヒリヒリ・チクチク感、無痛性紅斑、色素沈着、爪の変形など ● 治療を継続しながら予防行動を徹底する
疼痛を伴い、日常生活に制限がある	● 腫脹を伴う有痛性紅斑、爪甲の高度な変形・脱落など ● 休薬し、予防行動とステロイド外用剤を使用したケアを実践 ● 回復後は再開できる
疼痛を伴い、日常生活が遂行できない	● 湿性痂皮・落屑、水疱、潰瘍など ● 休薬し、予防行動とステロイド外用剤を使用し、ケアを実践。回復後は減量して再開できるよう支援する

【治療とケア】

■予防

- 予防行動（保清、保湿、保護）が重要となる（下表）。

保清	● よく泡立てた低刺激性の石鹸を使用し、ぬるめのお湯できれいに洗う ● ナイロン製のボディタオルは刺激が強いため使用を避ける
保湿	● 保湿薬としては、ヘパリン類似物質含有剤、尿素含有製剤、ビタミン含有軟膏、白色ワセリンなどを使用する ・傷がある場合は尿素含有製剤の使用を避ける（しみて痛いため） ・白色ワセリンは、べたつきが強く、日中は使用しづらいことがある。就寝前に塗布して綿100％の手袋で保護するなど、生活に合わせた指導を行う ● 日ごろ保湿薬の使用経験が少ない患者（男性に多い）は、保湿薬のべたつきを嫌がることもある。患者個々が使用しやすい保湿薬を提案する
保護	● 物理的刺激や熱刺激を避ける ・爪先の露出を避け、圧迫しないような履き物を選択する ・長時間の作業や運動は避ける　・綿100％の手袋を活用する ・炊事用手袋の着用を促す　・熱い風呂やシャワーを控える ● 直射日光に当たらないようにする

■症状出現時の対応

- 疼痛がない場合は、治療を継続しながら予防行動を徹底する。
- 疼痛があり、日常生活に影響を及ぼす場合は、休薬する。
- 予防行動の継続で悪化を防止し、ステロイド外用剤（strong以上）と併用する（下表）。

strongest（最も強力）	デルモベート®軟膏、ダイアコート®軟膏など
very strong（かなり強力）	アンテベート®軟膏、マイザー®軟膏など
strong（強力）	リドメックスコーワ軟膏、リンデロン®-VG軟膏、ドレニゾン®テープなど

★strongest～very strongクラスは1週間、strongクラスは2週間をめやすに使用する。

- ステロイド外用剤使用に伴う感染に注意する。感染発現時は、抗菌薬の使用を考慮する。

(柴田恭子)

皮膚・局所

爪囲炎

化学

定義 **爪囲炎**は、手足の側爪郭の炎症のこと。爪甲周囲に紅斑や炎症を伴う色素沈着、亀裂、陥入爪などを生じ、進行すると腫脹や肉芽を形成して疼痛を伴う。遷延すると炎症性肉芽を形成し、強い疼痛を伴うようになる。手足症候群の1つの病態として出現する。

アセスメントスケール CTCAE(有害事象共通用語規準):爪囲炎

特徴

【特に注意が必要なもの】

危険! 緊急対応が必要	化学 感染、蜂窩織炎
注意! 重点的に対応	化学 日常生活に影響を及ぼす腫脹・肉芽の形成に伴う疼痛
配慮! 慎重に対応	化学 爪母障害による爪甲剥離症、カンジダ性爪囲炎

【主な原因】

化学療法 によるもの

- チロシンキナーゼ阻害薬(エルロチニブなど)
- EGFR阻害薬(パニツムマブなど)

【出現しやすい状況】

- 日常的な爪周囲への刺激(爪を噛む癖、深爪、巻き爪など)
- 日常的かつ長期的な水仕事
- スキンケア(保清、保湿、保護)が不十分
- 抗菌薬などの服薬アドヒアランスが不十分

エキスパートのアドバイス:爪もスキンケアの対象

- 爪も皮膚の一部である。そのため、爪まで意識して保清、保湿、保護することを伝える。
- 爪を観察することは、症状の早期発見につながり、悪化を予防することで患者のQOLの維持につながる。
- 特に足の爪の観察とケアは忘れがちであるため、意識してもらえるよう患者に説明する。

【症状出現時期のめやす】

	診断期	積極的治療期	緩和治療中心期
化学療法 P.380		治療開始6〜8週ごろから出現	

アセスメントとケアのポイント

【観察のポイント】

- スキンケアを含む日常生活習慣、職業、年齢、性別
- 爪周囲の発赤・腫脹・肉芽形成の有無、痛みの有無、日常生活への支障の有無
  ★激しい痛みを伴うと、日常生活に支障をきたす（痛くて歩けない、手先の作業ができないなど）をきたし、休薬が必要となる。

【アセスメントのポイント】

- リスク因子を確認する。
- 爪周囲の観察を徹底する（患者にも、自分で日常的に観察してもらう）。
  ★初期には疼痛を伴わない、もしくは軽度疼痛を伴う発赤から出現するため、観察が重要である。
- スキンケアの必要性に関する理解度、患者自身のセルフケア能力、セルフケア能力を向上させるまたはセルフケアを代償してくれるキーパーソンの存在を確認する。

【治療とケアのポイント】

- 保清、保湿、保護が重要となる（下表）。

保清	●弱酸性または刺激の少ない石鹸や洗浄剤をよく泡立てて、爪周囲の清潔を保つ ●二次感染予防のため、流水下での洗浄を徹底する
保湿	●爪も皮膚の一部であり乾燥する。乾燥すると、爪が割れやすくトラブルの原因となるため、保湿剤（市販のハンドクリームでもよい）を塗布する
保護	●炎症の原因となるため、深爪に注意する ●爪の菲薄化により先端が欠ける場合は、ベースコートなどで爪を補強する ●爪先の露出（サンダルなど）を避け、指先を圧迫しないような履き物を選択する ●爪を切る際は、周囲の皮膚に爪が食い込みにくくなるように切る（右図）

図 推奨される爪の切り方

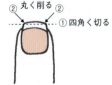

- 症状出現時には、炎症部位にステロイド外用剤を使用する。
  ★感染を合併している場合には、抗菌薬の内服・外用薬を併用する。
- 軽症であれば、保清・保湿・保護、テーピング法 P.381、ステロイド外用剤や抗菌薬（外用、内服）、凍結療法で対応する。
- 腫脹・疼痛が強い場合は、爪の部分切除が行われる。
- 爪部への刺激を軽減するために、陥入爪の予防（綿球挿入法 P.381）も行われる。

（柴田恭子）

化学療法による爪囲炎

参考ガイドライン CTCAE（有害事象共通用語規準）：皮膚および皮下組織障害

おさえておきたい基礎知識

【発生機序】
- 詳細は明らかではないが、増殖・分化が活発な爪母細胞にチロシンキナーゼ阻害薬やEGFR阻害薬が作用して角化異常を起こす。爪甲の菲薄化・易刺激性がみられ、持続的な皮膚の炎症が爪囲炎をきたす。
  - ★爪周囲の発赤・腫脹・肉芽形成を認めると、激しい痛みを伴い日常生活に支障（痛くて歩けない、家事や仕事など手先の作業ができないなど）をきたすため、休薬が必要となる。

【リスク因子】
- 出現頻度の高い抗がん薬（投与量）、放射線療法の併用
  - ★セツキシマブ、パニツムマブ、ゲフィチニブ、エルロチニブ、ラパチニブ、アファチニブなど
- 日常生活習慣、セルフケア能力、日常的な爪周囲への刺激（爪を噛む癖、深爪、巻き爪など）の有無、長期的な水仕事

標準的ケア

> **Point**
> - 予防行動（保清・保湿・保護）P.377 の徹底が重要である。感染によっても起こるため、爪周囲の清潔が保たれているか観察する。
> - 患者のライフスタイルやリスク因子を把握し、継続できるスキンケア方法を一緒に考えることが重要である。
> - 一度出現すると慢性的に続き、繰り返し治療を行わなければならないため、出現する前から予防行動を行う。
> - 患者自身での爪切りが難しい場合は、一緒に確認しながら爪を切ることも、指導として重要である。
> - 家族、キーパーソンの支援が欠かせない場合は、患者だけでなく支援者にも説明・指導を行う。

【アセスメント】
- 爪周囲の観察（特に足の爪）の重要性を患者に理解してもらうことが大切である。
  - ★靴下・靴を履いているため、足の爪を観察することが少ないため、風呂上がりに観察する習慣をつけてもらう。
- スキンケアの必要性についての理解度、セルフケア能力について確認する。
  - ★患者自身のセルフケア能力から患者自身でケアを継続できるか確認する。

【治療とケア】

■予防
- 予防行動の徹底がポイントとなる。予防行動は、症状が出現した場合にも、継続して実施することが大切である。
  - ★爪囲炎は、一度出現すると慢性的に続き、繰り返し治療を行わなければならない。そのため、出現する前から予防行動を行うことが大切である。

■ 症状出現時の対応

- 炎症部位にはステロイド外用剤（strong以上）を使用する P.377 。
  ★感染合併症例には抗菌薬の内服、外用薬を併用する。
- 爪周囲が腫れ、爪の際が皮膚に刺さって疼痛を伴う場合は、テーピング法（下表）を行う。

①爪周囲の洗浄	● 爪囲炎があると、触れるだけでも痛むため、よく泡立てた石鹸や洗浄剤をしばらく患部の上に乗せておき、泡が汚れを浮かせてくれるのを待ってからよく洗い流す（二次感染を予防する）
②テープの準備	● あらかじめ、適切な太さ・長さにテープを切っておく ● 伸縮性のあるテープを幅1.0～1.5cm、長さ5～6cm（指の太さや指の長さに応じて調節）に切る
③テープを巻く	● 患部の圧迫を逃がすようにテープを巻いていく ● 患部ぎりぎりの部分にテープを少し貼り、そこからテープを引っ張って、爪と皮膚の間に隙間をつくりながら、らせん状にテープを巻く
④薬剤の塗布	● ステロイド外用剤が処方されている場合、テーピング後に塗布する
⑤テープの交換	● 清潔を保つため、テープは毎日取り換える ● 剥がれたり、汚れたりした場合は、適宜テープを取り換える

図 テープの巻き方

爪と皮膚の間にすきまをあけるように引っ張る

らせん状

- 軽症であれば、保清・保湿・保護、テーピング法、ステロイド外用剤や抗菌薬（外用/内服）、凍結療法で対応する。
- 滲出液がみられる場合は補正後に消毒し、ステロイド外用剤や抗菌薬、保湿薬を塗布してガーゼ保護を行う。
  ★凍結療法：液体窒素を含ませた綿棒を肉芽組織に押し当て（数秒ずつ数回）、7～10日後に痂疲が形成されて自然に落ちるのを待つ方法。1～2週間隔で2～4回実施する。
- 腫脹・疼痛が強い場合には、爪の部分切除を行う。
  ★爪の部分切除：皮膚に食い込んでいる爪を部分的に除去して疼痛軽減を図る方法。重症の場合は、爪母を含む爪甲の根元まで除去し、爪が生えないようにする。局所麻酔下で処置を行うため、麻酔を打つ際の疼痛がある。
- 陥入爪の予防（綿球挿入法）も重要である。
  ★綿球挿入法：爪がやわらかくなったとき（入浴後など）に、細長く丸めた綿球（直径2mm程度）を爪の下にピンセットで挿入し、爪と皮膚の接触を軽減させる方法である。綿球は毎日あるいは隔日に交換する。

図 綿球挿入法

ここに綿球を挟む

軽度であれば、爪の角と皮膚の間に綿球を挿入すると、刺激がやわらぐ

（柴田恭子）

皮膚・局所

皮膚炎

がん 化学 放射

定義 皮膚炎は、種々の刺激によって皮膚に起こる炎症のこと。瘙痒を伴う点状状態（紅斑、丘疹、小水疱、小膿疱などの点状要素）が病変の基本となる。点状要素が湿潤、落屑などとともに混在すること（多様性）を臨床的特徴とする。
なお、皮膚炎と湿疹はほぼ同義である。

アセスメントスケール CTCAE（有害事象共通用語規準）：水疱性皮膚炎、手掌・足底発赤知覚不全症候群、放射線性皮膚炎

特徴

【特に注意が必要なもの】

危険！ 緊急対応が必要	がん デルマドローム（全身疾患と関連した皮膚病変）
注意！ 重点的に対応	化学 脂漏性皮膚炎、乾燥性皮膚炎 放射 皮膚への照射（皮膚粘膜の障害）
配慮！ 慎重に対応	他 外的刺激（物理的刺激、化学的刺激、アレルゲン） 精神的・心理的な刺激（ストレス、ホルモンバランスの乱れ）

【主な原因】

がん（腫瘍）によるもの
- デルマドローム（全身疾患と関連した皮膚病変）

化学療法によるもの
- 頻発 脂漏性皮膚炎、乾燥性皮膚炎
- 抗がん薬の副作用

放射線療法によるもの
- 頻発 皮膚への照射（皮膚粘膜の障害）

その他の要因によるもの
- 外的刺激
  - ★物理的刺激（日光、紫外線、乾燥など）、化学的刺激（化粧品、薬物など）、アレルゲン（花粉、ハウスダスト、ダニ、金属、食べ物など）、その他（虫刺され、カビによる感染、不衛生な汗による環境など）
- 内面的要素
  - ★乾燥肌や敏感肌、体質（遺伝的にアレルギーを起こしやすい）、内臓疾患、ストレス、生活習慣の変化、ホルモンバランスの乱れ

【出現しやすい状況】
- 肌のバリア機能が低下している場合

【症状出現時期のめやす】

	診断期	積極的治療期	緩和治療中心期
がん(腫瘍)		内臓のがんの存在により出現する	
化学療法		脂漏性皮膚炎：投与後1週間ごろに出現、2〜3週間でピーク 乾燥性皮膚炎：投与後3〜5週間ごろに出現	
放射線療法 P.384		急性皮膚炎：照射開始〜終了後3か月以内 晩期皮膚炎：照射終了後6か月〜数年後に出現	

アセスメントとケアのポイント

【観察のポイント】

- 皮疹の状況と範囲(大きさ、輪郭、色調、硬度、配列の状態と部位、分泌物の状態)、自覚症状(かゆみ、痛みなど)の有無を確認する。
- 血液検査データ(好酸球、IgEなど)を確認する。
- どの状況下で皮膚に湿疹が出現したか問診を行う。

【アセスメントのポイント】

- 皮膚炎の原因となるリスク因子について把握する。

【治療とケアのポイント】

- 血液検査や皮膚検査(パッチテストなど)により原因物質を特定し、日常生活で接触する原因物質の除去を行う。
- 薬物療法として、医師の指示のもと、副腎皮質ステロイド外用剤の塗布、かゆみがある場合は抗ヒスタミン薬の内服など適宜使用する。
- かゆみがある場合は患部を掻き壊さないように説明を行い、かゆみが強い場合は患部を冷やす。
- 肌を清潔に保ち、保湿を重点においた基本的スキンケア P.361 を行う。
- ビタミンB群を取り入れたバランスのよい食生活を心がける。
- ストレスや過労に注意し、規則正しい生活と十分な睡眠の確保を心がける。
- 紫外線から保護する。

> **エキスパートのアドバイス：スキンケア方法は具体的に指導**
>
> - 患者自身が、主体的にセルフケアを行えるよう、患者の日常生活と照らし合わせて「何が皮膚への刺激となるのか」考え、予防的・対症的にスキンケアを継続して行えるように支援することが大切である。
> - 皮膚炎が重症化し、苦痛が強くなると、スキンケアが不十分になることもある。皮膚の状態とともにスキンケアの実際を確認し、具体的なスキンケア方法を提案していく。

(藤井友紀)

放射線療法による皮膚炎

参考ガイドライン なし

おさえておきたい基礎知識

【発生機序】
- 基底細胞が放射線の影響を受けると、新しい細胞の再生が減少し皮膚が薄くなる。さらに汗腺や皮脂腺も影響を受けることで皮膚のバリア機能が低下し、皮膚の乾燥や炎症を生じる P.352 。
  - ★表皮は、基底層の細胞分裂により、有棘層、顆粒層へと移行し、約14日間で角質層となった後、約14日かけて角質層が垢となり剥がれ落ちていく。
- 外部照射は、必ず皮膚を通過するため皮膚に影響が生じる(下表)。

急性皮膚炎	放射線照射開始～終了後3か月以内に生じる ● 20～30Gy：発赤、紅斑(淡い発赤、瘙痒感、ピリピリ感、脱毛) ● 30～50Gy：乾燥、落屑(乾燥、熱感、刺激感、軽度の疼痛) ● 50～60Gy：びらん、浸出液、出血(強度の瘙痒感、疼痛) ● 60Gy～：壊死、潰瘍(疼痛)
晩期皮膚炎	放射線照射終了後6か月～数年後に生じる

- 放射線照射に伴って、二次的な皮膚炎が生じることもある。
  - ★二次的な皮膚炎は、皮膚の炎症部位に摩擦やズレ刺激が加わることで生じる。
  - ★放射線療法終了後、抗がん薬などの投与をきっかけに以前の放射線照射野の皮膚炎など、放射線の影響が呼び戻される「リコール現象」もある。

【リスク因子】

治療に関連するもの	1回線量、総線量、照射門数、入射角度、放射線の種類・エネルギーの強さ、ボーラス(放射線治療用補助具)やシェル(固定具)の使用、化学療法の併用
患者に関連するもの	皮膚の状態(浸潤・凹凸)、衣服で擦れやすい部位、皮膚同士で擦れやすい部位、しわが多い部位(頭頸部、腋窩、乳房下部、肛門・外陰部)、栄養状態(低栄養、肥満)、高齢者、糖尿病、活動性の膠原病(原則禁忌)、喫煙習慣、セルフケア不実行

標準的ケア

>
> - 放射線皮膚炎の発生を予防することは困難であり、悪化を防ぐことが大切となる。
> - 照射部位の清潔保持、保湿、刺激を避けることがスキンケアの基本となる。
> - 適切なケアを治療開始時から行うことが大切であり、患者自身がセルフケアを継続的に行えるよう支援する。

【アセスメント】
- 皮膚炎の発生部位、炎症の有無(発赤、腫脹、疼痛、熱感)、滲出液量や性状などの状態を観察する。

- 皮膚の観察は前面の照射部位だけではなく、照射部位の背面も確認する。

【治療とケア】
■予防
- 基本的スキンケア P.361 は必須である。

■症状出現時の対応
- 放射線皮膚炎の程度に応じて、適切な処置・ケアを行う（下表）。

わずかな紅斑や乾性落屑	●保湿ケアのみ実施する
中等度～高度の紅斑	●瘙痒感に対しては、ステロイド外用剤を用いる ●照射直前の軟膏やクリーム塗布は、ビルドアップや散乱線が生じる原因となるため避ける 　★ビルドアップは、皮膚表面より不快位置で放射線の吸収線量がピークとなること。散乱線は、周囲に飛び散る放射線のこと。軟膏やクリームを塗布すると、皮膚表面線量が増加するため、これらが生じやすくなる ●熱感・瘙痒感の緩和目的で照射範囲のクーリングを行う際には、照射直前は避ける
びらんや出血	●表皮剥離・びらんが発症した場合は、アズノール軟膏を塗布する ●びらん部分に直接ガーゼを当てると、皮膚への刺激となるため、非固着性ガーゼ（モイスキンパッド、メロリン®など）を使用する。固定には直接テープを貼らず、包帯やストッキネットを使用する

- 外用剤を使用する際に、厚く塗布すると皮膚表面の照射線量が多くなってしまうため、非固着性ガーゼなどに薄く塗布して貼付するようにする。
- 放射線療法終了後2～4週間程度は、治療中のスキンケアを継続する。
- マーキングは擦らず、自然に消えるのを待つ。
- 晩期皮膚炎の発症の可能性があること、異常時には受診すること、皮膚科受診時には「放射線療法を受けたことがある」と医療者へ伝えるように指導する。

ここもおさえて！
主な皮膚炎の種類

接触性皮膚炎	肌に接触した刺激物質により、接触した部位に紅斑、丘疹、水疱を生じる ・一次刺激性：原因物質の強い刺激による。初回から誰にでも起こる ・アレルギー性：Ⅳ型アレルギーによる。何回も同物質に接触すると起こる
内因性湿疹	アトピー性皮膚炎を含み、アレルギーによって異常な過敏反応を起こし、皮膚炎を繰り返し起こす
脂漏性湿疹	皮脂の分泌異常や細菌感染などにより起こる。ざ瘡様皮疹と同時期投与後1週間ごろより出現し、2～3週間ごろにピークを迎え、その後軽快することが多い。顔面（鼻翼の外側から頬、眉間部や前額部）、耳介や耳周囲、頭皮、前胸部、背部などの脂漏部位に出現する
乾燥性皮膚炎	投与3～5週間後に出現する。

（藤井友紀）

皮膚・局所

黄疸

がん 手術 化学

定義 **黄疸**とは、皮膚、粘膜、眼球結膜、尿が黄染すること(黄色く染まること)。血液中のビリルビンが増加したことで生じる。

アセスメントスケール CTCAE(有害事象共通用語規準):血中ビリルビン増加

特徴

【特に注意が必要なもの】

危険! 緊急対応が必要	がん 胆管の狭窄・閉塞(胆管炎) まれに溶血性貧血
注意! 重点的に対応	手術 術後合併症(胆汁漏、胆管炎) 化学 肝機能障害
配慮! 慎重に対応	がん 全身倦怠感、食欲低下、かゆみ 他 症状による不眠、外見の変化 ジルベール症候群

【主な原因】

がん(腫瘍) によるもの

頻発
- がんやリンパ節腫大に伴う胆管の狭窄や閉塞
- 肝細胞の広範な壊死によるビリルビン処理の障害
- 溶血性貧血(まれ)

手術療法 によるもの
- 手術後の胆汁漏や胆管炎など

化学療法 によるもの
- 薬剤の副作用による肝機能障害(症状の発現頻度は、使用する薬剤によって異なる)

その他の要因 によるもの

頻発
- ジルベール症候群(遺伝性の肝疾患)

【出現しやすい状況】
- 特別なものはなし

【症状出現時期のめやす】

	診断期	積極的治療期	緩和治療中心期
がん（腫瘍） P.388		肝細胞の壊死や胆管の狭窄・閉塞によって出現	
手術療法		胆道がん術後の胆汁漏、胆管炎などで出現	
化学療法		多くの薬剤が肝臓で代謝されるため、治療経過のなかでしばしば出現	

アセスメントとケアのポイント

【観察のポイント】

- 眼球結膜、皮膚の黄染の有無を確認する。
- 黄疸と柑皮症を鑑別する。
- 発症時期、前駆・随伴症状の有無、既往歴を確認する。
- 血液検査（肝機能、ビリルビン値、炎症など）、尿検査、画像検査（CT、MRI、内視鏡的逆行性膵胆管造影：ERCP、腹部超音波）を確認する。

【アセスメントのポイント】

- がんの発現・転移部位、手術後、化学療法の影響など黄疸の原因と考えられる因子を把握する。
- 症状の観察、バイタルサインの測定結果から緊急性の有無を判断する。
  - ★胆管炎を併発している場合、急変の恐れがあるため、意識レベルやバイタルサインの変化を見逃さない。

【治療とケアのポイント】

- 閉塞性黄疸の場合、経皮経肝胆道ドレナージ（PTBD）、内視鏡的胆道ドレナージ（EBD）を行い、うっ滞した胆汁を体外へ排泄する。
- 黄疸による外見の変化、かゆみ、ドレーン留置など患者が苦痛に感じていることを把握し支援する。

> **エキスパートのアドバイス：黄疸の分類**
>
> - 血清総ビリルビン値の基準値は1.0mg/dL程度である。
> - ビリルビン値2.0mg/dL以上では、眼球結膜が黄色くなり、容易に判断できる。これを顕性黄疸という。
> - これに対して、ビリルビン値1.0～2.0mg/dLで肉眼的に不明瞭な場合を不顕性黄疸という。

（笹本奈美）

がん（腫瘍）による黄疸

参考ガイドライン なし

おさえておきたい基礎知識

【発生機序】
- がんやリンパ節腫大に伴う胆管の狭窄や閉塞、肝細胞の広範な壊死により、ビリルビンの処理ができなくなると、黄疸が生じる。

【リスク因子】
- 術後
- 肝機能障害を引き起こす薬剤投与

標準的ケア

> **Point**
> - 症状の観察、バイタルサインの測定結果から緊急性の有無を判断する。特に、胆管炎を併発すると、急変の恐れがある。
> - 黄疸による外見の変化、かゆみ、ドレーン留置など患者が苦痛に感じていることを把握し支援する。

【アセスメント】
- がんの発現・転移部位、手術後、化学療法の影響など、黄疸の原因と考えられる因子を把握する。
- 急変につながる可能性があるため、バイタルサイン（特に意識障害）を注意深く観察する。

【治療とケア】

■ **予防**
- なし

■ **症状出現時の対応**
- 皮膚の保護方法、日常生活での注意点について、指導を行う（下表）。

皮膚の保護	● 黄疸が顕著な時期は、安静臥床や安楽な体位の工夫を心がける ● 衣類の刺激や室温などかゆみが増強する因子を取り除く ● 皮膚の清拭や保湿を行い、感染予防やかゆみの軽減に努める ● 掻いて皮膚を傷つけないよう爪を短く切り手指を清潔に保つ ● 夜間、十分な睡眠をとれない場合、かゆみ止めなど薬剤の使用を医師と相談する
日常生活での注意点	● 食欲不振を伴う場合、分割食にしたり、食べたいときに食べられるものを摂取できるよう支援する ● 排便・排尿の調整を行いビリルビンの排泄を促す

- 経皮経肝胆道ドレナージ(PTBD)、内視鏡的胆道ドレナージ(EBD)、ステント治療を適切に行う(下表)。

胆道ドレナージ実施時の注意点	● チューブの固定をしっかり行い、抜去予防に努める ● 感染に注意し、無菌操作でドレーン管理を行う ● ドレナージされた胆汁の量や性状、流出状態を観察する ● ドレーンの閉塞がないか、併せて観察する	図 PTBD 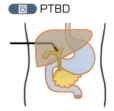
内視鏡的処置を行った場合の注意点	● 術後合併症に注意する ● 腹痛の有無や程度、バイタルサインに変化がないか観察する	図 EBD 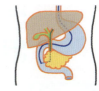

(笹本奈美)

皮膚・局所

リンパ浮腫

がん 手術 化学 放射

定義 **リンパ浮腫**は、リンパの輸送障害により、リンパ運搬能力が低下して間質内の血漿由来のタンパクや細胞が運搬できず貯留すること。先天性のリンパ管の異常によって生じる**原発性リンパ浮腫**と、がん手術(リンパ節郭清)や放射線照射によって生じる**続発性リンパ浮腫**に分類される。

アセスメントスケール 国際リンパ学会(ISL)による分類

特徴

【特に注意が必要なもの】

危険！ 緊急対応が必要	がん がんによるリンパ節の圧排 他 蜂窩織炎など皮下の炎症
注意！ 重点的に対応	手術 リンパ節郭清術による影響 化学 薬剤の副作用 放射 リンパ節周辺への定位放射線照射
配慮！ 慎重に対応	なし

【主な原因】

がん(腫瘍)によるもの
- がんの進行

手術療法によるもの

- リンパ節郭清

化学療法によるもの
- 薬剤の副作用

放射線療法によるもの
- 放射線の副作用(続発性リンパ浮腫)

その他の要因によるもの
- 皮下の炎症(蜂窩織炎など)

【出現しやすい状況】

- 肥満(BMI 30以上は注意が必要)

  ★肥満があると、脂肪細胞が間質液に充満することでリンパ管の還流がさらに滞るため、肥満はリンパ浮腫の危険因子であると考えられている。BMIを標準内に保つことが大切である。

【症状出現時期のめやす】

	診断期	積極的治療期	緩和治療中心期
がん(腫瘍)		発症・転移部位(主に四肢)によって出現	
手術療法 P.392		術後(リンパ節郭清術による)に出現	
化学療法		副作用によって出現	
放射線療法		照射(リンパ節を含む照射部位)によって出現	

アセスメントとケアのポイント

【観察のポイント】

- 治療歴:リンパ節郭清の有無や範囲・領域(下表)

上肢リンパ浮腫に関連する治療歴	● 乳がん:腋窩リンパ節郭清術 ・レベル1…小胸筋外縁より外側 ・レベル2…小胸筋の裏側 ・レベル3…小胸筋内縁の内側
下肢リンパ浮腫に関連する治療歴	● 婦人科がん・膀胱がん:傍大動脈リンパ節郭清、骨盤内リンパ節郭清、鼠径部リンパ節郭清 ● 前立腺がん:閉鎖節リンパ節郭清(発症リスクは低い)
上肢・下肢リンパ浮腫に関連するその他の治療歴	● 静脈疾患(深部静脈血栓症など) ● 放射線療法(腋窩リンパ節・鎖骨上リンパ節・骨盤内照射) ● 化学療法薬の使用(タキサン系抗がん薬) ● 腎疾患や心疾患の既往歴・治療歴

【アセスメントのポイント】

- 治療歴(特に深部静脈血栓症)の確認は重要である。
  ★全身性浮腫を伴う他の疾患がひそんでいないかの情報収集も重要である。
- 発症リスクと関連する生活習慣や身体状況、日常生活行動を確認する。
  ★体型、職業、自宅の構造、患肢の使用頻度、普段身につけている衣服や嗜好品などを確認しておく。

【治療とケアのポイント】

- 複合的治療が中心となる(下表)。

スキンケア	皮膚の清潔と保湿
マニュアルリンパドレナージ(MLD)	末梢に滞留したリンパ液を中枢側のリンパ管に誘導するもの(セルフケアで行うのはSLD:シンプルリンパドレナージ)
圧迫療法	毛細血管から組織間液の漏出を防ぎ、リンパ液の還流を促す
運動療法	圧迫下で筋肉ポンプ作用を効果的にはたらかせる
日常生活指導	蜂窩織炎などの感染予防を中心とした生活指導を行う

- スキンケア(保清、保湿、保護、保温)が最も重要である。
- 患者の生活習慣をよく理解したうえで、日常生活の注意事項を指導する。

(井沢知子)

手術療法によるリンパ浮腫

参考ガイドライン リンパ浮腫診療ガイドライン（日本リンパ浮腫学会）

おさえておきたい基礎知識

【発生機序】
- リンパ節郭清によってリンパの還流障害が起こり、じわじわと浮腫が生じる。

0期 (潜在期)	リンパ輸送が障害されているが、浮腫が明らかでない潜在性または無症候性の病態
Ⅰ期 (可逆期)	比較的タンパク質が多い組織間液が貯留しているが、四肢を挙げることにより治まる。圧痕(pitting edema)がみられることがある
Ⅱ期 (非可逆期)	四肢の挙上だけではほとんど組織の腫脹が改善しなくなり、圧痕ができなくなる(non-pitting edema)
Ⅲ期 (非可逆性)	圧痕がみられないリンパうっ滞性で象皮病のほか、アカントーシス(表皮肥厚)、脂肪沈着などの皮膚変化がみられるようになる

【リスク因子】
- リンパ節への放射線照射・化学療法(タキサン系)
- 体型(治療開始前からの肥満)

標準的ケア

> **Point**
> - 治療に伴うリスクを把握し、スキンケアを徹底することが大切である。
> - 患者の生活習慣を詳細に把握したうえで、患者個々に合った対応法を検討していく。

【アセスメント】
- 治療に伴うリスクを把握する P.391。
- 治療前からの肥満の有無(BMI 30以上か)を把握する。
- 鑑別疾患(深部静脈血栓症、全身性浮腫を伴う疾患など)の有無を把握する。
- 生活習慣・生活環境について、詳細な情報を収集する(下表)。

体型	● 肥満に至るまでの生活習慣
運動量	● 職業(デスクワーク中心か、日中歩きまわる仕事か) ● 自宅の構造(階段を上るか、エレベーターがあるのか) ● 通勤手段(電車か、徒歩か、自動車か)など
患肢の使用頻度	● 上肢：利き腕(患側が利き腕の場合、頻回に動かすため疲労感が増し、末梢の血流が増加してリンパ浮腫が生じる可能性もある) ● 下肢：立ち続けの仕事や、足をよく動かすような生活習慣の有無
普段身につける衣服や嗜好品	● 局所を圧迫するような衣類を使用しているか(ボディスーツ、きつめの衣類、ブレスレットや指輪、ヒールの高い靴など)
清潔に関する意識、日ごろの習慣	● 畑・菜園などで土や植物に触れる習慣があるか(虫刺されなどにより、蜂窩織炎を発症するリスクがある) ● ペットを飼っているか(犬や猫などによるひっ掻き傷が生じうる)

【治療とケア】

■予防
- なし

■症状出現時の対応
- 複合的治療が中心となる P.391。
- 日常生活の注意点は、患者の生活習慣を理解し、指導する（下表）。

上肢	・外傷（熱傷、切り傷、日焼け、スポーツでのけが、虫刺され、動物の引っ掻き傷など）に注意する ・手術側での採血や点滴、鍼灸、血圧測定はできるだけ避ける 　★上肢の採血や血圧測定は、リンパ浮腫のリスクとならないことが報告されているものの、わが国では十分な議論がされていないため、現在はリスクととらえて対応する ・なるべく、手術側で重いバッグや荷物を持ったり肩にかけたりしない ・バランスのよい食事を心がけ、体重増加に注意する
下肢	・外傷に注意する ・長時間、同じ姿勢（正座、しゃがむ、立ち続けなど）でいることを控える ・ゴムの跡がつくような靴下・下着・ガードル、サイズが合わない靴は避ける ・急激に温度が上昇する環境（サウナや温泉、岩盤浴、炎天下でのスポーツ観戦、海水浴など）や、急激な温度低下（冷やしすぎなど）を避ける

- スキンケアを徹底し、ドライスキンと感染を防ぐことが重要である（下表）。

清潔の保持	・洗浄時はゴシゴシ擦らない（よく泡立てた洗浄剤の泡を乗せるようにする） ・皮膚面が接触する部分（関節や指趾間など）は、ていねいに洗浄する ・なるべく正常皮脂膜に近いpH4〜6の、低刺激で弱酸性の洗浄剤を選択する
皮膚の保湿	・リンパ浮腫では、角質層の機能低下からドライスキンが生じやすい。ドライスキンには、皮脂膜、表皮細胞間の天然保湿因子、表皮細胞膜のセラミドが深く関係するため、モイスチュアライザー（水分と結合）効果とエモリエント（被膜をつくる）効果をもつ保湿剤を用いるとよい ・保湿剤は、低刺激性のクリームや軟膏類を選択する（水溶性ローションなどは、水分の蒸発とともに乾燥を起こしやすいため避ける） ・皮膚の保湿は大切だが、皮膚面が接触する部分の水分は十分に拭き取る
損傷の予防（外的刺激を加えない）	・清拭時には愛護的にケアを行う ・衣類や靴下、下着、腕時計、ブレスレット、ブラジャーなどによる部分的な圧迫に注意する（リンパ液の還流障害や血流障害を起こすため） ・下着は、ゆったりした大きめサイズを選ぶ。縫い目が刺激にならないようにする（裏面のタグをとって裏返して着用するなど） ・ナイフやはさみなどを使う際は、皮膚を損傷しないように注意する ・ペットの引っ掻き傷や、虫刺され（蚊や蜂など）にも注意する ・爪を短く切り、やすりでなめらかにして、清潔に保つ
循環の促進	・組織間液の還流を促進・改善するため、衣類や寝具で調整し、保温を行う。ゴムの入っていないフリーソックスなどを使用するとよい ・患肢挙上やポジショニングを行う（重力により、リンパ液貯留を最小限にする）

(井沢知子)

皮膚・局所

血管痛

化学

定義 **血管痛**は、血管の状態や投与された抗がん薬の性質により、静脈に沿って出現する疼痛で刺入部より近位側に生じやすい。「刺すような鋭い痛み」や「重石を置かれたような鈍い痛み」と表現される。静脈に炎症が起こり、硬結、腫脹、発赤などが生じた状態を静脈炎という。

アセスメントスケール CTCAE（有害事象共通用語規準）：注射部位反応

特徴

【特に注意が必要なもの】

危険！ 緊急対応が必要	化学 抗がん薬のpHや浸透圧比、薬剤特有の血管刺激性
注意！ 重点的に対応	化学 脆弱な血管、循環動態の悪い血管への抗がん薬の投与 　　　血管穿刺時の血管損傷
配慮！ 慎重に対応	化学 薬剤刺激への反応性、痛みの感受性

【主な原因】

化学療法によるもの

頻発
- 抗がん薬のpH、浸透圧、薬剤特有の血管刺激性
- 脆弱な血管、循環動態の悪い血管への抗がん薬の投与
  ★長く針を留置していた静脈・過去に静脈炎を起こした血管、関節付近の血管は避ける。
- 血管穿刺時の血管損傷
- 患者の状態：血管の状態、血流障害、薬剤刺激への反応性、痛みの感受性など

【出現しやすい状況】
- 患者側の要因：血流障害がある、複数回の穿刺による血管の脆弱性がある、痛みの感受性が強い
- 医原的な要因：血管刺激性の強い薬剤の投与

【症状出現時期のめやす】

	抗がん薬投与中	投与後
化学療法 P.396	血管の走行に沿った発赤や違和感、疼痛、引きつる感覚などが出現	血管障害が蓄積すると静脈の炎症(腫脹、硬結)に進展

アセスメントとケアのポイント

【観察のポイント】
- 血管の走行に沿った発赤や違和感、疼痛、引きつる感覚の有無

【アセスメントのポイント】
- 抗がん薬の末梢静脈投与時に生じる類似の病態を鑑別する(下表)。

	血管外漏出		静脈炎	フレア反応
	即時型発現	遅延型発現		
痛み	激痛・灼熱感は分単位・時間単位で消失。通常、注入中に刺入部周囲に起こる	通常48時間以内に起こる	痛みと静脈の怒張	痛みなし
発赤	刺入部周囲の紅斑(いつも起こるわけではない)	発現が遅い	静脈全体の赤み・黒ずみが生じうる	通常、治療の有無にかかわらず30分以内に消失、即時型の紅斑や静脈に沿った線状痕
潰瘍	通常48~96時間後	発現が遅い	通常は起こりえない	通常は起こりえない
腫脹	重度の腫脹。ただちに起こる	通常48時間以内に起こる	起こりそうにない	膨疹が静脈に沿って出現することがある
血液の逆流	血液の逆流がない。薬液の注入中に血液の逆流がみられる	―	通常	通常
その他	注入の状態の変化	局所のヒリヒリ感・感覚障害	―	蕁麻疹

日本がん看護学会監訳:がん化学療法・バイオセラピー看護実践ガイドライン. 医学書院, 東京, 2009:109. より転載

【治療とケアのポイント】
- 抗がん薬を投与するときは、血流のよい太い静脈を選ぶ。
- 投与中は、発赤・腫脹・疼痛の有無を観察する。
  ★自覚症状があったらすみやかに申告するよう患者に伝えることも大切である。
- 適宜、ホットパックなどを用いて血管拡張を促し、血管痛の予防・緩和を図る。
- 血管痛を起こしやすい抗がん薬 P.396 では、各薬剤に応じた対応が必要となる。

(久保知之)

化学療法による血管痛

参考ガイドライン なし

おさえておきたい基礎知識

【発生機序】
- 投与される抗がん薬のpHや浸透圧比、薬剤特有の血管刺激性により、血管内膜が刺激されると血管痛が生じる。
- 細い血管や循環が悪い血管、脆弱な血管への抗がん薬の投与により、針先の血管周囲で薬剤が停留してしまった場合にも、血管痛が生じる。点滴の刺入部から近位側に出現しやすい。
- 投与方法や患者側の状態(血管の状態、血液状態、痛みの感受性など)が関与し合って起こるため、同じ薬剤を使用しても症状の有無、痛みの強さは患者によって異なる。

【リスク因子】
- 血管痛を起こしやすい薬剤を以下に示す(下表)。

薬剤	機序	対応
エピルビシン	●酸性(pH2.5～3.5)	●デキサメタゾン混注(エピルビシン溶液のpHの改善)、投与時間の短縮
ゲムシタビン	●酸性(pH3.0) ●高い浸透圧(溶解液の生理食塩水に対する浸透圧比は2.0)	●温罨法
ダカルバジン	●光分解によって、血管痛の原因物質が生じる	●調製後は、薬液・輸液ラインのすべてを遮光し、ブラインドやカーテンを利用して光を遮る ●調製後すみやかに投与を開始する
ビノレルビン	●酸性(pH3.3～3.8) ●薬剤自体が強い血管刺激性をもつ	●10分以内に投与終了することが望ましい ●投与後は補液などにより、薬液を十分洗い流す
トレアキシン	●酸性(pH2.5～3.5) ●薬剤自体が強い血管刺激性をもつ	●投与速度を遅くして症状の経過を確認する ●温罨法
オキサリプラチン	●酸性(薬剤がpH4.0～7.0、5%ブドウ糖液による溶解液はpH3.5～6.5) ●神経障害の関連も示唆(針の留置部位より末梢側に痛みを生じることもある)	●温罨法により、血管痛が減少する ※寒冷刺激による末梢神経障害と、血管痛との鑑別が必要である

標準的ケア

> **Point**
> - まずは血管外漏出を疑って対応することが大切である。
> - 薬剤によっては、遮光など、特別な対応を要する場合があるので、事前に情報収集をしておく。

【アセスメント】
- 血管外漏出、静脈炎、フレア反応を区別して評価する 。
  ★上記は、抗がん薬を末梢静脈から投与した際に、皮膚に発赤を生じる病態である。

【治療とケア】

■予防
- 投与中の抗がん薬に応じた対応を選択し、血管痛の予防を図る。
- 血流のよい太い静脈へ穿刺を行う。
- 同一血管で、連続して抗がん薬を投与することは避ける。
- 長く針を留置していた静脈、過去に静脈炎を起こした血管、関節付近の血管への穿刺は避ける。
- ホットパックなどを使用して血管拡張を促すことで、血管痛の予防と緩和を図る。
- 血管に沿った発赤、腫脹、疼痛を観察する。
- 投与中に自覚症状があれば申告するよう患者に伝え、早期発見・早期対応ができるよう患者との協力体制を整える。
- 適宜フラッシュができるように、メインルートから生理食塩液(または5%ブドウ糖液)を滴下しつつ、サブルートから抗がん薬を投与する方法が推奨される場合もある。

■症状出現時の対応
- 点滴中に血管痛を生じた場合、投与されている抗がん薬の滴下をいったん止めて、血液の逆流の有無(血管外漏出の有無)を確認する。
  ★穿刺部位の異常がなく、血管外漏出ではない(血液逆流や点滴の自然滴下が確認できる)と判断されたら、生理食塩液(または5%ブドウ糖液)を緩徐にフラッシュして疼痛の消退を確認する。
- 血管痛の状況に合わせて点滴速度を調整するが、抗がん薬の種類によっては、投与時間の延長に注意が必要である。
  ★ゲムシタビンでは、投与時間が60分延長すると骨髄抑制が増強する危険性がある。
  ★起壊死性抗がん薬では、投与時間の長期化で血管外漏出を起こす危険性が高まる。
- 抗がん薬投与後にも血管痛が続く場合には、保冷剤やアイスパックなどを用いて局所を冷却し、状況に応じて鎮痛薬の使用を検討する。
  ★オキサリプラチンは寒冷刺激によって末梢神経障害が増強されるため行わない。
- 血管痛には個人差があること、発生した場合には最大限の対策を講じること、血管痛が高度な場合には薬剤の変更や中心静脈カテーテルなどのデバイス留置も考慮されることについて、患者に説明する。

(久保知之)

皮膚・局所

血管外漏出

化学

定義 **血管外漏出**とは、抗がん薬が血管外の皮下組織に漏出すること。重度の場合は組織の脱落や壊死を生じることもある。血管外漏出を起こすと、薬剤の投与が不完全となってしまうため、抗がん効果が低下してしまう可能性がある。

アセスメントスケール CTCAE(有害事象共通用語規準)：注入部位血管外漏出

特徴

【特に注意が必要なもの】

危険！ 緊急対応が必要	化学 血管障害を合併する全身性疾患 抗がん薬の投与量が多い、投与速度が速い、血管刺激性がある
注意！ 重点的に対応	化学 漏出を起こしやすい血管への穿刺 出血傾向(抗血栓療法、血小板低下など)
配慮！ 慎重に対応	化学 点滴穿刺部位への負荷、点滴中の体動 感覚麻痺などで自覚症状が乏しい場合

【主な原因】

化学療法によるもの

 ● 血管障害性の強い薬剤

★血管障害性と反応の強さは、薬剤の種類、溶液のpH、浸透圧、薬液濃度、漏出量、漏出してからの曝露時間が関係している。

【出現しやすい状況】

● 漏出を起こしやすい血管

★危険な血管：細い、蛇行している、皮膚表面からの透見や触知が困難、皮下で可動性がある、反復使用している、持続点滴や留置針の使用が長期化している、以前に血管外漏出を起こしたことがある、など

● 抗がん薬：投与量が多い、投与速度が速い、血管刺激性がある薬剤

● 抗血栓療法(抗血小板薬や抗凝固薬の使用)、血小板低下、DICなどによる出血傾向

● 血管障害を合併する全身性疾患(糖尿病や膠原病など)、腋窩リンパ節腫大やリンパ浮腫などの血流障害の既往がある。

● 血管の収縮や虚脱がある。

★寒冷や精神的緊張によって静脈血管の収縮が起こると、駆血しても血管の怒張が得られにくい。

● 熱傷や外傷による皮膚軟部組織の障害がある。

● 食事摂取不良などにより栄養状態が低下している。

【症状出現時期のめやす】

	抗がん薬投与中	投与後
化学療法 P.400	違和感、疼痛、発赤、腫脹が出現 末梢神経障害や脳血管障害による感覚麻痺などで自覚症状が乏しい場合、発見が遅れる可能性がある	漏出後2〜3日後に水疱や硬結、2〜3週間後に潰瘍や壊死が生じうる 投与数日後に遅発性の皮膚障害を生じうる

アセスメントとケアのポイント

【観察のポイント】

- 投与中〜投与後48時間は、痛みや腫脹、局所のヒリヒリした感覚がないか、注意深く確認する。
  - ★発赤・潰瘍が生じるタイミングは遅い。
  - ★投与中、血液の逆流がみられない場合は、血管外漏出を疑ってアセスメントする。

【アセスメントのポイント】

- 使用する抗がん薬の組織障害性の分類を把握する（下表）。

分類	漏出時の反応	薬剤
起壊死性抗がん薬 vesicant drugs	●少量の漏出でも紅斑・発赤・腫脹を生じる ●悪化すると有痛性の発赤腫脹が継続し、皮膚軟部組織に壊死が生じて難治性の皮膚潰瘍が形成される	アムルビシン、ダウノルビシン、ドキソルビシン、エピルビシン、イダルビシン、マイトマイシンC、アクチノマイシンD、ビンブラスチン、ビンクリスチン、ビンデシン、ビノレルビン、パクリタキセル、ドセタキセル、ミトキサントロン
起炎症性抗がん薬 irritant drugs	●漏出すると、局所の発赤・腫脹などを起こすが、皮膚軟部組織の壊死には至らない ●ただし、漏出した薬剤の濃度が高い、漏出量が多い、漏出部位での停滞時間が長い場合などでは組織障害が生じうる	メルファラン、ダカルバジン、シクロホスファミド、イホスファミド、ブレオマイシン、ゲムシタビン、オキサリプラチン、カルボプラチン、シスプラチン、エトポシド、イリノテカン、ノギテカン、ベンダムスチン、ボルテゾミブ、ペメトレキセド
非起壊死性抗がん薬 non-vesicant drugs	●漏出しても炎症や壊死を起こしにくい	メトトレキサート、リツキシマブ、トラスツズマブ、セツキシマブ、パニツムマブ、ベバシズマブ、ニムスチン、インターフェロン、インターロイキン

【治療とケアのポイント】

- 血管の選択、正しいルート管理・固定、確実な止血が重要である。
- 投与中に自覚症状があれば申告するよう患者に伝え、患者との協力体制を築く。
  - ★外来治療の患者には、帰宅後も観察を継続し、症状出現時は報告するよう伝える。
- 早期に発見・対応できるよう、マニュアルを整備する。

(久保知之)

化学療法による血管外漏出

参考ガイドライン 外来がん化学療法看護ガイドライン（日本がん看護学会）

おさえておきたい基礎知識

【発生機序】
- 細胞毒性をもつ抗がん薬が、血管の外部に漏出したことによって周囲の皮膚軟部組織に障害が生じる。
- パクリタキセル、エピルビシンなどでは、リコールアクション（症状の再燃）も生じうる。

【リスク因子】
- 患者側の要因：血管の収縮や虚脱、出血傾向、血管障害・血流障害、皮膚軟部組織の障害、栄養状態低下など
- 医原的な要因：抗がん薬の大量投与や急速投与、投与薬剤の血管刺激性など

標準的ケア

> **Point** 血管外漏出と症候が類似する有害事象として、静脈炎とフレア反応があり、これらを区別して評価する。

【アセスメント】
- 使用する抗がん薬の組織障害性の分類を把握する P.399。

【治療とケア】

■予防
- 十分な太さがあり、関節の動きに影響を受けない血管に、1回の穿刺で静脈確保できるよう努める。
- 24時間以内に注射した部位より遠位側からの点滴投与は避ける。
- 血管が萎縮している場合には、血管の拡張を促す。
  - ★例：事前に穿刺部位を温める、温かい飲み物を摂取してもらう、など。
- 穿刺部位に直接負荷がかからないよう、ルートはループをつくって固定する。
- 点滴ボトルを穿刺部位より下げて、血液の逆流の確認を行う。
- 発赤・腫脹・硬結などの症状や、違和感や疼痛（チクチクする、ジーンとする）の有無を確認する。
- 投与中に自覚症状があれば申告するよう患者に伝え、患者との協力体制を築く。
- 投与終了後には確実に圧迫止血を行う。
- 血管外漏出を早期に発見・対応できるよう、マニュアルを整備する。
- 外来治療を行う患者には、帰宅後も投与部位周辺の違和感、疼痛、腫脹などがないか継続して観察するよう説明し、症状が出現すれば医療者に報告するよう伝える。

■血管外漏出時の対応

- ただちに抗がん薬の投与を止める。
- 可能な限り漏出部の薬液と血液を吸引してから抜針する。
- 組織障害分類に応じた対応を行う(下表)。

組織障害分類	対応
起壊死性抗がん薬	● ヒドロコルチゾン100〜200mgまたはベタメタゾン4〜8mg＋生理食塩液(適当量)＋1〜2％プロカインまたはリドカイン(適当量)を総量5〜10mL程度にし、漏出範囲に皮下注射 ● 症状が消失するまでステロイド軟膏を塗布 ● 潰瘍を悪化させる可能性が高いので、温罨法は避ける ● ビンカアルカロイド系薬剤の漏出時には、冷罨法は避ける ● アントラサイクリン系薬剤漏出時にはデクスラゾキサン投与を検討 ● 大量に漏出した場合には、皮膚科医の診察を受ける
炎症性抗がん薬	● 少量の漏出であれば、冷罨法を行い、経過観察を行う ● 大量に漏出した場合には起壊死性抗がん薬と同様の処置を行う
非起壊死性抗がん薬	● 特別な処置は必要なく、経過観察を行う

- 薬液が漏出した部分をマーキングし、写真撮影を行う。
- 血管外漏出時の記録を行う。

  ★記録内容:漏出した薬剤名、漏出発生時の状況(抗がん薬の積算量、血液逆流逆血や自然滴下の有無、漏出前の行動など)、出現している症状、患者の反応と説明状況、処置内容など

- パクリタキセル、エピルビシンなどの薬剤では、リコールアクションが生じるため、注意が必要である。

エキスパートのアドバイス:デクスラゾキサンの投与方法

- アントラサイクリン系薬剤の漏出後、6時間以内にデクスラゾキサンの投与を開始し、投与2日目および3日目は投与1日目と同時刻に投与を開始する。
- 投与1日目、2日目は1,000mg/㎡、3日目は500mg/㎡を投与する。
- 腎機能障害(クレアチニンクリアランス40mL/分未満)のある患者では、投与量を50％に減量する。
- 冷罨法を行っている場合には、デクスラゾキサン投与の15分以上前には中止する。

(久保知之)

皮膚・局所

創部痛

手術

定義 **創部痛**は、手術操作などによる組織の損傷や炎症および組織の損傷を起こす刺激（侵害刺激）に起因する痛みのこと。

アセスメントスケール VAS（視覚アナログ尺度）、NRS（数値的評価尺度）、VRS（言語的評価尺度）、フェイススケール

特徴

【特に注意が必要なもの】

危険！ 緊急対応が必要	手術 術後出血 感染
注意！ 重点的に対応	手術 神経障害性疼痛 ★創部の通常範囲内の痛みでも、重点的対応が必要
配慮！ 慎重に対応	手術 創傷治癒遅延 心因性疼痛

【主な原因】

手術療法 によるもの

頻発
- 創傷による侵害受容性疼痛
- 神経障害性疼痛
- 心因性疼痛と考えられる痛み

  ★初期は侵害受容性疼痛が主だが、長引くと神経障害性疼痛や心因性疼痛も加わる場合がある（遷延性術後痛）。痛みの種類については「がん性疼痛」P.64 を参照のこと。

【出現しやすい状況】
- 創部が大きい手術
- 痛みをがまんすること、鎮痛薬使用の遅れ（痛みの悪循環）
- 効果的でない薬剤の使用

【症状出現時期のめやす】

	診断期	積極的治療期	緩和治療中心期
手術療法 P.404		術後24時間以内が最も強く、徐々に軽快	

アセスメントとケアのポイント

【観察のポイント】

- 痛みの部位・程度・性質・持続時間、創部の出血や炎症所見(発赤、腫脹、熱感、圧痛)、創部への機械的刺激やそれに伴う表皮剥離・循環障害、神経障害の有無
- 鎮痛薬の使用状況(種類、量、頻度)、鎮痛薬の副作用
- 痛みの閾値を低下する要因(不安や恐怖、不眠)の有無
- 患者の痛みの経験、鎮痛薬に対する考え方

【アセスメントのポイント】

- 患者の体験している痛みをできるだけ客観的に把握する。合併症の徴候との鑑別も重要である。
- 鎮痛薬の使用状況を把握し、痛みが適切にコントロールされているか観察する。鎮痛薬の副作用の有無の観察も重要である。
- 痛みはつらい体験であることをふまえ、心理的な対応も忘れない。

【治療とケアのポイント】

- 硬膜外麻酔、末梢神経ブロック、薬物療法などが施行される(下表)。

硬膜外麻酔		●手術部位の神経支配に合わせて硬膜外腔に局所麻酔薬などを注入する方法 ●鎮痛効果が高い ●抗凝固療法施行中は禁忌(硬膜外血腫のリスクがあるため)
末梢神経ブロック		●手術創に対応した脊髄神経前枝を、長時間作用性の局所麻酔薬で遮断する方法
薬物療法	NSAIDs(非ステロイド性抗炎症薬)	●胃腸障害、腎機能障害、肝機能障害が起こりやすいため、必要に応じて予防的に胃粘膜保護薬を使用 ●患者が胃痛などを訴えた際は、急性胃粘膜障害を念頭に置いて対応 ●腎機能を事前に評価しておく(腎機能の低下した患者は腎毒性を考慮して使用を控える必要がある) ●肝障害は投与2週間~3か月ごろに生じやすい。長期投与時は注意
	アセトアミノフェン	●NSAIDsが使えない場合も使用できることが多い
	オピオイド	●呼吸抑制や悪心・嘔吐を生じやすい ●術後の呼吸抑制は他の合併症の発症リスクを高めるため早期発見に努める ●悪心・嘔吐に対しては制吐薬を早期投与することで対応

(師岡友紀)

手術療法 による 創部痛

参考ガイドライン なし

おさえておきたい基礎知識

【発生機序】
- 手術操作やドレーン挿入などにより、組織の損傷や炎症を起こす刺激(侵害刺激)が生じることで創部痛が生じる。
  - ★手術により、侵害受容器(末梢求心性神経終末)に侵害刺激が加わると、神経線維を経由し、脊髄後角に伝導される。痛み刺激は脊髄後角において一次求心性ニューロンから二次求心性ニューロンに伝達され、脊髄視床路を経由して視床に伝導される。さらに、三次ニューロンに引き継がれ大脳皮質に到達し、認知されて痛みが生じる。
  - ★痛みとともに、不安や恐怖などの情動も引き起こされる。
- 神経が損傷することによる痛みや心因性の痛みもある。

【リスク因子】
- 創部の大きい手術
- 鎮痛薬の非効果的使用
- 痛みをがまんすること

標準的ケア

- 痛みは主観的なものであるため、ペインスケールなどの指標を用いて、患者の体験している痛みをできるだけ客観的に把握する。
- 痛みはつらい体験であることを常に意識し、心理的な対応も忘れない。

【アセスメント】
- 創部痛は全身に影響を与える(下図)。

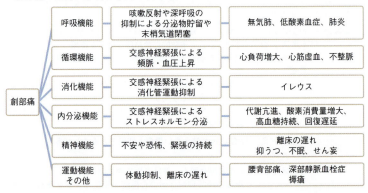

- 創部痛と「合併症の徴候としての痛み」の鑑別が重要である。
- 鎮痛薬によって痛みが適切にコントロールされているか確認し、不十分ならすみやかに対応する。
  - ★鎮痛薬の副作用が出現していないか観察する。早期発見・すみやかな対処が重要である。

【治療とケア】

■予防

- 体性痛は体動により増悪するため、創保護しながら体位変換を行い、良肢位を保持する。

■症状出現時の対応

- 創部痛は、痛みの認知による交感神経刺激や呼吸・体動の抑制など、種々の合併症の発症リスクを高めるため、積極的にコントロールする。
- 創部痛に対しては、硬膜外麻酔、末梢神経ブロック、薬物療法などが施行される。
  - ★硬膜外麻酔は、抗凝固療法施行中の患者には禁忌となる(硬膜外血腫のリスクがあるため)。
  - ★NSAIDsは、胃腸障害、腎機能障害、肝機能障害が起こりやすいため注意する。
  - ★オピオイドの副作用(呼吸抑制や悪心・嘔吐)に注意する。特に、術後の呼吸抑制は早期発見に努める。
- 痛みの悪循環に陥らないよう、かつ、全身的な悪影響を低減できるよう、患者に痛みをコントロールする必要性を伝え、早めに鎮痛薬を使用できるようかかわる。
  - ★痛みの増強が予期される場合(離床時など)には、予防的に鎮痛薬を使用できるようかかわる。
- 痛みの原因を考慮しながら観察する。
  - ★創部痛は一般に術後2～3日で軽減するが、術後4～5日となっても痛みが強いとき、痛みが再燃する場合には、創感染など合併症の発生によるものが多い。
- 痛みがコントロールされないと、遷延性術後痛に移行する可能性がある。
  - ★遷延性術後痛は術後3か月以上遷延する術後痛と定義され、神経障害性疼痛、侵害受容ニューロン感作による影響と考えられている。

(師岡友紀)

がん患者にみられる「精神」の症状

不安の影響によって、全身に症状が現れる

■不安に伴う種々の症状

反応の種類		症状
生理的反応	心血管系	動悸、心悸亢進、頻脈、血圧の上昇、胸部圧迫感、紅潮
	呼吸器系	ため息、あくび、息の詰まる感じ、息苦しさ、過換気、呼吸困難感、窒息感
	消化器系	口渇、喉の詰まる感じ、胸やけ、過食、食欲不振、悪心・嘔吐、腹痛、下痢
	泌尿器系	頻尿、尿意切迫、排尿困難、性機能障害
	神経系	頭痛、頭重感、めまい感、耳鳴り、発汗、冷感、熱感、顔面紅潮、蒼白、振戦、入眠困難、中途覚醒、睡眠過多
	筋骨格系	疼痛、歯ぎしり、筋肉緊張
行動的反応		じっとしていられない、ソワソワ、貧乏ゆすり、爪を咬む、唇を咬む、どもる、何度も質問を繰り返す・同じ話をする、性急な切迫した喋り方、ささいなことについての愁訴、頻回の要求や確認行為、その状況から離れられない、誰かが一緒でないといられない、怒りっぽい、ひきこもり、泣く、短気、飲酒や喫煙の増加
情緒的反応		イライラ、何となく恐ろしい、緊張感、ビクビク、易疲労性、焦燥感、非現実感、苦悶、興奮、不穏
認知的反応		注意力・集中力低下、判断力低下、言い間違い、物忘れ、マイナス思考、短絡的思考、知覚領域狭窄、思考の散乱または細部へのとらわれ、自分のことや行動および身体機能への没頭、葛藤において特にみられる動揺、感情のコントロール感欠如、自分や行動への責任感の欠如、積極性の欠如、自信の欠如、他者から拒絶されたという感覚、低い自己評価、不幸の予感、嫉妬、他者への羨望、優柔不断

精神症状は、それぞれ密接にかかわっている

■精神症状の関連性（イメージ）

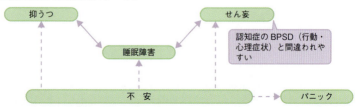

せん妄は、複数の要因が絡み合って生じる

■せん妄の原因と発症

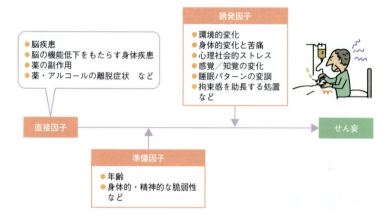

睡眠障害への対応では、看護のかかわりが欠かせない

■睡眠衛生指導の基本的内容

睡眠時間の調整		●起床時刻を一定にする（起床時刻が定まると就寝時刻も一定になりやすい） ●日中は明るい光を浴び、夜は明るすぎない照明にする （朝の自然光を20分程度浴びることで、概日リズムが整えられる） ●規則的な1日3度の食事を心がけ、日中に適度な運動を行う ●昼寝が必要な場合は、午後の短時間（30分以内）とする ●寝室は寝るときのみ使用し、だいたい同じ時刻に、眠気が出てから床につく ●床に入っても眠れないときは、寝室をいったん離れ、眠くなってから寝室に戻る ●睡眠時間は人それぞれである。8時間睡眠にこだわらない
睡眠環境の整備	物理的環境	●寝室の照度を落とす（テレビやパソコン、携帯端末の光も避ける） ●静かな部屋、快適な室温、衣類や寝具の調整
	心理的環境	●寝床から見える位置に時計を置かない ●寝室に心配ごとや仕事・作業を持ち込まない
就寝前の心身の調整		●就寝前3時間は、激しい運動や重い食事を避け、水分摂取を控える ●就床前4時間のカフェイン摂取、就床前のアルコール摂取や喫煙は避ける ●軽い読書、音楽、ぬるめの入浴、香り、マッサージなどでリラックスする

精神

不安

oncologic emergency の可能性
がん 手術 化学 放射 支持

定義 **不安**は、不確実な脅威や自己の存在が脅かされて生じる本能的・自然発生的な緊張感を伴う不快感で、心的エネルギーを消耗し続ける状態。不安が中等度になると交感神経系の刺激がより強まり、心拍数や呼吸数の増加などが生じる。

アセスメントスケール NRS(数値的評価スケール)、HADS(不安と抑うつの評価)、つらさと支障の寒暖計、ベックの不安尺度、CTCAE(有害事象共通用語規準):不安、DMS-5(精神疾患の分類と診断の手引)

特徴

【特に注意が必要なもの】

危険! 緊急対応が必要	がん 高カルシウム血症　　支持 オピオイド離脱症状 他 低血糖、せん妄
注意! 重点的に対応	がん 脳転移 化学 支持 薬剤の副作用
配慮! 慎重に対応	手術 化学 放射 支持 治療に対する不安や苦痛 他 認知症、抑うつ　など

【主な原因(「治療に対する不安」以外の原因)】

がん(腫瘍) によるもの
- 脳転移(認知機能障害)
- 高カルシウム血症(代謝性疾患)など

手術療法 によるもの
- 術後の侵襲や疼痛など(がんに限らずすべての手術に共通)

化学療法 によるもの
- 頻発 薬剤の副作用(抗がん薬)

放射線療法 によるもの
- 照射の副作用

支持療法 によるもの
- ステロイド、制吐薬・抗精神病薬などの副作用
- オピオイド離脱症状

その他の要因 によるもの
- 頻発 せん妄(軽度の意識障害)
- 認知症(認知機能障害)など
- 低血糖(代謝性疾患)など
- 抑うつなど

エキスパートのアドバイス:不安には個人差がある

- 不安は、その人が「脅威なできごとに対してどのように評価したか」という認知から生じる、主観的で個人的な体験である。
- 疾患の悪性度や病状の進行程度、苦痛症状の程度、患者の生活や価値観、性格やコーピングスタイル、ソーシャルサポートの状況、医療者からの情報提供とサポートの有無などによって出現の仕方や程度は異なる。

【症状出現時期のめやす】

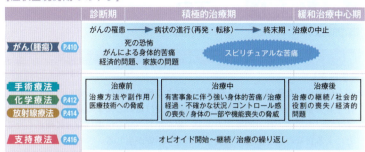

【出現しやすい状況】
- 上記のような状況が生じたとき

アセスメントとケアのポイント

【観察のポイント】
- 意識的に観察し、不安の状況を確認する（状況変化時に不安が生じやすい）。
  ★恐怖は対象が明確で、伝染しない。不安は対象が漠然としており、伝染する。
- 不安を引き起こす器質的要因（身体疾患、治療薬）に関する情報を把握する。

【アセスメントのポイント】
- 患者の訴えに注意深く耳を傾け、不安の原因や背景、症状緩和因子を探る。
  ★患者が感じていることを言語化するよう奨励し、患者の気持ちを引き出す。
- 患者とのコミュニケーションから、患者が欲する情報、疑問、学習ニーズを把握する。「質問促進のパンフレット」などを活用するとよい。
- 日常活動・治療への支障の程度、時間経過による変化などから専門的治療が必要か判断する（下表）。

正常範囲内の不安	●理由・状況がある ●聞いた人が追体験できる ●不安があっても生活できる	●相手にわかるように言葉で説明できる ●あまり長く続かない ●いったん消えれば簡単に再現しない
病的な不安	●言葉で説明するのが難しい ●人にわかってもらえない ●不安を抱えたままでいられず生活に支障がある ●いったん消えても再現する（再発におびえる）	●はっきりとした理由・状況がない ●かなり長く続き、簡単には消えない

- 抗不安薬の悪影響（口渇・眠気・めまい・健忘や退薬症状）を観察する。

【治療とケアのポイント】
- 疾患や治療に対し、事前に情報提供する。不安の背景を特定して情報提供する。
- 安心と不安の緩和を図り、日常生活のセルフケア不足を補う。
- 症状コントロールや不安への対処のセルフケアを高める。
- 薬物療法を行い、より専門的な職種のコンサルテーションや介入につなげる。

(寺町芳子)

がん（腫瘍）による不安

参考ガイドライン：がん

おさえておきたい基礎知識

【発生機序】
- がんに罹患した衝撃、再発・転移などによる死への恐怖、未知の治療やそれに伴う有害事象、日常生活機能の低下、治療を受けることによる身体機能やボディイメージの障害、社会的役割の喪失、死を想起させる疾患（がん）に罹患したことによる自身の存在意義の喪失などにより不安が生じる。
  - ★身体的自覚症状（疼痛や悪心・嘔吐、呼吸困難、倦怠感など）が十分にコントロールできない場合、不安がさらに増強する。
- 高カルシウム血症や脳転移の症状として不安がみられる。

【リスク因子】
- 精神疾患の既往、不安を引き起こしうる病状、病前からの個性が影響する（下表）。

精神疾患	不安障害や気分障害
病状	がんの悪性度や進行程度、苦痛症状、代謝不均衡、ホルモンの不均衡
患者の個性	性格、考え方、価値観、問題解決能力、コーピングスタイル、周囲との関係など

標準的ケア

> **Point**
> - がん罹患による不安はある程度予測できるので、インフォームド・コンセント（正しい情報を適切に提供し、患者の理解や同意を得ながら治療を行う）により、過剰な不安や懸念を予防する。
> - 患者の身体状態だけではなく、感情表出を促し、常に「こころ」への影響を意識して観察を行う。

【アセスメント】
- 病状説明に同席し、患者の病状・治療への考え・理解を確認する。
  - ★不安の症状はさまざまである。固定観念に縛られず、患者の言動の背景に不安がないか把握する。
- 不安と恐怖は別物であることを理解してかかわる。

エキスパートのアドバイス：看護ケア実施時のポイント

- 治療に伴い、日常生活のセルフケア不足が生じた場合は、適宜、援助が必要となる。ポイントは、以下の2点である。
  ① 食事や排泄、清潔などの基本的ニーズが充足されるように援助する。
  ② 無理せず十分な休養をとること、疲れが残らない程度で運動することで、活動と休息のバランスを整える。場合によっては、薬物療法を行い、専門家へのコンサルテーションが必要となる。

【治療とケア】
■予防
- 疾患の状況や具体的な治療の情報（内容・成績・有害事象と対処など）を積極的に提供し、患者が理解・納得して治療を受けられるよう支援する（下表）。

情報提供の ポイント	●疾患や治療に関する情報提供は、患者の不安の程度や認識の仕方、学習ニーズに合わせて行う ●患者が知りたいと思ったときに、誰からどのような情報が得られるかを伝える ●「知りたくない」と思っている患者や、多くの情報提供により不安が強くなる患者には、無理に情報提供しない（先延ばしにしてもよい情報を明らかにする） ●医療者が説明すべきと考える内容と、患者が知りたい内容は異なる。最低限、患者が理解する必要がある情報を明確にして、患者のニーズに合わせて情報を提供する ●単に一般的な医療情報を提供するのではなく、患者のセルフケアに結びつくようにする

■症状出現時の対応
- 患者が、自分を追いつめるような合理的でない考え方（認知）をしがちなときは、患者自身が自分の考え方の傾向に気づけるように、認知の修正を促す介入を行う。
- 術後の回復過程が順調でなく不確かな状況が続いている場合、患者の不安や悲嘆にじっくりつき合い、今後の見とおしのなかでできる対処を伝える（下表）。

不安や悲嘆 と向き合う ポイント	●患者の訴えを傾聴し、不安であることを受け止める。何度も繰り返される質問に対しては、最初は簡潔かつ正確に答え、患者の安全の感覚を高める ●強い不安は危機状況を示唆する。患者のそばに付き添い、静かな環境で他患者との接触を制限し、意思決定の休止などを行って、安心や安全を保証する ●医師や看護師、薬剤師は、患者のニーズに応え、サポートしていくことを伝える。患者が「サポートを受けている」と感じられるように、支持的で信頼のもてる関係をつくる ●患者の不安を聞くことで、看護師自身が感情を揺さぶられてつらいときや患者の不安に巻き込まれてしまう場合は、看護師自身の感情を理解してチームで支え合う

エキスパートのアドバイス：薬剤使用時のポイント
- 患者の身体状態や特性、薬剤の副作用や相互作用などを考慮して、不安を軽減するための薬剤を選択する。
- 薬物の作用と副作用、徐々に減薬することを説明し、患者がそれらを理解してから、治療参加を促進する。
- 病的な不安の疑いがあるときや、ノンコンプライアンス、抗不安薬の悪影響が考えられる場合は、精神的ケアの専門家のコンサルテーションを受け、状況に応じて患者に紹介する。

（寺町芳子）

化学療法による不安

参考ガイドライン なし

おさえておきたい基礎知識

【発生機序】
- 抗がん薬が脳内の神経伝達物質に作用して生じると考えられている。
  - ★アルキル化薬、抗がん性抗生物質、トポイソメラーゼ阻害薬、微小管阻害薬、分子標的治療薬、ホルモン療法薬など
- 患者にとって未知の治療（化学療法）、有害事象による身体的苦痛や容貌の変化、治療経過に伴う不確かさ、長期間の化学療法の継続による日常生活・社会生活への影響、社会的役割の喪失なども不安の原因となる。

【リスク因子】
- 副作用として不安を引き起こしうる薬剤（下表）

不安や抑うつの発現に注意が必要な抗がん薬	●抗がん薬：ビンブラスチン、ビンデシン、エキセメスタン、タモキシフェン、サリドマイド ●血液内科領域：副腎皮質ホルモン（プレドニゾロン） ●皮膚領域など：インターフェロン製剤
相互作用に注意が必要な薬剤	●代謝拮抗薬（特に、テガフール・ギメラシル・オテラシルカリウム、フルオロウラシル）とフェニトイン ●イマチニブとフェニトイン ●プロカルバジンと抗うつ薬 ●SSRI（選択的セロトニン再取り込み阻害薬）とカルバマゼピン、フェノバルビタール、トリアゾラム、ピモジド、タモキシフェン

- がんによる不安のリスク因子に加え、初回治療時のつらい体験（有害事象の症状緩和が不十分な場合など）

標準的ケア

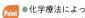

- 化学療法によって生じる有害事象に対して、患者がセルフモニタリングし、セルフケアできるように支援する。
- 患者は有害事象による身体的苦痛を「少しぐらい仕方がない、がまんする」と考えることが多いので、がまんせずに予防的・積極的に緩和を図る必要性を伝え、症状緩和に参画する意識を高める。
- 初回治療時の有害事象の体験と症状緩和の対応がその後の治療の不安に大きく影響する（予期性嘔吐など）。初回治療時の治療とケアが重要である。
- 検査結果に一喜一憂しながら、先の見えない不確かさや長期間にわたって不安や脅威を感じている患者の心の変化に気づく感性をもち、予測的・積極的にかかわる。

【アセスメント】
- 患者に、疾患や化学療法に関する知識・理解の程度、マイナスイメージ（例：化学療法による副作用は非常に強い）の有無、過去の治療経験などを聞いてい

くなかで、不安の背景を把握する。
- CTCAE v4.0による重症度評価、つらさと支障の寒暖計などによるスクリーニングを行う。

  ★化学療法中によくみられる「食欲低下」「睡眠障害」「倦怠感・意欲低下」「思考力・集中力低下」などの症状は、不安や抑うつ症状とまぎらわしいので、鑑別が必要である。

【治療とケア】

■予防
- 患者のセルフマネジメント力を高めながら、がん性疼痛や急性有害事象に対する予防的な症状マネジメントを積極的に行う。
- 急性期の有害事象は一過性で、治療終了後は改善するので、そのなかで日常生活上の制限を守りながらも自分らしく生活できることを説明する。
- 在宅療養中に強い骨髄抑制・腫瘍崩壊症候群などが出現する可能性のあるレジメンでは、予測される急激な症状が出現したときの対処方法や、緊急時の対応システムについて説明する。

■症状出現時の対応
- 脳転移、肝・腎不全、高カルシウム血症、電解質異常ではその治療を行う。
- 抗がん薬や症状緩和目的で用いる薬剤(副腎皮質ステロイド、オピオイド、睡眠薬、抗うつ薬、抗けいれん薬など)による不安が考えられる場合には、薬剤の減量や中止を行う。
- 納得して化学療法を選択しても、予測と異なり、患者なりの対処をしてもうまくいかないときには、つらい気持ちに耳を傾け、感情の表出を促す。
- 有害事象の状態とセルフケア内容との関係を患者とともに振り返り、不正確な知識を明らかにし、必要に応じて情報提供や誤解の訂正などを行う(下表)。

振り返りのポイント	・有害事象に対するセルフマネジメントを患者と振り返る。患者が問題点を明確にし、過去の成功した解決策を活用して次の対策を考えられるようにする ・軽度〜中等度の不安に対しては、誤った理解や不安の原因を患者とともに探り、認識の修正やケア方法の調整、必要な知識・技術の補足を行う ・強度の不安に対しては、危機に対する看護介入を行い、患者が現実と向き合えるようになってから不安に対処できるように援助する ・治療前から、予測される社会的問題に対して、活用できる社会的資源(各種の制度、施設・機関、人材など)とその活用方法について情報提供する

(寺町芳子)

放射線療法 による 不安

参考ガイドライン なし

おさえておきたい基礎知識

【発生機序】
- 放射線に対する先入観や誤解、有害事象、治療後の身体の変化・後遺症、なじみのない機械や閉ざされた治療室での治療、安全性(正確に照射されているか)や、治療効果への疑念(完全に治るのか)、病気が進行しているという懸念などにより不安が生じる。
  - ★被曝のイメージ(原爆や原発事故など)により、放射線療法に対する恐怖心・不安を抱いている患者が多い。放射線に対して正しい情報提供を行い、不安を緩和することが重要である。

【リスク因子】
- がんによる不安のリスク因子に加えて、特定の恐怖や不安をもつ患者(閉所恐怖症など)

標準的ケア

> **Point**
> - 放射線科を紹介され、治療に関する説明を受けても、十分に理解し納得できるまでの時間がないまま治療が開始されることも多い。治療開始後も意識的に患者の理解や不安を把握する。
> - 放射線療法に対する漠然とした不安をもつ患者が多い。気持ちを表出できるようにかかわり、患者の不安の存在を明らかにして共有する。

【アセスメント】
- 治療開始前に情報収集した患者の情報と、照射部位から予測される有害事象を把握し、患者の急性有害事象や晩期有害事象についての理解を確認する。
- 患者の不安の質と程度は、患者が抱きやすい不安に関連した「放射線療法に関連する不安の質問票」などを用いて具体的に把握する。

【治療とケア】

■予防
- 「放射線」という言葉に対する非常に強い恐怖心や偏見に対して、放射線療法の歴史をはじめとして治療内容に関して適切な説明を行う。正しい理解を促して、偏見をなくすことが大切である。
- 治療に対するイメージ化を図る。
  - ★放射線療法の内容を説明する。可能なら、治療開始前に治療室の見学を行う。
  - ★治療の流れ、予測される急性期・中期・晩期有害事象とその対処方法やセルフケアの方法について具体的に説明する。

■症状出現時の対応

- 疾患や治療に関連した身体的苦痛や治療環境に伴う苦痛に対して、疼痛コントロールとともに、治療時間や患者の緊張を緩和する調整を行う。
- 有害事象が出現している場合は、適切な処置方法や経過の予測と転帰について情報提供し、有害事象に対するセルフマネジメント方法について、継続して指導する（下表）。

かかわり方のポイント	● 痛みや予測される有害事象による身体的苦痛に対して、予防的な支持療法により苦痛緩和を図る ● 患者の身体的な愁訴に耳を傾け、不安な感情を言葉で表現できるようにし、気分転換やリラクセーション療法を活用して、感情をコントロールする感覚を養う ● 不安が中等度あるいは軽度のレベルに軽減されてから、患者が自身の価値観や問題解決への対処行動のパターンを認識し、新しい効果的コーピング獲得の必要性を認識できるようにする ● 患者の気がかりや希望、理解力、セルフケアの実施状況に応じて新たな対処方法を考え、うまく対処できたときは患者の努力を認め、ともに喜ぶ ● 治療法に対するプラスイメージが伝わるような患者同士やセルフヘルプグループとの交流を支援する

> **エキスパートのアドバイス：不安を「聞き出す」質問法**
>
> - 看護師は、患者に「不安や心配はありませんか？」と質問することが多いが、この問いかけに対して「不安があります。○○が心配です」と答える患者は、あまりいない。多くの場合、患者は「特にないです」と言い、看護師が「何かあったら、いつでも言ってください」と伝えることだろう。しかし「特にないです」と答えた患者は、本当に不安がないのだろうか。
> - 多くの患者は、自分の不安を医療者に伝えることを遠慮する。何が不安なのかもわからない場合もある。また、医療者にとって聞き分けのよい患者でいたいという心理もある。無意識に自分が不安なことに対して、防衛機制を使って緩和しようとしていることもある。
> - 不安は、ある程度、予測できる。
> - 患者の不安を早期に緩和し、患者のセルフマネジメント力を高めるためには、漠然と「不安や心配はありませんか？」と問うのではなく、患者の状況によって予測されている不安を具体的に患者に投げかけ、不安を引き出していく支援が必要である。
> - 「何かあったらいつでも言ってください」と患者の訴えを待つのではなく、「○○といったことはありませんか？」と予測をもって意図的に患者の不安に早く近づいていく支援も求められる。

（寺町芳子）

支持療法による不安

参考ガイドライン なし

おさえておきたい基礎知識

【発生機序】
- オピオイドに対する知識不足や誤った認識により不安が生じる。
  - ★誤った認識(例):「麻薬中毒になる」「徐々に効果がなくなる」「副作用が強い」「最後の手段である」「死期を早める」「痛みは病気が進行していることを示す」「緩和医療は、死に向かう過程を安楽に過ごすためだけの手段」「医師は痛みについての話をよく思わない」など
- 抗精神病薬の副作用としてのアカシジアや、オピオイドの離脱症状として不安がみられる。

【リスク因子】
- がんによる不安のリスク因子に加え、オピオイドに対する悪いイメージをもっている患者
  - ★患者がオピオイドに対して悪い印象をもつきっかけとなるのは「死亡した家族や友人の経験」「人から聞いた話」「医師からの説明」などである。

標準的ケア

- 単に痛みを緩和するだけでなく、オピオイドに対する誤解にはたらきかけ、「少量からはじめて、体に合わなければやめてもいい」と説明することでオピオイドに対する不安を緩和する。
- 鎮痛効果とオピオイドの副作用とのバランスのなかで、患者が納得してオピオイドを使用できるよう支援する。

【アセスメント】
- オピオイドについてどのような認識をもっているのかを把握する。
- その認識に至った患者個々の背景などを十分に把握する。

【治療とケア】

■予防
- 医学的事実と一致しないオピオイドに対する誤解がある場合には、その認識に至った患者個々の背景をふまえて、がん疼痛やオピオイドについての情報を提供し、誤解を解決する。
- オピオイドを使用することで「楽になる」だけではなく、「これまでできなかったことができる」ようになることを伝える。
- 「最後の手段」や「寿命を縮める」といった死を連想させることに対しては、死の不安に対する精神的サポートを提供する。
- 特に初回投与時に、患者が副作用で強い不快を感じるとオピオイドに対する不安や誤解が増強する可能性があるので、オピオイドの副作用への予防的対策を慎重に確実に行う。

■症状出現時の対応
- 【治療とケアのポイント】P.409 に準じる。

(寺町芳子)

> あわせて知りたい！
不安の程度

- 不安は、人が日常的に体験する心理・社会的反応の1つである。人間にとっては不快なものであるが、軽い不安は注意力を高め、生きる意味や価値を考える契機となり、人の成長にはむしろ必要であるとも考えられている。
- 不安への介入は、程度に応じて行うことが大切である。なかでも、認知・知覚への影響は、患者の安全を脅かす恐れがあるため、考慮して対応することが求められる。
- 中等度の不安では「目の前のことしか考えられない」状態に陥るため、注意喚起による意識的な注意の実施を要する。また、強度の不安になると、特定の些細なことへ注意が集中してしまうため、他の事象に注意するにはさまざまな指示を要する。

■不安の程度と症状

不安の程度	生理・情動反応	認知・知覚	学習
軽度 誰もが体験	イライラ、落ち着かない、軽い不快感・緊張感	知覚領域の拡大、観察力が鋭くなり注意力が高まる	学習意欲と問題解決能力の高まり、質問の増加、他者が認める行動の積極的な実施、緊張緩和の行動の実施
中等度 かなりの人が体験	ふるえ、下痢、嘔吐、疲労、倦怠感、心拍数・呼吸数の増加、過呼吸、筋緊張、発汗、頻尿、不眠、落ち着きのなさ、キョロキョロする、困惑する、多弁	集中力の低下、知覚領域や関心の狭窄、知覚過敏、不注意、環境の非現実的知覚や解離	問題に関連のある情報に対しての集中力の高まり、学習能力や問題解決能力の極端な低下、論理的思考の低下
強度 ケアが必要	過呼吸、頻脈、頻尿、悪心、頭痛、不眠、強い緊張感・不快感、無力感	注意の集中と知覚領域の極端な狭窄、目前の状況の明確な把握が困難	学習能力や問題解決能力の著しい低下、学習不能、言語表現が不適切あるいは困難、無目的な行動
パニック 専門的治療が必要	無力感、自尊感情の低下、精神混乱、嘔吐、不眠、呼吸困難、顔面蒼白、失禁、興奮や寡黙、混乱によるコントロールの喪失と安全確保の困難	知覚の歪み、現実的な状況把握の困難、自己の統合性の喪失、注意は分散し状況把握が困難、他者との交流が不可能	思考の論理性の喪失、学習不能、意思の伝達困難

(寺町芳子)

精神

抑うつ

`がん` `手術` `化学` `放射` `支持`

定義 **抑うつ(抑うつ状態)**とは、気分が憂うつで、思考は悲観的となり、しばしば停滞して、ふさぎこむ状態をいう。状態像であり病名ではない。気分が落ち込む、気が滅入る、興味・関心が減退する、疲れやすくなる、食欲がなくなる、やる気が起きない、イライラする、落ち着かない(焦燥感)、睡眠障害、自殺念慮などの症状が起こりうる。

私なんて…

アセスメントスケール DSM-5(精神疾患の分類と診断の手引)

特徴

【特に注意が必要なもの】

> 抑うつの場合、「原因」ではなく、「注意を要する症状の有無」で緊急度が異なることに注意

危険! 緊急対応が必要	`がん` `手術` `化学` `放射` `支持`	自殺念慮、自殺企図、自責的な言動、思考能力の低下
注意! 重点的に対応	`がん` `手術` `化学` `放射` `支持`	気分の落ち込み、不眠の持続
配慮! 慎重に対応	`がん` `手術` `化学` `放射` `支持`	気分の落ち込み、興味や関心の減退、不眠、食欲低下、便秘、不定愁訴

【主な原因】

がん(腫瘍)によるもの
- 診断告知、苦痛を伴うがん治療、疾患の進行に伴う身体状態の悪化など
  - ★これらのライフイベントは、すべて、大うつ病発現の誘因になりうる。

手術療法によるもの
- **頻発** ボディイメージの変化(乳房切除、四肢切断など外見上の変化による喪失感)

化学療法によるもの
- 薬剤の副作用(脱毛、手足のしびれ、食欲低下)による身体的苦痛
  - ★特に脱毛が与える精神的ダメージが大きい(髪の抜け始め、脱毛の途上など)。

放射線療法によるもの
- 治療に伴う身体的苦痛(放射線宿酔症状など)

支持療法によるもの
- 積極的治療を受けられない現実を受け止められないとき
- 終末期の抑うつ
- **頻発** コントロールされていない痛み
  - ★疼痛コントロール目的での支持療法の場合、抑うつの最大の原因の1つとされる。

その他の要因によるもの
- 身体疾患:甲状腺機能低下症、認知症、脳血管疾患や脳腫瘍、依存症
- 薬剤性(インターフェロン、ステロイド、レセルピンなど)
- 患者要因(性格傾向やストレスコーピング能力、精神疾患の既往、周囲のサポート不足)

【症状出現時期のめやす】

	診断期	積極的治療期	緩和治療中心期
がん(腫瘍) P.420		がんの受け止め方、患者自身のストレス耐性、個人のパーソナリティにより出現	
手術療法 P.421		ボディイメージの変化が大きい場合に出現	
化学療法 P.422 放射線療法		治療期間や治療経過、 副作用の出現などにより出現	
支持療法 P.423			身体的苦痛とともに精神的な 苦痛が増す時期に出現

【出現しやすい状況】

- がんの診断・告知～初期の治療開始時
  ★自分ががんになったことを受け止められない状態で治療がはじまり、その不安や葛藤が強いとき
- 積極的な治療をしても、病状が進行または再発・転移が生じたとき
- 医師から、緩和ケア病棟や緩和ケアを勧められたとき
- 家族・友人など、周囲のサポートが十分に受けられないとき

アセスメントとケアのポイント

【観察のポイント】

- 気分・感情、認知・思考、行動、身体症状を見逃さないように観察する(下表)。

気分・感情	●気が滅入る、気分が落ち込む ●楽しい気持ちになれない ●表情が暗い	●哀しみや憂うつな感情を口に出す ●ちょっとしたことで涙が出る
認知・思考	●自責的(自分が悪い) ●集中力の低下 ●自殺念慮、自殺企図	●マイナス思考 ●意思決定能力の低下
行動	●口数が減る ●イライラしている	●人とのかかわりを避ける ●意欲が低下し、やる気が出ない
身体症状	●寝つき、中途覚醒、早朝覚醒 ●食欲不振	●便秘 ●肩こり、頭痛

★身体症状(特に食欲不振や、便秘、頭痛など)は、病像や治療薬とも関連があるので判断が難しい。

【アセスメントのポイント】

- 日常生活(セルフケア)への影響の程度、がん治療の妨げになるか。

【治療とケアのポイント】

- 患者の表情や行動を観察し、抑うつの症状の自覚を患者に尋ねる。
- セルフケアが保たれている程度をアセスメントし、できない部分を援助する。
- 休息がとれるように援助する(環境調整や就寝前のケアなど)。
- 必要時、睡眠導入薬を主治医と検討する。
- 睡眠導入薬が効果不十分な場合や自殺念慮がある場合、精神科受診を検討する。

(平井元子)

がん(腫瘍)による抑うつ

参考ガイドライン なし

おさえておきたい基礎知識

【発生機序】
- 診断後の不安や抑うつ、治療時の再発の不安、進行・再発期、終末期における抑うつなど、それぞれの病期によって発症のきっかけが存在する。
- 患者自身のコーピング能力(ストレスや危機的状況に対する認知、乗り越える努力ができるか)。

【リスク因子】
- 健康な自己像や生活を失う喪失体験

標準的ケア

> **Point**
> - 抑うつ症状が強くなると、がん治療の妨げになる。患者が、今、がん治療のどの時期に当たるかを理解する。
> - 患者の抑うつ感情は、身体的なつらさと連動している。身体的ケアを十分に提供する。
> - 身体的ケアの実施と同時に、患者の話をよく聞き、今のつらさを理解しようとかかわる。

【アセスメント】
- 気分の状態:1日中、気分がふさぐ/落ち込むか。それは毎日か。
- 興味や喜び:「何にも関心が向かない」「楽しい/うれしいことがない」状態か。
- 睡眠状態:「眠れている」実感があるか。
  ★睡眠の持続時間、寝つきや目覚めの状態、満足感などを確認する。
- 日常生活(セルフケア):抑うつ症状の出現前と比べ、どの程度保たれているか。
  ★食事がとれない、清潔が保てない(お風呂に入らないなど)などの有無を確認する。

【治療とケア】

■予防
- 患者のコーピング能力を高める。
- 抑うつの徴候を見逃さない。

■症状出現時の対応
- 【治療とケアのポイント】P.419に準じる。加えて、以下に注意する。
  ① がん治療と並行して、精神科的治療を受ける。並行治療が困難な場合は、抑うつ状態が改善するまでがん治療を延期する場合もある。
  ② 患者が「話したい」という気持ちがあるときには、患者の話を十分に聞く。
    ★つらい気持ちを話すと、さらにつらくなりそうなときは、無理に話を聞こうとしない。
  ③ 睡眠困難が強い場合には、睡眠導入薬を主治医と検討する。睡眠導入薬では、十分に睡眠がとれないようであれば精神科受診を検討する。
    ★睡眠導入薬を使用しても、患者が眠れている自覚が乏しかったり、夜間の巡視時に起きていることが続いたりする場合、他の向精神薬が必要な場合がある。

(平井元子)

手術療法による抑うつ

参考ガイドライン なし

おさえておきたい基礎知識

【発生要因】
- 手術後に大きくボディイメージが変化する手術方法の場合(特に手術直後)

【リスク因子】
- 身体に創ができること、臓器を失うことへの喪失感

標準的ケア

> **Point** 変化した身体状況の受け入れには、ある程度の時間がかかることを、看護師・患者ともに了解しておく。

【アセスメント】
- 四肢切断、乳房切除、ストーマ造設、失声、頭頸部がん術後の容姿の変化など、外見に現れる変化が、患者の気持ちに与える影響をアセスメントする。
- 患者の気分が、術後のリハビリテーションに影響しているか。
  ★意欲の低下が、術後のリハビリテーションを遅らせてしまう可能性がある。

【治療とケア】
- 手術後の回復期には、まず、身体的な回復への援助を優先する。
- 患者が、手術による身体機能の変化を受け入れるまでには、ある程度の期間が必要と心得て接する。
- 術後のリハビリテーションでは、看護師からみた"回復"と、患者自身が感じる"回復"のとらえ方は異なることを理解したうえで、言葉をかける。

■予防
- 【がんによる抑うつ】P.420 に準じる。

■症状出現時の対応
- 【治療とケアのポイント】P.419 に準じる。

エキスパートのアドバイス：看護師と患者の評価が異なる場合

- 看護師が、術後リハビリテーションの成果を「できるようになってよかった」と伝えても、患者は「よくなっているとは思えない」と返答する場合がある。いくら看護師がよい評価をしても、患者に術前の身体のイメージが残っていたら、受け入れられないのである。
- このような場合は、看護師と患者の感じ方のギャップを率直に伝えるとよい。「私(看護師)は、できるようになってよかったと思います。○○さん(患者名)は、手術前のイメージがあるから、今はそう思えないかもしれませんね」などと伝えると、多くの患者は納得する。

(平井元子)

化学療法による抑うつ

参考ガイドライン なし

おさえておきたい基礎知識

【発生機序】
- 治療の開始時、患者が、がんや治療を受け止める気持ちがまだもてていない場合、抑うつが生じる。
- 患者が思っていた以上に抗がん薬の副作用が強かった場合にも、抑うつが生じる。

【リスク因子】
- 治療による副作用で、日常生活の変化を余儀なくされることが現実になった場合(例えば、仕事、家事、学業など)
- 薬剤の副作用(脱毛、手足のしびれ、食欲低下、悪心など)
  ★特に、脱毛(髪の抜けはじめ、脱毛の途上など)による精神的ダメージが大きい P.368。

標準的ケア

> Point
> - 患者の抑うつ感情は、身体的なつらさに連動しているので、身体的なケアを十分に提供する。
> - 身体的なケアを実施すると同時に、患者の話をよく聞き、今のつらい状況を理解しようとかかわる。

【アセスメント】
- 【がんによる抑うつ】P.420 に準じる。加えて、以下に注意する。
  ① 化学療法を受けていること、また、治療による有害事象のつらさをアセスメントする。

【治療とケア】

■予防
- 【がんによる抑うつ】P.420 に準じる。

■症状出現時の対応
- 【治療とケアのポイント】P.419 に準じる。加えて、以下に注意する。
  ① 継続的な化学療法の場合は、いつまでも治療が続くことへのつらさを患者が抱えているかもしれないことを念頭におく。

> エキスパートのアドバイス:抑うつ≠うつ病
>
> - 抑うつ症状は、うつ病、躁うつ病、適応障害、統合失調症など、さまざまな精神疾患の症状の1つとして現れるため、抑うつ症状があるからといって、即、うつ病と診断されるわけではない。
> - 身体疾患や薬剤などが抑うつを引き起こすこともあるため、抑うつ=心理的な要因で出る症状と早急に結論づけるのは避けたい。

(平井元子)

支持療法 による抑うつ

参考ガイドライン なし

おさえておきたい基礎知識

【発生機序】
- 終末期における予後に対する悲嘆、身体状況の悪化の自覚、がん疼痛 のコントロール不良が抑うつを引き起こす。

【リスク因子】
- 「死」に対する不安(同時に「死にたい」という気持ちが強くなる)
- 体力の低下(気力の低下や気分の落ち込みにつながる)

標準的ケア

> **Point**
> - 身体的苦痛と精神的苦痛の両者が混在して、患者にとってはつらい時期である。積極的治療ができないことへの不安や死についての表出が増え、看護師が、どのようにかかわればよいのか悩む時期でもある。
> - 抑うつを引き起こす病態はさまざまであり、鑑別診断が重要である。
> - オピオイドの副作用で強い不快を感じた患者は、その後のオピオイド使用を拒否することがあるので、初回投与時の対応は非常に重要となる。

【アセスメント】
- 身体的苦痛(疼痛、倦怠感など)が、どれくらい緩和できているか把握する。
  ★特に、疼痛コントロール不良は、患者の気分に大きく影響する。抑うつと痛みのバランスに満足することが目標となる。
- 睡眠は十分にとれているか確認する。

【治療とケア】

■予防
- 抑うつの徴候を見逃さない。

■症状出現時の対応
- 終末期の患者は、生活の目標が見いだせず、気分が落ち込み、抑うつを発症する可能性が高い。
  ★先のことを考えすぎず、「今日1日をどう過ごすか」「この数日間の過ごし方や気持ちのもち方」について、患者と話す時間をもつ。
- 睡眠状態を観察し、患者が満足の得られる睡眠を確保できるようにかかわる。
- 鎮痛薬や睡眠導入薬などは、適切に使用する。

エキスパートのアドバイス:終末期患者へのかかわり

- 「自分はもう先が長くない」「早くお迎えが来てほしい」などと言う患者への返答は難しい。
- 患者は、そのときの看護師の表情や態度を繊細に感じとる。患者からそう言われたとき、どのように答えるのか考えてほしい。返答に正解はない。看護師の感性や姿勢が問われている。

(平井元子)

精神

せん妄

oncologic emergency の可能性
がん 手術 化学 放射 支持

定義 せん妄は、脳の機能不全により急激に発症する、意識障害を主とした複数の精神症状をきたした状態。準備因子(もともと患者が有する因子：修正できない)、誘発因子(せん妄の発症や悪化へと誘導する因子)、直接因子(直接的に脳の機能不全を引き起こす因子)が関連し合って生じる。認知機能障害を伴う注意障害と見当識の低下が短期間のうちに出現し、日内変動するのが特徴。

アセスメントスケール 日本語版NEECHAM混乱・錯乱状態スケール、DST(せん妄スクリーニングツール)など

特徴

【特に注意が必要なもの】

危険! 緊急対応が必要	**がん** 中枢神経系への直接浸潤、呼吸不全、臓器不全、電解質異常など
注意! 重点的に対応	**手術** 手術による侵襲、術中の循環動態の変化、術後の生体反応の変化 **化学** **放射** 副作用　　**支持** 薬剤の使用
配慮! 慎重に対応	**がん** がんの進行、転移に伴う身体変化 **他** 高齢者、認知機能障害、脳器質性の精神疾患の既往

【主な原因(直接因子)】

がん(腫瘍) によるもの

- 中枢神経系への直接浸潤(原発性脳腫瘍、転移性脳腫瘍)
- **頻発** 感染症(敗血症)　●代謝障害(肝不全、腎不全)　●低酸素(呼吸不全)
- **頻発** 電解質異常(高Ca血症、高Na血症)、脱水　●循環不全(心不全、低血圧)
- 血液学的異常(貧血、DIC)　●栄養障害(低栄養、ビタミン欠乏)
- 腫瘍随伴症候群(ホルモン産生腫瘍、胸腺腫、甲状腺がん)

手術療法 によるもの

- 侵襲が大きな術式や緊急手術　●術中の循環動態変化(出血、低血圧、輸血)
- **頻発** 手術侵襲(電解質異常、炎症反応、貧血、低酸素など)　●薬剤(麻酔薬など)

化学療法 によるもの

- 代謝異常(腫瘍崩壊症候群)　●副作用(悪心・嘔吐、便秘、下痢、感染症)

放射線療法 によるもの

- 副作用(放射線宿酔による悪心・嘔吐、食欲低下)

支持療法 によるもの

- **頻発** オピオイド、ベンゾジアゼピン系薬剤、ステロイド、H_2受容体拮抗薬など

【出現しやすい状況(準備因子と誘発因子)】

- 準備因子と誘発因子が関連する P.401 。
  - ★準備因子：高齢、認知機能障害、重症身体疾患、精神疾患の既往(認知症、アルコール依存)
  - ★誘発因子：身体要因(脱水、低栄養、疼痛、便秘、排尿障害、不動化)、睡眠障害(不眠、昼夜リズムの乱れ、睡眠時の不随意運動)、環境要因(入院、ICU入室、照明、騒音)、精神的苦痛(ストレス、不安)、感覚障害(視覚・聴力低下)、拘束感(身体拘束、ライン類、持続点滴)

【症状出現時期のめやす】

	診断期	積極的治療期	緩和治療中心期
がん(腫瘍) P.426		がんの発症・転移部位、それに伴う身体変化により出現	
手術療法 P.428		術後数日～1週間以内に出現	
化学療法 放射線療法		副作用に伴って出現	
支持療法 P.427		支持療法で用いる薬剤や身体変化により出現	

アセスメントとケアのポイント

【観察のポイント】
- 患者の「いつもと違う、ちょっとした変化」に気づくことが重要である。
  ★物忘れ、日時や場所が認識できない、会話が噛み合わないなどは、まず、せん妄を疑う。
- せん妄は、低活動性・過活動性・混合型の3種類があり、多様な症状を示す。
  ★低活動性は傾眠や反応性の低下、過活動性は不穏・興奮・落ち着きのなさが特徴である。

【アセスメントのポイント】
- せん妄は、早期発見によって重症化を防げる。せん妄を疑う症状がみられた場合、早期にチームで意見交換を行い、確定診断につなげる。
- せん妄は、認知症やうつ病とは発症様式が異なり、短時間で急激に発症する。
- せん妄患者の言動には、その人なりの重要な意味が込められているため、患者の体験に寄り添い、せん妄症状がもつ意味を考えてかかわる。

【治療とケアのポイント】
- 予防的ケアと発症時のケア(発症時も継続)に分かれる(下表)。

予防的ケア	●カレンダーや時計を目につく場所に置き、日時・場所の認識を促す ●脱水や低栄養への対応、身体症状のコントロールを行う(身体要因の除去) ●多剤併用・せん妄発症リスクが高い薬剤の使用時は、薬剤を見直す(必要時は中止・減量) ●視力や聴力の低下がある場合、眼鏡や補聴器の使用を促す ●睡眠を確保するため、昼夜のリズムに沿った生活環境となるよう調整する ●早期離床を促し、可能な範囲で活動できる時間を確保する
発症時のケア	●せん妄患者の行動は予測しにくい。安全確保を最優先に、周囲の環境を整備する。必要時、身体抑制や離床センサーで管理する(導入時は十分に検討) ●光や音などの環境からの過剰な刺激を取り除く ●各種検査によってせん妄の原因を特定し、原因治療を積極的に行う ●せん妄による症状やバイタルサインなどを観察し、身体管理の継続を行う ●せん妄の症状緩和には、抗精神病薬が最もよく用いられる。薬物の特徴を理解し、副作用や過度な効果の出現がないかなどをモニタリングする ●家族にせん妄の原因・症状・対応について説明し、協力を依頼する

(青木美和)

がん(腫瘍)によるせん妄

参考ガイドライン せん妄の臨床指針(日本総合病院精神医学会)

おさえておきたい基礎知識

【発生機序】
- がんの直接的な中枢神経への浸潤や、腫瘍随伴症候群、がんの進行・転移に伴う臓器不全、呼吸・循環不全などの身体変化によって、直接的に脳の機能不全を引き起こし、せん妄を発症する。

【リスク因子】
- がんの進行や治療に伴って、複合的な要因がかかわる(多角的な視点が重要)。

標準的ケア

> **Point**
> - 精神科、精神腫瘍科、心療内科などの専門家を含めた多職種のチームで協働する。
> - せん妄により、がん治療を妨げたり、治療期間の延長を招くことがある。がん治療の効果が十分に得られるよう、せん妄を見落とさず対応することが重要である。
> - せん妄は、患者の身体に何か変化が起こっているサインである。がんが転移したり進行することで発症リスクが高くなることを認識してかかわる。

【アセスメント】
- あらかじめ家族から患者の性格、病歴について情報収集をしておく。
- 正しく全身状態のアセスメントを行う(活動性・活気の低下は倦怠感や苦痛症状によっても生じる)。

【治療とケア】

■予防
- せん妄の原因となる症状(痛み、呼吸困難、便秘、口渇など)をコントロールする。

■症状出現時の対応
- つじつまの合わない言動がみられても、安易に訂正しない。
  ★会話に合わせて対応すると、患者の体験や思いを尊重でき、患者・家族の安心感につながる。
- 脳転移や肝・腎不全などによるせん妄は、回復が見込めないことも多い。その場合、患者が穏やかに過ごせるよう、苦痛緩和に重点を置いたケアを行う。
  ★電解質異常や感染症によるせん妄は、治療によって回復が見込める。
- せん妄からの回復が難しい場合、患者は耐えがたい苦痛を体験することがある。その場合、再度治療やケアについて見直しを行い、それでも苦痛が緩和できず、患者・家族の希望があるときには間欠的鎮静・浅い鎮静の導入もケアの選択肢の1つになる。
- 終末期せん妄の場合、最期まで家族が後悔や苦痛を抱くことなく患者に寄り添えるように配慮する。
  ★例:家族にせん妄について適時説明を行う、家族が患者への対応に戸惑いを感じないように一緒に言動に込められた意味を確認するなど

(青木美和)

支持療法 による せん妄

参考ガイドライン なし

おさえておきたい基礎知識

【発生機序】
- がんの症状緩和、化学療法・放射線療法の副作用対策として用いる薬剤が、せん妄を引き起こす。

【リスク因子】
- オピオイド、副腎皮質ステロイド、ベンゾジアゼピン系抗不安薬、抗ヒスタミン薬、H_2受容体拮抗薬、抗けいれん薬などは、せん妄のリスク因子となりうる。

標準的ケア

> Point
> - せん妄リスクが高い患者の場合は、用いる薬剤の種類をあらかじめ調整しておく。

【アセスメント】
- がん自体の影響、がん治療の影響、支持療法の影響を複合的にアセスメントすることが重要である。
- 検査データやバイタルサインなどの変化がある場合には、せん妄の発症に注意してかかわる。

【治療とケア】

■予防
- せん妄リスクが高い患者の場合、ベンゾジアゼピン系の睡眠薬や抗不安薬、抗コリン作用のある薬剤、H_2受容体拮抗薬などは、可能な限り減量・中止する。

■症状出現時の対応
- 症状の訴えやセルフケアが難しくなることがあるため、患者のセルフケア能力を査定しながらかかわる。
- オピオイドが原因と考えられる場合は、原因に応じた対応を行う（下図）。

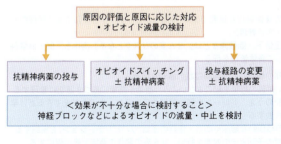

日本緩和医療学会 編：がん疼痛の薬物療法に関するガイドライン2014年度版. 金原出版, 東京, 2014：205. より一部改変のうえ転載

（青木美和）

手術療法によるせん妄

参考ガイドライン：集中治療室における成人重症患者に対する痛み・不穏・せん妄管理のための臨床ガイドライン（日本集中治療医学会）

おさえておきたい基礎知識

【発生機序】
- 術後の炎症反応と関連があると考えられている。
  - ★手術によりみられる炎症反応の上昇の時期が、術後せん妄の発症の経過と似ているとされる。

【リスク因子】
- 手術による侵襲、術中の循環動態の変化、術後の生体反応の変化
- ICU入室、複数のカテーテル留置、術後疼痛、精神的ストレス、睡眠障害など

標準的ケア

> 手術による侵襲や循環動態の変化からのスムーズな回復を促すことが、術後せん妄のリスク因子を減らすことにつながる。

【アセスメント】
- 術後1週間程度はせん妄の発症に注意する。
  - ★術後数時間～3日（麻酔の影響が弱まるころ）に顕在化し、術後1週間で回復に向かうことが多い。
- 術前より、患者の既往歴、性格、認知機能などについて情報収集を行うとともに、手術部位や術式の情報から循環動態や身体的変化を予測し、せん妄リスクを評価する。
- 術中～術後は検査データやバイタルサインを継続的にモニタリングし異常を早期に発見・対処する。

【治療とケア】

■予防
- 術前からの継続したかかわりが重要である（下表）。

術前 術中	● 手術内容や術後経過を具体的に説明し、患者の不安が軽減するようにかかわる ● 患者・家族にあらかじめ術後せん妄について説明し、家族に付き添い可能か確認しておく ● 術前からの身体管理が重要である（呼吸リハビリテーションによる呼吸機能向上、栄養・水分管理） ● 出血や血圧低下、低酸素などは、せん妄のリスクとなる。術中も医師・麻酔科医と連携して身体管理を行う
術後	● 術後の疼痛や便秘などの苦痛症状の緩和を図る ● ライン類や創部の感染を起こさないよう、感染予防策に基づき適切に管理する ● 医師と相談のうえ、ドレーンや膀胱留置カテーテル、点滴などをできるだけ早い時期に抜去する ● 早期からの積極的な離床や四肢・体幹の運動（リハビリテーション）を実施する ● 術後合併症の予防とその対策を行い、せん妄の発症の要因を最小限にする

■症状出現時の対応

- 術後せん妄では、ハロペリドールを静脈投与で用いることが多いが、経口摂取が可能な場合はクエチアピンなどの抗精神病薬も用いられる。
- ライン類の固定や屈曲などの観察を行うとともに、患者の活動範囲に合わせて長さを調整する。
- 家族に、術後せん妄は生理的な要因が影響して起こる一過性の病態であることを説明する。

エキスパートのアドバイス：抗精神病薬の副作用の評価

- 薬物療法における看護師の重要な役割は、治療効果と副作用の評価を継続的に行うことである。抗精神病薬では、以下の副作用の出現に注意し、必要時には、医師に報告する。
  ①錐体外路症状：パーキンソン症状、アカシジア、ジスキネジアなど
  ②口渇、便秘、尿閉
  ③過度の鎮静、眠気
  ④悪性症候群：筋強剛、嚥下困難、自律神経症状（頻脈、血圧上昇）、発熱など
  ⑤高プロラクチン血症：乳汁分泌、月経異常、性機能障害
- せん妄治療のために抗精神病薬を用いている場合は、以下に注意してかかわる。

分類	薬剤名	薬剤使用時に注意すべき点
定型抗精神病薬	ハロペリドール（セレネース®）	・錐体外路症状、高プロラクチン血症が生じやすい ・鎮静効果は弱い
定型抗精神病薬	クロルプロマジン（コントミン®）	・強い鎮静効果がある ・口渇、便秘、尿閉などが悪化する可能性がある ・循環動態が不安定な患者は血圧の低下をきたす可能性がある
非定型抗精神病薬	リスペリドン（リスパダール®）	・錐体外路症状、高プロラクチン血症が生じやすい ・腎機能が低下している患者には慎重に投与
非定型抗精神病薬	クエチアピン（セロクエル®）	・糖尿病患者への使用は禁忌 ・鎮静効果がある
非定型抗精神病薬	オランザピン（ジプレキサ®）	・糖尿病患者への使用は禁忌 ・鎮静効果がある ・口渇、便秘、尿閉などが悪化する可能性がある
非定型抗精神病薬	アリピプラゾール（エビリファイ®）	・副作用が比較的少ない ・鎮静効果は弱い

臨床でのエピソード

　進行がんで、治療・疼痛コントロール目的で入院となった70歳代の患者。入院数日後、夕方になるとそわそわして「こんなところにいたくない、家に帰る」と攻撃的な口調で、何度もベッドから降りようとしていた。入院時から疼痛コントロール目的でオピオイドが開始されていたことから、薬剤性のせん妄が疑われた。高齢のためせん妄になりやすいことに加え、オピオイド開始によってせん妄発症が誘発された状態で、入院時よりせん妄リスクを評価し、予防的なかかわりが必要なケースであった。
　後日、患者に話を聞くと、「家に帰りたい」という言葉は、がんへの脅威や治療への不安、疼痛などの苦痛症状への思いの表出とわかった。せん妄患者の言動には、その人の背景にある思いや希望が現れる。患者の思いに寄り添い、ケアすることの大切さを学んだ。

（青木美和）

精神

パニック

`がん`

定義 パニックは、強い恐怖と強烈な不快感の突然の高まりが数分以内にピークに達し、動悸、発汗、息苦しさ、窒息感、異常感覚、現実感の消失などの多様な症状をきたす状態。

`アセスメントスケール` PDSS(パニック障害重症度評価尺度)、PAS(パニック発作・広場恐怖評価尺度)

特徴

【特に注意が必要なもの】

危険! 緊急対応が必要	`がん` 脳腫瘍における側頭葉てんかん
注意! 重点的に対応	`がん` コントロールされていない苦痛症状 `他` 以前からの不安障害 治療や病気・対人関係に関するストレス
配慮! 慎重に対応	なし

【主な原因】

`がん(腫瘍)` によるもの

● コントロールされていない苦痛症状(特に呼吸困難感)
● 脳腫瘍における側頭葉てんかんの一種

`その他の要因` によるもの

● 精神的・心理的な要因:治療や病気、対人関係に関するストレス
● もともともつ素因:神経症的特質(否定的な感情を体験しやすい)、不安の感受性が高い、不安障害の既往、喫煙歴、呼吸器障害
● パニック発作の数か月以内に起こった対人関係上のストレスや健康に関連するストレス

【出現しやすい状況】

● 特別なものはなし

【症状出現時期のめやす】

	診断期	積極的治療期	緩和治療中心期
がん(腫瘍) P.432		がんの診断・治療・副作用や苦痛症状に関連して出現 不安・恐怖に伴って生じることがある	

アセスメントとケアのポイント

【観察のポイント】

- パニック発作では、突然の不安や恐怖が、動悸・発汗・息苦しさ・窒息感などの身体症状と同時に生じる。また「どうにかなってしまう」ことや、死への恐怖を経験することもある。
- パニック発作は、突然現れて数分以内にそのピークに達し、数十分程度の時間が経つと落ち着くという特徴がある。
  ★身体症状や不安が長引くときは、別の疾患が考えられる。
- 患者から日々の身体的・精神的な変化に関する情報を聴取する。
  ★患者がパニック発作を体験している場面に遭遇していないと、気づかずに対応が遅くなり、さらに患者に不安や苦痛を抱かせることになる。

【アセスメントのポイント】

- 身体疾患との区別が重要となる。
  ★パニック様の症状は、甲状腺機能亢進症、糖尿病性ケトアシドーシス、低血糖、心疾患(心筋梗塞、不整脈)、気管支喘息など、さまざまな疾患によっても引き起こされる。
- パニック発作を繰り返し経験すると、発作が起こるのではないかと過剰に心配してしまうことがある(予期不安)。また、発作に対する不安から、人ごみや乗り物、会議など逃げられない場所や状況を避けるようになる(広場恐怖)。日常生活や仕事に支障をきたすことがあるため、患者の症状の訴えや日常生活への変化についても把握しておく。
  ★予期しないパニック発作が繰り返し起こり、発作に伴う心配や、パニック発作を避けるような行動をとることが1か月以上続く場合には、パニック障害が疑われる。
- 1度でもパニック発作を体験すると、他の精神疾患に発展する可能性があるため、早期に治療を開始する。

【治療とケアのポイント】

- パニック発作や生じている症状について、患者と家族に説明を行う。
  ★不安や恐怖によって起こる脳の機能障害であり、患者の性格のせいではないことを説明する。
- パニック発作によって死を連想するほどの恐怖を体験するため、発作自体によって死に至ることはないことを保証する。
- パニック発作を消失させることを目標として、抗うつ薬とベンゾジアゼピンの併用による薬物治療を行う。抗うつ薬の第一選択薬はセロトニン選択的再取り込み阻害薬(SSRI)である。
- 患者の不安や恐怖を受け止め、不安への対処法を患者と一緒に検討する。また、専門医の協力を得て認知行動療法を取り入れる。
- 家族や周囲の人々にも正しく理解してもらい、治癒に向けて協力を得る。

(青木美和)

がん(腫瘍)によるパニック

参考ガイドライン なし

おさえておきたい基礎知識

【発生機序】
- がん患者は、以前からの不安障害の悪化、環境に対する反応、治療されていない症状に対する反応などによってパニックを引き起こすことが多い。

【リスク因子】
- 精神疾患の既往(特に不安障害)、がんに伴う症状や治療への否定的な受け止め

標準的ケア

>
> - パニックによる強い苦痛によって、がんの治療の遂行や意思決定などを妨げることがあるので、正確な診断と治療が必要となる。
> - 発症前から不安障害がある患者は、特にパニックの出現に注意してかかわる。

【アセスメント】
- パニック障害の既往がある場合、身体症状が悪化し、死に直面する緩和ケア期に悪化することがある。
  ★既往がある場合には、治療開始時から不安や恐怖へのケアを考慮に入れる。

【治療とケア】

■予防
- パニックに伴って生じる息苦しさや窒息感、悪心、動悸・心拍数の増加などの症状は、がんに関連した身体症状と間違いやすい。がんの苦痛症状によるものかどうかを見きわめ、対応する。
- 肺がんや転移性肺がんなどによる呼吸困難感、放射線療法やMRI・CTなどの閉鎖的な治療空間、治療による強い苦痛を伴う副作用症状の出現によって、パニックが生じやすくなるため注意する。

■症状出現時の対応
- パニック発作は、呼吸困難感などの身体症状や、身体症状による不安の増大によって出現するため、苦痛症状をコントロールしておくことが最も重要である。
- 生活リズムが整っていないと、自律神経系に悪影響を及ぼし、パニックの悪化につながるため、睡眠を確保し生活リズムを整える。
- がん患者のパニックを促進する因子には、死などの前兆に対する恐怖感がある。患者の思いを傾聴し、ため込んでいる恐怖や不安についての感情表出を促す。
- 第一選択薬はセロトニン選択的再取り込み阻害薬(SSRI)であり、すみやかな症状の緩和が必要な場合は、ベンゾジアゼピン系薬剤を併用する。
- 精神腫瘍科医や臨床心理士などにも協力を得て、チームで介入する。

(青木美和)

ここもおさえて！
パニック発作とパニック障害

- パニック発作とは、コントロールの効かない恐怖が急激に出現し、抑止力をなくして「命令されても行動できない状態」を指す。がん患者の場合、肺病変による呼吸困難や、頭頸部がんによる頸部閉塞感により、過呼吸などの自律神経反応を呈するパニック発作が出現することがある。
- 一方、パニック障害は、パニック発作と広場恐怖（通常であれば何でもない状況に対し、過剰な恐怖や不安をもつ障害）によって定義される、再発性で経過の長い疾患である。1回の発作は数分〜数時間でおさまるが、予期不安（また発作が起こるのではないかという恐れ）が絶えずつきまとうことも多い。パニック障害は、比較的若年で発症することが多いとされるが、がん患者の場合は、強いストレスによって高齢でも発症するケースがある。
- パニック発作やパニック障害に対しては、抗不安薬が有効な場合がある。いずれにしても死に至る症状でないことを伝え、呼吸の整え方（腹式呼吸や意識的に呼吸を遅くして呼吸数を減らす）を指導する。

■パニック障害

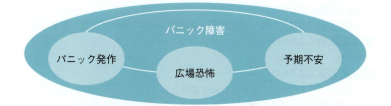

臨床でのエピソード

60歳代乳がん患者。がん性リンパ管症による「溺れるような感覚」の呼吸困難が出現。強い呼吸困難の記憶、また同じことが起きた時には死んでしまうのではないかという恐怖、対処法が分からないことへの不安などから、夜になると緊張が高まり、パニック発作による過呼吸を頻回に引き起こしていた。

症状出現時は、刺激の少ない落ち着ける環境を提供し、呼吸が落ち着くまでタッチングをしながら付き添った。そして、呼吸困難に対する薬剤が使用できること、そのまま死んでしまうようなことは起こらないことを伝えた。また、夜間は、睡眠薬やリラクセーション、呼吸法の習得によって、ストレスの緩和を図った。

上記の対応を行った結果、患者は、徐々に感情のコントロール感覚を取り戻し、パニック発作による過呼吸の改善を認めた。

（髙尾鮎美）

精神

不眠

`がん` `手術` `化学` `放射` `支持`

定義 **不眠**は、睡眠障害の1つで、睡眠の開始や睡眠の維持に何らかの問題があり、本人の苦痛や日中の疲労・思考低下など社会生活の機能低下を引き起こしている状態。不眠のタイプでは、入眠困難（なかなか寝つけない）、中途覚醒（睡眠中に何度も目が覚める）、早期覚醒（朝早くに目が覚めてしまう）の3つがある。

アセスメントスケール ISI(不眠重症度質問票)

特徴

【特に注意が必要なもの】

危険！緊急対応が必要	`支持` バルビツール酸系薬剤の離脱症状
注意！重点的に対応	`化学` `放射` 不眠の慢性化　`がん` `手術` 痛み、合併症 `支持` コルチコステロイドによる不眠(うつ、せん妄の前駆症状)
配慮！慎重に対応	`支持` 退薬による離脱症状(ベンゾジアゼピン系薬剤、オピオイド) `他` がんや治療、病状に対する不安

【主な原因】

がん(腫瘍) によるもの
- がんの浸潤・圧迫(疼痛、呼吸困難、倦怠感、悪心・嘔吐、下痢、頻尿、腹水)

手術療法 によるもの
- 術後痛、下痢や頻尿

化学療法 によるもの
- 抗がん薬(代謝拮抗薬、抗がん性抗生物質など)
- 【頻発】副作用(倦怠感、悪心・嘔吐、下痢・頻尿、夜間のほてり・発汗)

放射線療法 によるもの
- 副作用(倦怠感、頻尿)

支持療法 によるもの
- コルチコステロイド、降圧薬、気管支拡張薬、利尿薬、抗うつ薬
- 催眠鎮静薬・抗不安薬(ベンゾジアゼピン系薬剤)、オピオイドなどの退薬

その他の要因 によるもの
- 【頻発】心理：不安・うつ・せん妄
- 睡眠を妨げる環境：入退院、頻繁なモニタリングや処置、温度や光・音など

エキスパートのアドバイス：慢性不眠

- 素因(パーソナリティ、ストレス耐性、加齢、性差など)、増悪因子(ストレス、疾病、薬剤の副作用など)、遷延因子(誤った睡眠習慣、不眠/寝室恐怖、生理的過覚醒)などの合計が閾値を超えると不眠が生じるとされている。
- 増悪因子による不眠が持続し、遷延因子が加わると、慢性不眠が形成される。

【症状出現時期のめやす】

	診断期	積極的治療期	緩和治療中心期
がん(腫瘍)		がんの発症・進行・転移に伴う症状(疼痛、呼吸困難、悪心・嘔吐、倦怠感など)により出現	
手術療法		術後疼痛、消化器症状、頻繁な処置や点滴などにより出現	
化学療法 P.436		薬剤投与期間に悪化、休薬期間に改善(治療サイクルが重なると休薬期間も軽減しない)	
放射線療法		照射終盤に生じる倦怠感	
支持療法 P.438	【投与】コルチコステロイド：多くは数日から1～2週間後(3か月以降のときも)に出現　抗うつ薬(SSRI、SNRI)：投与初期あるいは増量時に出現、1～2週間で治まる　【退薬】ベンゾジアゼピン系睡眠薬：短時間型は中止後1～3日以内に出現、1～3週間で消失　オピオイド：半減期の短い薬剤の多くは中止後6～12時間に出現、1週間程度で消失		

【出現しやすい状況】

- 女性、60歳以下または高齢者、診断期、進行期、不眠・うつの経験、強い不安
- 化学療法、治療前、初回治療の強い不眠の経験、倦怠感、疼痛、うつの併存
- コルチコステロイド使用、睡眠薬・オピオイドなどの長期使用からの退薬時

アセスメントとケアのポイント

【観察のポイント】

- 不眠の状況(タイプ、頻度や期間、発症時期と経過、日常生活の支障や苦痛)、随伴症状、精神状態、睡眠習慣(運動、食事、昼寝、就寝前行動)を把握する。
  ★不眠を呈する他の病態(レストレスレッグ症候群、睡眠時無呼吸症候群、過眠)は鑑別が必要であり、足のムズムズ感、フェリチンや鉄の不足の有無、夜間のいびきや無呼吸などを観察し、必要時専門家に依頼する。

【アセスメントのポイント】

- 不眠の原因は、複数重なるため、包括的にアセスメントする。

【治療とケアのポイント】

- 原因の除去と緩和：身体症状や不安の緩和、薬剤の調整、環境調整などを行う。
- 睡眠衛生指導 P.407：患者と睡眠習慣の見直しを行い、睡眠セルフケアを支援する。
- 原因除去が難しい場合、不眠のタイプに合った睡眠薬を適切に用いる。
- 不眠が持続する場合、遷延因子に留意し、就寝前の緊張緩和や不適切な睡眠行動の修正を患者と話し合う。
  ★不眠の慢性化が考えられる場合、認知行動療法を専門家に依頼してもよい。
- 運動、漸進的筋弛緩法、呼吸法、ヨガなどを勧めてもよい(骨転移や運動禁忌がある場合は除外)。
- 終末期には症状緩和が難しく、死への不安も高まる。睡眠薬を使用しつつ、安楽を支援し、不安に寄り添う。

(升谷英子)

化学療法による不眠

参考ガイドライン 睡眠障害の対応と治療のガイドライン(睡眠障害の診断・治療ガイドライン研究会)

おさえておきたい基礎知識

【発生機序】

- 抗がん薬による不眠の機序は十分に解明されていないが、炎症性サイトカイン産生、概日リズムの乱れ、化学的閉経によるエストロゲン低下などが関与すると考えられている。
  - ★がん患者の30〜50%に不眠が存在するとされる。化学療法により不眠が増加し、初回サイクルで60〜80%に不眠の訴えがあるとの報告もある。
  - ★治療初期に生じた不眠が改善することは少なく、重なる治療による悪化・慢性化が指摘されている。
- 化学療法の副作用症状に伴う心身の苦痛は、さまざまな経路で中枢神経に影響を及ぼし、不眠に関与する。
  - ★治療前・治療初期の併存症状が多く、重度であるほど、治療後の不眠も悪化・持続傾向にある。
- 持続点滴治療では、日中臥床、照度不足の環境の影響も指摘されている。

【リスク因子】

- 抗がん薬(代謝拮抗薬、抗がん性抗生物質など)
- 初回治療で不眠が強く現れた場合
- 女性、60歳以下、化学療法前の不眠経験、強い不安
- 倦怠感、うつ、疼痛、夜間のほてり・発汗などの併存症状

標準的ケア

> **Point**
> - 不眠は治療経過のなかで変化する。慢性不眠に陥ると難治性・易再発性となるため、早期からの併存症状のマネジメントや薬物療法への支援とともに、睡眠衛生指導が重要となる。
> - 不眠が続く場合、遷延因子に注目し、睡眠習慣の見直しや心理的支援を行う。状況に応じ、専門家へのコンサルトも大切である。

【アセスメント】

- 不眠とその原因は、治療経過に沿って変化する。薬剤や症状、心理状態と不眠の関係について、睡眠日誌や簡便なスケールを用いて、ていねいに把握する。
- 不眠の経験、疼痛・倦怠感・うつなどにより、不眠が増強することを認識してかかわる。
- 初回サイクルで不眠が強く現れた患者は、2回目以降も不眠を繰り返し、慢性化する可能性がある。就寝前の緊張や患者の睡眠習慣など遷延因子について留意し、再評価を行う。
- 不眠のタイプや身体状況から、患者に適した睡眠薬が選択される。睡眠薬の効果や副作用について十分に観察する。

【治療とケア】
■予防
- 確立した予防法はないが、倦怠感や疼痛など併存症状の緩和を積極的に行う。
- 概日リズムをできるだけ崩さないよう医療環境を整え、日中の活動を支援する。

■症状出現時の対応
- 原因となる副作用症状のマネジメント、心理的支援を継続する。
- 睡眠衛生指導 P.407 では、患者・家族と睡眠習慣を見直し、可能な範囲で生活に取り入れる。
- 原因除去が難しい場合、せん妄を否定してから、不眠のタイプや心身の状態に応じた睡眠薬を適切に用いる(下表)。

★持越し効果・筋弛緩作用に留意し、転倒予防などを行う。またアルコールと併用しない。

●非ベンゾジアゼピン系薬剤 ●ベンゾジアゼピン系薬剤 ●メラトニン受容体作動薬	入眠障害 (超短時間型、短時間型)	中途覚醒、早朝覚醒 (中時間型、長時間型)	副作用
神経症的傾向が弱い場合、脱力・ふらつきが出やすい場合 (抗不安作用・筋弛緩作用が弱い薬剤)	●ゾルピデム(マイスリー®) ●ゾピクロン(アモバン®) ●エスゾピクロン(ルネスタ®) ●ラメルテオン(ロゼレム®)	●クアゼパム(ドラール®)	●より頻度少
神経症的傾向が強い場合、肩こりなどを伴う場合 (抗不安作用・筋弛緩作用を持つ薬剤)	●トリアゾラム(ハルシオン®) ●ブロチゾラム(レンドルミン®) ●エチゾラム(デパス®) など	●フルニトラゼパム(ロヒプノール®、サイレース®) ●ニトラゼパム(ネルボン®、ベンザリン®) ●エスタゾラム(ユーロジン®) など	ふらつき・健忘・依存・せん妄
腎機能障害や肝機能障害がある場合 (代謝産物が活性を持たない薬剤)	●ロルメタゼパム(エバミール®、ロラメット®)	●ロラゼパム(ワイパックス®)	
薬剤作用時間による注意すべき副作用	健忘、早期覚醒・日中不安、依存(耐性、離脱症状)	もち越し効果(日中の眠気、ふらつき、倦怠感など)	

- 初回治療で不眠を呈した患者は、次回治療に備え、休薬期間に睡眠習慣の是正を行うなど工夫する。

  ★可能な場合、本人の希望により、ヨガや運動など、家庭で取り入れられるものを勧めてもよい。

- 治療が重なる時期は、遷延因子に留意し、睡眠時間の意図的な調整や就寝前の緊張緩和、不眠・寝室恐怖の是正などを支援し、必要時、専門家にコンサルトを行う。

(升谷英子)

支持療法 による 不眠

参考ガイドライン 睡眠障害の対応と治療のガイドライン（睡眠障害の診断・治療ガイドライン研究会）

おさえておきたい基礎知識

【発生機序】
- 支持療法薬の持続的使用や退薬が、睡眠にも影響を及ぼす。

【リスク因子】

	薬剤の持続的使用による不眠	
コルチコステロイド	デキサメタゾン、ベタメタゾン、プレドニゾロン	●中枢神経系の作用亢進による精神神経症状（不眠、焦燥感）。頻度は25〜50% ●多くは投与数日〜2週間に発現。3か月以降の場合もある ●うつやせん妄の前駆症状の場合もある
抗うつ薬	SSRI、SNRI、三環系抗うつ薬の一部	●5HT$_{2A}$受容体刺激による中枢神経の興奮（不眠、焦燥感、悪夢） ●投与初期あるいは増量時、1〜2週間で治まる
降圧薬	β受容体遮断薬など	●中枢神経への作用などが考えられる（悪夢、不眠）
気管支拡張薬	キサンチン誘導体など	●交感神経刺激作用による不眠
利尿薬		●夜間頻尿による不眠
	退薬による不眠	
催眠鎮静薬抗不安薬	ベンゾジアゼピン系薬剤	●GABAA受容体に作用、長期使用による身体依存 ●軽度不眠はほぼ必発、離脱症状は20〜40% ●短時間型で中止1〜3日以内、長時間型で7日以内に発現。2〜4週間以内に消失するが、時に遷延（数か月以上）。短時間型ほど生じやすい ●非ベンゾジアゼピン系薬剤では、発現が少なく軽度
	バルビツール酸系薬剤	●GABAA受容体に作用 ●ベンゾジアゼピン系薬剤より重篤
鎮痛薬	モルヒネ、オピオイドなど	●オピオイド受容体に作用、高用量・長期使用による身体依存 ●時期：半減期が短いほど早期に出現（モルヒネ速放性製剤で中止後6〜12時間に発現、1週間程度で消失） ●内服できなくなったときやオピオイドローテーションに伴う場合に注意
抗うつ薬	SSRI、SNRI、三環系抗うつ薬、非定型抗うつ薬	●長期使用による離脱症状は20%程度 ●中止・漸減後3日以内に発現。1〜2週間で消失 ●半減期が短い薬剤ほど発現しやすい

標準的ケア

>
> - 支持療法薬による不眠が強い場合、原因薬剤の減量・中止、変更が行われる。目的とする薬剤効果や睡眠状態の変化について、継続的な観察が大切である。
> - 依存を生じやすい薬剤の退薬は、漸減法が基本となる。服薬支援、減薬に対する不安の緩和、睡眠衛生指導などを併用したケアが、離脱症状のリスク低減につながる。

【アセスメント】
- 支持療法薬の効果や投与量・投与期間、併用薬剤、併存症状、肝腎機能、心理状態、睡眠状態の変化について、睡眠日誌などを活用し、継続的な観察を行う。

【治療とケア】

■予防

持続的投与	●可能な場合、睡眠を妨げない時間帯に投与する ★コルチコステロイドは朝1回、遅くとも昼までに投与する。午後6時以降の投与を避ける。ただし、脳転移による朝方の頭蓋内圧亢進防止が目的である場合、時間変更ができない ★利尿薬は朝1回の投与とするなど、頻繁な夜の覚醒を予防する
退薬	●身体依存を生じやすい薬剤の投与は、できるだけ少量・短期間となるよう支援する ●退薬時はゆっくり漸減するため、指示用量を守るよう患者に説明する ●減薬に対する不安の緩和や睡眠習慣の見直しを行う

■症状出現時の対応

持続的投与	●不眠が強い場合、減量・中止、変更が行われる ●治療上、減量できない場合は、薬剤変更や睡眠薬導入などが考慮される（デキサメタゾン→プレドニゾロンへの変更など） ★例：CHOP療法など、コルチコステロイドが抗がん薬として投与される場合、減量できない ●コルチコステロイドでは、不眠がうつやせん妄の前駆症状の場合もある。随伴症状に留意し、医療チームで適切に対処する ●投与・増量に伴う一過性不眠の場合、不安の緩和を図る
退薬	●減薬前より増悪する不眠では、薬剤が調整されるため、その後の変化をていねいに経過観察する ●不眠とともに、動悸や悪心、不安感・焦燥感などの離脱症状を見逃さず、医療チームで慎重に対処する ★ベンゾジアゼピン系薬剤、SSRIでは、反跳性不眠を生じやすい ★バルビツール酸系薬剤では、呼吸抑制など重篤な症状に留意する ★オピオイドでは、経口摂取ができず内服を急に中断したときや、オピオイドローテーションに伴う大量オピオイドの急な変更時などに留意する

(升谷英子)

精神

眠気

oncologic emergency の可能性
がん　化学　放射　支持

定義 眠気は、呼びかけなどの言語刺激で容易に覚醒し、言語による応答もできるが、刺激がやむとすぐにうとうとする、今にも眠りそうな気持ちや眠りたいという感覚。「睡眠」という生理的現象の場合もあるが、意識障害の「傾眠」の場合もある。

アセスメントスケール 意識障害：メイヨー・クリニック分類／意識レベル：JCS（ジャパンコーマスケール）、GCS（グラスゴーコーマスケール）

特徴

【特に注意が必要なもの】

危険！ 緊急対応が必要	がん 頭蓋内圧亢進 他 高カルシウム血症
注意！ 重点的に対応	支持 オピオイドによる眠気
配慮！ 慎重に対応	化学 抗がん薬などによる眠気 放射 放射線による脳症

【主な原因】

がん（腫瘍）によるもの
- 頭蓋内腫瘍や転移性の脳腫瘍によって生じる脳浮腫や頭蓋内圧亢進 P.458

化学療法によるもの
- 薬剤の副作用（眠気を生じるリスクの高い薬剤）

放射線療法によるもの
- 頭部への照射による副作用

支持療法によるもの
- 薬剤の副作用（オピオイド）

その他の要因によるもの
- 高カルシウム血症、抑うつ、貧血

エキスパートのアドバイス：高カルシウム血症による眠気

- 高カルシウム血症 P.488 は、進行がんやがん終末期には高頻度に認められる。進行すると、眠気や意識障害・せん妄などが生じ、治療せずに放置すると昏睡・循環不全・腎不全に陥るため、常に念頭に置いて見逃さないようにする必要がある。
- 眠気を生じるがん患者に高カルシウム血症が認められた場合、MAH（がんに伴う高カルシウム血症）の可能性が高いが、他疾患の合併や、眠気をもたらすリスクのある薬剤を使用している場合もあるので、眠気の原因をすみやかに把握する。X線写真や骨シンチグラフィ、CTなどで骨転移やがんの骨浸潤が認められる場合には、LOH（骨局所融解による高カルシウム血症）を考慮する。
- 高カルシウム血症では、全身性、消化器系、腎泌尿器系、精神神経系、循環器系にさまざまな症状がみられるが、高カルシウム血症特有の症状ではないため、症状や検査内容を総合して、原因を把握することが大切である。

【症状出現時期のめやす】

	診断期	積極的治療期	緩和治療中心期
がん(腫瘍) P.442		頭蓋内腫瘍や転移性の脳腫瘍の脳浮腫や頭蓋内圧亢進時に出現	
化学療法 P.443		眠気を生じるリスクの高い薬剤の使用時に出現	
放射線療法 P.444		頭部照射後6～12週に出現 晩期有害事象は、治療終了後6か月～数年経過して出現	
支持療法 P.446		オピオイドの副作用として出現	

【出現しやすい状況】
- 上記のような治療・薬剤投与時、症状が生じたとき

アセスメントとケアのポイント

【観察のポイント】
- 眠気の発現状況とその後の経過、意識障害のレベル、随伴する症状(頭蓋内圧亢進症状、高ナトリウム血症などの症状)、血液検査(肝機能、腎機能、電解質、ヘモグロビンなど)、日常生活行動(ADL)への影響を確認する。

【アセスメントのポイント】
- 生理的な現象か、意識障害か、中枢神経系抑制作用かの判別が必要である。原因検索により、適切な対症療法を選出する。
- 脳転移を起こしやすい原発巣(肺がん、乳がん、胃がん、頭頸部がん、結腸がん、子宮がん)や眠気をもたらすリスクのある薬剤の使用を確認する。

【治療とケアのポイント】
- 頭蓋内圧亢進症状の場合は脳圧を下げる薬剤を使用する。
- 高カルシウム血症の場合は高カルシウム血症の治療を行う。
- 眠気の原因が薬剤によると考えられる場合には、薬剤の減量や中止を考慮する。
- 意識障害により危険の予知や回避能力の低下があるので、転倒・転落を予防する環境の整備や患者が意識化できるようなかかわりを行う。
- 意識障害によるADLのセルフケア不足に対して、患者の自尊感情に配慮しながら、一部代償的にかかわる。

(寺町芳子)

がん(腫瘍)による眠気

参考ガイドライン 脳腫瘍診療ガイドライン(日本脳腫瘍学会)

おさえておきたい基礎知識

【発生機序】
- 頭蓋内占拠病変(頭蓋内腫瘍、転移性脳腫瘍など)による脳組織の破壊・脳幹の圧迫により、脳浮腫が生じたことが原因で、頭蓋内圧亢進症状として意識障害が生じる。

【リスク因子】
- 脳転移を起こしやすいがん(肺がん、乳がん、胃がん、頭頸部がん、結腸がん、子宮がん)

標準的ケア

> **Point**
> - 脳腫瘍は脳のどの部位でも起こる。発症部位に応じてさまざまな局所神経症状が出るため、眠気の原因検索が重要である。
> - 眠気の訴えが頭蓋内の占拠病変の場合、意識障害が急速に進む可能性もあるので、関連症状の観察による早期の対応が重要である。

【アセスメント】
- 頭蓋内圧亢進症状に関する情報収集を行う(下表)。

収集すべき情報	● バイタルサイン:呼吸・脈拍・血圧・体温の異常の有無 ● 神経症状:髄膜刺激症状(頭痛、悪心・嘔吐、うっ血乳頭)の有無 ● 眼球の位置と瞳孔の異常 ● 運動麻痺、異常姿勢・体位 ● 便・尿失禁の有無 ● 言語障害、異常行動、性格変化など

- 眠気の原因と考えられる因子を把握する。
  - ★眠気をもたらすリスクのある薬剤を使用していないか、など確認する。
- 意識障害による場合の日常生活への影響を把握する。

【治療とケア】

■予防
- 脳腫瘍の治療に沿ったケアを行う。
  - ★脳腫瘍の場合、がんの病理組織や悪性度、部位、大きさなどにより、積極的摘出術や放射線療法、化学療法、分子標的治療薬による治療などが行われる。

■症状出現時の対応
- 【頭蓋内圧亢進症状】P.458 に準じる。

(寺町芳子)

化学療法による眠気

参考ガイドライン なし

おさえておきたい基礎知識

【発生機序】
- 抗がん薬による直接の副作用というよりは、白質脳症や中枢神経毒性に付随する「傾眠」などが発現していると考えられている。
- サリドマイドには、催眠作用がある。
- パクリタキセルは、添加物としてアルコールを含むため、傾眠が生じうる。
  - ★パクリタキセルには、1回投与量あたり缶ビール約1本分のアルコールが含まれている。

【リスク因子】
- 中枢神経障害を発現する抗がん薬
  - ★メトトレキサート(大量療法)やフルオロウラシルによる白質脳症、シタラビン(大量療法)による中枢神経毒性、イホマイドによる脳症、タモキシフェンや高用量ステロイド(骨髄移植時)による急性脳症などがある。
- サリドマイド
- アルコール過敏(パクリタキセル投与時)

標準的ケア

- リスク因子となる薬剤を使用している場合には、予測的な観察が重要である。

【アセスメント】
- リスク因子の薬剤を使用している場合には、有害事象として眠気があることを認識してかかわる。
- 放射線療法との併用や他の眠気を催す薬剤(抗がん薬、オピオイド、坑うつ薬、鎮痛薬、鎮静薬など)服用、高カルシウム血症、抑うつなど眠気を生じている原因がないかを探索する。

【治療とケア】

■予防
- サリドマイド服用中は、眠気を引き起こす他の薬剤(睡眠薬)の併用やアルコール摂取を避ける。

■症状出現時の対応
- 中枢神経毒性発現時の有用な対処については確立していないが、減量や投与中止が一般的な治療となる。
- 眠気がひどく、危険の予知や回避能力の低下がある場合は、事故を予防する環境の整備による危険防止を行う。
- 日常生活行動でのセルフケア不足がある場合には、一部、代償的にかかわる。

(寺町芳子)

放射線療法 による 眠気

参考ガイドライン なし

おさえておきたい基礎知識

【発生機序】
- 放射線による神経線維の脱髄、毛細血管透過性亢進による神経変性が原因とされている。

【リスク因子】
- 白質脳症は、メトトレキサート(メソトレキセート®)使用の化学放射線療法後に多い。

★大脳皮質の神経細胞から出る神経線維で構成された大脳皮質が傷害された状態を白質脳症という。

標準的ケア

> **Point**
> - 亜急性期有害事象の嗜眠症候群は、治療終了後6〜12週に眠気が出現する。
> - 晩期有害事象は、治療終了後6か月〜数年経過して出現する。まれだが、起こると治りにくい。

【アセスメント】
- 放射線療法以外に、眠気を生じる抗がん薬やオピオイド、坑うつ薬、鎮痛薬、鎮静薬などの服用、高カルシウム血症、抑うつなど眠気を生じている原因がないか検索する。
- 亜急性期有害事象による嗜眠症候群では、眠気、傾眠、易刺激症状、食欲不振、現存する臨床症状の増悪などが起こる。ただし、通常、無治療でも2〜14日程度で症状は消失するため、経過を観察する。
- びまん性白質脳症では、失見当識、人格変化、記憶力低下、認知症などの症状を呈する。

【治療とケア】

■予防
- 患者は、照射部位が「脳＝神経活動の中枢」であるため、有害事象に対する不安が強いことが多い。
- 患者の不安に耳を傾け、有害事象のほとんどは一過性で、晩期有害事象もほとんどは出現率が低いことなど、不安を解消するための的確な情報提供を行う。

■症状出現時の対応
- 疾患や治療に関連した身体的苦痛や治療環境に伴う苦痛に対して、疼痛コントロールとともに、治療時間や患者の緊張を緩和する調整を行う。
- 有害事象が出現している場合は、適切な処置方法や経過の予測と転帰について情報提供し、有害事象に対するセルフマネジメント方法について継続して指導する。

エキスパートのアドバイス：抑うつによる眠気

- うつ病での眠気は、過剰睡眠（眠ったにもかかわらず眠くて仕方がない）や日中の強い眠気として現れるもので、中途覚醒や熟眠感の障害、入眠困難や早朝覚醒などのうつ病の睡眠障害の1つである。
- 眠気がみられた場合、抑うつ状態の可能性を考えて対応することは、うつ病や適応障害の早期発見・早期介入という二次予防につながる。しかし、患者が呈する症状が、うつ病に伴って出現しているのか、がんそのものによる症状や薬剤によるものか、抗がん薬や放射線療法による副作用として出現しているか判断することは、容易ではない。
- ちなみに、進行・再発がん患者、痛みや倦怠感などの身体症状や身体活動度の低下、化学療法や放射線療法などの治療に伴うストレスを感じている患者は、抑うつ状態になるリスクが高い。若年でのがん罹患や神経質な性格、うつ病などの精神疾患の既往、社会的支援の少ない患者なども、抑うつのリスクが高い。

（寺町芳子）

支持療法 による 眠気

参考ガイドライン がん疼痛の薬物療法に関するガイドライン(日本緩和医療学会)

おさえておきたい基礎知識

【発生機序】
- 眠気は、オピオイドによる中枢神経抑制作用であり、投与開始初期や増量時に出現することが多い。
  - ★オピオイドの眠気に対する耐性は、比較的早く形成されるため、大部分は1週間程度で自然に軽減ないし消失することが多い。
- モルヒネの場合は腎機能低下によるM6G(代謝物であるモルヒネ-6-グルクロニド)の蓄積が原因となることがある。

【リスク因子】
- ベンゾジアゼピン系薬剤やホモクロルシクリジン(ホモクロミン®)の併用
  - ★オピオイドを急速に増量するときに、上記の薬剤を併用していると、鎮静効果が現れやすくなる。
- オピオイドの服用に対する強い不安や懸念
  - ★患者が、必要以上に眠気を意識してしまうこともある。

標準的ケア

>
> - オピオイドの眠気は、開始時や増量時、過量投与時などに起こると予測できる。予測的なケアを提供する。
> - 眠気を引き起こす病態はさまざまであり、鑑別診断が重要である。
> - オピオイドの副作用で強い不快を感じた患者では、その後のオピオイドの服用を拒否することがあるので、初回投与時の対応は非常に重要となる。
> - 患者が眠気と痛みのバランスに満足していることを目標とする。

【アセスメント】
- 適切にオピオイドが投与されているか。
  - ★そもそもオピオイドが有効な痛みか、オピオイドの服用量が多すぎないか、オピオイドが急速に増量されていないか確認する。
  - ★放射線療法や神経ブロックなどの治療によって痛みが消失していると、相対的な過剰投与になってしまう可能性がある。
- 患者の全身状態が悪化していないか。
  - ★全身状態が悪化すると、オピオイドの代謝が障害され、蓄積してしまう可能性がある。
- 併用している治療内容(放射線療法、眠気を催す抗がん薬など)を確認する。
- 支持療法以外の原因を除外する(下表)。

処方されている他の薬剤	制吐薬(ノバミン®など)・向精神薬の量と服薬期間
画像検査	中枢神経系の病変の有無
血液検査	高カルシウム血症、肝・腎障害、高血糖、脱水、高アンモニア血症、感染、低酸素血症

【治療とケア】
■予防
- オピオイド開始時には少量から開始し、急速に増量することを避ける。
- 患者の全身状態が悪化してきたときは、腎機能や肝機能の低下がないか把握して、オピオイド投与は慎重に行う。
- 「オピオイドが効かない痛み」が混在し、相対的過量投与となっている可能性がある場合は、NSAIDsや鎮痛補助薬などの併用や、神経ブロックを考慮する。
  ★特に、神経障害性疼痛を念頭に置いて対応する。
- オピオイドの硬膜外・くも膜下投与、神経ブロックなど麻酔科的鎮痛により、オピオイドの全身投与の減量・中止が可能か、コンサルテーションする。

■症状出現時の対応
- 中枢神経系病変・高カルシウム血症などが原因なら、原因に応じた治療を行う。
- 患者に「眠気は不快で不安を感じていないか」を確認する。
  ★眠気を快適に感じる患者も、不快に感じる患者もいる。不快であれば対処をはじめるが、不快でないなら呼吸状態をみながら経過観察とする。
- 疼痛によって不眠であった患者が、オピオイドの鎮痛効果によって不眠が解消したことにより眠気が強くなることもあるため、2〜3日は様子をみる。
- オピオイド開始時のノバミン®やセレネース®は、悪心がなければ中止し、併用している鎮静薬(ベンゾジアゼピン系薬剤)は、日中は中止または減量する。
- 腎障害があるときは代謝産物が蓄積するため、モルヒネは減量・変更する。
- 痛みがコントロールされていて強度の眠気がある場合は、オピオイドを20%ずつ減量する。減量しにくい場合には、フェンタニルに変更する。
  ★減量やオピオイドローテーションを行った後は、痛みの増強や副作用の悪化がないことを確認し、眠気が改善したか確認する。
  ★痛みが残っている場合は非オピオイド系鎮痛薬(NSAIDs、アセトアミノフェン)の強化、鎮痛できていればオピオイドを20%減量する。
- 突然、安定期(オピオイド投与によって疼痛コントロールができている時期)に眠気が悪化してくる場合、全身状態の変化であることが多いため、オピオイドスイッチングも検討する。

(寺町芳子)

精神

悲嘆

`がん`

定義 悲嘆とは、持続的な悲しみのことである。喪失に対する反応、または情緒的離脱反応ともいわれ、喪失に対して起こる正常な反応の過程である。通常の悲嘆と複雑性悲嘆に分かれる。

アセスメントスケール なし

特徴

【特に注意が必要なもの】

> 悲嘆の場合、「原因」ではなく「自殺念慮の有無」で緊急度が異なることに注意

危険! 緊急対応が必要	`がん` 複雑性悲嘆(強い自殺念慮を伴う場合)
注意! 重点的に対応	なし
配慮! 慎重に対応	`がん` 予期悲嘆

【主な原因】

がん(腫瘍)によるもの

- 愛着関係の喪失
  - ★アタッチメント(愛着)理論では、人は、愛着関係の喪失を不安に感じ、喪失により悲しみを感じるとされる。
- ストレス
  - ★人は、死別による喪失を大きなストレスととらえる(ストレスの程度は、個人のとらえ方による)。

【出現しやすい状況】

- 配偶者や肉親・友人との死別、身体の一部分の喪失、大切にしていた物の紛失など

エキスパートのアドバイス：遺族に生じる「悲嘆」

- 遺族にとっては「予期しない死」である。遺族に罪悪感や自己非難が強いと、死別後の適応に影響がある。特別な意味をもつ日(命日、誕生日、記念日など)や思い出の場所、四季の情景などをきっかけに故人を思い出すことで、悲嘆の反応が一時的に強まることもある。
- なお、将来の喪失を予期することにより経験する一連の反応や過程を「予期悲嘆」といい、死別後の悲嘆と同様の反応を示す。大切な人の死の予期は、死亡前に苦悩や分離不安をもたらすが、死への準備を可能にするため死を予期せずに死別した場合に比べて、死後の対処がとりやすくなるといわれる。

【症状出現時期のめやす】

	診断期	積極的治療期	緩和治療中心期
がん(腫瘍) P.450		症状出現時期は一定ではない(個人差がある) 【通常の悲嘆】一時的な心身の反応。長期化や日常生活への支障が生じると複雑性悲嘆となり希死念慮が生じうる 【予期悲嘆】将来の喪失を予期することで生じる一連の反応・過程	

アセスメントとケアのポイント

【観察のポイント】

- まずは、出現している症状(下表)を観察する。

身体的反応	睡眠障害、食欲低下、易疲労感など
心理的反応	悲しみ、怒り、抑うつ、不安、無気力、罪責感、自尊感情の低下、孤独感、思慕など
知覚的反応	非現実感、幻覚、侵入的想起など
行動的反応	混乱、動揺、集中力の低下、探索行動など

- 自殺念慮が生じていないか、症状によって日常生活が支障されていないか、注意深く観察する。

  ★通常の悲嘆は不適応症状ではなく、一時的に認められる心身の反応である。
  ★悲嘆が長期化した場合や、症状によって日常生活に一定の支障が生じてきた場合、あるいは症状がひどい場合(強い自殺念慮)、複雑性悲嘆と判断される。

【アセスメントのポイント】

- 悲嘆について:できごと、原因、経過、悲嘆の程度、状態
- 自己について:自己認識、自分らしさの変化、対処行動パターン
- 家族について:悲嘆を家族内でどのように表出しているか、家族成員の成熟度や関係、役割変化
- 日常生活の基本的なニーズ:悲嘆の感情は生活のあらゆる場面に影響している
- 危機状態の危険度:喪失後の期間、年齢、自責感や他責感の度合い、対処能力、サポート資源

【治療とケアのポイント】

- 正常な悲嘆は、治療の必要がない場合もある。
- 悲嘆に関連したうつ病は、薬物により治療されることがある。
- 複雑性悲嘆は、心理療法(トークセラピー)で治療できることがある。

  ★特に、悲嘆の精神的、情緒的、社会的、行動的な各症状に対する治療法のうち、ディスカッション、傾聴、カウンセリングが対象となる。

(小林珠実)

がん(腫瘍)による悲嘆

参考ガイドライン なし

おさえておきたい基礎知識

【発生機序】
- 喪失に対する不安やストレスによって悲嘆が生じる。
- 起こった(起こりうる)事実にショックを受け、自己保存のために防御機制をはたらかせながら、しだいに現実認知し、適応していく過程(数か月以上にわたる)で起こる感情である。
  - ★段階的に軽減していくものではなく、行ったり来たりしながら、折にふれて強く続いたりする。

【リスク因子】
- 突然の死、事故による死など死別の状況
  - ★遺族の場合は、故人との関係が悲嘆の強さに結びつく。

標準的ケア

●悲嘆は、患者だけでなく家族にも生じる。家族への支援を常に念頭においてかかわることが大切である。

【アセスメント】
- 通常の悲嘆(一時的に認められる心身の反応)は、不適応症状ではないことを理解してかかわる。
  - ★ただし、うつ病を併発した場合には、薬物治療などを検討する必要がある。
- 悲嘆の長期化、症状による日常生活への支障、強い希死念慮の出現など、複雑性悲嘆となっていないか見きわめることが重要となる。

【治療とケア】

■予防
- なし

■症状出現時の対応
- その人にとっての真実を尊重し、傾聴する。
- 悲嘆に関する知識を提供する。
  - ★悲しむこと、泣くこと、怒りや罪責感をもつことは、自然な反応であると保証する。
- 気持ちを語ることに抵抗を示す人に対しては、無理に感情に焦点を絞ることのないよう配慮する。
- その人が「今」を生きられるように支援する。

(小林珠実)

ここもおさえて!
悲嘆の段階と枠組み

- 悲嘆と、死別・喪は、しばしば同じように用いられるが、異なる意味をもつ。
  - ★死別：喪失が始まって悲嘆を体験し喪の過程が進行している時期。故人への愛着の強さや喪失を予期する時間がどれくらいあったかによって、死別に伴う悲嘆の期間も変わる。
  - ★喪：喪失に適応するための過程。喪失に対処するための文化的慣習や儀式、社会規範などの影響を受ける。
- 昨今では、心理的な変化を段階別に分けて考えなくなってきているが、悲嘆からの回復を考えるうえで「ボウルビー(Bowlby)の悲嘆の過程」の枠組みを理解することは重要である。
- 遺族ケアを考えるうえでは、ワーデン(Worden)課題モデルが役立つ。

表 ボウルビー(Bowlby)の悲嘆の過程：時間経過に伴う悲嘆からの回復過程

段階の項目	悲嘆の過程
①ショックと無感覚	患者の死に対して衝撃を受け、死という事実を信じることができない状態
②切望と探索	死を情緒的に受け入れることができず、故人を常に考えたり、探したりするが、故人を取り戻そうとする試みに失敗し、失望を感じる状態
③混乱と絶望	故人が戻ってこないことを心で理解するようになり、激しい痛みの体験をする。怒りや罪悪感、絶望感を感じてうつ状態となり、将来への関心がなくなる状態
④再構成	このままではいけないと感じ、故人をあきらめて新たな生活を構築しはじめる状態

表 ワーデン(Worden)課題モデル：生活を再生する過程で取り組むべき課題

①喪失の現実を受け容れる
②悲嘆の苦痛を乗り越える
③故人のいない環境に適応する
④故人を情緒的に再配置する

(小林珠実)

精神

自殺念慮

がん

定義 自殺は、意図的に自分で生命を断つことを目的とした行為であり、**自殺念慮**とはそのような考えや意志を持っているということ。つまり、死にたいという願望をもち、そのための方法を考えている段階である。

アセスメントスケール HAM-D（ハミルトンうつ病評価尺度）、自記式アンケート

特徴

【特に注意が必要なもの】

> 自殺念慮があること自体を「緊急」ととらえる

危険！ 緊急対応が必要	がん うつ病の併発
注意！ 重点的に対応	なし
配慮！ 慎重に対応	なし

【主な原因】

がん（腫瘍）によるもの

- がんに関連：進行がん、予後不良
- 身体症状：疼痛、衰弱・全身倦怠感
- **頻発** 精神症状：うつ病、絶望感、せん妄
- その他：がん診断から数か月以内、自殺企図の既往および家族歴、がん罹患以前から存在する精神医学的問題

【出現しやすい状況】

- 身体的苦痛のみならず、抑うつなどの精神的苦痛が並存しており、自律および自立を失うことに対する懸念や他者への依存の拒絶がみられる場合
- 自殺を促進する要因として、がん、非がんに限らず、うつ病が重要である。
  ★がん患者の場合、一般的な自殺の要因（アルコール依存など）は、それほど顕著にみられない。

エキスパートのアドバイス：うつ病と自殺

- うつ病は自殺を促進しうる（下表）。

大うつ病（一般的なうつ病）	●抑うつ症状による思考能力の低下や集中力の低下によって日常生活に支障が生じたことについて、自責の念が生まれる ●周囲の慰めや励ましを受け入れられず、周囲が望む自分でいられないことを責め、自殺を考えるようになる
双極性障害（躁うつ病）	●エネルギーがありあまっている躁状態のときの自分の行動に感じた嫌悪が自殺念慮につながることもある ●双極性障害は、躁状態とうつ状態を繰り返す。気持ちの波が大きいほど、自殺念慮への注意が必要となる

【症状出現時期のめやす】

	診断期	積極的治療期	緩和治療中心期
がん(腫瘍) P.454		症状出現時期は一定ではない(個人差がある)	

アセスメントとケアのポイント

【観察のポイント】

精神症状	●抑うつ状態：特にうつ病では重篤度や段階。抑うつ気分が突然改善した場合に、自殺を決心している可能性を考慮する ●精神状態：症状の程度、特に病状に支配された行動の有無 ●服薬状態：向精神薬の服用しはじめか、副作用の有無、突然服用を中止したか
健康状態	●疾患：疼痛の強さ、慢性疾患、手術、悪性疾患、病気や予後の受け止め方など ●治療への態度：セルフケアへの関心、事故や外傷を繰り返していないか ●身体症状への過度のこだわり
家族歴	●精神疾患　●自殺の家族歴の有無　●患者が幼いときの家族の身近な死
社会的適応状況	●特に衝動性、事故傾向、反社会行動を認めるか ●学校や職場での態度、地域とのつながり　など
性格特徴	●衝動的、依存的、未熟、脅迫的、完全癖、孤立 ●反社会的性格傾向
自殺企図歴	●以前の自殺企図の有無
自殺念慮	●言葉で自殺念慮を表明するか、否定するか、絶望感や自責感を表明しているか (例：「早く死んでしまいたい」「早く逝かせてほしい」「安楽死させてほしい」など)
最近の重要な喪失体験	●具体的にどのような喪失体験があったのか　など

【アセスメントのポイント】

- 患者の「死にたい」言動の背景にある感情をアセスメントし、医師とともに適切な治療について検討する。
- 自殺念慮がすべて企図につながるとは限らないため、どれだけ差し迫った問題か判断していく。
- 自殺の予防として、安全面から環境と行動をアセスメントする。
  ★自殺について立ち入って尋ねすぎると、自殺念慮を強化する恐れがあるため留意する。

【治療とケアのポイント】

- 自殺を促進するさまざまな要因を理解し、治療につなげる。
- 自殺の危険因子の十分なモニタリング、十分な身体症状の緩和、精神症状の積極的緩和を継続して行う。
- 多職種の専門家が協力して、患者に良好な包括的ケアを提供する。　　　(小林珠実)

がん(腫瘍)による自殺念慮

参考ガイドライン なし

おさえておきたい基礎知識

【発生機序】
- がんによって生じる身体的苦痛・精神的苦痛から、自律および自立を失うことに対する懸念が生じ、自責の念を覚えることがきっかけで生じることが多い。
  ★自殺念慮のほとんどは、自責の念から起こる。

【リスク因子】
- 精神疾患(特にうつ病)の既往、がんと診断された直後や病状の進行時など

標準的ケア

> Point
> - 患者の「死にたい」言動の背景にある感情をアセスメントし、医師とともに適切な治療について検討することが大切である。
> - 自殺念慮がすべて企図につながるわけではないが、自殺を遂行されないよう、環境・行動をアセスメントし、安全対策を強化する。

【アセスメント】
- 患者は、自殺念慮と同時に「助けてほしい」という両価的な気持ちを抱いていることが多いため、どのような気持ちの揺れ動きが生じているのか深く分析することが重要である。揺れ動く気持ちに対して、患者の苦しみに耳を傾け、そのこころに共感していく。
- 自殺念慮がすべて企図につながるとは限らず、その感情を誰かに受け止めてほしいと思っている場合も少なくない。患者が不安や絶望感を表現する機会を積極的に与え、その気持ちは受け止めながら患者にとってどれだけ差し迫った問題であるかを判断していく。

【治療とケア】

■予防
- カウンセリングを受けることも有効である。

■症状出現時の対応
- 最も重要なことは、自殺を促進するさまざまな要因を理解し、治療につなげることである。患者の苦悩の源を全人的にアセスメントし、多職種の専門家が協力して、患者に良好な包括的ケアを提供する。
- 特に、がんの診断時に、すでに進行がんであった患者に対しては、疼痛コントロールをはじめとした良好な緩和ケアを提供し、身体症状・精神症状の十分な緩和を継続して行う。

(小林珠実)

ここもおさえて!
自殺念慮とうつ病の関連

- ハミルトンうつ病評価尺度(HAM-D)は、世界的に使われている抑うつ重症度を評価するための心理検査である。精神科医・臨床心理士などの専門家による15分程度の面接で、うつ病の各症状の程度を尋ねて点数化するもので、合計点数が高いほど抑うつ重症度が高くなる。
- 自記式アンケートによる抑うつ重症度評価法も開発されているが、主観的な訴えや態度に基づいており、評価が難しいことも指摘されている。

■ハミルトンうつ病評価尺度(HAM-D)に基づく自殺念慮の4段階

段階	症状出現時の状況	具体的な言動など
第1段階	自分は生きている価値がないと感じ、消極的に死について考える	「自分は生きていても仕方がない」「もしかしたら死んだら楽になれるかも」
第2段階	予期せぬ事故など、受動的な死について積極的に考える	「今乗っている車が事故に遭ったら死ねるなあ」「家に強盗が入って刃物で刺されたら死ねるかも」
第3段階	自殺を匂わせる素振りをし、具体的な自殺を考える	「最後に思い出の場所に行きたい」「この立派な梁なら、首を吊っても落ちないはず」
第4段階	自殺企図	自殺念慮が悪化し、考えていた方法で実際に自殺を試みる。周囲の環境によっては自殺企図によって死亡、重体になるまで気づかれないケースも少なくない。

臨床でのエピソード

　日ごろ、がん患者とのかかわりのなかで、患者に「死にたい」と言われ、どう答えればいいのかわからず返答に困り、その場から逃げ出したいと思った経験はないだろうか?
　「死にたい」という訴えを聞くと緊張が走る。では、「死にたい」という訴えにどう応えればいいのだろうか?
　まずは、患者があなたに「死にたい」と打ち明けた気持ちを受け止めよう。そして、患者が「死にたい(ほどつらい)」と発言した言葉の背景に隠された想いを十分に聴くことが重要である。おそらくその背景には「身体的苦痛」「耐え難い苦痛」「スピリチュアルペイン」「防衛機制」「生への希求」「抑うつ状態」などさまざまな要因がある。
　次に「死にたい」と訴えた患者の、言葉の背景に隠された感情と向き合う姿勢を示すことが大切である。
　「死にたい」という訴えの裏には、必ず「つらい」という気持ちがある。患者の気持ちを上手に引き出せるような雰囲気や環境づくりを常に意識しよう。
　さらに、死に関する会話を拒んだり怖がったりせず、患者の想いに耳を傾け、理解しようとする姿勢を示すことが苦痛を緩和する重要なケアとなる。

(小林珠実)

生命にかかわる
がん救急（oncologic emergency）

アレルギー反応は、どんな薬剤でも起こりうる

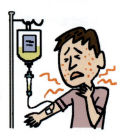
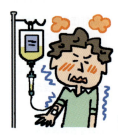

過敏症
- 前駆症状：腹痛、悪心・嘔吐、口唇しびれ感、咳嗽、咽頭不快感、くしゃみ、瘙痒感、熱感など
- 主な症状：顔面紅潮、蕁麻疹、持続する嘔吐、呼吸困難・胸部絞扼感、便意、下痢、血圧低下、気管支けいれん、浮腫（眼瞼・口唇）、意識低下、喘鳴、嗄声

インフュージョンリアクション
- 前駆症状：腹痛、悪心、しびれ、くしゃみ、咳嗽、「いつもと違う」「何だか変な感じ」という訴え
- 主な症状：発熱、悪寒、悪心、頻脈、無力感、頭痛、発疹、咽頭浮腫、呼吸困難、血圧低下、気管支けいれん、瘙痒感など

- 気管支けいれん、血圧低下、アナフィラキシー症状がみられたら、すぐに緊急対応を行う。
- 前駆症状を見逃さないことが重要となる。

oncologic emergencyの症状は全身性に現れる

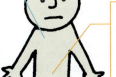

上大静脈症候群
- 浮腫（顔面、頸部、上肢）、静脈の怒張（頸胸部）、頻脈、血圧低下
- 呼吸困難、咳嗽、嗄声、チアノーゼ、喘鳴、喀血
- 頭痛、めまい、失神、精神状態の変化、視覚障害、嚥下困難など

頭蓋内圧亢進
- クッシング現象（高血圧、徐脈、呼吸抑制）
- 意識障害、瞳孔症状、見当識・記憶障害、麻痺、めまい、神経障害
- チェーンストークス呼吸
- 頭痛、悪心・嘔吐、視力障害など

ショック
- ショックの5P（蒼白、虚脱、冷汗、脈拍触知不能、呼吸不全）
- アナフィラキシー：努力様呼吸、チアノーゼ、気管支喘息様の喘鳴など
- 敗血症：悪寒・戦慄、発熱、頻脈、頻呼吸。末梢皮膚温は、初期には温かいが、進行すると冷たくなる

イレウス
- 腹痛、腹部膨満、悪心・嘔吐
- 筋性防御
↓
腹膜炎
- 腹膜刺激症状（筋性防御、反跳痛）
- 食欲不振、悪心・嘔吐、腹痛、腹部膨満、体重減少など

腫瘍崩壊症候群
- 悪心・嘔吐、下痢、食欲低下
- 倦怠感、血尿、不整脈、けいれん、テタニー、意識消失
- 疝痛発作

高カルシウム血症
- 意識障害（集中力の低下、昏睡、脱力）
- 脱水（多尿、口渇、多飲）
- 悪心・嘔吐、食欲低下、倦怠感、便秘

低ナトリウム血症
- 悪心・嘔吐、食欲低下
- 注意力・集中力・記憶力の低下、混乱
- 幻覚、傾眠、昏睡、
- 頭痛、けいれん発作、不安定な歩行、倦怠感、脱力
- 心肺停止

がん救急 | oncologic emergency

頭蓋内圧亢進

がん 手術 放射

定義 **頭蓋内圧亢進**は、頭蓋内容の容積が、髄液腔や血管の圧排による代償の限界を超えて増大し、頭蓋内圧が上昇した状態。

症状 激しい頭痛、消化器症状を伴わない悪心・嘔吐、けいれん発作、麻痺、バイタルサインの変化、意識障害、眼症状など（急性の場合）

アセスメントスケール JCS（ジャパンコーマスケール）・GCS（グラスゴーコーマスケール）、MMT（徒手筋力テスト）など

特徴

【特に注意が必要なもの】

緊急！	がん 脳ヘルニア ★ クッシング現象、意識障害、瞳孔症状、チェーンストークス呼吸に注意
準緊急！	がん がんの増大 ★ 頭痛、悪心・嘔吐、めまい、視力障害、うっ血乳頭、複視、外転神経麻痺、見当識・記憶障害、神経障害、四肢のしびれ、脱力、歩行障害に注意 手術 病変摘出（出血、脳浮腫・脳腫脹） 放射 脳への照射による急性症状（脳虚血による脳浮腫）
低緊急！	なし

【主な原因】

がん（腫瘍）によるもの
- 脳腫瘍の増大
- 頻発 脳浮腫
- 頻発 髄膜がん腫症
- 頻発 水頭症

手術療法 によるもの
- 頻発 術後出血
  ★ 脳腫瘍切除術後患者の約11％に発生するともいわれる。
- 感染（細菌性髄膜炎など）
- 頻発 術後の脳浮腫・脳腫脹
  ★ 脳腫瘍切除術後患者の約6％に発生するともいわれる。

放射線療法 によるもの
- 脳への照射：急性反応（血液脳関門の破壊に伴う血管透過性亢進による脳浮腫）
- 脳への照射：晩期有害事象としての（交通性）水頭症、脳壊死周辺の脳浮腫
  ★ 脳組織に慢性炎症や微小循環の障害が生じ、脳虚血とそれによる脳浮腫が引き起こされる。

その他の要因 によるもの
- 感染（中枢神経系が病原体に感染したことによる細菌性髄膜炎）
- 発熱（高体温によって生じた脳浮腫・脳内の微小血栓が、脳梗塞とそれによる脳浮腫を惹起する）

【症状出現時期のめやす】

	診断期	積極的治療期	緩和治療中心期
がん(腫瘍) P.460		脳腫瘍の増大による脳の圧排、血管性脳浮腫(脳腫瘍周囲の新生血管に血液脳関門がないため)により出現	
手術療法		術後の病変摘出腔への出血と脳浮腫・脳膨脹により出現	
放射線療法		血管性脳浮腫(照射部位周辺の血液脳関門破壊による)により出現	
その他		脳浮腫(脳出血、脳梗塞、感染による脳のびまん性脳腫脹)により出現	

【出現しやすい状況】
- 脳腫瘍、易感染状態、脳梗塞や脳出血の既往がある場合

アセスメントとケアのポイント

【観察のポイント】
- バイタルサイン、意識状態、眼症状・身体症状・神経症状・感染症状の有無、ADLの状況を確認する(下表：色字は急性発症時に出現)。

バイタルサインの異常の有無	●体温上昇 ●血圧上昇 ●徐脈(脈拍回数・リズム) ●異常呼吸(呼吸回数・リズム、胸郭の動きなど) ●意識レベル ●瞳孔症状(瞳孔不同、散瞳・縮瞳、対光反射消失)
意識状態の異常の有無	●意識レベル(JCS、GCS) ●意識障害(注意力低下、傾眠) ●見当識障害 ●記憶障害
眼症状の有無	●うっ血乳頭 ●視力障害(複視など) ●眼球運動障害
身体症状の有無	●頭痛(NRS、VAS) ●麻痺の出現・増悪(MMT、歩行状況の観察) ●けいれん ●消化器症状を伴わない悪心・嘔吐(噴出性嘔吐)
神経症状	●四肢のしびれ・脱力(指鼻検査、MMT、冷刺激検査)
その他	●ADLの状況 ●感染症状の有無

【アセスメントのポイント】
- 上記【観察のポイント】に加え、がんの発現部位・大きさ、発症時期と経過、治療内容、検査画像(CT、MRIなど)、血液データ(血液凝固能など)、既往歴、これまでに発症した頭蓋内圧亢進症状の有無と対応などの情報を把握し、頭蓋内圧亢進症状のリスク・関連因子を予測する。
- がんの大きさや進行だけでなく、手術療法や放射線療法による影響も考慮する。

【治療とケアのポイント】
- 頭蓋内圧亢進症状を早期に発見し、脳ヘルニアへの伸展を防ぐ。
- 【がんによる頭蓋内圧亢進】P.460 に準じる。

(辰巳有紀子)

がん（腫瘍）による頭蓋内圧亢進

参考ガイドライン 脳腫瘍診療ガイドライン（日本脳腫瘍学会）

おさえておきたい基礎知識

【発生機序】

- 以下の原因によって頭蓋内容が代償の限界を超えて増加すると頭蓋内圧亢進症状が生じる（おおむね180mmH$_2$O以上）。
  - ★頭蓋内容（脳実質、血液、髄液）が増大しても、増加量が少なければ、髄液腔や血管の圧排により代償され、頭蓋内圧はほとんど上昇せず、血液循環も保たれる。
- 頭蓋内圧が亢進し、血液量が減少して脳虚血となると、PaCO$_2$上昇・脳浮腫となり、頭蓋内圧亢進が進む。対処が遅れると頭蓋内圧がさらに亢進し、脳ヘルニアとなる。
  - ★脳ヘルニアになると、循環障害や脳幹の圧迫などによって生命維持が困難となり、死に至る。

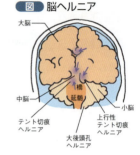

図 脳ヘルニア

■脳腫瘍の増大

- 脳腫瘍は、頭蓋内に存在するあらゆる組織に発生し、原発性脳腫瘍（脳実質由来、脳実質外由来）と転移性脳腫瘍（肺がん、乳がん、大腸がんが多い）に分けられる。
  - ★脳実質由来：グリオーマ（神経膠腫）、松果体腫瘍、頭蓋内原発悪性リンパ腫、血管芽腫、胚細胞腫、髄芽腫など
  - ★脳実質外由来：髄膜腫、下垂体腫瘍、聴神経鞘腫など
- 脳実質由来の原発性脳腫瘍は、悪性・浸潤性で、急速に増殖することが多い。

■髄膜がん腫症（がん細胞の髄膜への転移）

- 髄膜がん腫症は、乳がん、肺がん、悪性黒色腫からの転移性脳腫瘍によって生じることが多い。

■脳浮腫（細胞自体への水分貯留）

- 脳腫瘍の周辺では、以下の原因のため、脳浮腫が生じやすい。
  ①がんによる血液脳関門の破壊
  ②脳腫瘍の周囲にできる新生血管には血液脳関門がない
  ③脳腫瘍に対する放射線療法による放射線壊死に伴う血液脳関門の破壊
  - ★血液脳関門が機能しないと血管透過性が亢進され浮腫が生じる。

■水頭症

- がんの増大に伴って脳室閉塞・髄液循環障害が生じ、髄液が貯留することを水頭症という。貯留した髄液により、頭蓋内圧亢進症状が生じる。

【リスク因子】

- 脳実質由来の脳腫瘍、易出血状態、水頭症の既往

（辰巳有紀子）

標準的ケア

>
> - oncologic emergencyに分類される。発見時には、すみやかな対応が必須となる。
> - 脳腫瘍や脳に転移しやすいがん種の場合、常に頭蓋内圧亢進を念頭に置いてケアを行う。

【アセスメント】
- 生命にかかわる「脳ヘルニア」を示唆する症状(下表)があれば緊急対応を行う。

大後頭孔ヘルニア (小脳扁桃ヘルニア)		● 延髄の圧迫 →クッシング現象：血圧の上昇、徐脈、呼吸数低下(突然の呼吸停止)が三徴候 →(急激な)意識障害
テント切痕ヘルニア	上行性ヘルニア	● 中脳の圧迫→瞳孔異常、眼球運動障害、意識障害、呼吸障害
	下行性ヘルニア (鉤ヘルニア・海馬ヘルニア、正中ヘルニア)	● 橋・延髄の圧迫→脳死 ● 中脳の圧迫→意識障害、呼吸障害、片麻痺、除脳硬直など ● 間脳の圧迫→注意力低下、傾眠傾向、チェーンストークス呼吸など ● 後大脳動脈の圧迫→同名半盲 ● 病変側の動眼神経麻痺、対光反射消失

- 頭蓋内圧亢進を示唆する症状があれば、早急に脳ヘルニアへの移行予防を図る。
- がん自体の大きさや進行、手術療法や放射線療法による影響も考慮する。

【治療とケア】
■予防
- 腹腔・胸腔・頸部の圧を上昇させる体位を避ける(静脈還流を妨げない)。
  - ★胸腔内圧や腹圧は、咳や怒責などでも上昇する。呼吸管理を行って不要な吸引を避け、便秘とならないように排便調整を行って不要な浣腸などは避ける。
  - ★疼痛管理や体温管理も重要である。
  - ★吸引や体位変換をする場合、バイタルサインや全身状態に十分注意する。
- 禁忌でなければ頭部挙上(15～30度程度)により脳静脈からの自然還流を促す。
  - ★下肢挙上は禁忌となる。
- 水分出納の観察を行って、過剰な水分摂取を避ける(脳浮腫を避ける)。
- できる限り安静を保つ。
  - ★面会(会話)、テレビ・ラジオの視聴、パソコン・携帯電話操作など、刺激となりうる行動も避ける。

■症状出現時の対応
- 脳浮腫の場合は、グリセロール、D-マンニトールの投与を行う。
- 脳血流・脳代謝の減少を要する場合は、利尿薬投与、バルビツレート療法、低体温療法などを行う。
- 必要に応じて開頭減圧術を行い、がん摘出や血液・髄液交通経路を整復する。
  - ★血液・髄液交通経路の整復：脳室穿刺、脳室ドレナージ、シャント術、骨弁除去などによる開放術(緊急時)など

(辰巳有紀子)

がん救急 | **oncologic emergency**

上大静脈症候群

がん

- **定義** 上大静脈症候群は、がんやリンパ節転移によって上大静脈の圧排・浸潤や血栓が生じ、静脈血流がうっ滞した状態。
- **症状** 血流障害に伴う顔面・頸部・上肢の浮腫、中枢神経症状など

アセスメントスケール Yale Cancer Centerによる重症度分類、CTCAE(有害事象共通用語規準)：上大静脈症候群など

特徴

【特に注意が必要なもの】

緊急！	がん	脳浮腫(頭痛、めまい、感覚鈍麻などの頭蓋内圧亢進) 気道閉塞(呼吸困難、咳嗽、起座呼吸、チアノーゼ) 静脈還流障害(失神、血圧低下、腎機能障害)
	他	血栓症
準緊急！	がん	頭頸部浮腫による機能障害(軽度の嚥下障害、嗄声) 上半身の血流障害(頸部・前胸壁の静脈拡張、怒張、上肢の浮腫)
低緊急！	がん	画像所見：上大静脈の圧迫

【主な原因】

がん(腫瘍)によるもの
- 上縦隔〜前縦隔に発現したがんの増大や浸潤による圧迫
- 縦隔リンパ節や胸骨傍リンパ節の転移によるがんの増大による圧迫
- がんの血管内浸潤やサイトカイン産生亢進に伴う血管内皮細胞障害による血栓形成などを原因とした血流障害

その他の要因によるもの
- 中心静脈カテーテルに関連した血栓による血流障害
- 胸部の良性疾患や肉芽腫性疾患の増大による圧迫
- 縦隔への放射線照射による線維化に伴う血栓による血流障害
- 感染症による腫脹や血栓による上大静脈の圧迫および血流障害
- 外傷による血腫や血栓による上大静脈の圧迫および血流障害

【出現しやすい状況】
- がんの部位：上縦隔〜前縦隔のがん、胸骨傍リンパ節転移など
- がんの増殖速度：小細胞肺がん、悪性リンパ腫など
- 中心静脈カテーテルの留置

エキスパートのアドバイス：上大静脈症候群発症患者のルート確保

- 上大静脈の血流が高度に障害されている場合、静脈血がうっ滞し、血管外漏出のリスクが高まる。そのような場合は、鼠径部からの中心静脈の確保が検討される。

【症状出現時期のめやす】

	診断期	積極的治療期	緩和治療中心期
がん(腫瘍) P.464		発症・転移部位(肺がん、悪性リンパ腫、乳がんなど)によって出現	

アセスメントとケアのポイント

【観察のポイント】

- 症状の進行状況に注意して観察する。
  - ★特に頭蓋内圧亢進症状や呼吸・循環動態に注意して観察する。
- 血栓症による場合は、閉塞速度が速いため、注意して観察する。

初期	顔面の浮腫、頸部・上肢の腫脹、頸胸部の静脈の怒張、呼吸困難、咳嗽、嗄声、チアノーゼなど
晩期	頭痛、めまい、失神、易興奮性、精神状態の変化、視覚障害、喘鳴、頻脈、うっ血性心不全、血圧低下、嚥下困難、喀血など

【アセスメントのポイント】

- 呼吸困難や咳嗽、頭重感などは、他の原因でも出現しうるため、頭頸部や上肢の腫脹など特徴的な症状の有無も含めてアセスメントする。
  - ★精神症状が出現した場合、上大静脈症候群に伴う中枢神経障害か、他の要因か鑑別する。

【治療とケアのポイント】

- 奏効が得られやすいがん種(小細胞肺がん、非ホジキンリンパ腫、胚細胞腫)の場合、化学療法や放射線療法などが選択される。
- 原疾患に対する治療が行えない場合、IVR(画像下治療)によるステント留置術や外科的バイパス術(現在はあまり行われていない)が選択肢となる。
- 血栓症の場合、血栓溶解や抗凝固療法が選択され、状態により血管内治療が適応となる。抗凝固療法が行われた場合、出血傾向に注意する。
- 症状緩和として利尿薬や副腎皮質ステロイドが投与される場合がある。消化器症状や不眠などの副作用に注意する必要がある。
- 呼吸不全を伴う場合、酸素療法を行う。
- 顔面から頸部のうっ血は、頭部挙上により、若干軽減される。
- 浮腫のある上肢での血圧測定や点滴の留置、採血は避ける。
- 上半身や頸部などを締めつける衣類や下着の着用は避ける。

臨床でのエピソード

縦隔のびまん性大細胞型リンパ腫と診断された患者。がんの増大により顔面や上肢の浮腫だけでなく、嗄声や呼吸困難感が認められていた。
すみやかに化学療法が行われ、浮腫や呼吸困難感は軽減したが、嗄声と嚥下困難感が残存した。反回神経麻痺による機能障害の遷延に対する不安も出現したため、食事形態の工夫や発声による機能訓練を支援するとともに家族の協力も得ながら精神的なサポートを行った。

(大上幸子)

がん（腫瘍）による上大静脈症候群

参考ガイドライン なし

おさえておきたい基礎知識

【発生機序】
- がんの増大に伴う上大静脈の圧迫や、がんの血管内への浸潤、血栓形成に伴う上大静脈の閉塞により、上肢や頭頸部の血流障害に関連した症状が出現する。
  - ★小細胞肺がんや悪性リンパ腫、胚細胞腫以外のがんでは、側副血行路が形成され、症状が軽減する場合がある。

図 上大静脈症候群の病態

頭頸部からの静脈血流がうっ滞
左上肢からの静脈血液がうっ滞
右上肢からの静脈血液がうっ滞
甲状腺がん
肺がん
リンパ腫
胸壁または腹壁の静脈が側副血行路として拡張
上大動脈
下大動脈

【リスク因子】
- 上縦隔～前縦隔のがんの形成や増大、甲状腺がんや甲状腺リンパ腫（腕頭静脈の圧迫）、胸骨傍リンパ節転移の増大（乳がんに多い）など
  - ★原因となるがん種：非小細胞肺がん、小細胞肺がん、非ホジキンリンパ腫、転移性悪性腫瘍、胚細胞腫、胸腺腫、悪性中皮腫など

標準的ケア

> **Point** 小細胞肺がんや悪性リンパ腫、胚細胞腫はがんの増殖スピードが速い。急速に症状が進行する場合があるため、注意して観察する必要がある。

【アセスメント】
- 呼吸状態、循環動態、頭蓋内圧亢進症状に注意して観察を行う。
  - ★呼吸の観察項目：呼吸数、深さ、リズム、呼吸音、咳嗽、チアノーゼ、喘鳴の有無や程度
  - ★循環動態：血圧低下や頻脈など
  - ★頭蓋内圧亢進症状：頭痛やめまい、意識レベル変化の有無や程度
- 反回神経麻痺や腕神経叢麻痺などの出現に注意して観察を行う。
  - ★上大静脈症候群の重症度は、閉塞速度や部位により異なる。
- 肺がん（肺門部）では、閉塞性肺炎などを合併し、咳嗽や呼吸困難感などが出現しうるため、静脈の怒張、顔面や上肢の浮腫など他の症状の有無を観察する。

【治療とケア】

■予防
- 明確な予防方法はない。症状の出現に注意して観察することが重要である。

■ **症状出現時の対応**

- 症状（初期症状か晩期症状か）をアセスメントし対処することが重要である。
  - ★晩期症状の場合、中枢神経症状や呼吸状態や循環動態に注意する。急変対応の準備もしておく。
  - ★患者の不安も増強するため精神的サポートを行う。
- 症状の進行により、苦痛の増強・ADLの低下が生じやすい。酸素療法や利尿薬・鎮痛薬などによる症状の緩和やADLへの介入を行う。
- 中枢神経症状が認められる場合は、環境の整備など患者の安全確保に努める。
- 全身状態や治療の感受性によっては化学療法や放射線療法などが選択される。
  - ★治療による感受性が高い場合、腫瘍崩壊症候群（体液貯留、腎機能障害、電解質異常など）を合併する場合もあるため、副作用とともに注意して観察する。
- 臥床時は、頭部挙上により頸部のうっ血を軽減する。
- 患者と家族へ、上大静脈症候群が増強した場合に出現しやすい症状について説明し、異常時は報告するよう指導する。
  - ★呼吸困難感や咳嗽、嗄声などの苦痛や顔面の浮腫など外的な変化により、患者の不安が増強するため、症状の緩和とともに精神的サポートも重要である。

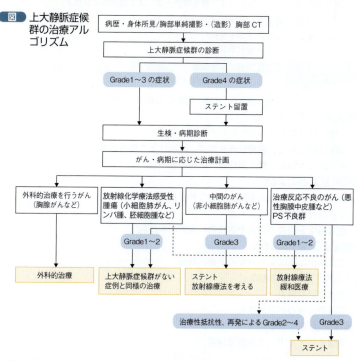

図　上大静脈症候群の治療アルゴリズム

Yu JB, Wilson LD, Detterbeck FC. Superior vena cava syndrome--a proposed classification system and algorithm for management. *J Thorac Oncol* 2008；3(8)：811-814.

（大上幸子）

| がん救急 | oncologic emergency |

イレウス

がん 手術 化学 放射 支持

定義 イレウスとは、小腸や大腸など腸管の内容物の通過障害によって生じる病態。ちなみに消化管閉塞は、機械的イレウスの1つである単純性(閉塞性)イレウスを指すことが多い。

症状 腹痛、腹部膨満、悪心・嘔吐、排便・排ガスの停止など

アセスメントスケール CTCAE(有害事象共通用語規準):イレウス

特徴

【特に注意が必要なもの】

緊急!	がん 腸管の完全閉塞、壊死や穿孔 手術 開腹手術後の複雑性イレウス 化学 重度の下痢後のイレウス 支持 オピオイド誘発性便秘症による麻痺性イレウス
準緊急!	手術 開腹手術後の癒着 化学 下痢や便秘 放射 放射線腸炎
低緊急!	がん 腸管の部分閉塞、がん性腹膜炎 支持 オピオイド誘発性便秘症

【主な原因】　麻=麻痺性　閉=閉塞性(単純性)　絞=絞扼性(複雑性)

がん(腫瘍)によるもの
- 麻 腹膜炎による炎症や腹腔内出血の影響
- 麻 脊髄圧迫による膀胱直腸障害、血栓による腸管壊死
- **頻発** 閉 がんの増大に伴う消化管の圧排や狭窄

手術療法によるもの
- **頻発** 麻 開腹手術後、長期臥床による腸管運動の低下
- 閉 開腹手術後の腸管癒着
- 絞 開腹手術後の癒着や索状物、腸管の軸捻転

化学療法によるもの
- 麻 抗がん薬による重度の下痢、便秘

放射線療法によるもの
- 麻 放射線腸炎
- 閉 照射後の腸管線維化

支持療法によるもの
- 麻 オピオイドによる腸管麻痺

【症状出現時期のめやす】

	診断期	積極的治療期	緩和治療中心期
がん(腫瘍) P.468		がんの部位、進行の程度によって出現	
手術療法 P.472		開腹手術後に出現	
化学療法 P.470		投与後、数日〜10日経過してから出現	
放射線療法		最終照射から数か月経過してから出現	
支持療法 P.473		オピオイドなどの支持療法によって出現	

【出現しやすい状況】
- 大腸がん手術、出血量が多い、長時間手術、術後離床が進まない、など
- 消化器がん、終末期、がん性腹膜炎、オピオイドの使用、など

アセスメントとケアのポイント

【観察のポイント】
- 腹痛や筋性防御、腹部膨満、悪心・嘔吐、腸音、排便状況などの腹部症状、画像診断(ガス像とニボー像 P.256)、血液検査(電解質、炎症、腎機能)を確認する。
- 腸音は、麻痺性イレウスでは低下、単純性(閉塞性)イレウスでは亢進し金属音がする。

★複雑性(絞扼性)イレウスで腸管壊死を起こしている場合は、腸音が低下する。

【アセスメントのポイント】
- がんの発生部位、閉塞の部位・程度、術式や手術時間、放射線の照射部位と照射量、抗がん薬の副作用による下痢・便秘の有無を確認する。
- 進行がん患者の場合、イレウスの原因はがんの増大だけでなく、がん性腹膜炎やオピオイドによる腸管麻痺など複数の要素が組み合わさっている可能性があるため、総合的にアセスメントする。
- 複雑性(絞扼性)イレウスは治療の時期を逸すると生命にかかわる状況となるため、腹部症状とともにバイタルサインや意識状態にも注意する。

【治療とケアのポイント】
- イレウスの治療は、薬物療法、手術、ステント・イレウス管留置などがある。治療選択はイレウスの原因や程度、病期、全身状態、患者の希望から総合的に判断されるため、患者が主体的に治療決定に参加できるよう支援する。
- 腹痛、悪心・嘔吐、腹部膨満感などの身体のつらさには早急に対応する。

(根岸 恵)

がん（腫瘍）によるイレウス

参考ガイドライン　がん患者の消化器症状の緩和に関するガイドライン（日本緩和医療学会）

おさえておきたい基礎知識

【発生機序】
- がんの増大により腸が閉塞し、ガスや食べ物が流れることができずに貯留し、腸管が膨張し、腹部膨満感と腸管蠕動に伴う腹痛が起きる。

【リスク因子】
- 特に婦人科がんと消化器系がんが多い。
- 腹部以外のがんとしては乳がん、肺がんの患者が多い。

標準的ケア

 症状緩和のための対症療法が行われる。患者の苦痛を可能な限り除去する看護ケアが重要となる。

【アセスメント】
- 患者は腹部膨満感をどのように体験し、とらえているのか確認する。
- 排便・排ガスの状況、腹部膨満感、悪心・嘔吐の程度、腸音や腹膜刺激症状の有無、全身状態を確認する。
- CTやX線などの画像診断からがんの進行状況、腹膜播種、腹水の有無などを確認する。

【治療とケア】

■予防
- 食物繊維が多く含まれている食物や、消化しにくい食物は、イレウスによる苦痛症状を助長させるため、消化のよいものを少量ずつ摂取する。
- 緩下薬の服用や水分摂取、適度な運動などによる排便コントロールを行う。

■症状出現時の対応

- 薬物療法
  - ★腹痛には、がん性疼痛と同じように非オピオイド鎮痛薬やオピオイド鎮痛薬を使用する。
  - ★腸蠕動による痛みに対しては、ブチルスコポラミン（ブスコパン®）を使用する。
  - ★オクトレオチド（サンドスタチン®）は、悪性腸閉塞の痛みや悪心・嘔吐の症状緩和に効果がある。ただし、高価な薬剤であるため漫然投与は避け、数日後に効果判定を行う。
  - ★悪心・嘔吐に対しては、コルチコステロイド（デキサメタゾン[デカドロン®]）、制吐薬（メトクロプラミド[プリンペラン®]やハロペリドール[セレネース®]など）を投与する。メトクロプラミド使用後、痛みが増悪した場合は中止する。
  - ★腸内容の貯留や嘔吐によって多くの水分が喪失されるため、脱水になりやすいが、閉塞の程度や予後、全身の浮腫の状態などから輸液量を検討する。

- 緩和手術
  - ★がんが原因で発症するイレウスの手術に関しては、標準的な見解はなく、患者ごとに適応を判断

する。根治術ではなく、緩和目的の手術であることを念頭に、患者の生活の目標や意向に基づいてチームで検討する。

- 経鼻胃管・イレウス管
  - ★すぐに症状を緩和できるが、長期留置すると、鼻やのどの痛み、粘膜損傷などが起こる。患者の希望がない限り一時的な使用がよい。
  - ★水分バランスや脱水症状に注意する。
  - ★チューブ固定に注意し、患者の苦痛が少なく、抜けないように配慮する。チューブの抜去時期などを説明する。
- 大腸ステント
  - ★手術療法のリスクが大きいときや、症状緩和効果が認められないときに検討される。
  - ★大腸が伸展しづらくなるため、ステントの内側に便が詰まらないよう、食事の工夫や緩下薬による排便コントロールが必要である。

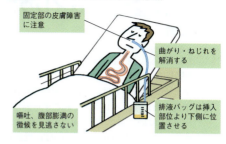

図 イレウス管挿入時の注意点
- 固定部の皮膚障害に注意
- 曲がり・ねじれを解消する
- 排液バッグは挿入部位より下側に位置させる
- 嘔吐、腹部膨満の徴候を見逃さない

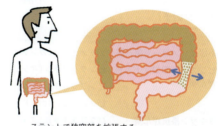

図 大腸ステント
ステントで狭窄部を拡張する

- 症状出現時の看護ケア（下表）

嘔吐時のケア	●吐物のにおいが症状を悪化させるため、すみやかに吐物を処置する ●吐物による誤嚥性肺炎を予防するために、嘔吐後はうがいを促す
腹痛や腹部膨満感に対するケア	●クッションの利用など安楽な体位を工夫する ●マッサージや温罨法、衣類による圧迫を避けるなど、患者が心地よいと感じる方法を取り入れる
軽度のイレウスの場合	●狭窄の程度とそれに合わせた食事内容や量について患者と話し合い、冷たくのどごしのよいものや、患者の食べたいものを食べれるように工夫する ●ガムやグミなど噛んで味わえるものを選んだり、好きなものを口に含んで飲み込まずに吐き出すこともできる

エキスパートのアドバイス：イレウスがある患者への「食へのケア」

- がん自体によるイレウスを発症した患者に対しては、腹痛や嘔吐があっても食べたいのか、苦痛がつらいために食べないのか患者の食への意向を聞き、生活の目標に合わせて治療とケアを考える。
- 食べられない場合は、精神的なつらさ、生きる意味を見いだせないつらさに向き合う。

（根岸　恵）

化学療法によるイレウス

参考ガイドライン なし

おさえておきたい基礎知識

【発生機序】
- イリノテカンの投与では、活性代謝物の腸管粘膜障害により下痢が起こる。高度な下痢の出現後、イレウスを起こす可能性がある。
  - ★イリノテカンによる下痢は、抗がん薬投与後、数日～10日経過してから出現する。
- ビンカアルカロイド系抗がん薬や$5HT_3$受容体拮抗薬などの投与により、腸管の自律神経障害が生じ、腸管運動が低下して便秘となり、イレウスにつながる。
  - ★ビンクリスチンによる便秘は、投与後3～10日がピークとなる。

【リスク因子】

薬剤の分類	薬剤名	イレウス発症率
トポイソメラーゼ阻害薬	イリノテカン(カンプト®、トポテシン®)	0.8%
ビンカアルカロイド系抗がん薬	ビンクリスチン(オンコビン®)	頻度不明
	ビンブラスチン(エクザール®)	0.5%
	ビノレルビン(ナベルビン®)	0.4%
タキサン系抗がん薬	パクリタキセル(タキソール®)	1.6%
	nabパクリタキセル(アブラキサン®)	0.2%
	ドセタキセル(タキソテール®)	0.2%
	カバジタキセル(ジェブタナ®)	0.2%

★UGT1A1遺伝子多型とイリノテカンによる好中球減少症の副作用との関連が指摘されているが、下痢との関係については、評価は定まっていない。

標準的ケア

> **Point**
> - イレウスにつながる便秘を防ぐために、排便コントロールを行うことが大切である。
> - 化学療法は外来で行われることが多いため、患者自身が自宅で排便・排ガス、腹痛や嘔吐の程度を観察し、異常時に医療者に相談できるよう、患者教育が重要である。

【アセスメント】
- 化学療法前の排便習慣
  - ★排便の回数・量・性状、排便時間、下剤の使用習慣と種類
- がんの状況
  - ★手術歴、消化管ストーマの有無、消化管閉塞の既往、がんによる閉塞・狭窄、腹膜播種の有無
- 化学療法薬
  - ★消化管閉塞を起こす可能性のある抗がん薬、その他の薬剤の併用
- 治療後の排便状況
  - ★排便回数・量・性状、腹部膨満感、排ガスの有無、緩下薬の使用状況

- ●生活状況
  - ★化学療法に伴う入院や仕事・家事の変化、排便環境の変化を確認する
- ●精神的状況
  - ★不安・緊張、気分の落ち込み

【治療とケア】

■予防

- ●便秘からイレウスを起こす可能性のある抗がん薬に関しては、予防的に緩下薬を内服して排便コントロールを行う。
- ●イレウスにつながるイリノテカンによる遅発性下痢を予防するためには、腸管内の活性代謝物を停滞させないことが重要である。
- ●センノシド(プルゼニド®)や半夏瀉心湯(はんげしゃしんとう)の投与が下痢の予防に効果がある。
- ●緩下薬を服用している患者にイリノテカンによって下痢が起きることを強調して伝えると、内服を控えることがあるため、緩下剤はそのまま継続して服用し、定期的な排便を確保するよう指導する。
- ●化学療法による下痢に対して止痢薬(ロペラミドなど)を使用する場合は、麻痺性イレウスを引き起こす恐れもあるため、長期使用は避ける。

■症状出現時の対応

- ●抗がん薬の投与を中止し、補液や止痢薬投与などの適切な処置を行う。
- ●腹痛、悪心・嘔吐、腹部膨満感など身体的なつらさへの対応を行う。

エキスパートのアドバイス：セルフケア支援

- ●化学療法は、外来で行われることが多いため、治療後に患者自身が排便・排ガス・腹痛や投与の程度を観察できるよう、教育することが重要である。

(根岸 恵)

手術療法によるイレウス

参考ガイドライン 急性腹症ガイドライン（日本腹部救急医学会 他）

おさえておきたい基礎知識

【発生機序】
- 手術によって損傷した組織は、術後、自ら修復するための生体防御反応として腸管癒着を生じる。それによって閉塞性イレウスが発現し、術後比較的長期にわたり排便や排ガスがなく、腹部膨満や悪心・嘔吐が続く。
  - ★腹部手術の正常な術後経過として、消化管の機能は一時的に停止し、術後2〜3日で回復する。
- 縫合不全や腹膜炎が生じると、腸管運動が抑制され、麻痺性イレウスとなる。

【リスク因子】
- 術前：長期間の絶食、放射線療法後、腹膜炎などの炎症
- 術中：開腹手術、術中の大量出血による大量輸液
- 術後：疼痛マネジメント不十分、術後離床が進まない

標準的ケア

> **Point**
> - 早期からの離床と運動を行い、イレウスを予防することが最も重要である。
> - 症状や身体所見、検査結果などの総合的アセスメントから早期発見し、重症化を防ぐ。

【アセスメント】
- 腹痛、腹部膨満、排ガス・排便の停止、悪心・嘔吐などが術後2〜4日を超えても認められる場合は術後イレウスを疑う。
- 腹痛や筋性防御、腹部膨満、悪心・嘔吐、腸音、排便状況などの腹部症状、画像診断（ガス像とニボー像 P.256）、血液検査（電解質、炎症、腎機能）を確認する。
  - ★麻痺性イレウスや複雑性（絞扼性）イレウスによる腸管壊死では腸音が低下するが、単純性（閉塞性）イレウスでは亢進・金属音がする。

【治療とケア】

■予防
- 最も重要なのは、早期離床と運動である。術前からの患者指導が重要である。
  - ★経鼻胃管による術後イレウスの予防効果は認められない。
- 適切な疼痛マネジメントを行う。

■症状出現時の対応
- まず経口摂取を中止し、医師と検査や治療について相談する。
- 多くは保存的治療で改善するが、急速に増悪・重篤化する場合もある。症状や排便・排ガス状況などを注意深く観察し、治療方針を確認する。
- 胃管・イレウス管挿入時には、水分バランスの観察や脱水症状に注意する。
- チューブの固定に注意し、患者の苦痛が少なく、抜けないように配慮する。また、イレウスの状況やチューブの抜去時期などの今後の見とおしを説明する。

（根岸 恵）

支持療法によるイレウス

参考ガイドライン がん疼痛の薬物療法に関するガイドライン（日本緩和医療学会）

おさえておきたい基礎知識

【発生機序】
- オピオイドによる便秘が高度になると、イレウスが生じる（下表）。

  - モルヒネ　・コデイン　・オキシコドン　・ロペラミド

  ★オピオイドは、消化酵素分泌や消化管蠕動運動を抑制するため腸内容物が遅滞して便が硬くなり、便秘となる。肛門括約筋の緊張も高まり、排便しにくくなるため、イレウスとなる。

- 抗コリン作用（支持療法薬の副作用）によってもイレウスが生じうる（下表）。

  - クロルプロマジン　・ハロペリドール　・アミトリプチリン　・イミプラミン
  - ブチルスコポラミン　・プロピベリン　・オキシブチニン

  ★抗コリン作用をもつ薬剤は、腸管平滑筋の収縮運動を抑制し、腸内容物を停滞させて麻痺性イレウスを起こす。

【リスク因子】
- オピオイド（特にモルヒネ）使用、全身状態悪化・活動量の減少

標準的ケア

> **Point**
> - オピオイドによる便秘は、高率（40～80％）で発症する。セルフケアが重要となるため、患者指導が大切である。

【アセスメント】
- オピオイドや抗コリン作用をもつ薬剤の使用の有無を確認する。
- 薬剤開始前後での症状（便秘や腹痛、悪心・嘔吐）変化の有無を確認する。
- オピオイド使用時は、薬剤の使用状況、緩下薬の効果や排便状況を確認する。
- 進行がん患者の場合は、複数の要因の関連を考え、総合的にアセスメントする。

【治療とケア】

■予防
- イレウスの原因となる薬剤をできるだけ少なくする（減薬が難しい場合も多い）。
- もともと便が硬い患者には、浸透圧性下剤をあらかじめ使用する。
- オピオイド誘発性便秘症には、ナルデメジン（スインプロイク®）を使用する。
- 全身状態がよければ、食物繊維と十分な水分の摂取、適度な運動を促す。

■症状出現時の対応
- 腹痛、悪心・嘔吐、腹部膨満感などの身体的なつらさには早急に対応する。
- 可能なら麻痺性イレウスを誘発する薬剤を中止・変更する。難しければ、がんの進行、予後や全身状態、患者の意向から、継続や変更を総合的に判断する。

  ★オピオイドをモルヒネやオキシコドンからフェンタニルに変更することで改善することもある。

- 自己効力感を失うため、精神的なつらさに対応する。

（根岸　恵）

がん救急 / oncologic emergency

腹膜炎

がん 手術

- **定義** 腹膜炎は、腹膜の炎症の総称。急性腹膜炎は、炎症が腹膜の一部にとどまる「限局性腹膜炎」と、腹膜全体にわたる「汎発性腹膜炎」に分けられる。慢性腹膜炎には、がん性腹膜炎、結核性腹膜炎などがある。
- **症状** 腹膜刺激症状（筋性防御：デファンス、反跳痛：ブルンベルグ徴候など）、消化器症状（腹痛、悪心・嘔吐、食欲不振）など

アセスメントスケール なし

特徴

【特に注意が必要なもの】

緊急！	がん	がんによる穿孔性腹膜炎（胃がん、大腸がんなど）
	手術	手術の縫合不全による汎発性腹膜炎
	他	敗血症性ショック、汎発性DIC（播種性血管内凝固症候群）広範な腹膜刺激症状（筋性防御、反跳痛など）
準緊急！	がん	症状を伴う腹水、腸閉塞
	手術	コントロール（ドレナージ）された縫合不全、ドレーンによる逆行性感染など
低緊急！	がん	慢性がん性腹膜炎
	手術	上部・下部内視鏡診断・治療に伴う損傷、膿瘍

【主な原因】

がん（腫瘍）によるもの

- がん細胞の腹膜浸潤
  - ★原発あるいは転移性がんが播種性やリンパ行性に腸管・腸間膜・大網・横隔膜・骨盤腔などを覆う腹膜に結節を形成（腹膜播種）することによる。合併症として、正常の消化管を圧するまたはがんの直接浸潤に伴う消化管閉塞、リンパ液灌流障害による腹水貯留も原因となる。

手術療法によるもの
- 縫合不全、ドレーンによる逆行性感染など
- 上部・下部内視鏡診断・治療に伴う損傷

その他の要因によるもの
- 敗血症性ショック
- 汎発性DIC（播種性血管内凝固症候群）
- 広範な腹膜刺激症状（筋性防御、反跳痛など）

【出現しやすい状況】
- 胃がん、膵がん、卵巣がん、子宮がんでよくみられる。
  - ★頻度：卵巣がん（37％）、胆囊・膵がん（21％）、胃がん（18％）、食道がん（4％）、大腸がん（4％）

【症状出現時期のめやす】

	診断期	積極的治療期	緩和治療中心期
がん(腫瘍)		腹膜播種によって出現	
手術療法 P.476		感染などによって出現	

アセスメントとケアのポイント

【観察のポイント】
- 急性腹膜炎の場合、急激な強い腹痛、腹膜刺激症状が起こる。
  - ★麻痺性イレウス所見(腸蠕動減弱・消失)、炎症所見、腹腔内遊離ガス(フリーエア)像や鏡面形成(ニボー)像の有無、腹腔内の液体貯溜(腹水、出血、膿瘍など)の有無を確認する。
- 慢性腹膜炎の場合、食欲不振、悪心・嘔吐、腹痛、腹部膨満、体重減少などが認められる。
- 炎症のため、腹水貯留を認めることがある。

【アセスメントのポイント】
- 急性腹膜炎の場合、急性腹症をきたす疾患の鑑別は必須である。
  - ★消化管系、心大血管系、尿路系、産婦人科系などに分類してアセスメントするとわかりやすい。

【治療とケアのポイント】
- 急性腹膜炎の場合、迅速かつ確実な感染源除去、原因疾患鑑別・治療、感染症対策(必要であれば抗ショック対策)が重要となる。
  - ★バイタルサインが大きく変化することがあるので、頻回に観察する。
- がん性腹膜炎の場合、症状や全身状態が異なるため、個々の患者に応じた個別の対応を行っているのが現状である。
  - ★看護師は、診療に必要な身体所見(症状とその原因)を確認し、考えられる疾患の鑑別や必要な処置についても多職種と検討を進めていく。このとき、緊急性を要する状態(感染症、電解質・血糖値異常など)がないかも確認する。
  - ★がん性腹膜炎の患者は、さまざまなつらさ(疼痛、腸管膨圧や緊急手術に伴う身体的・精神的苦痛)を体験している。看護師は、多職種チームのなかで、患者の症状緩和や生活環境整備などの面で役割を発揮していく。

エキスパートのアドバイス：急性腹症

- 急性腹症とは、急激に発症した腹痛のなかで、緊急手術を含む迅速な対応を要する腹部疾患群である。初期対応の遅れによる病状悪化を防ぐため、迅速かつ的確な病態の解釈と、緊急処置を要する疾患群として対応する。がんに関連して生じやすい疾患は、肝がん破裂、腸管虚血、消化管穿孔、腸閉塞などである。
- 急性腹症の対応は、まず、バイタルサインを確認し、ショック症状を伴い全身状態が悪化していたらすぐに、気道・換気の確保、静脈路確保、心電図モニターを装着したバイタルサインの経時的観察を行い、病態、身体所見、検査データから原因となる病態と治療を検討する。
- 特に、進行がん、終末期がんで、原疾患の治癒が見込めない場合は、予後への影響と治療に伴う侵襲の程度などQOLへの影響を考慮する必要がある。
- 患者と家族は、短期間での治療選択が求められる。医療者は、患者、家族と考えを共有し、意思決定を支援することが重要である。

(南口陽子)

(北川善子)

手術療法による腹膜炎

参考ガイドライン なし

おさえておきたい基礎知識

【発生機序】
- 胃腸管、胆膵管などの縫合部分が破れて胃腸管内容や胆汁が流出して起こる場合と、腹腔内の汚染などから起こる場合がある。
- 主に、腹部手術に起因して生じる（下表）。

上部消化管手術	門側胃切除術（胃十二指腸吻合部）、胃全摘術（食道空腸吻合部） ● 機械吻合の普及によって頻度は低下したが、縫合不全を起こすと腹膜炎をきたしやすい
肝・胆・膵	肝切除（肝切離面）、肝外胆管切除術（膵空腸吻合部）、膵頭十二指腸切除術（膵空腸吻合部） ● 手術自体の侵襲が大きく、術後合併症のリスクも高い ● 膵液瘻は他の消化管縫合不全と比較して高頻度
下部消化管手術	結腸切除術（結腸結腸吻合部）、直腸低位前方切除術（結腸直腸吻合部） ● 大腸縫合不全では便汁が腹腔内に漏れ出す ● 結腸は比較的血流量が少なく、吻合部血流低下による縫合不全をきたすことがある

【リスク因子】
- 手術に関連した腹膜炎の原因は複合的だが、2つの因子に大別できる（下表）。

全身的要因	低栄養、貧血、慢性疾患の併存（糖尿病、腎機能不全、肝機能不全、動脈硬化）、ステロイド投与、術前化学（放射線）療法、緊急手術、高齢、肥満など
局所的要因	吻合部の血流障害、吻合部の過緊張、がんの遺残、腹腔内感染、手術手技の問題など

- 上記の情報収集によってリスク患者を把握することができる。

標準的ケア

 ● 看護師は術前から、術後排便障害について患者と話す機会を繰り返しもつことで、患者の体験を理解し、患者に合わせた具体的対処と心理的サポートを提供することができる。

【アセスメント】
- 適切な術後管理と早期発見・対応がポイントとなる（下表）。

腹膜炎を示唆する状況	● 術後3日目以降も持続する発熱や、いったん解熱した後の再度の発熱 ● 腹痛の増強 ● ドレーン排液性状の変化（混濁、異臭） ● 腸蠕動の減弱、排便・排ガスの停止、悪心・嘔吐 ● 創部やドレーン刺入部の発赤（局所の炎症）

- 術後排便障害の症状は、術後早期から生じる。イレウスや縫合不全などの術後合併症の併発に注意し、多角的視点で身体所見をとらえる。
- 術後縫合不全が起きやすい時期を知っておくことも重要である。
  ★ 創傷治癒過程の「増殖期(術後3〜7日程度)」には創部上皮形成が盛んに行われ、吻合部の機械的な癒合から生理的癒合に移行する。この時期が最も脆弱なため、この時期に縫合不全が起こりやすい。
  ★ 縫合不全が起こると、消化管造影検査で造影剤漏出、CT検査で吻合部から背面に連続するフリーエア(腹腔内遊離ガス)、ドレーン排液変化(正常:黄色透明⇒消化液混入、混濁)などがみられる。

【治療とケア】

■予防

- 術後合併症を起こさないよう、術前から術後にかけて、こまやかなケアを行っていくことが大切である(下表)。

術前	術中	術後
● 栄養状態の改善 ● 慢性疾患の治療 ● 手術の適切なタイミング ● 貧血の改善 ● 抗凝固療法のコントロール ● 禁煙指導、肺理学療法 ● 血糖コントロール ● 腸管の減圧	● 適切な術式の選択 ・一期的か二期的か ・予防的人工肛門造設 ・吻合部の血流維持 ・緊張のかからない吻合など ・局所の感染予防	● 適切な全身管理 ● 適切な循環呼吸管理 ● 適切な輸液管理 ● 血糖コントロール、栄養管理 ● 肺炎予防(口腔ケア、肺理学療法など) ● 早期離床

■症状出現時の対応

- 保存的治療(抗菌薬投与、栄養管理、呼吸循環管理などによる全身状態の改善)、外科的治療(感染巣の除去、ドレナージ術・開腹手術・腹腔鏡手術による排膿)が行われる。
- 疑わしい所見がみられたら、すみやかに医師に報告し、検査・重症化を防ぐケアを開始する(下表)。

早期発見	● バイタルサインの変化:発熱、頻脈、呼吸状態、血圧 ● 腹部症状:限局性か、腹膜刺激症状の有無など ● 血液検査:炎症反応など ● 胸腹部単純X線検査:横隔膜下フリーエアの増加、胸水貯留、腸管ガスの増加 ● ドレーン排液の細菌学的・生理学的検査:腸内細菌の検出、アミラーゼ値やビリルビン値の上昇 ● CT・超音波検査:フリーエアや原因疾患の診断・膿瘍形成の有無 ● 消化管造影検査:消化管からの造影剤漏出
重症化予防	● 早期発見　　　　● 絶飲食、点滴 ● 適切なドレナージ　● 抗菌薬の使用

(北川善子)

がん救急 / **oncologic emergency**

ショック

がん 手術 化学

定義 ショックとは、急性の全身性の循環不全によって、臓器や組織に十分な血液を供給できず、細胞が機能障害を起こしたために生じる症状や徴候の総称。

症状 アナフィラキシーショックでは喘鳴・努力様呼吸・チアノーゼなど、敗血症性ショックでは注意力低下・尿量低下・発熱時のふるえ・消化器症状・呼吸促迫・末梢皮膚の温かさ（進行すると冷感が出現）など

アセスメントスケール ショックの5徴候（蒼白、虚脱、冷汗、脈拍触知不能、呼吸不全）

特徴

以下はめやすであり、ショック・中等度以上の意識障害（JCS3～8）は緊急症である

【特に注意が必要なもの】

緊急！	がん 肺血栓塞栓症、腫瘍出血 手術 出血性ショック、肺血栓塞栓症 化学 発熱性好中球減少症による敗血症、過敏症、インフュージョンリアクション
準緊急！	化学 腫瘍崩壊症候群
低緊急！	がん 上大静脈症候群、脊髄圧迫症候群

【主な原因】

がん(腫瘍) によるもの
- 循環血液量減少性：腫瘍出血
- 心原性：肺血栓塞栓症、上大静脈症候群 P.462
- 神経原性：脊髄圧迫症候群

手術療法 によるもの
- 循環血液量減少性：出血、肺血栓塞栓症

化学療法 によるもの
- 循環血液量減少性：DIC（播種性血管内凝固症候群）、高度の脱水症
- 心原性：腫瘍崩壊症候群 P.482、心タンポナーデ
- **頻発** 敗血症性：発熱性好中球減少症による敗血症
- **頻発** アナフィラキシー：過敏症 P.496、インフュージョンリアクション P.502

【出現しやすい状況】
- 過敏症やインフュージョンリアクションの出現
- 敗血症や腫瘍崩壊症候群、出血などによる急激な全身状態悪化

【症状出現時期(めやす)】

	診断期	積極的治療期	緩和治療中心期
がん(腫瘍)		発症・転移部位によって出現	
手術療法		術後合併症によって出現	
化学療法 P.480		薬剤投与によるアナフィラキシー、骨髄抑制による敗血症によって出現	

アセスメントとケアのポイント

【観察のポイント】
- 臨床症状はショックの種類により異なる。
- 共通する症状に、血圧低下(収縮期血圧＜90mmHg、収縮期血圧ベースラインからの低下≧40mmHg、平均血圧＜65mmHg)とショックの5徴候(5P)がある。
  - ★蒼白(pallor)：皮膚や粘膜の血管が収縮し、四肢や顔色が蒼白で冷たくなる。
  - ★虚脱(prostration)：脳血流の減少により、落ち着きがなく、多弁、不穏、うつろな表情、無意欲、意識消失となる。
  - ★冷汗(perspiration)：交感神経の過緊張から、全身が冷たくじっとりとする。
  - ★脈拍触知不能(pulselessness)：組織へ血流を維持しようと心拍数の増加が起こるが、心拍出量は少なく、末梢の動脈触知ができなくなる。
  - ★呼吸不全(pulmonary deficiency)：組織の低酸素、代謝性アシドーシスなどから起こる。

【アセスメントのポイント】
- ポイントをおさえて観察しながら、患者の状況からショックの原因を考える。
- ショックを迅速に鑑別し、治療が的確に開始されることが重要となる。

【治療とケアのポイント】
- 治療がスムーズに行われるよう、人・物・環境を調整する(下表)。

体位調整	● 心疾患がなければショック体位(15〜30cm下肢挙上)をとる
静脈路の確保と補液	● 緊急大量輸液を行うため、早急に血管確保を行う ● 18〜22Gのなるべく太い静脈留置針を用いる
酸素投与	● 低酸素血症を予防するため、高濃度酸素投与を行う
モニタリング	● 心電図モニターを装着し、バイタルサインを測定する。呼吸・循環の観察とともに、意識状態(性格)変化の観察も重要である ● 循環血液量の過不足と腎機能の推移を知るため、膀胱留置カテーテルを留置し、時間尿量を測定する
保温	● 重症になるほど体温が低下する ● 体温35℃以下では保温する(末梢循環が悪化し回復が遅れるため)
安全の確保	● 不穏状態となることもある

- 初期治療(6時間以内)は、循環を維持することが目標となる。

(渡邉枝穂美)

化学療法によるショック

参考ガイドライン なし

おさえておきたい基礎知識

【発生機序】
- 循環血液量減少性：血液成分が血管外に失われるために生じる急性循環不全
- 心原性：心臓のポンプ機能の維持ができなくなった状態
- 敗血症性：生体内へ細菌が侵入し、感染が重症化するにつれて、細菌の菌力や細菌毒素によって生体が侵襲を受け、循環不全に陥った状態
- アナフィラキシー：特定のアレルゲンに感作された生体が、その物質の再度の侵入に対してIgE抗体を介して起こす全身的な即時型アレルギー反応
- 神経原性：外傷や激痛などにより迷走神経反射が亢進し、急激に血管系が拡大した状態

【リスク因子】
- アナフィラキシー：抗がん薬や支持療法薬の投与（過敏症 P.496 参照）
- 敗血症：抗がん薬投与後の骨髄抑制による発熱性好中球減少症

標準的ケア

- アナフィラキシーショックによる呼吸障害は急速に進行するため、迅速に対応する。
- 敗血症性ショックの場合は、循環の維持を目標としながら、併せて感染症の診断を行うための種々の検査を行う。

【アセスメント】
- ここでは、がん患者によくみられる以下の2つについて述べる。

■アナフィラキシー
- 咽喉頭浮腫、気管支けいれんなど呼吸器症状を生じることが特徴である。努力様呼吸、チアノーゼ、気管支喘息様の喘鳴などを認める。

■敗血症
- 敗血症に罹患した場合、悪寒・戦慄、発熱、頻脈、頻呼吸を認め、血圧は正常値である。敗血症性ショックでは、注意力の低下、血圧は低下するが皮膚温は温かく（warm shock）、その後に四肢に冷感を認めるのが特徴である。

【治療とケア】
■予防
- 初期症状を見逃さずに対応する。

■**症状出現時の対応**
- 【治療とケアのポイント】P.479 に準じる。
- 原因別の対応については、以下にまとめる（下表）。

アナフィラキシー	● アドレナリン製剤は著効する（血管透過性亢進の改善作用と気管支拡張作用があるため）。単回投与で反応しない場合、複数回投与を行う ● 血管透過性亢進により血管内容量が急激に低下するため、急速輸液を行う ● 嗄声や舌浮腫、咽頭浮腫が認められれば気管挿管の適応となる
敗血症	● 輸液を開始する。輸液療法でも血圧維持が困難な場合は、ノルアドレナリン投与を開始する ● 抗菌薬投与前に血液培養を少なくとも2セット採取する。しかし、45分以上かかる場合は広域抗菌薬投与を優先する ● 清潔が維持できるよう、患者の状態に応じてケア介入を行う

- 患者は、多くの医療者や医療機器に囲まれ治療を受けるため、不安や恐怖感により混乱に陥りやすい。
- 家族は患者の生命の危機に直面し、精神的負担が大きくなるため、心身への配慮が必要である。

> あわせて知りたい！
> # アナフィラキシー、敗血症以外のショック

循環血液量減少性ショック	● 出血など、直接的な循環血液喪失によって生じる ● 初期には顔面蒼白・不安・めまい・冷汗などが生じるが、バイタルサインの大きな変動は起こりにくい（交感神経緊張によって代償されるため） ● 治療としては、細胞外液や代用血漿、輸血投与などが行われる
心原性ショック	● 心臓ポンプ機能によって生じる ● 起座呼吸（臥位より座位のほうが呼吸しやすい）や末梢循環不全（爪床圧迫後、圧迫を解除しても2秒以上色がピンク色に戻らないなど）、消化器症状などが生じる ● 治療としては、ドパミンやドブタミンなどの投与が行われる（過剰な輸液は避ける）
神経原性ショック	● 脊髄の損傷・圧迫によって生じる ● 血圧低下・徐脈が生じるが、末梢の冷感・湿潤は生じない（自律神経系の失調であるため） ● 治療としては、副交感神経遮断薬の投与などが行われる

（渡邉枝穂美）

がん救急　oncologic emergency

腫瘍崩壊症候群

がん　化学　放射

定義 　**腫瘍崩壊症候群(TLS)** とは、がん細胞が急速に崩壊し、細胞内の代謝産物(核酸、タンパク、リン、カリウムなど)が血中へ大量放出されて生じる代謝異常の総称。

症状 　致死的不整脈(心室頻拍、心室細動、心停止)、神経筋症状(しびれ、筋けいれん、感覚異常、テタニー)、消化器症状(悪心・嘔吐、下痢、食欲不振)、血圧

アセスメントスケール 　TLS診断規準、CTCAE(有害事象共通用語規準):腫瘍崩壊症候群

特徴

【特に注意が必要なもの】

緊急！	がん　化学　放射　致死的不整脈(高カリウム血症による) 腎不全
準緊急！	なし
低緊急！	なし

【主な原因】

がん(腫瘍) によるもの
- 頻発 ●血液がん
- ●固形がん(神経芽腫、肺がんなど)
- ●骨浸潤、巨大ながん

化学療法 によるもの
- 頻発 ●抗がん薬、ホルモン療法薬の副作用

放射線療法 によるもの
- ●照射による副作用

その他の要因 によるもの
- ●治療前からの腎機能障害、感染や脱水の併存

【出現しやすい状況】

患者関連	巨大ながん、肝転移、治療前からのLDH高値・腎機能障害(尿量が少ない、BUN・血清Cr高値)、感染・脱水の併存、骨髄浸潤、巨大な腹部疾患、治療前の広範囲リンパ節病変、白血球数高値、治療前の尿酸・カリウム・リン高値
治療関連	化学療法、放射線療法、ホルモン療法
疾患	バーキットリンパ腫、T細胞性急性リンパ性白血病、急性骨髄性白血病、慢性リンパ性白血病、慢性骨髄性白血病、ホジキンリンパ腫

【症状出現時期（めやす）】

	診断期	積極的治療期	緩和治療中心期
がん（腫瘍）		通常、治療開始が契機となるが、治療前に出現することもある	
化学療法 P.484		通常、治療開始後12〜72時間以内に出現	
放射線療法 P.486		照射直後または2〜3週後に出現	

アセスメントとケアのポイント

【観察のポイント】

- 初期では無症候であり、血液検査結果によって発見される。
- 症状は、電解質異常が起こり、進行してから出現しやすい（下表）。

高カリウム血症	●血清カリウム値6.5mEq/L以上：P波・T波の異常 ●心室頻拍、心室細動、心停止などの致死的不整脈 ●脱力感、悪心・嘔吐、食欲低下、神経筋症状（しびれ、筋けいれん、感覚異常など）
高リン酸血症	●尿量減少、乏尿、浮腫、悪心・嘔吐、高血圧、急性腎不全、下痢、傾眠、けいれんなど
低カルシウム血症	●神経筋症状（テタニー、感覚異常、筋けいれん）、不整脈、不安、抑うつ、低血圧、心不全、けいれんなど
高尿酸血症	●尿酸値10〜15mg/dL：悪心・嘔吐、倦怠感、不安、乏尿、浮腫、急性・慢性腎不全

- 消化器症状として、悪心・嘔吐、下痢、食欲低下が認められる。
- 全身倦怠感、血尿、心不全、不整脈、けいれん、筋けいれん、テタニー、意識消失を呈する。
- 腎尿細管への尿酸やリン酸カルシウムの沈着は他覚症状には乏しいが、腎・尿管結石を合併すると疝痛発作をきたすことがある。

【アセスメントのポイント】

- TLSを起こしやすい状態であるか、がん治療開始前にリスク因子の評価を行う。

【治療とケアのポイント】

- TLS発症予防のための内服管理や尿量の観察、水分摂取、カリウムやリンを多く含む食品やサプリメントの摂取を控えることなどを伝える。
- 輸液や心電図のモニター装着開始時には、予防法（内容・時期のめやすなど）の理解状況を確認し、症状の観察と医療者への報告の必要性を伝え、異常の早期発見に努める。
- 大量補液や利尿薬の投与により転倒のリスクが高まるため、患者の状態に合わせた安全対策を行う。

(新田理恵)

化学療法による腫瘍崩壊症候群

参考ガイドライン 腫瘍崩壊症候群(TLS)診療ガイダンス(日本臨床腫瘍学会)

おさえておきたい基礎知識

【発生機序】
- がん細胞の急速な崩壊に伴い、尿中排泄能を超えた大量の代謝産物が急激に血中に放出され、高尿酸血症、高カリウム血症、高リン酸血症、低カルシウム血症となって、不整脈や腎機能障害などが生じる。

【リスク因子】
- 化学療法高感受性(原発不明消化器がん、乳がん、小細胞肺がん、胚細胞腫瘍など)
- 腎毒性のある薬剤での治療:化学療法への感受性が比較的低いとされるがん種や、分子標的治療薬(スニチニブ、ソラフェニブ、イマチニブ、セツキシマブなど)によるTLSの報告も増えている。

標準的ケア

 原因となる薬剤投与開始後、通常12〜72時間以内に発症するため、検査データの推移を観察する。高カリウム血症は治療開始後6時間以内、リン、カルシウム、尿酸値の変動は24〜48時間に起こりやすい。

【アセスメント】
- 治療開始後は、体重の変化、水分出納量、バイタルサイン、心電図モニターなどのモニタリングをして異常の早期発見に努める。
- モニタリングは、TLSが治療開始後から72時間以上行うことが望ましい。

【治療とケア】

■予防
- リスクに応じた推奨予防法を適切に行い、TLSの発症を未然に防ぐ(下表)。

低リスク	● モニタリング(1日1回):TLSおよびその合併症発症について治療開始後、最終の化学療法投与24時間後まで ● 補液(通常量) ● 必要に応じてアロプリノール/フェブキソスタット
中間リスク	● モニタリング(8〜12時間ごと):TLSおよびその合併症発症について治療開始後、最終の化学療法投与24時間後まで ● 補液(大量) ● アロプリノール/フェブキソスタット:アルカリ化は不要
高リスク	● モニタリング(4〜6時間ごと):TLSおよびその合併症発症について治療開始後、最終の化学療法投与24時間後まで ● 補液(大量) ● ラスブリカーゼ

■**症状出現時の対応**

●大量補液、利尿、電解質補正がポイントとなる(下表)。

大量補液		●血管内ボリュームを増大し、腎血流量と糸球体濾過量を増加させる。アシドーシスと乏尿が改善すれば、尿酸やリンの尿中への排泄は増加する ●補液は生理食塩液などカリウムやリンを含まない製剤を用いる ●時間尿80〜100mL/㎡を目標に、成人では2,000〜3,000mL/㎡、体重10kg以下の小児では200mL/kg/日をめやすにする
利尿薬		●尿量が維持できない場合、ループ利尿薬(フロセミド)やD-マンニトールを用いる。ただし、脱水・がんによる尿路閉塞の有無をあらかじめ評価しておく ●従来は、尿のアルカリ化(pH6.5〜7.0)が推奨されていたが、リン酸カルシウムによる腎障害のリスクが高くなるため、現在は生理食塩液による補液が推奨されている
高尿酸血症の治療	尿酸生成阻害薬	アロプリノール(ザイロリック®) ●プリン代謝系におけるキサンチン酸化酵素を阻害して尿酸生成を抑制することで腎障害を予防する ●がん化学療法前24〜48時間から治療中に100〜300mg/日の経口投与が行われる フェブキソスタット(フェブリク®):現時点では保険適用外 ●非プリン型のキサンチンオキシダーゼ阻害薬。1日1回投与で尿酸低下作用を現す ●10〜60mg/日まで増量できる ●腎で代謝されることが少ないため、軽度〜中等度の腎機能障害でも用量調節が不要で安全性が高い
	尿酸分解酵素薬	ラスブリカーゼ(ラスリテック®) ●尿酸を水溶性のアラントインに分解する尿酸酸化酵素(ウリカーゼ)薬で、血中尿酸濃度を急速に低下させる ●化学療法開始4〜24時間前から化学療法後3〜5日間(最大7日間)をめやすに、高リスク患者には0.2mg/kg/日、中間リスク患者には0.15mg/kg/日、低リスク患者には0.1mg/kg/日を経静脈的に投与 ●酵素製剤のため投与時の過敏反応に注意
高リン酸血症と低カルシウム血症の治療		●大量補液でリン酸を含む点滴の投与を中止する ●低カルシウム血症は、無症候では特に治療の必要がないが、けいれんを伴う場合にはカルシウム補充をする
高カリウム血症の治療		血清カリウム値に応じた治療やポリスチレンスルホン酸ナトリウムの投与やグルコース・インスリン療法(GI療法)を行う
血液透析		●TLSによる腎不全に対しては、透析療法が行われる

(新田理恵)

放射線療法 による 腫瘍崩壊症候群

参考ガイドライン なし

おさえておきたい基礎知識

【発生機序】
- がん細胞の急速な崩壊に伴い、尿中排泄能を超えた大量の代謝産物が急激に血中に放出され、高尿酸血症、高カリウム血症、高リン酸血症、低カルシウム血症となって、不整脈や腎機能障害などが生じる。

【リスク因子】
- 放射線高感受性がん細胞：悪性リンパ腫、白血病、胚腫、精巣腫瘍
- 細胞周期では、M（細胞分裂）期およびG1（細胞分裂〜DNA合成期の間）末期に放射線感受性が高い。扁平上皮がんのほうが腺がんと比べ感受性が高く、低分化がんのほうが高分化がんより感受性が高い。

標準的ケア

> **Point**
> - 照射された細胞は照射されてすぐに細胞死する場合（間期死）と照射後1〜3回、細胞分裂してから細胞死する場合（分裂死）がある。また、照射直後にがん細胞に影響が出ずに照射後一定期間（通常2〜3週間）経過した後に有害事象が出現することがある。
> - 治療開始前にリスク因子や線量分布図・処方、他の治療（がん化学療法など）から予測されるTLSの程度と出現時期を把握する。

【アセスメント】
- 放射線の治療効果に影響を及ぼす因子に、がんの部位、組織型、病期、年齢、全身状態、既往歴がある。治療までに患者のリスクアセスメントを行う。

【治療とケア】

■予防
- 腫瘍崩壊症候群には、推奨される予防法がある。
- 治療開始前には、必ずリスク因子の評価を行うことが大切である。

■症状出現時の対応
- 【化学療法による腫瘍崩壊症候群】P.484 に準じる。

ここもおさえて！
腫瘍崩壊症候群 評価のポイント

■ TLSのリスク評価

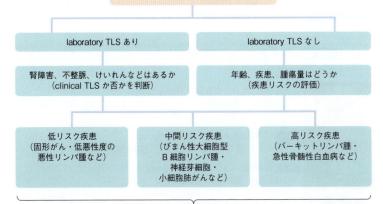

「腎機能低下、腎浸潤、電解質異常の有無」でリスクの調整をして、最終的な分類を決定
TLSの出現率は、低リスクでは1％未満、中間リスクでは1～5％、高リスクでは5％以上

■ TLS診断規準

検査学的TLS (laboratory TLS)	検査値異常のレベルにある場合 ● 右記の臨床検査値異常のうち2個以上が化学療法開始3日前から開始7日後までに認められる	● 高尿酸血症：基準値上限を超える ● 高カリウム血症：基準値上限を超える ● 高リン酸血症：基準値上限を超える
臨床学的TLS (clinical TLS)	臨床症候が認められる場合 ● 検査学的TLSに加えて右記のいずれかの臨床症状を伴う	● 腎機能：血清クレアチニン≧1.5×基準値上限 ● 不整脈、突然死 ● けいれん

■ TLSの重症度評価

- 「TLSあり」と評価されるのは、CTCAE 4.0のgrade 3に該当する。
  ★ちなみに、Grade 4はTLSによって生命が脅かされている状態を指し、緊急処置を要する。

(新田理恵)

がん救急 ｜｜ oncologic emergency

高カルシウム血症

がん

定義 **高カルシウム血症**は、血中のカルシウム濃度が基準値(11mg/dLがめやす)を超えて高値となった状態。

症状 意識障害、脱水症状(口渇など)、多尿・多飲、消化器症状(悪心・嘔吐、食欲低下、便秘)、倦怠感など

アセスメントスケール CTCAE(有害事象共通用語規準):高カルシウム血症

特徴

【特に注意が必要なもの】

緊急!	がん 重症(カルシウム値>18mg/dL)
	★臨床症状:意識障害(集中力の低下、昏睡、脱力)、高度の脱水・腎機能障害

準緊急!	がん 中等症(カルシウム値>12mg/dL)
	★臨床症状:多尿、口渇、多飲、悪心・嘔吐、脱水、腎機能障害

低緊急!	がん 軽症(カルシウム値11〜12mg/dL)
	★臨床症状:食欲低下、倦怠感、便秘

【主な原因】

がん(腫瘍)によるもの
- 骨浸潤(骨融解に伴う骨再吸収の増加)
- 副甲状腺ホルモン関連タンパク(PTH-rP)の分泌
- **頻発** 腎臓でのビタミンD水酸化酵素活性化による活性型ビタミンDの過剰産生

その他の要因によるもの
- 閉経後女性の骨粗鬆症に対するビタミンD製剤投与
- 運動不足(非可動性)

【出現しやすい状況】
- 乳がん
- 多発性骨髄腫
- 扁平上皮がん(頭頸部がんや肺がんなど)
- 腎細胞がん
- 膀胱がん
- 卵巣がん
- 非ホジキンリンパ腫
- 慢性骨髄性白血病など

【症状出現時期のめやす】

	診断期	積極的治療期	緩和治療中心期
がん(腫瘍) P.490		発症、転移部位(骨転移など)によって出現する	

アセスメントとケアのポイント

【観察のポイント】

- 検査値(血清カルシウム値、BUN、血中クレアチニン値など)、症状(消化器症状、脱水に伴う症状、中枢神経症状など)を観察する。

【アセスメントのポイント】

- 一般に、血中カルシウム濃度の上昇が速くかつ高度であると症状が早期から出現しやすい。
- 意識障害や高度の口渇から発見されることが多い(緩徐に出現した場合には症状が乏しい)。

  ★悪心などにより、飲水量が低下しているにもかかわらず、多尿が持続して高度の脱水になっていることも多い。

【治療とケアのポイント】

- 原疾患の治療が根本的な治療となる。
- 症状の程度に応じて、血清カルシウム値12mg/dLをめやすに、輸液・薬剤投与などが行われる。

  ★重症では、血液透析・大量輸液が必要となる場合もある。

- 医師の指示に応じた輸液管理を行うとともに、水分出納量の管理を行う。
- 重度の場合は、ベッド周囲の環境を整備し、けいれん発作時の予防策をとる。
- 消化器症状(悪心・食欲低下・排便など)の変化を評価する。
- 許容範囲での活動を促進させる。
- 患者・家族に高カルシウム血症の徴候と症状について指導する。

  ★予防法や報告事項を理解して対応できるようにする。

  ★カルシウム含有量の多い食品(牛乳、ヨーグルト、チーズなどの乳製品、小魚などの骨を含む食品)や、カルシウムを含むサプリメント・栄養食品の摂取を控えるよう指導する。

エキスパートのアドバイス:高カルシウム血症の重症度判断(CTCAE v.4.0)

- 血清カルシウム値は、血清アルブミン値に影響されるため、補正カルシウム値を用いる。補正式:補正カルシウム値(mg/dL) = 実測カルシウム値(mg/dL) + (4.0 − 血清アルブミン値)。
- 高カルシウム血症は、「症状あり = Grade2」と評価される(補正血清カルシウム > 11.5-12.5mg/dL、イオン化カルシウム > 1.5-1.6mmol/L)。
- なお、入院を要する状態はGrade3(補正血清カルシウム > 12.5-13.5mg/dL、イオン化カルシウム > 1.6-1.8mmol/L)、生命が脅かされる状態はGrade4(補正血清カルシウム > 13.5mg/dL、イオン化カルシウム > 1.8mmol/L)に該当する。

(新田理恵)

がん（腫瘍）による高カルシウム血症

参考ガイドライン なし

おさえておきたい基礎知識

【発生機序】
- 主因は、腫瘍随伴体液性高カルシウム血症（HHM）である。
- HHMは、がん細胞から放出されて循環血液中に分泌されたPTH-rP（副甲状腺ホルモン関連タンパク）が、破骨細胞による骨吸収と腎尿細管におけるカルシウムの再吸収を亢進させることで、高カルシウム血症を引き起こす。

骨に浸潤したがん細胞が産生した局所因子により、骨吸収が著明に亢進するLOH（局所性骨溶解性高カルシウム血症）によっても、高カルシウム血症が生じうる。

【リスク因子】
- 乳がん、多発性骨髄腫（広範な骨転移を有する場合）

標準的ケア

> **Point**
> - 原疾患の治療が根本的な治療となる。
> - 大量輸液を行う際には、水分出納量の管理を行い、循環血液量への過負荷が生じないようにする。

【アセスメント】
- がん患者に、眠気・口渇・歩行時のふらつき・せん妄などが認められた場合は、高カルシウム血症を疑う必要がある。
- 血清カルシウムが高値になるほど腎機能障害を合併していることも多い。検査値や症状の観察が重要である。

【治療とケア】

■予防
- カルシウム含有量の多い食品・サプリメント・栄養食品の摂取を控えるよう指導する。

■症状出現時の対応

- 【治療とケアのポイント】P.489 に準じる。加えて、以下に注意する。
- 重症度に応じ、血清カルシウム 12mg/dL をめやすに対症療法を行う（下表）。

軽症	● 無症状、または、尿中カルシウムの増加なし：経過観察 ● 症状あり、または、尿中カルシウム増加：経口補液（1,000〜3,000mL／日）を促す
中等症	● 生理食塩液の大量・急速輸液（200〜300mL／時で開始、平均5〜6.0L／日）を行い、脱水の改善を図る ● 利尿薬（フロセミド）を投与し、尿中カルシウムの排泄を促進させる ● ビスホスホネート製剤のゾレドロン酸（ゾメタ® 4mg＋生理食塩液100mL、15分以上かけて点滴静注）を投与し、骨吸収を抑制し血清カルシウムの上昇を抑える ● ゾレドロン酸投与でも改善しない場合、デノスマブ（ランマーク® 120mg、皮下注射）投与を検討 ● 緊急時には、即効性のカルシトニン（2〜8単位／kg×2〜4回／日）を用い、骨吸収の抑制やカルシウムの排泄を促進させることもある
重症	● 血液透析を考慮する ● 血液透析が必要なければ、基本的に中等症に準じた治療を行う（さらなる大量輸液を要することが多い）

> あわせて知りたい！

血清カルシウムの調節

- 血清カルシウムの調節は、カルシウム調節ホルモンである副甲状腺ホルモンとビタミンDにより行われている。
- どちらのホルモンも、骨芽細胞に作用して破骨細胞を活性化し、骨吸収を亢進させ、血清中のカルシウム濃度を上昇させるはたらきがある。
- 副甲状腺ホルモンは、腎臓において近位尿細管でビタミンDを活性化させるはたらきも有している。

■カルシウムの調整

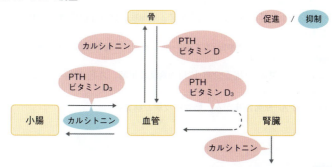

(新田理恵)

がん救急 | oncologic emergency

低ナトリウム血症

定義 低ナトリウム血症は、生体内のナトリウム量と水分量のバランスが崩れて、水分量がナトリウム量より多くなった状態。血清ナトリウム濃度は135mEq/L以下。

症状 消化器症状(悪心・嘔吐、食欲低下)、意識障害(傾眠、昏睡、注意力・集中力・記憶力低下、混乱、幻覚)、倦怠感、脱力、浮腫など

アセスメントスケール CTCAE(有害事象共通用語規準):低ナトリウム血症

特徴

【特に注意が必要なもの】

緊急!	がん 化学	**重症(125mmol/L未満)**
		・臨床症状:嘔吐、幻覚、傾眠、昏睡、けいれん発作、心肺停止
準緊急!	がん 化学	**中等症(125〜129mmol/L)**
		・臨床症状:頭痛、食欲低下、悪心、記憶力の低下、混乱(意識障害)
低緊急!	がん 化学	**軽症(130〜135mmol/L)**
		・臨床症状:注意力・集中力の低下、不安定な歩行、倦怠感、脱力

【主な原因】

がん(腫瘍)によるもの

頻発 ● SIADH(抗利尿ホルモン不適合分泌症候群)によって生じた「脱水も浮腫・溢水もないが、ナトリウム量より水分量が多い」もの。
  ★SIADHは、がん患者に起こる低ナトリウム血症の原因として最も頻度が高い(1〜2%)。
  ★上記のほか、副腎皮質機能低下症、甲状腺機能低下症でも起こりうる。

化学療法によるもの

● ビンカアルカロイド系薬剤やアルキル化薬使用時

その他の要因によるもの

● 重度の下痢、嘔吐、熱傷、利尿薬使用、食事摂取不良
  ★これらは、低ナトリウム血症の原因となる脱水(ナトリウムも水分も減少するが、ナトリウムのほうがより多く減少する)を引き起こす。

● うっ血性心不全による浮腫、低アルブミン血症に伴う体液貯留、腎不全、不適切な大量輸液
  ★これらは、低ナトリウムの原因となる浮腫・溢水(ナトリウム量が増加して水分量がそれ以上に増加する)を引き起こす。

● オピオイド系鎮痛薬・抗うつ薬・抗精神病薬使用時、ストレス(不安、疼痛など)

【出現しやすい状況】

● 疾患:肺がん(原発性肺がん、胸膜中皮腫、胸腺腫)

【症状出現時期（めやす）】

	診断期	積極的治療期	緩和治療中心期
がん（腫瘍） P.494		肺がん（原発性肺がん、胸膜中皮腫、胸腺腫）により出現	
化学療法		ビンカアルカロイド系薬剤・アルキル化薬使用時に出現	

アセスメントとケアのポイント

【観察のポイント】

- 血清ナトリウム125mmol/L以下で症状が現れやすい。意識障害の程度や活動状況を観察する。
  - ★自覚症状がないこともあるが、集中力低下や転倒の増加をきたしていることが多い。
  - ★頭蓋内圧亢進症状は、軽度なら頭痛程度だが、進行すると意識障害が生じ、けいれん発作を伴うこともある P.452 。
- 細胞外液の評価や病歴や薬剤の使用状況の聴取を行い、原因特定につなげる。
  - ★細胞外液の状況は、体重の変化、浮腫の有無、起立性低血圧の有無、腋窩・舌の乾燥などから判断できる。

【アセスメントのポイント】

- 低ナトリウム血症の症状は、血清ナトリウム濃度の低下速度が急速（毎時0.5mmol/L以上の低下）であるほど早期から出現する。
- 低ナトリウム血症は、頭蓋内圧亢進をもたらすため、早期発見・対処が重要となる。
  - ★意識障害やけいれん発作を認めた場合、緊急頭部CT検査が行われる。

【治療とケアのポイント】

- 治療の目標は、症状の改善である。
  - ★重度〜中等度の症状を有する場合は、緊急対応が必要である。
- ケアとしては、ベッド周囲の環境を整備して安全を確保すること、症状に応じた日常生活動作の介助を行う。
- 患者・家族に低ナトリウム血症の徴候と症状についての指導を行い、予防法や医療者への報告事項を理解して対応できるよう支援する。

エキスパートのアドバイス：低ナトリウム血症の重症度判断（CTCAE v.4.0）

- 低ナトリウム血症は「Grade 4＝生命を脅かす状態」と判断される（＜120mmol/L）。

（新田理恵）

がん（腫瘍）による低ナトリウム血症

参考ガイドライン なし

おさえておきたい基礎知識

【発生機序】
- SIADH（抗利尿ホルモン不適合分泌症候群）により、脱水でも浮腫・溢水でもないにもかかわらず、ナトリウム量より水分量が多い状態で起こりうる。
  - ★SIADHでは、血清ナトリウムが高くないにもかかわらず脳下垂体からヒトにおける抗利尿ホルモンのアルギニン・バソプレシン（AVP）が過剰に分泌されてしまう。その結果、腎集合体からの水の再吸収が亢進することで低ナトリウム血症をきたす。
- 脱水、浮腫や溢水など、水電解質バランス異常が生じると、低ナトリウム血症となる。

【リスク因子】
- 肺がん（原発性肺がん、胸膜中皮腫、胸腺腫）

標準的ケア

 低ナトリウム血症に伴う頭蓋内圧亢進に最も注意が必要である。

【アセスメント】
- しばしば無症候性であるが、低ナトリウム血症の症状は血清ナトリウム濃度の低下速度が急速（毎時0.5mmol/L以上の低下）であるほど早期から出現する。
- 低ナトリウム血症によって血清ナトリウム濃度が低下すると、細胞内液の浸透圧は相対的に高くなるため、この差を是正するように細胞外から細胞内へ水が流入して細胞が膨張する。この現象が頭蓋内で生じて脳容積が増大することで、頭蓋内圧が亢進する。意識障害やけいれん発作を認めた場合には、頭蓋内疾患が併存している可能性も考えられるため、緊急頭部CT検査が行われる。

【治療とケア】

■予防
- なし

■症状出現時の対応
- 重度・中等度の症状を有する場合、3%塩化ナトリウムを用いて症状の改善を図る。
  - ★補正は、最初の24時間は10mmol/L、以降24時間ごとに8mmol/Lを超えない速度で行う。
- ベッド周囲の環境を整備し、安全を確保する。
- 症状に応じて日常生活動作を介助する。
- 患者・家族に低ナトリウム血症の徴候と症状についての指導を行い、予防法や医療者への報告事項を理解して対応できるよう支援する。

●重度・中等度の症状がなければ緊急性が低いため、病態に合った治療を行う（下表）。

細胞外液量増加	水、ナトリウムの制限、利尿薬
細胞外液量低下	水、ナトリウムの補給、生理食塩液の投与
細胞外液量正常	水制限（＜1,000mL/日）。水制限で改善しない場合は、0.25〜0.5g/kg/日の高タンパク食による溶質負荷を行うか、経口の食塩と少量のループ利尿薬の併用を行う

臨床でのエピソード

1日の水分摂取量を尋ねたとき、「5,000mL」と答えた患者がいた。
低ナトリウム血症は「ナトリウム＜水分」の状態にあるため、水分制限が必要となる。そのためには、患者の日ごろからの水分摂取量を把握することが必要となる。

ここもおさえて!
SIADHの診断基準

Ⅰ. 主徴候
1. 脱水の所見を認めない
2. 倦怠感、食欲低下、意識障害などの低ナトリウム血症の症状を呈することがある

Ⅱ. 検査所見
1. 低ナトリウム血p症：血清ナトリウム濃度は135mEq/Lを下回る
2. 血漿バソプレシン値：血清ナトリウム濃度が135mEq/L未満で、血症バソプレシン濃度が測定感度以上である
3. 低浸透圧血症：血漿浸透圧は280mOsm/kgを下回る
4. 高張尿：血漿浸透圧は300mOsm/kgを上回る
5. ナトリウム利尿の持続：尿中ナトリウム濃度は20mEq/L以上である
6. 腎機能正常：血清クレアチニンは1.2mg/dL以下である
7. 副腎皮質機能正常：早朝空腹時の血清コルチゾールは6μg/dL以上である

Ⅲ. 参考所見
1. 原疾患の診断が確定していることが診断上の参考となる
2. 血漿レニン活性は5ng/mL/時以下であることが多い
3. 血清尿酸値は5mg/dL以下であることが多い
4. 水分摂取を制限すると、脱水が進行することなく低ナトリウム血症が改善する

[診断基準]確実例：Ⅰの1およびⅡの1〜7を満たすもの。

厚生労働省間脳下垂体機能障害に関する調査研究班：バゾプレシン分泌過剰症（SIADH）の診断と治療の手引き（平成22年度改訂）．http://square.umin.ac.jp/kasuitai/doctor/guidance/SIADH.pdf [2018.5.31アクセス]．より転載

（新田理恵）

がん救急 / oncologic emergency

過敏症（アナフィラキシー）

化学 支持

定義 **過敏症**は、異物に対する生体防御システムが過剰あるいは不適当な反応として発現するために生じるさまざまな症状の総称。原因物質の投与直後から出現する比較的急性の有害な全身性反応を**アナフィラキシー**という。

症状 顔面紅潮、蕁麻疹、瘙痒感、嘔吐、呼吸困難、胸部絞扼感、便意、下痢など

アセスメントスケール CTCAE（有害事象共通用語規準）：アレルギー反応、アナフィラキシー

特徴

【特に注意が必要なもの】

緊急！	化学 支持	アナフィラキシーショック 気管支けいれん、浮腫、血圧低下
準緊急！	化学 支持	バイタルサインの変化や意識低下（JCS Ⅰ〜Ⅱ）、喘鳴、嗄声、眼瞼・口唇浮腫
低緊急！	化学 支持	前駆症状（腹痛、悪心・嘔吐、口唇しびれ感、咳嗽、咽頭不快感、くしゃみ、瘙痒感、熱感など）

【主な原因】

化学療法によるもの

頻発 ● 薬剤の副作用（症状の発現頻度は、使用する抗がん薬によって異なる）

支持療法によるもの

● 薬剤の副作用（制吐薬、前投薬［過敏症予防など］、G-CSF製剤）

【出現しやすい状況】

● 薬剤：パクリタキセル、ドセタキセル、シスプラチン、カルボプラチン、オキサリプラチン、L-アスパラギナーゼ、ブレオマイシン、メトトレキサート、エトポシド、リポソーマルドキソルビシンなど
● 既往：喘息、花粉・魚介アレルギー、薬物アレルギーなど
● 高齢

エキスパートのアドバイス：前投与薬の「禁忌」に注意

● 過敏症予防として用いられる抗ヒスタミン薬のなかには、①緑内障の患者、②前立腺肥大等下部尿路に閉塞性疾患のある患者に禁忌となっている薬剤がある。
● 既往歴も併せて確認し、患者に合った効果的な過敏症予防ができるよう努める必要がある。

【症状出現時期(めやす)】

	診断期	積極的治療期	緩和治療中心期
化学療法 P.499		抗がん薬投与開始後30分以内の出現が多い 白金製剤は複数回投与後の出現が多い	
支持療法 P.498		制吐薬、G-CSF製剤などの支持療法薬によって出現	

アセスメントとケアのポイント

【観察のポイント】
- 顔面紅潮、蕁麻疹、持続する嘔吐、「息がしにくい」という訴え、胸部絞扼感、便意、下痢、血圧低下、気管支けいれんなどの有無を観察する。

【アセスメントのポイント】
- 過敏症を起こしやすい薬剤と、特徴(出現しやすい時期など)を把握する。
- 薬剤投与前の患者の状態(バイタルサイン、皮膚の状態、くしゃみや咳嗽の状況など)を観察しておき、投与前後の変化に気づけるようにする。
  - ★患者は「これくらい大丈夫だろう」と症状を医療者へ伝えないことも多い。患者の変化(手のひらを擦り合わせる、急に便意を催し急いでトイレに行こうとするなど)を見逃さずに対応する必要がある。

図 アレルギーを示唆する症状

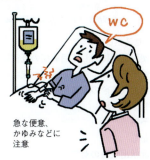

急な便意、かゆみなどに注意

【治療とケアのポイント】
- 症状が重症化しないよう、予防・早期発見・迅速な対処が重要となる。
- 過敏症が疑われるときには、ただちに原因薬剤の投与を中止し、その場を離れずに応援を要請する。その後、原因薬剤を吸引し、新規ルートに交換したうえで、輸液(生理食塩液など)を開始する。
- 軽度な症状：バイタルサインの測定や症状の観察を行い、原因薬剤とその投与量を医師に報告する。
  - ★症状消失後、投与再開の医師指示がある場合には、投与速度を確認し、はじめは速度を遅くして開始する。その間、症状の再燃がないか注意深く観察する。
- 中等度以上の症状、症状の改善がない場合：心電図モニターの管理や、酸素投与(必要時)を行い、医師の指示に従って必要な処置がすみやかに行えるようにする。
- 患者や家族の不安を考慮した精神的なサポートが重要である。

(渡邉枝穂美)

支持療法 による過敏症（アナフィラキシー）

参考ガイドライン アナフィラキシーガイドライン（日本アレルギー学会）

おさえておきたい基礎知識

【発生機序】
- 支持療法で使用される薬剤の成分に対して、免疫機能が過剰に反応し過敏症が生じる。

【リスク因子】
- 制吐薬、前投薬（過敏症予防など）、G-CSF製剤など

標準的ケア

> **Point** 抗がん薬に意識が向きがちであるが、支持療法薬においても、過敏症のリスクがあることを理解しておくことが大切である。

【アセスメント】
- 使用薬剤に対して過敏症の既往歴がある場合は禁忌とされているため、過去の使用薬剤によるアレルギー症状の有無を確認しておく。
- 薬剤投与前の患者状態と比較し、症状の早期発見に努める。

【治療とケア】

■予防
- なし

■症状出現時の対応
- 過敏症が疑われるときには、ただちに薬剤の投与を中止し、その場を離れずに応援を要請する。その後、原因薬剤を吸引し、新規ルートに交換したうえで、輸液（生理食塩液など）を開始する。
- バイタルサインの測定や症状の観察を行い医師に報告する。

（渡邉枝穂美）

化学療法 による過敏症(アナフィラキシー)

参考ガイドライン アナフィラキシーガイドライン(日本アレルギー学会)

おさえておきたい基礎知識

【発生機序】
- 多くはⅠ型(即時型)の反応と考えられ、IgE抗体が関与するアナフィラキシー反応とIgE抗体が関与しないアナフィラキシー様反応に区分される(下表)。

アナフィラキシー反応	●主として白金製剤(シスプラチン、カルボプラチン、オキサリプラチン)によって生じる ●薬剤の投与回数が進むことで、IgE抗体が産生される。その後、再び同薬剤が投与されIgE抗体と結合することでヒスタミンなどが放出されてアナフィラキシー症状が出現する ●同系統の抗がん薬による交差反応で、アナフィラキシー症状を呈することもある
アナフィラキシー様反応	●製剤に含まれる添加剤が関与していると考えられている ●IgE抗体を介さずに化学伝達物質が放出されてアナフィラキシー症状が出現するため、初回投与時から発症しうる ●発症リスクの高い薬剤として、タキサン系薬剤(パクリタキセル、ドセタキセル)、リポソーマルドキソルビシン、エトポシドなどがある

【リスク因子】
- パクリタキセル、ドセタキセル、シスプラチン、カルボプラチン、オキサリプラチン、L-アスパラギナーゼ、ブレオマイシン、メトトレキサート、エトポシド、リポソーマルドキソルビシンなど

標準的ケア

>
> ●過敏症を起こしやすい薬剤とその特徴を把握する。
> ●予防・早期発見・対処を行い、重症化を防ぐ。

【アセスメント】
- 過敏症を起こしやすい薬剤とその主な症状、好発時期、特徴からリスクを把握する(次頁表)。
- 白金製剤は、同系統の交差反応により症状が出現する可能性があるため、特に注意が必要である。

★特に婦人科がん治療においては、シスプラチンやカルボプラチンの総投与回数を確認しておく。
★大腸がんで使用するオキサリプラチンは、蓄積性の末梢神経障害のため、オキサリプラチンのみ一次休薬することがある。オキサリプラチン再開時には、初回投与からの総投与回数を把握し、過敏症のリスクアセスメントを行う。

表 薬剤別・過敏症のリスクと特徴

パクリタキセル 前投薬必須	主な症状	蕁麻疹、顔面紅潮、皮膚紅斑、血管性浮腫、腹痛、頻脈、呼吸困難、気道攣縮、血圧低下 など
	好発時期	初回・2回目投与、投与開始10分以内
	特徴	● ヒマシ油や他の薬剤に過敏症のある患者はハイリスク ● アルコール過敏に注意(本剤300mg中にビール500mL相当の無水エタノールを含む) ● nabパクリタキセル(パクリタキセルを人血清アルブミンに結合させて調整した薬剤)は、ヒマシ油と無水エタノールを含まないため、アルコール過敏患者への投与が可能で、アレルギー予防の前投薬も不要
ドセタキセル	主な症状	蕁麻疹、顔面紅潮、皮膚紅斑、血管性浮腫、腹痛、頻脈、呼吸困難、気道攣縮、血圧低下 など
	好発時期	初回・2回目投与、投与開始数分以内
	特徴	● 重篤な過敏症状が出現したら再投与しない ● ポリソルベート80の関与が考えられる
シスプラチン	主な症状	ほてり感、灼熱感、ヒリヒリ感、瘙痒感、紅斑、蕁麻疹、眼瞼浮腫、咳嗽、気道攣縮、呼吸困難、発汗、血管性浮腫、不穏状態、血圧低下 など
	好発時期	多くは6〜8回投与後、投与開始数分以内
	特徴	● カルボプラチンと交叉性あり
カルボプラチン	主な症状	ほてり感、灼熱感、ひりひり感、瘙痒感、紅斑、蕁麻疹、眼瞼浮腫、咳嗽、気道攣縮、呼吸困難、発汗、血管性浮腫、不穏状態、血圧低下 など
	好発時期	多くは6〜8回投与後、投与開始数分以内
	特徴	● シスプラチンと交叉性あり
オキサリプラチン	主な症状	ショックおよびアナフィラキシー様症状
	好発時期	複数回(7回前後)投与後、投与開始数分以内〜当日中(特に、投与開始後30分以内は要注意)
	特徴	● 末梢神経障害による咽頭・喉頭絞扼感との鑑別が必要
L-アスパラギナーゼ	主な症状	蕁麻疹、胸痛、頻脈、呼吸困難、咽頭攣縮、血圧低下、意識混濁 など
	好発時期	2回目投与以降、筋注は投与30分以内、静注は投与開始数分以内
	特徴	● 投与量が増えると発現頻度も高くなる
ブレオマイシン	主な症状	発熱、悪寒、発疹、瘙痒感、呼吸困難など
	好発時期	初回・2回目投与後
	特徴	● 発熱は投与後4〜5時間以上経ってから発現 ● 悪性リンパ腫では重篤な過敏症が多い

メトトレキ サート	主な症状	ショックおよびアナフィラキシー様症状
	好発時期	投与開始6〜12時間後
	特徴	●特に大量療法では高頻度
エトポシド	主な症状	呼吸困難、血圧低下、蕁麻疹、紅斑、血管性浮腫、顔面紅潮など
	好発時期	投与開始数分以内
	特徴	●ポリソルベート80の関与が考えられる
リポソーマ ルドキソル ビシン	主な症状	ほてり、紅潮、呼吸困難、胸部不快感、胸痛、悪寒、発熱、熱感、悪心、息切れ、喘鳴、チアノーゼ、無呼吸、胸部・咽頭の絞扼感、低血圧、血圧上昇、頻脈、気管支けいれん、動悸、発疹、瘙痒感、背部痛、腹痛、頭痛　など
	好発時期	投与後30分以内
	特徴	●投与速度は1mg/分を超えないこと

【治療とケア】

■予防

- 過敏症の発症リスクが高い抗がん薬では、発症予防を目的とした抗ヒスタミン薬やステロイド薬などの前投薬が用いられる。

  ★前投薬は、注射薬だけでなく経口薬の場合もあるため、確実に投与できるように管理していく必要がある。

■早期発見

- 過敏症の好発時期には、患者自身に過敏症のリスク・前駆症状を説明し、協力を得る必要がある。

  ★初回に過敏症が起こりやすい抗がん薬の場合、患者は緊張し、情報を整理できていないことも多い。看護師が観察の機会を増やすことや、家族を含めて説明するなど、工夫が必要となる。

- 担当看護師だけではなく、チーム全体で情報共有しておくことが必要である。

■症状出現時の対応

- 過敏症が疑われるときには、ただちに抗がん薬の投与を中止し、その場を離れずに応援を要請する。その後、原因薬剤を吸引し、新規ルートに交換したうえで、輸液(生理食塩液など)を開始する。
- 軽度な症状の場合は、バイタルサインの測定や症状の観察を行い医師に報告する。症状消失後、投与再開の医師指示がある場合には、投与速度を確認し、はじめは速度を遅くして開始する。その間、症状の再燃がないか注意深く観察する。
- 症状の改善がない場合や中等度以上の場合は、心電図モニターの管理や必要時酸素投与を行い、医師の指示に従い必要な処置が速やかに行えるようにする。
- がん患者にとって、期待していた治療を中止せざるを得ないことは、生命予後への不安につながる。症状改善後も、継続して精神的サポートを行う必要がある。

(渡邊枝穂美)

がん救急 | oncologic emergency

インフュージョンリアクション 化学 支持

定義 **インフュージョンリアクション**は、薬理学的、生物化学的な物質を投与することによって起こる不利益な反応。アレルギー反応でみられるIgEは関与していないと考えられている。広義では、サイトカイン放出症候群やアレルギーもこれに含まれる。

症状 前駆症状：くしゃみ、顔面紅潮、咽頭不快感、悪心、脱力感など

アセスメントスケール CTCAE（有害事象共通用語規準）：注入に伴う反応

特徴

【特に注意が必要なもの】

緊急！	なし
準緊急！	化学 支持 急激な血圧低下、呼吸困難感、皮膚の瘙痒感など
低緊急！	なし

【主な原因】

化学療法 によるもの

- モノクローナル抗体薬、キナーゼ阻害薬
- 抗がん薬に含まれる添加物

支持療法 によるもの
- 薬剤の副作用（化学療法の副作用対策として用いる薬剤）

【出現しやすい状況】
- 薬剤の初回投与開始後、30分以内に症状が出現することが多い。
- 複数回投与時でも出現することがあるが、2回目以降の投与では発現率は低い。
- 投与量を上げるあるいは、急速投与をした場合に出現することが多い。
- 高用量での投与でも出現率は増す。
  - ★リツキシマブ使用時：高齢者、喘息やアレルギーの既往歴あり、高用量の投与、未治療の造血器腫瘍、白血病やリンパ腫患者、末梢のリンパ球が25,000/mm^{3}以上

【症状出現時期(めやす)】

	診断期	積極的治療期	緩和治療中心期
化学療法 P.504		多くは初回投与後30分以内に出現	
支持療法		多くは初回投与後30分以内に出現	

アセスメントとケアのポイント

【観察のポイント】
- 症状は軽度で一過性か、持続あるいは症状が増強するかを観察する。
- 点滴開始あるいは滴下速度を上げた直後から30分以内に症状が出現することが多いので、自覚症状とバイタルサインを注意深く観察する。
- 自覚症状は個人差があるが、のどが腫れる、咳が出る、体が熱い、なんとなくしんどい、頭が痛いなどの初期症状がないかを確認する。
- 治療または点滴の中断が必要と感じる症状の変化を確認する(CTCAE v4.0 Grade 2レベル)。
- 症状に対する治療(抗ヒスタミン薬、NSAIDs、麻薬性薬剤、静脈内輸液など)にすみやかに反応するか観察する(CTCAE v4.0 Grade 2レベル)。

【アセスメントのポイント】
- 随伴症状(反応)は、発熱、悪寒、悪心、低血圧、頻脈、無力感、頭痛、発疹、咽頭浮腫、呼吸困難などである。
- 単一の臓器を標的(皮膚、呼吸器、消化器、循環器など)とした症状が出現することが多いが、全身反応を呈するものもあるため注意する。

【治療とケア】
- 症状出現時はすみやかに医師に報告し、救急蘇生の準備をしておく。
- 前投薬の投与法が確立されている薬剤については、施設の規定に従って投与する。

エキスパートのアドバイス:患者への「問いかけ」が重要

- インフュージョンリアクションに随伴する症状の訴えはさまざまである。「のどがいがらっぽいだけだから、報告しなくていい」と考える患者も少なくない。「気のせいだと思って報告しなかった」「治療中止になったら嫌なので、がまんした」と言う患者もいる。患者が表現しやすいような問いかけが重要である。
- 決まっている前投薬がある場合は、確実に投与されているかを必ず確認する。
- 症状出現のリスクが高いと予測される場合は、救急対応ができるようにベッドを配置し、救急カートなどを整備しておくことが必要である。

(菅野かおり)

化学療法によるインフュージョンリアクション

参考ガイドライン なし

おさえておきたい基礎知識

【発生機序】
- モノクローナル抗体は、ヒトあるいはマウスのタンパクを使用して作製される。マウスのタンパクを使用した抗体薬では、マウスに対する異好性抗体（HAMA）が産生されるため、抗原抗体反応が起こり、アレルギー反応を発現させる。
- 抗体薬と標的細胞が結合することによって血管内や肺、皮膚などの局所で細胞傷害が引き起こされ、その際に放出されたサイトカインによって一過性のアレルギー反応を起こしていると推測されている。

【リスク因子】

モノクローナル抗体薬	イブリツモマブチウキセタン、フレンツキシマブ、セツキシマブ、リツキシマブ、アレムツズマブ、ベバシズマブ、ゲムツズマブオゾガマイシン、トラスツズマブ、イピリムマブ、オファツムマブ、パニツムマブ
キナーゼ阻害薬	テムシロリムス（1％）

標準的ケア

- インフュージョンリアクションを起こしやすい薬剤とその特徴を把握する。
- 予防・早期発見・対処を行い、重症化を防ぐ。

【アセスメント】
- 随伴症状（発熱、悪寒、悪心、低血圧、頻脈、無力感、頭痛、発疹、咽頭浮腫、呼吸困難など）に注意して観察する。
  ★前駆症状（くしゃみ、顔面紅潮、咽頭不快感、悪心、脱力感など）の出現にも注意して観察する。
- 単一の臓器を標的（皮膚、呼吸器、消化器、循環器など）とした症状が出現することが多いが、全身反応を呈するものもあるため、注意する。

【治療とケア】

■予防
- 前投薬の投与法が確立されている薬剤（リツキシマブ、セツキシマブ、テムシロリムス、オファツムマブなど）を投与する場合には、確実に実施する。
  ★前投薬としては、一般的に、治療薬剤を投与する30分前に、副腎皮質ステロイド、抗ヒスタミン薬、アセトアミノフェンなど解熱鎮痛薬などが投与される。

■症状出現時の対応
- 症状出現時はすみやかに医師に報告し、救急蘇生の準備をしておく。

- 重症度(軽度〜中等度か、重度か)によって対応が異なる(下表)。

重度	アナフィラキシー様症状、呼吸困難、血圧低下などを伴う場合 ● ただちに原因薬剤の投与を中止し、アナフィラキシーに準じた治療を行う
軽度〜中等度	アナフィラキシー様症状、呼吸困難、血圧低下などは出現していない場合 ● 該当薬剤の投与中止後、十分に時間をかけて経過を観察 ● 症状の改善があれば、緩徐に投与を再開 ● 症状が改善しない場合は、必要に応じて解熱鎮痛薬や抗ヒスタミン薬、副腎皮質ステロイドなどを投与

臨床でのエピソード

リツキシマブの初回投与を行った患者。開始後30分くらいから軽い咳払いをしていたが、その他の症状はなく、増強もしていなかったため、患者は看護師に報告しなかった。

60分が経過したころ、看護師が訪室すると、顔面が紅潮している。バイタルサインを測定すると、37.8℃の発熱、軽度の血圧低下があり、インフュージョンリアクションと判断した。

患者は「家族に風邪を引いている人がいたので、のどがいがらっぽいだけだと思って、報告はしませんでした」と話していた。

(菅野かおり)

文献

- 本書の参考文献をまとめました。複数項目で参照している文献は、初出項目のみに掲載しています。
- 薬剤の使用法や副作用などの詳細については、各薬剤の添付文書、インタビューフォーム、ドラッグインフォメーション、各種パンフレット類を参考にしています。

総論

1) 日本癌治療学会 編：がん診療ガイドライン．http://www.jsco-cpg.jp/［2018.5.25 アクセス］．
2) 荒尾晴惠，田墨惠子 編：スキルアップがん化学療法看護．日本看護協会出版会，東京，2010．

全身 がん患者にみられる「全身」の症状

1) 日本臨床腫瘍学会 編：発熱性好中球減少症（FN）診療ガイドライン 改訂第2版．南江堂，東京，2017．
2) National Comprehensive Cancer Network. NCCN Clinical Practice Guidelines in Oncology™. Cancer-related fatigue［v.2.2017］. https://www.nccn.org/professionals/physician_gls/pdf/fatigue.pdf［2018.6.22 アクセス］．
3) Okuyama T, Akechi T, Kugaya A, et al. Development and validation of the Cancer Fatigue Scale：a brief, three-dimensional, self-rating scale for assessment of fatigue in cancer patients. *J Pain Symptom Manage* 2000；19：5-14.
4) Okuyama T, Wang XS, Akechi T, et al. Validation study of the Japanese version of the brief fatigue inventory. *J Pain Symptom Manage* 2003；25：106-107.
5) 日本がん看護学会 編：がん看護コアカリキュラム日本版．医学書院，東京，2017．
6) Smetana GW. Diagnosis of night sweats. *JAMA* 1993；270：2502-2503.
7) Viera AJ, Bond MM, Yates SW. Diagnosing night sweats. *Am Fam Physician* 2003；67：1019-1024.
8) 比企直樹，土師誠二，向山雄人 編：がん栄養管理完全ガイド．文光堂，東京，2014．
9) 大村健二 編：がん患者の栄養管理．南山堂，東京，2009．
10) 荒金英樹，若林秀隆 編著：悪液質とサルコペニア．医歯薬出版，東京，2014．
11) 畠清彦 監訳：がん診療ポケットレファランス．メディカル・サイエンス・インターナショナル，東京，2016．
12) 遠藤一司 監修，鈴木賢一，中垣繁，米村雅人 編著：がん薬物療法の支持療法マニュアル．南江堂，東京，2013．
13) 本山清美，遠藤久美 編：がん化学療法看護ポケットナビ．中山書店，東京，2011．
14) 厚生労働省医薬・生活衛生局：血液製剤の使用指針．http://www.mhlw.go.jp/file/06-Seisakujouhou-11120000-Iyakushokuhinkyoku/0000161115.pdf［2018.6.22 アクセス］．
15) 木澤義之 編：はじめてのがん疼痛ケア．メディカ出版，大阪，2015．
16) van den Beuken-van Everdingen MH, de Rijke JM, Kessels AG, et al. Prevalence of pain in patients with cancer：a systematic review of the past 40 years. *Ann Oncol* 2007；18（9）：1437-1449.

頭頸部 がん患者にみられる「頭部・中枢神経」の症状

1) 二木隆：めまいの診かた・考えかた．医学書院，東京，2011．
2) 城倉健：めまい診療シンプルアプローチ．医学書院，東京，2013．

3) 緑川晶：記憶障害．ブレインナーシング2017；33（8）：778-783．
4) Kuriyama T, Kawano N, Yamashita K, et al. Two cases of primary adult T-cell leukemia/lymphoma of bone：case reports and a review of the literature. *Int J Hematol* 2016；104：392-395.
5) 日本緩和医療学会 編：がん疼痛の薬物療法に関するガイドライン2014年版．金原出版，東京，2014．
6) 後藤昇：脳の左右差 その解剖学的基盤．ブレインメディカル2011；23（2）：121-129．
7) 鎌田恭輔，広島覚，小川博司 他：脳腫瘍手術における術前・術中脳機能マッピング・モニタリング．脳神経外科ジャーナル2014；23（4）：296-305．
8) 池田幸穂：脳浮腫とフリーラジカル．日医大医会誌2017；13（3）：120-129．
9) 斉藤裕恵 編著：器質性構音障害．建帛社，東京，2002．
10) 熊倉勇美 編著：改訂 運動障害性構音障害．建帛社，東京，2009．
11) 本間慎亘 編著：改訂 機能性構音障害．建帛社，東京，2007．
12) 辻哲也：がんリハビリテーション．頭頸部癌FRONTIER 2015；3（1）：46-49．
13) 勝俣範之，足利幸乃，菅野かおり 編著：がん治療薬まるわかりBOOK．照林社，東京，2015．
14) 阿部雅子：構音障害の臨床 改訂第2版．金原出版，東京，2008．
15) 溝尻源太郎，熊倉勇美 編著：口腔・中咽頭がんのリハビリテーション 構音障害，摂食・嚥下障害．医歯薬出版，東京，2000．

頭頸部 がん患者にみられる「顔〜頸部」の症状
1) Kaplan PW, Fisher RS編，吉野相英，立澤賢孝 訳：てんかん鑑別診断学．医学書院，東京，2010．
2) 飯田幸治：てんかん・けいれんのメカニズム．ブレインナーシング2013；29（8）：720-726．
3) 新田雅之，齋藤太一，吉村克美 他：グリオーマのケア．ブレインナーシング2015；31（8）：771-775．
4) 荒川芳輝：脳腫瘍摘出術．ブレインナーシング2015；31（8）：745-749．
5) 森久恵，山形敬子：定位放射線治療．ブレインナーシング2012；28（4）：407-408．
6) 齋藤幹：甲状腺手術後の嗄声・誤嚥．耳鼻咽喉科・頭頸部外科2013；85（5）：346-349．
7) 宮内昭：嗄声．消化器外科2012；35（5）：933-934．
8) 清水猛史：小児と成人の鼻づまりの病態と治療法の違いは？．耳鼻咽喉科・頭頸部外科2014；30（7）：835．
9) 任智美：味覚障害の診断と治療．臨床栄養2015；127（1）：18-19．
10) 井上俊彦，山下孝，斎藤安子 編：がん放射線治療と看護の実践．金原出版，東京，2011．
11) 川地香奈子：口腔，味覚異常．がん看護2008；13（2）：106-108．
12) 佐々木常雄，岡元るみ子 編：新 がん化学療法ベスト・プラクティス．照林社，2012．
13) 上野尚雄：口腔粘膜炎の発症機序と，がん治療へ与える影響．緩和ケア2017；27（1）：5-6．
14) 濱口恵子，久米恵江，祖夫江由紀子 他編：がん放射線治療ケアガイド．中山書店，東京，2009．
15) 日本緩和医療学会 編：終末期がん患者の輸液療法に関するガイドライン2013年版．金原出版，東京，2013．
16) 佐々木良平，丹生健一 編：放射線療法の有害反応．日本看護協会出版会，東京，2011．
17) 唐澤久美子，藤本美生 編：がん放射線治療パーフェクトブック．学研メディカル秀潤社，東京，2016．

胸部 がん患者にみられる「呼吸器」の症状
1) 恒藤暁：系統緩和医療学講座 身体症状のマネジメント．最新医学社，大阪，2013．
2) 日本緩和医療学会 編：がん患者の呼吸器症状の緩和に関するガイドライン2016年版．金原出版，東京，2016．

3) 森田達也，木澤義之，梅田恵 他編：3ステップ実践緩和ケア 第2版．青海社，東京，2018．
4) 内富庸介，小川朝生 編：精神腫瘍学．医学書院，東京，2011．
5) 上村恵一，小川朝生，谷向仁 他編：がん患者の精神症状はこう診る 向精神薬はこう使う．じほう，東京，2015．
6) 日本緩和医療学会 編：専門家をめざす人のための緩和医療学．南江堂，東京，2014．
7) 日本放射線腫瘍学会 編：放射線治療計画ガイドライン2016年版 第4版．金原出版，東京，2016．
8) 日本アレルギー学会 編：アナフィラキシーガイドライン．https://anaphylaxis-guideline.jp/pdf/anaphylaxis_guideline.PDF［2018.6.22アクセス］．
9) Irwin RS. Evaluation of wheezing illness other than asthma in adults. https://www.uptodate.com/contents/evaluation-of-wheezing-illnesses-other-than-asthma-in-adults［2018.6.22アクセス］．
10) Silvestri RC, Weinberger SE. Evaluation of subacute and chronic cough in adults. https://www.uptodate.com/contents/evaluation-of-subacute-and-chronic-cough-in-adults［2018.6.22アクセス］．
11) von Gunten C, Buckholz G. palliative care：Overview of cough, strider, and hemoptysis. https://www.uptodate.com/contents/palliative-care-overview-of-cough-stridor-and-hemoptysis［2018.6.22アクセス］．
12) 日本がん看護学会 監修：がん看護実践ガイド オンコロジックエマージェンシー．医学書院，東京，2016．
13) 竹末芳生，藤野智子 編：術後ケアとドレーン管理のすべて．照林社，2016．
14) 渡部浩子，﨑山夏実，川野和恵：喀血．がん看護2009；14（1）：11-12．

胸部 がん患者にみられる「循環器」の症状

1) 久米恵江，祖父江由紀子，土器屋卓志 他編：がん放射線療法ケアガイド新訂版．中山書店，東京，2013．
2) 佐藤禮子 監訳：がん化学療法・バイオセラピー看護実践ガイドライン．医学書院，東京，2009．
3) 向井幹夫：循環器合併症をもつ患者のがん治療．癌と化学療法2016；43（8）：940-944．
4) 青野真弓，實川東洋，福田恵子 他：がん化学療法における心筋障害の病態と対策 アントラサイクリン心筋症など．呼吸と循環2016；64（9）：849-857．
5) Jaworski C, Mariani JA, Wheeler G, et al. Cardiac complications of thoracic irradiation. *J Am Coll Cardiol* 2013；61（23）：2319-2328．
6) 黒田忠：がんに対する放射線療法に起因する冠動脈疾患．呼吸と循環2016；64（9）：881-892．
7) 日本臨床腫瘍学会 編：新臨床腫瘍学 改訂第4版．南江堂，東京，2015．
8) 岡元るみ子，佐々木常雄 編：がん化学療法副作用対策ハンドブック改訂版．羊土社，東京，2015．
9) 庄司正昭：がん診療における不整脈．呼吸と循環2016；64（9）：875-880．
10) Zamorano JL, Lancellotti P, Rodriguez Muñoz D, et al. 2016 ESC Position Paper on cancer treatments and cardiovascular toxicity developed under the auspices of the ESC Committee for Practice Guidelines. *Eur Heart J* 2016；378（36）：2768-2801．
11) 日本循環器学会，日本心臓病学会，日本心電学会 他編：ダイジェスト版 QT延長症候群（先天性・二次性）とBrugada症候群の診断に関するガイドライン 2012年改訂版．http://www.j-circ.or.jp/guideline/pdf/JCS2013_aonuma_d.pdf［2018.6.22アクセス］．
12) 平田恭信：低血圧．診断と治療2012；100（Suppl）：130-134．
13) 大村健二 編：がん患者の輸液・栄養療法．南山堂，東京，2014．
14) 岩本卓也，奥田真弘：抗がん剤によるアレルギー．医薬ジャーナル2014；50（4）：1101-1107．
15) 日本高血圧学会 編：高血圧治療ガイドライン2014．ライフサイエンス出版，東京，2014．

16) 太田哲人：分子標的治療薬と腎毒性．医薬ジャーナル2016；52（9）：2079-2085.

腹部 がん患者にみられる「消化器」の症状

1) 鈴木志津枝，小松浩子 監訳：がん看護PEPリソース．医学書院，東京，2013.
2) 濱口恵子，本山清美 編：がん化学療法ケアガイド 改訂版．中山書店，東京，2012.
3) 日本静脈経腸栄養学会 編：静脈経腸栄養ガイドライン第3版．照林社，東京，2014.
4) 日本ホスピス・緩和ケア研究振興財団 編：がん緩和ケアに関するマニュアル．https://www.hospat.org/practice_manual-5-1.html［2018.6.22アクセス］．
5) 水野俊美：食欲不振．がん看護2012；17（2）：228-231.
6) 熊谷穂積：分子標的薬 抗体薬 抗VEGF抗体薬．日本臨牀2015；73（増刊号2）：229-234.
7) 葉清隆：ベバシズマブを用いた治療の実際．がん看護2011；16（1）：10-12.
8) 馬場秀夫 編：消化器がん化学療法看護のポイント．メディカ出版，大阪，2011.
9) 遠藤玲子：高血圧，出血，血栓塞栓症，創傷治癒遅延，消化管穿孔．プロフェッショナルがんナーシング2016；春季増刊：212-223.
10) 唐澤久美子，藤本美生 編：がん放射線治療．学研メディカル秀潤社，東京，2012.
11) 田村和夫 編：がん治療副作用対策マニュアル 改訂第2版．南江堂，東京，2009.
12) 嶺岸秀子，千﨑美登子，近藤まゆみ 編著：放射線治療を受けるがんサバイバーへの看護ケア．医歯薬出版，東京，2009.
13) 唐澤久美子 編：がん放射線治療の理解とケア．学研メディカル秀潤社，東京，2007.
14) 日本臨床腫瘍学会 編：がん免疫療法ガイドライン．金原出版，東京，2016.
15) がん診療UP TO DATE編集委員会：がん診療UP TO DATE．日経BP社，東京，2013.
16) 日本緩和医療学会 編：がん患者の消化器症状の緩和に関するガイドライン2017年版 第2版．金原出版，東京，2017.
17) Twycross R, Wilcock A, Toller CS,武田文和 監訳：トワイクロス先生のがん患者の症状マネジメント 第2版．医学書院，東京，2010.
18) 堀夏樹，小澤桂子 編：一般病棟でできる緩和ケアQ＆A．総合医学社，東京，2010.
19) 加藤恵：腸閉塞・腹部膨満．がん看護2008；13（2）：157-160.
20) 森田達也，新城拓也，林ゑり子 編：秘伝 臨床が変わる緩和ケアのちょっとしたコツ．青海社，東京，2010.
21) 黒瀬浩史，大植祥弘，清水大樹 他：しゃっくり（吃逆：hiccup）．診断と治療2010；98（Suppl）：132-137.
22) 玉岡晃：しゃっくりの臨床．ブレインメディカル 2005；17（2）：133-140.
23) 浅野肇，渡辺瑞貴，川口明範 他：CDDP化学療法における吃逆発現因子の探索と制吐療法の評価．癌と化学療法2013；40（8）：1031-1036.

腹部 がん患者にみられる「生殖器」の症状

1) Loren AW, Mangu PB, Beck LN, et al. Fertility Preservation for Patients With Cancer：American Society of Clinical Oncology Clinical Practice Guideline Update. *J Clin Oncol* 2013；31（19）：2500-2510.
2) Ben-Aharon I, Shalgi R. What lies behind chemotherapy-induced ovarian toxicity? *Reproduction* 2012；144（2）：153-163.
3) Trudgen K, Ayensu-Coker L. Fertility preservation and reproductive health in the pediatric, adolescent, and young adult female cancer patient. *Curr Opin Obstet Gynecol* 2014；26（5）：372-380.
4) 日本がん・生殖医療学会 監修：がん・生殖医療 妊孕性温存の診察．医歯薬出版，東京，2013.
5) 日本癌治療学会 編：小児，思春期・若年がん患者の妊孕性温存に関する診療ガイドライン2017

年版.金原出版,東京,2017.
6) 日本がん看護学会 編:女性性を支えるがん看護.医学書院,東京,2015.
7) 杉山徹 編:女性のがんの治療.ヴァンメディカル,東京,2017.
8) 青木大輔,上野直人,中村清吾 監修:ホルモンマネジメント.篠原出版新社,2017.
9) 日本婦人科腫瘍学会 編:卵巣がん治療ガイドライン2015年版 第4版.金原出版,東京,2015.
10) 日本婦人科腫瘍学会 編:子宮体がん治療ガイドライン2013年版 第3版.金原出版,東京,2013.
11) 日本乳癌学会 編:乳癌診療ガイドライン2015年版.https://jbcs.gr.jp/guidline/[2018.6.22アクセス].
12) 日本性科学会 監修:セックス・カウンセリング入門 改訂第2版,金原出版,東京,2005.
13) 日本性機能学会,日本泌尿器科学会 編:ED診療ガイドライン第3版.リッチヒルメディカル,東京,2018.

腹部 がん患者にみられる「泌尿器」の症状

1) 赤座英之 監修:標準泌尿器科学 第9版.医学書院,東京,2014.
2) 日本緩和医療学会 編:がん患者の泌尿器症状の緩和に関するガイドライン2016年版.金原出版,東京,2016.
3) 日本腎臓学会,日本泌尿器科学会,日本小児腎臓病学会 他編:血尿診断ガイドライン2013.ライフサイエンス出版,東京,2013.

背部・四肢 がん患者にみられる「背部・四肢」の症状

1) 日本緩和医療学会 編:専門家をめざす人のための緩和医療学.南江堂,東京,2014.
2) 福井次矢,奈良信雄 編:内科診断学 第3版.医学書院,東京,2016.
3) 日本整形外科学会,日本腰痛学会 監修:腰痛診療ガイドライン2012.南江堂,東京,2012.
4) 大北仁裕,辻晃仁:筋骨格障害 関節痛,筋痛.日本臨牀2015;73(増刊2):494-498.
5) 吉村知哲,平出耕石,飯原大稔 他:paclitaxel投与患者における投与量・投与スケジュールに基づいた副作用解析.癌と化学療法2008;35(10):1721-1726.
6) 蒔田益次郎,稲尾瞳子,桑山明子 他:閉経後乳癌に対するアロマターゼ阻害剤による内分泌療法の完遂率と関節痛.乳癌の臨床2010;25(2):149-155.
7) 宇良敬:関節痛・筋肉痛.ナースビーンズスマートナース2007;9(11):1238-1239.
8) 日本乳癌学会 編:患者さんのための乳がん診療ガイドライン2016年版 第5版.金原出版,東京,2016:174-175.
9) 松野丈夫,中村利孝 総編集:標準整形外科学 第12版.医学書院,東京,2015.
10) 梅田恵,樋口比登実 編:がん患者のQOLを高めるための骨転移の知識とケア.医学書院,東京,2015.
11) 加藤光宝:運動器疾患患者の看護.医学書院,東京,2003.
12) 川島みどり,宮崎康 編著:内科系実践の看護マニュアル.看護の科学社,東京,1995.
13) 細野昇 編:これだけは知っておきたい整形外科.医学書院,東京,2012.
14) 角田昌彦,熊岸敬晃,森英樹 他:がん患者および薬剤と転倒・転落事故の関連性について.医療薬学2009;35(4):281-285.
15) 大田篤志,岸田修二:薬剤性白質脳症.日内会誌2007;96(8):1641-1645.

皮膚・局所 がん患者にみられる「皮膚・局所」の症状

1) 日本創傷・オストミー・失禁管理学会 編:スキンケアガイドブック.照林社,東京,2017.
2) 山本彩有里,菅野かおり:EGFRを標的とした分子標的薬に関連した発疹とその看護.がん看護2007;12(5):558-562.
3) 池田恢 監修:放射線治療・放射線化学療法とサポーティブケア.じほう,東京,2015.
4) 国立がん研究センターがん患者の外見支援に関するガイドライン研究版:がん患者に対するア

ピアランスケアの手引き 2016年版. 金原出版, 東京, 2016.
5) 菱川良夫 監修：放射線治療を受けるがん患者の看護ケア. 日本看護協会出版会, 東京, 2008.
6) 天羽康之：毛包幹細胞から考える薬剤性脱毛症の病態. 北里医学 2014；44（1）：1-5.
7) 義澤克彦：皮膚毒性. 日薬理誌 2008；131（4）：285-290.
8) 桂康洋, 赤塚壮太郎, 戸田陽子 他：皮膚障害, 脱毛. 日本臨牀 2012；70（増刊6）：166-171.
9) 小田正枝, 山口哲朗 編：症状別 観察ポイントとケア. 照林社, 東京, 2016.
10) 遠藤貴子：放射線皮膚炎とその対応. WOC Nursing 2014；2（6）：25-30.
11) 日本臨床腫瘍研究グループ：有害事象共通用語基準 v4.0 日本語訳JCOG版. http://www.jcog.jp/doctor/tool/ctcaev4.html［2018.6.22アクセス］.
12) 岡田珠美：皮膚障害. プロフェッショナルがんナーシング 2014；4（3）：238-242.
13) 清原祥夫：がん化学療法による皮膚障害〜分子標的抗がん剤（EGFR阻害薬）を中心に〜. WOC Nursing 2014；2（6）：11-16.
14) 矢形寛：リンパ浮腫の起因となるがん治療. がん看護 2008；13（7）：697-701.
15) リンパ浮腫診療ガイドライン作成委員会 編：リンパ浮腫診療ガイドライン2008年度版 第1版. 金原出版, 東京, 2009.
16) 増島麻里子 編著：病棟・外来から始めるリンパ浮腫予防指導. 医学書院, 東京, 2012.
17) 石岡千加史, 上原厚子 編：徹底ガイドがん化学療法とケアQ＆A第2版. 総合医学社, 東京, 2012.
18) 小野川雅英, 小川恭弘, 宮村充彦：血管痛の軽減を目的としたエピルビシン塩酸塩投与方法の改善. 医療薬学 2010；36（9）：680-683.
19) 濱田麻美子, 旗智幸政：静脈炎. 消化器外科ナーシング 2014；19（9）：922-923.
20) 菅野かおり：アントラサイクリン系抗腫瘍薬による血管外漏出への対応. がん看護 2015；20（4）：480-485.
21) 岩嵜優子, 中島和子, 足利幸乃：抗がん薬による高リスク血管外漏出への対応の実際とインシデント報告に関する考察. がん看護 2015；20（7）：741-747.
22) 田中登美 編著：外来がん化学療法. 学研メディカル秀潤社, 東京, 2010.
23) 花岡一雄, 田中栄 監修・編集：痛みのマネジメントupdate. メジカルレビュー社, 東京, 2014.
24) 小川節郎 編著：医療従事者のための痛みガイドブック. 技術評論社, 東京, 2015.

精神 がん患者にみられる「精神」の症状

1) 恒藤暁, 岡本禎晃：緩和ケアエッセンシャルドラッグ. 医学書院, 東京, 2008.
2) 酒見惇子：不安（心配）. 緩和ケア 2017；27（5）：338.
3) American Psychiatric Association 原著, 高橋三郎, 大野裕 監訳：DSM-5 精神疾患の分類と診断の手引. 医学書院, 東京, 2014.
4) 大谷恭平, 内富庸介：他領域からのトピックス がん患者の心理と心のケア. 日耳鼻会報 2010；113（2）：45-52.
5) 平井元子 著：身体疾患患者の精神看護. へるす出版, 東京, 2013.
6) 樋口輝彦 監修：日常診療におけるうつ病治療指針. 医薬ジャーナル社, 東京, 2012.
7) 日本総合病院精神医学会 編：せん妄の臨床指針 せん妄の治療指針 第2版. 星和書店, 東京, 2015.
8) 和田健：せん妄の臨床 リアルワールド・プラクティス. 新興医学出版社, 東京, 2012.
9) 和田健：術後せん妄の予防と治療. Progress in Medicine 2016；36（12）：1637-1641.
10) Bruera E, Bush SH, Willey J, et al. Impact of delirium and recall on the level of distress in patients with advanced cancer and their family caregivers. *Cancer* 2009；115（9）：2004-2012.

11) 井上真一郎, 内富庸介：せん妄の要因と予防. 臨床精神医学 2013；42（3）：289-297.
12) 日本緩和医療学会 編：苦痛緩和のための鎮静に関するガイドライン2010年版. 金原出版, 東京, 2010.
13) 難波美貴, 森田達也：終末期せん妄のケア―遺族へのインタビュー調査より得られたケアのあり方. 緩和ケア 2006；16（2）：108-113.
14) 竹内登美子 編著：高齢者と成人の周手術期看護2 術中／術後の生体反応と急性期看護第2版. 医歯薬出版, 東京, 2012.
15) 日本集中治療医学会：日本版・集中治療室における成人重症患者に対する痛み・不穏・せん妄管理のための臨床ガイドライン. 日集中医誌 2014；21（5）：539-579.
16) 仙波純一：パニック症／パニック障害. 精神科治療学 2015；30（増刊）：142-147.
17) 熊野宏昭, 久保木富房 編：パニック障害ハンドブック. 医学書院, 東京, 2008.
18) 塩入俊樹, 市川直樹：早期診断・早期治療の功罪 パニック障害の早期診断, 早期治療の意義. 精神科治療学 2013；28（11）：1443-1446.
19) 大中俊宏, 岸本寛史 監訳：MDアンダーソンサイコソーシャル・オンコロジー. メディカル・サイエンス・インターナショナル, 東京, 2013.
20) Berger AM, Matthews EE, Kenkel AM. Management of Sleep-Wake Disturbances Comorbid With Cancer. *Oncology* 2017；31（8）：610-617.
21) Irwin M, Johnson LA, ed. Putting Evidence Into Practice：A Pocket Guide to Cancer Symptom Management（English Edition）. Manalapan Township, 2014：255-68.
22) Howell D, Oliver TK, Keller-Olaman S, et al. Sleep disturbance in adults with cancer：a systematic review of evidence for best practices in assessment and management for clinical practice. *Ann Oncol* 2014；25（4）：791-800.
23) 三島和夫 編：睡眠薬の適正使用・休薬ガイドライン. じほう, 東京, 2014.
24) 三島和夫：不眠医療, 不眠科学で解決すべき課題. 臨床精神薬理 2016；19（2）：127-136.
25) National Cancer Institute. PDQ®-NCI's Comprehensive Database. http://www.cancer.gov/cancertopics/pdq/［2018.6.22アクセス］.
26) NCCN Guidelines® Version2. 2017 Survivorship, Late Effects/Long-Term Psychosocial and Physical Problems：Sleep Disorders. http://www.jnccn.org/content/15/9/1140.abstract［2018.6.22アクセス］.
27) 大西秀樹 責任編集：専門医のための精神科臨床リュミエール24サイコオンコロジー. 中山書店, 東京, 2010.
28) Savard J, Savard M-H. Insomnia and cancer. *Sleep Med Clin* 2013；8（3）：373-387.
29) 内山真 編：睡眠障害の対応と治療ガイドライン第2版. じほう, 東京, 2012.
30) 平成19年度 厚生労働科学研究費補助金 第3次対がん総合戦略研究事業「緩和ケアプログラムによる地域介入研究」臨床教育プログラム委員会 編：ステップ緩和ケア. 非売品, 2008.
31) 小川節郎, 鈴木勉, 池田和隆 他：緩和医療 痛みの理解から心のケアまで. 東京大学出版会, 東京, 2010.
32) 加藤雅志：うつ病：診断と対策. 癌の臨床 2012；58（3）：117-123.
33) 菊地未紗子：死にたいと訴える患者. 月刊薬事 2013；55（12）：2185-2189.
34) 木澤義之, 齊藤洋司, 丹波嘉一郎 編：緩和ケアの基本66とアドバンス44. 南江堂, 東京, 2015.
35) 中原理佳, 清水研：がん患者の抑うつ. 臨床精神医学 2015；44（4）：541-546.
36) 保坂隆：緩和ケアにおける心身問題. 臨床精神医学 2014；43（3）：305-312.
37) International Society for CNS Drug Development 原著, 日本臨床精神神経薬理学会 訳：GRID-

HAMD-17 GRID-HAMD-21構造化面接ガイド．http://www.jscnp.org/scale/grid.pdf［2018. 6.22アクセス］．

がん救急 生命にかかわるoncologic emergency

1) 医療情報科学研究所 編：病気がみえる Vol.7脳・神経．メディックメディア，東京，2011.
2) 症候性放射線脳壊死ガイドライン作成委員会 編：症候性放射線脳壊死診療ガイドライン．脳神経外科ジャーナル2017；26（4）：287-306.
3) Fukamachii A, Koizumi H, Kunimine H, et al. Incidence and Prognostic Significance of Postoperative Complications Demonstrated on CT after Brain Tumor Removal. *Yamanashi Medical Journal* 1987；2（3）：95-102.
4) 川内美由紀，一法師久美子：良性髄膜腫の患者．ブレインナーシング2012；28（5）：491-495.
5) 庄野禎久，亀田勝治：開頭摘出術（脳動静脈奇形，脳腫瘍）．ブレインナーシング2013；29（5）：458-460.
6) 楚良繁雄，河野道宏：神経鞘腫．ブレインナーシング2013；29（9）：899-902.
7) 中根実：がんエマージェンシー．医学書院，東京，2015.
8) Yu JB, Wilson LD, Detterbeck FC. Superior vena cava syndrome--a proposed classification system and algorithm for management. *J Thorac Oncol* 2008；3（8）：811-814.
9) Wilson LD, Detterbeck FC, Yahalom J. Clinical practice. Superior vena cava syndrome with malignant causes. *N Engl J Med* 2007；356（18）：1862-1869.
10) 日本がん看護学会 監修：病態・治療をふまえたがん患者の排便ケア．医学書院，東京，2016.
11) 福井次矢，高木誠，小室一成 総編集：今日の治療指針2017年版．医学書院，東京，2017.
12) Ayanteunde AA, Parsons SL. Pattern and prognostic factors in patients with malignant ascites：retrospective study. *Ann Oncol* 2007；18（5）：945-949.
13) 田中英治，坂井義治：縫合不全．消化器外科ナーシング2010；15（6）：579-588.
14) 山勢博彰 編著：救急看護の知識と実際．メディカ出版，大阪，2009.
15) 渡邉枝穂美：過敏症．がん看護2017；22（3）：306-310.
16) 新田理恵：敗血症（ショック）．がん看護2017；22（3）：338-340.
17) 国立がん研究センター内科レジデント 編：がん診療レジデントマニュアル第7版．医学書院，東京，2016.
18) 福澤知子：循環（ショック）のポイント．エキスパートナース2008；24（7）：67-71.
19) 日本臨床腫瘍学会 編：腫瘍崩壊症候群（TLS）診療ガイダンス．金原出版，東京，2013.
20) 石澤賢一：腫瘍崩壊症候群と診療ガイドライン．癌と化学療法2014；41（2）：135-140.
21) 菅野かおり：がん化学療法に関連した腫瘍崩壊症候群とその看護．がん看護2007；12(6)638-641.
22) 大西洋，唐澤久美子，唐澤克之 編著：がん・放射線療法2017改訂第7版．学研メディカル秀潤社．東京，2017.
23) 厚生労働科学研究費補助金 難治性疾患克服研究事業 間脳下垂体機能障害に関する調査研究班2011 編：バソプレシン分泌過剰症（SIADH）の診断と治療の手引き 平成22年度改訂．http://square.umin.ac.jp/kasuitai/doctor/guidance/SIADH.pdf［2018.6.22アクセス］．

略語一覧

- 本書に出てくる略語をまとめました。
- アセスメントツールの略語は、赤字で示しました。

A

ACE	angiotensin converting enzyme	アンジオテンシン変換酵素
ACNES	abdominal cutaneous nerve entrapment syndrome	前皮神経絞扼症候群
ACP	acid phosphatase	酸ホスファターゼ
ADL	activities of daily living	日常生活動作
AGML	acute gastric mucosal lesion	急性胃粘膜病変
ALP	alkaline phosphatase	アルカリホスファターゼ
AMSD	assessment of motor speech for dysarthria	標準ディサースリア検査
ARB	angiotensin II receptor blocker	アンジオテンシンII受容体拮抗薬
ARDS	acute respiratory distress syndrome	急性呼吸窮迫症候群
ARONJ	anti-resorptive agents-related ONJ	骨吸収抑制薬関連顎骨壊死
ASCO	American Society of Clinical Oncology	アメリカ癌治療学会
AVP	arginine vasopressin	アルギニンバソプレシン

B

BMI	body mass index	体格指数
BNP	human brain natriuretic peptide	脳性ナトリウム利尿ペプチド
BPPV	benign paroxysmal positional vertigo	良性発作性頭位めまい
BPSD	behavioral and psychological symptoms of dementia	行動心理症状
BUN	blood urea nitrogen	血液尿素窒素

C

CDS	cancer dyspnoea scale	がん患者の呼吸困難調査票
CEA	carcinoembryonic antigen	がん胎児性抗原
CIC	clean intermittent catheterization	清潔間欠導尿管理

COPD	chronic obstructive pulmonary disease	慢性閉塞性肺疾患
CRP	C-reactive protein	C反応性タンパク
CRT	capillary refilling time	毛細血管再充満時間
CSB	continuous spike burst type	連続型スパイク群発波形
CTCAE	common terminology criteria for adverse events	有害事象共通用語規準
CTZ	chemoreceptive emetic trigger zone	化学受容性嘔吐引き金帯
CVA	costovertebral angle	肋骨脊柱角部
CVP	central venous pressure	中心静脈圧

D

DHI	dizziness handicap inventory	めまいの問診票
DIC	disseminated intravascular coagulation	播種性血管内凝固症候群
DSM	Diagnostic and Statistic Manual of Mental Disorders	精神疾患の診断・統計マニュアル
DST	delirium screening tool	せん妄スクリーニングツール
DVT	deep vein thrombosis	深部静脈血栓症

E

EBD	endoscopic biliary drainage	内視鏡的胆道ドレナージ
ECOG	Eastern Cooperative Oncology Group	米国東海岸癌臨床試験グループ
ED	erectile dysfunction	勃起障害
EGFR	epidermal growth factor receptor	上皮成長因子受容体
EPT	estrogen progestin therapy	エストロゲン・黄体ホルモン併用療法
ERCP	endoscopic retrograde cholangio pancreatography	内視鏡的逆行性膵胆管造影
ESWL	extracorporeal shock wave lithotripsy	体外衝撃波結石破砕療法
ET	estrogen therapy	エストロゲン単独療法

F

FN	febrile neutropenia	発熱性好中球減少症
FSH	follicle-stimulating hormone	卵胞刺激ホルモン

G

GCS	Glasgow coma scale	グラスゴーコーマスケール
G-CSF	granulocyte-colony stimulating factor	顆粒球コロニー因子刺激因子
GERD	gastroesophageal reflux disease	胃食道逆流症
GnRH	gonadotropin-releasing hormone	ゴナドトロピン放出ホルモン
GRBAS	Grade, Rough, Breathy, Asthenic, Strained	聴覚心理的評価法
GVHD	graft-versus-host disease	移植片対宿主病

H

HADS	hospital anxiety and depression scale	不安・抑うつ測定尺度
HAM-D	Hamilton Depression Rating Scale	ハミルトンうつ病評価尺度
HAMA	human anti-mouse antibody	ヒト抗マウス抗体
HBI	hemibody irradiation	半身照射
HDS-R	Revised-Hasegawa dementia scale	改訂長谷川式簡易知能評価スケール
HER2	human epidermal growth factor receptor type 2	ヒト上皮細胞成長因子受容体2型
HFS	hand-foot syndrome	手足症候群
HHM	humoral hypercalcemiaof malignancy	腫瘍随伴体液性高カルシウム血症
HR	heart rate	心拍数
HRT	hormone replacement therapy	ホルモン補充療法

I

Ig	immunoglobulin	免疫グロブリン
IPSS	International Prostate Symptom Score	国際前立腺症状スコア
ISI	insomnia severity index	不眠重症度質問票
ISL	International Society of Lymphology	国際リンパ学会
ISR	intersphincteric resection	肛門括約筋切除直腸切除術
IVR	interventional radiology	侵襲的放射線療法

J

JCOG	Japan Clinical Oncology Group	日本臨床腫瘍研究グループ
JCS	Japan coma scale	ジャパンコーマスケール

JRC	Japan Resuscitation Council	日本蘇生協議会

L

LAR	lower anterior resection	低位前方切除術
LCQ	Leicester cough questionnaire	レスター咳問診票
LDH	lactic acid dehydrogenase	乳酸脱水素酵素
LH	luteinizing hormone	黄体形成ホルモン
LH-RH	luteinizing hormone-releasing hormone	黄体形成ホルモン放出ホルモン
LOH	local osteolytic hypercalcemia	局所性骨溶解性高カルシウム血症
LVEF	left ventricular ejection fraction	左室駆出分画

M

MAH	malignancy associated hypercalcemia	悪性腫瘍随伴性高カルシウム血症
MAO	major airway obstruction	主要気道閉塞
MAO	monoamine oxidase	モノアミン酸化酵素
MASCC	multinational association of supportive care in cancer	国際がんサポーティブケア学会
MLD	manual lymph drainage	マニュアルリンパドレナージ、医療徒手リンパドレナージ
MMSE	mini-mental state examination	ミニメンタルステート検査、簡易精神状態検査
MMT	manual muscle test	徒手筋力テスト
MRC	Medical Research Council dyspnea scale	MRC呼吸困難スケール
MRSA	methicillin resistant Staphylococcus epidermidis	メチシリン耐性表皮ブドウ球菌

N

NMDA	N-methyl-D-aspartate acid	N-メチル-D-アスパラギン酸
NRS	numeric rating scale	数値的評価尺度
NSAIDs	non-steroidal anti-inflammatory drugs	非ステロイド性抗炎症薬
NST	nutrition support team	栄養サポートチーム
NYHA	New York Heart Association	ニューヨーク心臓協会

O

OAG	oral assessment guide	口腔アセスメントガイド

P

PAS	panic and agoraphobia scale	パニック発作・広場恐怖評価尺度
PCPS	percutaneous cardiopulmonary support	経皮的心肺補助装置
PDE	phosphodiesterase	ホスホジエステラーゼ
PDSS	panic disorder severity scale	パニック障害重症度尺度
PND	paroxysmal nocturnal dyspnea	発作性夜間呼吸困難
PND	paraneoplastic neurologic disorder	神経学的腫瘍随伴症候群
PPI	proton pump inhibitor	プロトンポンプ阻害薬
PTBD	percutaneous transhepatic biliary drainage	経皮的経肝胆汁ドレナージ
PTGBD	percutaneous transhepatic gallbladder drainage	経皮的経肝胆嚢ドレナージ
PTH	parathyroid hormone	上皮小体ホルモン
PS	performance status	パフォーマンスステータス
PSA	prostatic specific antigen	前立腺特異抗原
PT	physical therapist	理学療法士
PTH-rP	parathyroid hormone-related protein-C	副甲状腺ホルモン関連タンパク-C末端

Q

QOL	quality of life	生活の質、クオリティオブライフ

R

RANKL	receptor activator of NF-kappa B ligand	NKκB活性化受容体リガンド

S

SHIM	sexual health inventory for men	国際勃起機能スコア
SIADH	syndrome of inappropriate ecretion of ADH	抗利尿ホルモン不適合分泌症候群
SIRS	systemic inflammatory response syndrome	全身性炎症反応症候群
SLD	simple lymphatic drainage	シンプルリンパドレナージ、簡易的リンパドレナージ

SNRI	serotonin-noradrenaline reuptake inhibitor	セロトニン・ノルアドレナリン再取り込み阻害薬
SSRI	serotonin selective reuptake inhibitor	選択的セロトニン再取り込み阻害薬
STAS-J	Support Team Assessment Schedule	STAS日本語版

T

TACO	transfusion associated circulatory overload	輸血関連循環過負荷
TBI	total body irradiation	全身放射線照射
TCA	tricyclic antidepressant	三環系抗うつ薬
TLS	tumor lysis syndrome	腫瘍崩壊症候群
TNI	total nodal irradiation	全リンパ節照射
TP	total protein	総タンパク
TRALI	transfusion related acute lung injury	輸血関連急性肺障害
TUR-BT	transurethral resection of bladder tumor	経尿道的膀胱腫瘍切除術
TUR-P	transurethral resection of prostate	経尿道的前立腺切除術

U

UBI	upper body irradiation	上半身照射

V

VAS	visual analog scale	ビジュアルアナログスケール、視覚アナログ尺度
VC	vomiting center	嘔吐中枢
VEGF	vascular endothelial growth factor	血管内皮増殖因子
VEGFR	vascular endothelial growth factor receptor	血管内皮細胞増殖因子受容体
VF	ventricular fibrillation	心室細動
VRS	verbal rating scale	語句評価尺度
VSS-sf	vertigo symptom scale-short form	めまい症状尺度短縮版
VT	ventricular tachycardia	心室頻拍

W

WBC	white blood cell count	白血球数

索引

和文

あ

亜鉛欠乏 …………… 108,114
悪液質 ……… 36,52,108,120, 136,206
悪性黒色腫 ……… 72,360,460
悪性症候群 ………………… 185
悪性中皮腫 ………………… 464
悪性リンパ腫 ……… 32,44,162, 174,180,336,462,486
悪夢 ………………………… 438
圧痛 ……………… 259,328,403
圧迫骨折 ……………… 328,332
アナフィラキシー … 196,478, 496
──ショック … 148, 360,480,496
アルコール過敏 …………… 443
アルツハイマー病 ………… 83
アレルギー ……… 59,172,192, 360,497
アロディニア ……………… 68

い

胃炎 ………………………… 224
胃潰瘍 ……………… 224,230
胃がん …… 50,52,58,224,234, 254,258,264,322,332, 441,474
息切れ …… 46,136,152,158, 179
意識障害 … 73,78,84,88,95, 136,185,388,441,458, 488,492
胃食道逆流症 …… 44,154,172
痛み ……… 28,64,418,426,434
胃痛 ………………… 209,403
イレウス … 48,214,244,252, 269,466
陰茎がん ………………… 310
咽頭がん ………… 88,107,112, 130,152

咽頭痛 ………… 101,124,292
咽頭浮腫 ………………… 481
インフュージョンリアクション ………… 176,196,478,502

う

ウェルニッケ脳症 ・80,82,86
う歯 ……………… 31,114,123
うっ血性心不全 …… 148,160, 172,463,492
うっ血乳頭 … 74,78,84,442, 458
うつ病 ………… 146,449,452
運動障害 …… 88,333,344,355
運動麻痺 …………… 341,442

え

栄養障害 ………… 38,124,141, 262,424
エストロゲン依存性腫瘍 ………………………… 281
嚥下困難 … 124,130,209,463
嚥下時痛 …… 103,125,132,141
嚥下障害 …… 88,101,115,130

お

横隔膜膿瘍 ………………… 264
黄疸 …………………… 50,198,386
悪寒 ……………… 34,198,480
悪心・嘔吐 ……… 42,48,120, 206,214,246,254,259, 263,458,466,474,482, 488,492,496
オピオイド誘発性便秘症 ………………… 252,466
オピオイド離脱症状 ……… 408

か

咳嗽 ……… 141,154,161,164, 175,462,496
外転神経麻痺 …… 74,77,458
回盲部がん ………………… 259
過活動膀胱 ………………… 313

過換気症候群 ……… 145,309
顎下腺がん ………………… 91
顎骨壊死 …………… 116,339
拡張型心筋症 ……………… 176
過呼吸 ………… 144,175,433
下肢静脈血栓症 …………… 192
下垂体腫瘍 ………… 292,460
肩こり ……… 72,201,280,419, 437
片麻痺 …………… 84,342,461
喀血 ……… 56,164,180,225,463
顎骨骨髄炎 ………………… 339
褐色細胞腫 ………………… 201
化膿性脊椎炎 ……………… 332
過敏症 ……… 176,196,478,496
過敏性腸症候群 …………… 258
下部尿路症状 ……………… 309
かゆみ ……… 280,369,383,386
感覚過敏 …………………… 350
感覚鈍麻 …………… 280,348,462
肝がん …… 50,80,236,258,260
肝機能障害 ………… 36,386,437
眼球運動障害 ………… 77,82,85
肝硬変 … 50,60,80,160,254
肝細胞がん ………………… 258
間質性肺炎 ………… 136,144,158
がん性胸膜炎 ・156,160,172
がん性心膜炎 ……………… 156
がん性疼痛 ………… 402,413,423
肝性脳症 ………………… 80
がん性腹膜炎 …… 254,258,466
がん性リンパ管症 ………… 136, 148,154
関節痛 ……………… 45,280,336
関節リウマチ ……………… 337
感染症 ……… 30,44,48,56,64, 208,322,462
肝転移 …………………… 254
嵌入爪 …………………… 379

き

気管支喘息 …… 144,154,431, 480

気管食道瘻 ……… 155	けいれん ……… 73,78,84,94,	高血圧 ……… 72,84,168,181,
気管支漏 ……… 150	458,483	200,299,483
気胸 ……… 173	下血 ……… 56,180,228,230,259	高血糖 ……… 120,211,214
起座呼吸 ……… 177,462	血圧上昇 ……… 73,76,166,459,	膠原病 ……… 44,56,141,348,
吃逆 ……… 262	501	398
気道閉塞 ……… 136,149,197,462	血圧低下 ……… 56,175,186,192,	硬口蓋がん ……… 91
気分障害 ……… 410	479,496	高脂血症 ……… 181
偽膜性腸炎 ……… 231,242	結核 ……… 160	高次脳機能障害 ……… 82,83,93
逆行性健忘 ……… 83	血管外漏出 ……… 395,462	甲状腺がん ……… 80,91,100,
嗅覚障害 ……… 105	血管芽腫 ……… 74,460	424,464
急性冠症候群 ……… 172	血管痛 ……… 394	甲状腺機能亢進症 ……… 44,431
急性ジストニア ……… 88	血胸 ……… 161	甲状腺機能低下症 ……… 80,418
急性腹症 ……… 471,475	月経停止 ……… 272	甲状腺リンパ腫 ……… 464
狭心症 ……… 172,200	血小板減少 ……… 56,168,224,	口唇がん ……… 91
胸水 ……… 51,56,136,160,209	230	叩打痛 ……… 328
胸腺腫 ……… 424,464,492	血栓症 ……… 35,60,177,281,462	好中球減少症 ……… 320,341,470
胸痛 ……… 161,165,172,183,	血痰 ……… 164,175,227	喉頭がん ……… 88,100,152,166
187,225	結腸がん ……… 241,245,299,	喉頭浮腫 ……… 136,148
頰粘膜がん ……… 91	441	口内炎 ……… 36,48,88,109,114,
胸部圧迫感 ……… 165	血尿 ……… 322	123,206,220
胸部絞扼感 ……… 496	下痢 ……… 36,122,206,220,236,	高ナトリウム血症 ……… 441
胸膜播種 ……… 264	252,258,424,434,466,	高尿酸血症 ……… 483
虚血性大腸炎 ……… 230	482,492,496	更年期障害 ……… 272,280,348
巨細胞性動脈炎 ……… 44	ケルニッヒ徴候 ……… 73	後鼻漏症候群 ……… 154
ギランバレー症候群 ……… 144	幻覚 ……… 449,492	項部硬直 ……… 73
起立性低血圧 ……… 76,192,493	障害 ……… 84,88,442	高プロラクチン血症 ……… 294
筋萎縮 ……… 52,65,343	倦怠感 ……… 36,45,48,52,136,	硬膜外血腫 ……… 403
筋膜性疼痛症候群 ……… 328	201,206,215,239,286,	硬膜外腫瘍 ……… 84
筋けいれん ……… 145,482	296,354,386,434,488,	肛門痛 ……… 266
筋性防御 ……… 256,467,474	492	高リン酸血症 ……… 483
緊張性気胸 ……… 136,172,328	見当識障害 ……… 74,77,80,458	誤嚥 ……… 92,101,125,154
筋肉痛 ……… 64,172	**こ**	誤嚥性肺炎 ……… 49,100,124
筋力低下 ……… 65,193,250,333,	高アンモニア血症 ……… 446	呼吸困難 ……… 55,100,136,144,
343	構音障害 ……… 88,93	161,173,183,189,426,
く	膠芽腫 ……… 84	434,462,496
くしゃみ ……… 166,263,496	口渇 ……… 45,120,426,488,490	呼吸困難感 ……… 56,149,165,
クッシング現象 ……… 74,458	高カリウム血症 ……… 424,482	430
クボステック徴候 ……… 145	高カルシウム血症 ……… 80,120,	呼吸不全 ……… 137,175,424,
くも膜下出血 ……… 72,79,87	206,214,408,440,488	463
クロイツフェルト・ヤコブ	交感神経刺激症状 ……… 67	呼吸抑制 ……… 95,139,403,439
病 ……… 83	口腔がん ……… 88,92,108,130	骨髄異形成症候群 ……… 58
け	口腔カンジダ症 ……… 114	骨髄炎 ……… 337
頸動脈洞症候群 ……… 193	口腔乾燥 ……… 88,105,109,	骨髄がん腫症 ……… 228,231
傾眠 ……… 74,443,459,483,492	114,133,157,212	骨髄腫 ……… 336
	口腔底がん ……… 91,112	骨髄抑制 ……… 36,45,56,72,
		114,124,136,181,224,

230,236,300,316,340,413
骨折 67,354
骨粗鬆症 273,280,328
骨痛 341
骨転移 58,64,121,310,350,354
骨肉腫 336
骨膜がん腫症 460
昏睡 80,82,492

===== さ =====

嗄声 91,100,125,462,481,496
ざ瘡様皮疹 360
散瞳 74,459
残尿感 317,323

===== し =====

痔核 31,230
視覚障害 88,463
耳下腺がん 88,91
色素沈着 364,377
子宮がん 58,254,266,306,441,475
子宮筋腫 56
刺激伝導障害 184,186
篩骨洞がん 106
自殺念慮 418,448,452
脂質異常症 201,280
四肢麻痺 342
歯周病 114
四肢冷感 59,179
死前喘鳴 148
持続痛 64
歯痛 106
失禁 85,156,321,442
失見当識 80,444
失行 83
失語 84
失神 156,186,462
失声 91,421
失認 83,343
歯肉炎 114
歯肉がん 112
しびれ 74,77,85,280,335,348,377,418,458,482
しぶり腹 266
嗜眠症候群 444
シャイ・ドレーガー症候群 193
射精痛 300
しゃっくり 262
縦隔腫瘍 100
絨毛がん 72
縮瞳 142,459
出血 56,67,76,115,125,165,178,192,224,230,266,320,354,374,384,403,424,458,478
——傾向 56,225,231,398,463
——性ショック 166,225,334,478
——性膀胱炎 316,322
術後出血 60,82,172,402,458
術後疼痛症候群 64
術後排便障害 267,477
腫瘍随伴症候群 348,424
腫瘍熱 31,46
腫瘍崩壊症候群 192,206,413,465,478,482
循環血液量減少性ショック 195
小胃症状 50
消化管潰瘍 56,225
消化管出血 56,226,230
消化管穿孔 67,224,230
消化管閉塞 120,261,466
上顎がん 88,91,128
上顎洞がん 91,106
松果体腫瘍 74,460
上室性頻拍 184,188
上歯肉がん 91
上大静脈症候群 136,147,154,160,462,478
小腸がん 259
小脳出血 79
小脳腫瘍 76,78
小脳症状 91
小脳扁桃ヘルニア 461

静脈炎 281,394
静脈血栓塞栓症 281
褥瘡 65,307,308,343,404
食道炎 224
食道がん 49,52,100,118,130,184,190,210,224
食道静脈瘤 56,225
食欲低下 36,48,111,206,214,263,280,386,418,482,488,492
ショック 171,175,192,255,259,354,478
除脳硬直 461
徐脈 73,78,178,188,459,461
自律神経失調症 79
視力障害 74,77,458
ジルベール症候群 386
脂漏性皮膚炎 382
腎盂がん 330
腎盂腎炎 316,328
腎盂尿管がん 322
侵害受容性疼痛 66
心窩部痛 260
腎がん 80,258,336,342
腎機能障害 56,120,178,201,437,462,482,490
心筋梗塞 144,172,192,200,328
神経因性膀胱 309,312,322
神経芽腫 482
神経血管圧迫症候群 79
神経膠腫 96
神経障害性疼痛 64,260,402
腎結石 328,483
心原性ショック 192
腎細胞がん 31,322,488
心室細動 186,482
心室性頻拍 184,190
心室性不整脈 262
心室頻拍 186,482
腎障害 447,485
振戦 45
腎臓病 79
心タンポナーデ 136,478

心停止	482	
心囊水貯留	136	
深部静脈血栓症	175,391	
心不全	36,136,148,154, 172,177,192,200,309, 424,483	
腎不全	192,200,309,310, 424,482,492	
心房細動	186	
心膜炎	172	
蕁麻疹	496	

す

膵炎	172,328
髄芽腫	74,96
膵がん	48,52,236,254,258,475
水腎症	310,322,330
錐体外路症状	185
膵胆管閉塞	258
水頭症	83,458
髄膜炎	72,74,79,83,84,458
髄膜がん腫症	458
髄膜刺激症状	73,442
髄膜腫	84,460
睡眠時無呼吸症候群	435
睡眠障害	36,45,106,262, 308,413,428,434,449
頭痛	56,72,77,84,88,106, 156,198,201,280,419, 442,458,462,493

せ

性感染症	316
性機能障害	44,288,296
性交痛	274,287
精巣腫瘍	241,286,486
声帯炎	92
声門がん	91
性欲低下	286,299
脊索腫	96
脊髄圧迫	312,342,478
脊髄腫瘍	310,342,350
咳喘息	154
脊柱管狭窄症	64

脊椎転移	336,344,350
赤痢	231
舌炎	108
舌下腺がん	91
舌がん	91
赤血球減少	56
摂食障害	272
舌苔	108
切迫骨折	356
遷延性術後痛	402
喘息	151,196
疝痛	260,483
前庭神経炎	79
喘鳴	101,148,165,463, 464,478,496
せん妄	82,318,408,424, 434,452,490
戦慄	198,480
前立腺炎	300,309,316
前立腺がん	48,58,294, 298,310,316,322,332, 336,342
前立腺肥大症	309,311

そ

爪囲炎	378
躁うつ病	422,452
早期覚醒	437
双極性障害	452
巣症状	83
早朝覚醒	419,445
創部痛	172,402
塞栓症	194
側頭葉てんかん	430
鼠径部腫瘤	259
咀嚼障害	91

た

大うつ病	452
体液貯留	150,465,492
体温上昇	73,78,459
対光反射消失	74,459,461
代謝障害	50,424
体重減少	36,45,48,53, 263,272,475
体重増加	175,183

帯状疱疹	64,72,79
体性痛	64,260,328,405
大腸がん	48,58,72,234, 236,254,298,306,322, 460,467,474
大腸ポリープ	230
体動時痛	68,336,349
耐糖能異常	50,120
大動脈解離	172,328
唾液腺障害	48,100,120
高安動脈炎	44
ダグラス窩転移	322
脱水	31,36,81,114,120, 192,237,246,424,482, 488,492
脱毛	296,368,384,418
脱力	74,77,85,437,458, 492
多尿・多飲	309,488
多発神経炎	79
多発性硬化症	79
多発性骨髄腫	58,80,488
多発転移	138,333
胆管炎	30,386
胆管がん	30,259
胆管結石	328
単純性(閉塞性)イレウス	252,467
胆石	328
胆道がん	50,241
胆嚢がん	332,475

ち

チアノーゼ	145,150,165, 173,183,195,462,478
チェーンストークス呼吸	74,458
知覚障害	355
蓄尿障害	308,313
致死的不整脈	181,188,482
腟炎	274
腟乾燥	287
窒息	166
中枢神経障害	144,348,443
腸炎	230
腸管穿孔	234

腸管癒着 ……… 214,244,252,258,466
聴神経腫瘍 ……… 77,346
聴神経鞘腫 ……… 91,460
腸蠕動音 ……… 259
腸閉塞 ……… 50,206,214,258,264,474
直腸がん ……… 231,242,266,294,310,316,322
直腸テネスムス ……… 266

── つ ──

椎間板ヘルニア ……… 328
椎骨・脳底動脈循環不全症 ……… 79
椎骨脳底動脈循環不全 ……… 79
椎体すべり症 ……… 328
爪の変形 ……… 377

── て ──

手足症候群 ……… 374
低アルブミン血症 ……… 161,492
低栄養 ……… 36,114,192,206,214,250,253,263,320,384,424,476
低活動膀胱 ……… 313
低カリウム血症 ……… 186,262
低カルシウム血症 ……… 199,262,483
低血糖 ……… 44,83,408,431
低血圧 ……… 175,179,192,424,483
低酸素血症 ……… 137,146,177
低酸素脳症 ……… 83
低体温 ……… 79
低ナトリウム血症 ……… 206,214,262,492
低マグネシウム血症 ……… 186
適応障害 ……… 422,445
手湿疹 ……… 375
テタニー ……… 145,482
デルマトーム ……… 65,349,355
デルマドローム ……… 360,382
転移性脊髄圧迫 ……… 310
電解質異常 ……… 31,36,82,167,187,206,246,262,413,424

てんかん ……… 79
転倒・転落 ……… 97,343,354,441

── と ──

頭蓋咽頭腫 ……… 96
頭蓋内圧亢進 ……… 72,76,80,84,88,94,206,214,440,458,462,493
動悸 ……… 45,145,178,187,193,201,280,431,432
頭頸部がん ……… 50,88,108,112,118,130,154,208,224,230,441,488
統合失調症 ……… 422
瞳孔不同 ……… 73,78,343,459
糖新生 ……… 39,194
洞性徐脈 ……… 184,190
糖尿病 ……… 60,109,115,141,144,181,201,207,230,306,312,348,398,476
── 性ケトアシドーシス ……… 144,431
動脈硬化 ……… 87,230,476
同名半盲 ……… 461
吐血 ……… 56,165,180,224
突出痛 ……… 64,261
トッド麻痺 ……… 95
突発性難聴 ……… 79
努力呼吸 ……… 175
トルーソー徴候 ……… 145
トルサド・デ・ポアン ……… 186

── な ──

内耳炎 ……… 79
内耳障害 ……… 76,79
内臓痛 ……… 64,260,328
内リンパ水腫 ……… 79
軟骨肉腫 ……… 336
難聴 ……… 104,126
軟部肉腫 ……… 336

── に ──

肉芽形成 ……… 379
肉芽腫 ……… 286,462

二次感染 ……… 114,379
ニボー像 ……… 246,256,467
乳がん ……… 58,72,80,162,174,184,190,208,254,281,332,336,342,441,460,464,468,484,488
乳腺炎 ……… 172
乳び胸 ……… 161
入眠困難 ……… 445
尿意切迫感 ……… 321,325
尿管がん ……… 330
尿管結石 ……… 309,316,483
尿混濁 ……… 317
尿道炎 ……… 300,316
尿道がん ……… 310
尿毒症 ……… 144
尿閉 ……… 310,323
尿崩症 ……… 309
尿漏れ ……… 313
尿路感染症 ……… 307,308,312,316,322
尿路結石 ……… 316,322
認知機能障害 ……… 67,408,424
認知症 ……… 49,318,354,408,418,444
妊娠性 ……… 276

── ね ──

寝汗 ……… 44
熱感 ……… 384,403,496
熱傷 ……… 114,353,398,492
ネフローゼ症候群 ……… 160
眠気 ……… 45,65,142,440,490
粘血便 ……… 231
粘膜炎 ……… 50,125,128,212
粘膜障害 ……… 48,124,130,164,224,230

── の ──

脳壊死 ……… 80
脳炎 ……… 83,84
脳幹出血 ……… 79
脳幹腫瘍 ……… 76,78
膿胸 ……… 161,173
脳虚血 ……… 79,87,458
脳血管障害 ……… 72,83,201,348

脳梗塞 …… 72,83,87,95,200,458
脳腫脹 …… 72,82,84,458
脳出血 …… 72,87,95,201,459
脳腫瘍 …… 30,72,76,80,84,88,94,144,200,206,272,286,294,310,350,418,424,430,458
脳症 …… 83,84,443
脳神経障害 …… 348
脳塞栓 …… 87
脳卒中 …… 281
脳転移 …… 72,136,144,192,206,214,262,272,408,426,441
膿尿 …… 320,321
脳浮腫 …… 72,75,80,84,346,440,458,462
脳ヘルニア …… 73,78,458,461
のぼせ …… 277,279,280

―― は ――

バーキットリンパ腫 …… 482
パーキンソン病 …… 79,193
肺うっ血 …… 194
肺炎 …… 30,123,136,149,155,404,464
肺がん …… 30,48,52,58,72,80,100,130,136,162,164,174,210,228,262,332,336,342,441,460,463,468,482,488,492
肺気腫 …… 152,158
肺機能障害 …… 60
敗血症 …… 144,320,424,478
敗血症性ショック …… 30,192,474,478
肺血栓塞栓症 …… 175,478
肺高血圧 …… 175
肺梗塞 …… 175
胚細胞腫 …… 74,460,463,464,484
肺出血 …… 175,226
肺水腫 …… 153,163
肺線維症 …… 136
肺塞栓症 …… 136,160,172,192

肺転移 …… 194
排尿困難 …… 323
排尿障害 …… 280,309
排尿症状 …… 310
排尿痛 …… 301,316,323
背部痛 …… 328
排便障害 …… 242,266
廃用症候群 …… 64,333
白質脳症 …… 348,443,444
白癬 …… 375
白斑 …… 125
白血病 …… 44,58,76,80,164,228,231,486
発熱 …… 30,36,45,60,136,152,158,165,177,185,196,225,239,243,317,323,336,458,480
――性好中球減少症 …… 30,59,320,336,478
パニック …… 137,144,178,431,432
反回神経麻痺 …… 100,126,464
半側空間無視 …… 83
反跳痛 …… 474
ハンドフットシンドローム …… 374

―― ひ ――

鼻炎 …… 104
皮下気腫 …… 163
鼻腔がん …… 88,91,106,128,130
鼻汁 …… 105
鼻出血 …… 46,56,105,126,226
皮疹 …… 360,383
鼻声 …… 91
ビタミン欠乏 …… 57,80,114,424
悲嘆 …… 39,448
皮膚障害 …… 363,364,374
泌尿器がん …… 230,266
皮膚炎 …… 364,369,382
皮膚乾燥 …… 79,291,374
皮膚知覚過敏 …… 377
皮膚転移 …… 65
鼻閉 …… 104,126

非ホジキンリンパ腫 …… 463,464,488
びまん性白質脳症 …… 444
病的骨折 …… 336,356
表皮剥離 …… 374,385,403
日和見感染 …… 30
びらん …… 307,374,384,384
疲労 …… 52,66,156,186,262
貧血 …… 36,56,76,114,136,178,192,322,386,424,440,476
頻呼吸 …… 149,173,480
頻尿 …… 280,306,317,323,434
頻脈 …… 56,149,173,178,220,463,464,477,480
頻脈性不整脈 …… 188

―― ふ ――

不安 …… 36,65,108,120,137,144,172,206,214,224,236,244,258,286,310,348,403,408,431,450,483,492
――障害 …… 146,178,410,430
不穏 …… 479
腹腔内出血 …… 334,466
複視 …… 74,458
副腎腫瘍 …… 72
腹水 …… 49,160,206,252,258,264,434,468,474
腹痛 …… 209,214,225,243,247,248,256,258,266,388,466,474,496
副鼻腔炎 …… 31,72,104
腹部大動脈瘤 …… 328,332
腹部膨満 …… 220,252,259,466,475
――感 …… 175,209,247,252,260,323,467,468
腹膜炎 …… 256,258,266,466,474
腹膜刺激症状 …… 259,468,474
腹膜播種 …… 48,252,260,468
浮腫 …… 36,49,132,174,195,

525

254,344,462,483,492,496
婦人科がん ……… 56,230,253,310,316,322,391,468,499
不整脈 ……… 79,87,144,173,178,186,404,431,483,484,486
不定愁訴 ……… 418
不妊 ……… 273,280
不眠 …… 45,66,126,137,146,156,220,258,280,386,403,418,434,463
ふらつき ……… 96,187,193,218,265,437
ブルジンスキー徴候 ……… 73
ブルンベルグ徴候 ……… 474
フレア反応 ……… 395

―――― へ ――――

閉経 ……… 272,280,488
閉塞性睡眠時無呼吸症候群 ……… 44
便意切迫 ……… 266
変形性関節症 ……… 337
便秘 …… 40,55,65,139,140,142,206,214,236,244,252,258,418,424,461,466
弁膜症 ……… 190

―――― ほ ――――

蜂窩織炎 ……… 67,390
膀胱炎 ……… 31,309,316
膀胱がん ……… 58,241,298,299,306,310,316,322,330,391,488
膀胱頸部硬化症 ……… 309
膀胱結石 ……… 309,312,316
膀胱刺激症状 ……… 316,325
膀胱タンポナーデ ……… 322
膀胱直腸障害 ……… 310,466
縫合不全 ……… 48,60,224,230,256,269,474
放散痛 ……… 126
房室ブロック ……… 184,186

放射線宿酔 ……… 36,76,141,212,221,418
放射線食道炎 ……… 172
放射線腎症 ……… 192,200
放射線性脊髄症 ……… 348
放射線腸炎 ……… 241,258,266,466
放射線脳壊死 ……… 342
放射線肺線維症 ……… 158
放射線肺臓炎 ……… 30,136,148,158
放射線皮膚炎 ……… 364,384
乏尿 ……… 483
歩行障害 ……… 74,85,458
ホジキン病 ……… 184,190
ホジキンリンパ腫 …… 58,482
勃起障害 ……… 287,294
発疹 ……… 360
ホットフラッシュ …… 45,280
ボディイメージの変化 …… 39,255,274,286,294,347,418
ほてり ……… 45,218,277,280
ホルモン産生腫瘍 ……… 424

―――― ま・み ――――

末梢神経障害 ……… 76,89,108,341,348,354,396,499
麻痺 ……… 73,77,95,335,458
慢性気管支炎 ……… 154
慢性甲状腺炎 ……… 83
慢性疲労症候群 ……… 44
ミオクローヌス ……… 64
ミオグロビン尿 ……… 323
味覚障害 …… 50,63,92,108,115,123,212,248
耳鳴り ……… 280
脈拍増加 ……… 146

―――― む・め ――――

無気肺 ……… 167,404
無月経 ……… 272,280
むせ ……… 125,132
無尿 ……… 311
メッケル憩室 ……… 230
メニエール病 ……… 79

めまい …… 56,76,85,156,187,193,201,280,458,462

―――― や・ゆ・よ ――――

夜間頻尿 ……… 438
薬剤性肺障害 ……… 177
薬剤性白質脳症 ……… 342
薬疹 ……… 360
薬物性QT延長 ……… 191
やせ ……… 48
夜尿 ……… 307
ユーイング肉腫 ……… 336
輸血後GVHD ……… 59
溶血性副作用 ……… 198
葉酸欠乏 ……… 57
腰痛 ……… 280,324,332
腰背部痛 ……… 317,328,404
抑うつ …… 36,49,52,65,206,262,277,308,404,408,418,440,449,452,483

―――― ら・り ――――

落屑 ……… 377,384
ラムゼイハント症候群 …… 79
卵巣がん ……… 253,259,266,288,475,488
卵巣機能障害 ……… 273
卵巣茎捻転 ……… 258
卵巣欠落症状 ……… 272,280
裏急後重 ……… 266
リコールアクション ……… 400
リコール現象 ……… 384
流早産 ……… 278
緑内障発作 ……… 72
リンパ腫 ……… 80,163
リンパ節転移 …… 39,241,462
リンパ浮腫 ……… 390,398

―――― れ・ろ・わ ――――

冷汗 ……… 173,195,478
冷感 ……… 59,195
レストレスレッグ症候群 ……… 435
レビー小体型認知症 ……… 83
肋間神経痛 ……… 348
肋骨骨折 ……… 156,172

肋骨転移 ······················ 172
腕神経叢麻痺 ··················· 464

欧文その他

ARDS ····························· 144
CO_2ナルコーシス ··············· 139
COPD ····················· 148,309
CVA痛 ···························· 328
DIC ···· 59,178,228,231,234, 398,424,474
FN ································· 30
GVHD ···························· 59
HFS ······························ 374
LOH ······························ 440
MAH ······························ 440
NSAIDs潰瘍 ···················· 258
PLISSITモデル ················ 289
PS ····· 57,152,158,176,237, 245
QT延長 ············ 181,184,186
SIADH ··························· 492
TLS ······························ 482
UGT1A1遺伝子 ······· 237,470
warm shock ···················· 480
I型アレルギー ··················· 196

がん患者の症状まるわかり BOOK

2018年7月25日　第1版第1刷発行	編　著	田村　和夫
2022年5月25日　第1版第3刷発行		荒尾　晴惠
		菅野　かおり
	発行者	有賀　洋文
	発行所	株式会社 照林社
		〒112-0002
		東京都文京区小石川2丁目3-23
		電話　03-3815-4921（編集）
		03-5689-7377（営業）
		http://www.shorinsha.co.jp/
	印刷所	共同印刷株式会社

- 本書に掲載された著作物（記事・写真・イラスト等）の翻訳・複写・転載・データベースへの取り込み、および送信に関する許諾権は、照林社が保有します。
- 本書の無断複写は、著作権法上での例外を除き禁じられています。本書を複写される場合は、事前に許諾を受けてください。また、本書をスキャンしてPDF化するなどの電子化は、私的使用に限り著作権法上認められていますが、代行業者等の第三者による電子データ化および書籍化は、いかなる場合も認められていません。
- 万一、落丁・乱丁などの不良品がございましたら、「制作部」あてにお送りください。送料小社負担にて良品とお取り替えいたします（制作部　☎0120-87-1174）。

検印省略（定価はカバーに表示してあります）
ISBN978-4-7965-2442-1
©Kazuo Tamura, Harue Arao, Kaori Sugano/2018/Printed in Japan